临床护理指南丛书

名誉总主编　成翼娟　李继平
总　主　编　胡秀英　宁　宁

神经外科护理手册

第 2 版

主　编　陈茂君　蒋　艳　游　潮

科学出版社
北　京

内 容 简 介

本书内容共包括九篇三十九章，分别为：概论篇、颅脑损伤护理篇、颅内肿瘤护理篇、脑血管疾病护理篇、头皮和颅骨疾病护理篇、颅内感染护理篇、脊髓疾病护理篇、功能性疾病护理篇、其他治疗及护理篇等。全书涵盖临床上较为常见的多种神经外科疾病，并以神经系统解剖位置划分来详尽描述各类疾病的护理。各类疾病内容按照概述、病因、病理或发病机制、诊断要点、治疗、主要护理问题、护理目标、术前及术后护理措施、并发症的处理及护理、前沿进展、特别关注、知识拓展等13个板块予以介绍。在内容形式上，本书层次清晰，使用了大量图表代替文字表述。全书内容简要而不失详尽，浅显易懂却内容丰富，既包含临床知识技能，又纳入相关知识，使得神经外科护理的学习变得更为生动有趣，提高了读者阅读的积极性。第2版内容在上一版的基础上进行查缺补漏，增加神经外科新理念和新技术的介绍，淘汰陈旧护理方法，可作为“口袋百科书”。

本书适合广大护理同仁阅读，尤其适用于各级神经外科护理人员阅读。

图书在版编目（CIP）数据

神经外科护理手册 / 陈茂君，蒋艳，游潮主编. — 2版. — 北京：科学出版社，2015.6

（临床护理指南丛书 / 胡秀英，宁宁主编）

ISBN 978-7-03-044880-4

Ⅰ. 神…　Ⅱ. ①陈… ②蒋… ③游…　Ⅲ. 神经外科学 – 护理学 – 手册　Ⅳ. R473.6-62

中国版本图书馆CIP数据核字（2015）第126851号

责任编辑：董　林　戚东桂　张　晨 / 责任校对：钟　洋

责任印制：赵　博 / 封面设计：黄华斌

科学出版社 出版

北京东黄城根北街16号

邮政编码：100717

http://www.sciencep.com

北京华宇信诺印刷有限公司印刷

科学出版社发行　各地新华书店经销

*

2011年1月第　一　版　开本：787×960 1/32

2015年6月第　二　版　印张：24 1/4

2025年4月第十七次印刷　字数：523 000

定价：88.00元

（如有印装质量问题，我社负责调换）

《临床护理指南丛书》编委会

名誉总主编　成翼娟　李继平

总主编　胡秀英　宁　宁

编　委（按姓氏汉语拼音排序）

陈　红（四川大学华西医院）

陈　林（四川大学华西医院）

陈正香（南京大学医学院附属鼓楼医院）

陈云涛（北京大学口腔医院）

陈茂君（四川大学华西医院）

邓立梅（四川大学华西口腔医院）

董　艳（首都医科大学附属北京同仁医院）

董颖越（北京协和医院）

刁永书（四川大学华西医院）

杜春萍（四川大学华西医院）

方进博（四川大学华西医院）

冯　灵（四川大学华西医院）

付红英（贵州省人民医院）

符　琰（四川大学华西医院）

甘　露（北京大学口腔医院）

辜德英（四川大学华西医院）

龚　姝（四川大学华西医院）

何为民（四川大学华西医院）

何其英（四川大学华西医院）
胡秀英（四川大学华西医院）
黄　浩（四川大学华西医院）
黄　燕（四川大学华西第二医院）
黄雪花（四川大学华西医院）
黄桂玲（武汉大学中南医院）
贾晓君（北京大学人民医院）
蒋　艳（四川大学华西医院）
蒋玉梅（西安交通大学第一附属医院）
姜文彬（青岛大学附属医院）
江　露（第三军医大学西南医院）
冷亚美（四川大学华西医院）
雷春梅（西安交通大学第一附属医院）
李　卡（四川大学华西医院）
李　芸（四川大学华西医院）
李　敏（中国医科大学附属第一医院）
李　燕（泸州医学院附属医院）
李春蕊（中日友好医院）
李俊英（四川大学华西医院）
李秀娥（四川大学华西口腔医院）
李小麟（四川大学华西医院）
李尊柱（北京协和医院）
廖　燕（四川大学华西医院）
廖天芬（四川省人民医院）

黎贵湘（四川大学华西医院）
梁　燕（四川大学华西医院）
林　英（上海交通大学附属第一人民医院）
刘　玲（四川大学华西医院）
刘　俐（四川大学华西医院）
刘　霆（四川大学华西医院）
刘晓艳（四川大学华西医院）
刘智平（重庆医科大学附属第一医院）
罗春梅（第三军医大学新桥医院）
卢　敏（中国人民解放军成都军区总医院）
卢嘉渝（中国人民解放军成都军区总医院）
吕嘉乐（香港东区尤德夫人那打素医院）
马　婕（第四军医大学口腔医院）
马　莉（四川大学华西医院）
马青华（四川省人民医院）
宁　宁（四川大学华西医院）
倪　钊（美国杜克大学护理学院）
彭莉萍（深圳市南山区人民医院）
钱卫红（广州军区武汉总医院）
秦　年（四川大学华西医院）
任建华（四川大学华西第二医院）
申文武（四川大学华西医院）
孙丽华（贵阳医学院附属医院）
宋　敏（中国人民解放军成都军区总医院）

宋晓楠（北京协和医院）
史晓娟（第四军医大学西京医院）
唐承薇（四川大学华西医院）
田永明（四川大学华西医院）
童莺歌（杭州师范大学护理学院）
万群芳（四川大学华西医院）
王　英（四川大学华西医院）
王丽香（中国人民解放军成都军区总医院）
王春丽（北京大学口腔医院）
王黎梅（浙江省嘉兴市第一医院）
王海玲（首都医科大学宣武医院）
王晓云（山西省人民医院 ）
王颖莉（四川大学华西医院）
文　秀（澳门镜湖护理学院）
文艳秋（四川大学华西医院）
吴小玲（四川大学华西医院）
向明芳（四川省肿瘤医院）
鲜均明（四川大学华西医院）
谢徐萍（四川大学华西医院）
谢双怡（北京大学第一医院）
徐玉斓（浙江大学医学院附属邵逸夫医院）
许瑞华（四川大学华西医院）
武仁华（四川大学华西医院）
严　红（北京大学口腔医院）

杨　旭（北京协和医院）
杨　蓉（四川大学华西医院）
杨玲凤（中南大学湘雅医院）
杨小莉（四川大学华西医院）
袁　丽（四川大学华西医院）
游　潮（四川大学华西医院）
游桂英（四川大学华西医院）
余　蓉（四川大学华西医院）
余春华（四川大学华西医院）
张　琳（北京大学口腔医院）
张铭光（四川大学华西医院）
张明霞（北京大学人民医院）
赵佛容（四川大学华西口腔医院）
曾继红（四川大学华西医院）
曾子健（香港微创泌尿中心）
甄立雄（澳门仁伯爵综合医院）
周昔红（中南大学湘雅二医院）
周莹霞（上海交通大学医学院附属瑞金医院）
邹树芳（泸州医学院附属医院）
朱　红（四川大学华西医院）

总编写秘书　陈佳丽　吕　娟

《神经外科护理手册》（第2版）编写人员

主　编　陈茂君　蒋　艳　游　潮

副主编　段丽娟　崔文耀　吴孟航

编　者　（按姓名汉语拼音排序）

曹　华　陈茂君　陈欣竹

成　洋　崔　翱　崔文耀

寸　薇　戴和伶　段丽娟

樊朝凤　方　丹　付　苏

韩　慧　蒋　艳　兰志刚

李　欢　李　莉　李鹏程

刘　俐　刘　轶　罗　针

聂诚丽　帅小芳　宋雅婷

唐　敏　唐光容　王　莎

王　霞　吴　蔚　吴孟航

向　翠　杨前美　杨巧钰

游　潮　张　悦　张启发

赵静瑾　赵小燕　周良珍

周小莉

《临床护理指南丛书》前言

《临床护理指南丛书》（第1版）作为口袋书，小巧、实用，便于护理人员随身携带并查阅。本套丛书是在查阅大量国内外文献的基础上，结合作者丰富的临床护理经验编撰而成，贴近临床并适用于临床。自出版以来，本套丛书受到国内各大医院的临床护理工作者及护理院校师生的欢迎与追捧，获得了广大读者的肯定。为适应医学科学技术与临床护理工作的不断发展与变化，提升丛书质量，使丛书能够更好地为专科护理人员服务，满足不断增长的临床护理工作者的需求，我们对《临床护理指南丛书》中业界评价较高、读者反响较好的分册进行了再版。

《临床护理指南丛书》（第2版）共包含24个分册，内容涵盖了临床护理的各个专科，包括内科、外科、妇科、口腔等各临床护理领域。随着疼痛作为第五大生命体征的确立，全国各层次医院疼痛关爱病房的建立，疼痛护理已成为临床护理工作中不可分割的一部分，基于此，第2版新增《疼痛科护理手册》，以指导临床护理，促使疼痛护理更加规范、加速疼痛专科护理人才向专业化转型及学科发展。各分册在遵从丛书编写基本要求的基础上，遵循“专病专护”原则，结合各专科特色并融入快速康复理念，不断关注学科前沿进展，站在护理的角度辅以图文并茂的方式全面系统地展开了全书的编撰工作。

在编写形式上，本套丛书结构层次清晰，文字简洁、精练，紧密结合临床护理工作实际，以病人为中心，以具体疾病护理为纲，要点式地重点介绍护理措施，特别注意描述护理关键环节、难点及其对策和护理细节。在结构体系上彻底改变了护理学专业多数教辅资料按照护理程序编写的共同模式，根据医护人员的临床思维，在综合以往各专科护理常规与理论的基础上，发展符合现代临床需要的科学模式。本丛书的一大亮点还在于，遵循“科学、实用，通俗、易懂”的基本原则，兼顾不同地区、不同层次临床医护人员对各专科常见疾病、多发疾病临床护理的认识，同时结合案例、图片等多种编撰和展现形式，进一步提高本套丛书的可读性与临床实用性。整套丛书内容简要而不失详尽，浅显易懂又全面丰富，既包含临床知识技能，又纳入许多相关知识或科普故事，让全书不致过于严肃死板，读者在丰富临床理论之余，还能了解更多其他知识，使得临床各专科护理的学习变得更为生动有趣，提高读者学习阅读的积极性。

本丛书作为临床专科护理指南，对从事临床一线护理工作的护理同仁具有较大的参考价值，同时还可作为各级医院各专科新手岗前培训、规范化培训、继续教育及临床实习辅导丛书，从而从各个层次的专科人才培养着手，提高各专科临床护理水平，促进护理质量的进一步提高。

参加编写《临床护理指南丛书》（第2版）的作者除四川大学华西医院护理专家外，还有来自全国多家医学院校及医疗机构的临床护理专家，她们多在临床一线工作，在繁忙的临床和管理工作之余完成了本套丛书的编写工作，在此向她们表示衷心的感谢。

全体编者均以高度认真负责的态度参加了本丛书编撰工作，但由于编写时间仓促且涉及众多专科领域，各专科编写人员思维方式、知识层次、经验积累存在差异，因此书中难免存在不足之处，敬请广大读者给予批评指正！

编　者

2015 年 6 月

前　言

神经外科是一门极具复杂性与专科性的学科，同时又是最为年轻、发展极为迅速的学科。经过许多神经外科医学人士的执着努力和追求，现今我国神经外科的发展突飞猛进，技术水平名列世界前茅。随着现代高端技术的发展及相互融合，现代神经外科朝着诊断早期化、手术微创化、解剖结构可视化、定位精确化、多学科交互融合等趋势发展，使神经外科进入了一个崭新的信息数字化世界，更给神经外科护理带来了新的挑战和机遇。神经外科医护人员必须在掌握基本理论的基础上，不断探索、更新，不停地积累丰富的临床经验，才能提高神经外科的医疗护理水平，适应神经外科事业的发展。为适应神经外科护理的发展和神经外科专科护士的需要，四川大学华西医院神经外科组织编写了《临床护理指南丛书》之《神经外科护理手册》，并于2011年出版第1版，本书凝练了神经外科护理工作中的实用内容，包括护理关键环节、难点及其对策和护理细节，便于护理人员随身携带和随时查阅。丛书推出后，受到了国内护理同行的广泛好评。如今，随着神经外科的飞速发展，第1版部分内容已经有些陈旧，应各分册作者和广大读者的建议和要求，再次集众编者对本书进行再版修订，以紧跟学科发展和满足读者的需要。众编者总结了自身丰富的临床经验，同时结合当前神经外科护理的前沿进展，较为系统而全面地介绍了神经外科各种常见疾病的基础知识及护理。本书具有以下特色：①首次以神经系统解剖位置的划分来分析各部位神经系统病变的护理，更加符合神经外科临床护理工作的需求。②大量应用表格代替文字赘述，结构清晰、内容丰富却不显繁杂，简洁明了，易于查阅。③更新了前沿进展及相关知识拓展，使本书内容更加丰满，读来更具趣味。④在上一版基础上增加了危重患者相关护理和新理论、新技术。期待读者读过此书后，不仅能够收获丰富的理论知识，提高神经外科专业水平，更能培养浓厚的学习兴趣，转而促进其神经外科护理理论及实践水平的不断提升。

本书各位编者均是在临床工作之余利用自己的业余时间编撰此书，每个人的构思与撰写风格难免有所差异，同时，本版已经在上一版基础上进行改进和完善，但由于编者经验有限，本书内容难免有不足，衷心恳请各位同仁与读者对本书内容提出宝贵意见，让我们能在再版时予以进一步改进和完善。

陈茂君　游　潮

2015年4月

目　录

第一篇　概　论

第二篇 颅脑损伤护理

第三篇 颅内肿瘤护理

第四篇 脑血管疾病护理

第五篇 头皮和颅骨疾病护理

第六篇 颅内感染护理

第七篇 脊髓疾病护理

第八篇 功能性疾病护理

第九篇　其他治疗及护理

第一篇 概 论

第一章 神经系统解剖生理基础

第一节 头 皮

（一）头皮的解剖

头皮为覆盖于颅骨之外的软组织，在解剖学上通常可分为五层（图 1-1、图 1-2），其中前三层粘连紧密，称为固有层，在头皮挫裂伤时容易被暴力撕脱。

1. 皮肤层（S-skin） 为头皮最外层，较身体其他部位的厚而致密，含有大量毛囊、皮脂腺和汗腺，并有丰富的血管和淋巴管，外伤时出血多，但愈合较快。

2. 结缔组织层（C-connective tissue） 为致密结缔组织，将皮肤层和帽状腱膜层紧密相连，是结合成头皮的关键，并富含血管及神经，在头部外伤时，此层的血管容易受损而导致大量失血。

3. 帽状腱膜层（A-aponeurotic layer） 为覆盖于颅顶上部的大片腱膜结构，前连于额肌，后连于枕肌，且坚韧有张力。

4. 疏松结缔组织层（L-loose connective tissue） 又称为腱膜下层，由纤细而疏松的结缔组织构成，由于其质地疏松，故而在发生头皮感染时，细菌容易沿着此层滋生并蔓延。

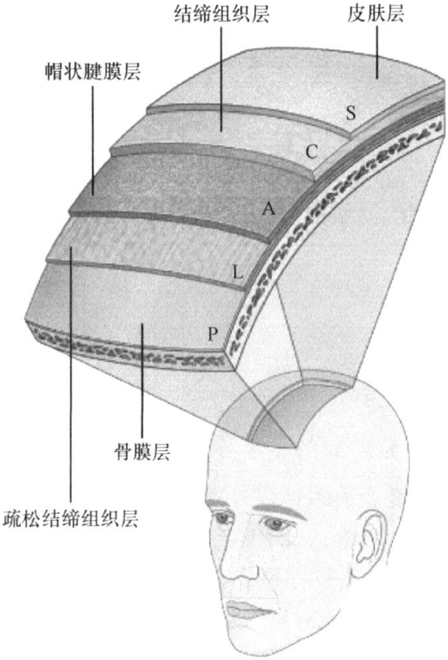

图 1-1 头皮解剖层次

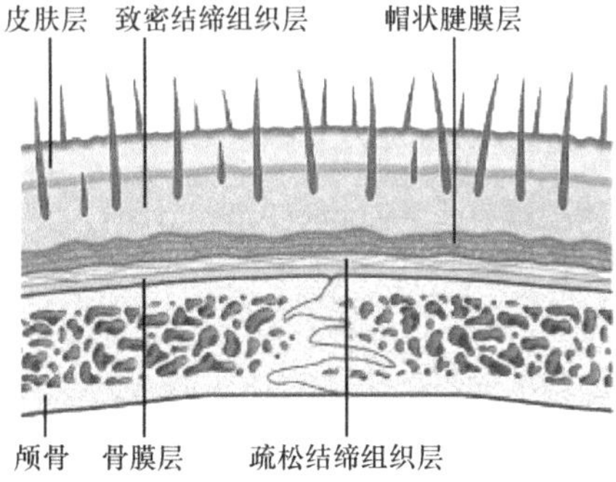

图 1-2 头皮解剖横断面

5. 骨膜层（P-pericranium）　紧贴颅骨外板，可自颅骨表面剥离，在颅缝处贴附较为紧密，故而骨膜下血肿可被其局限。

（二）头皮的血管、神经、淋巴

1. 血管　供应头皮的血管主要来自眼动脉（颈内动脉）及外动脉（图 1-3）。

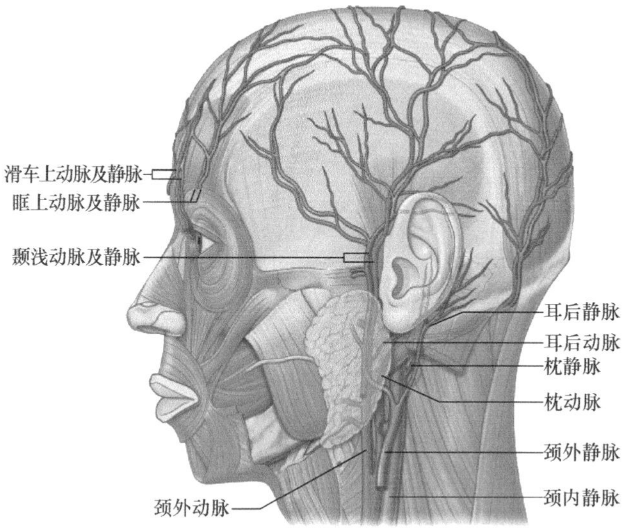

图 1-3　头皮的血管

（1）眼动脉分支：滑车上动脉及眶上动脉均由眼动脉在眶内发出分支，主要供应头皮前部及上部，且有相应的滑车上神经及眶上神经伴行。

（2）颈外动脉分支：颞浅动脉、耳后动脉及枕动脉则由颈外动脉发出，并主要供应头皮侧面及后部。

头皮的静脉与动脉伴行，其血液均回流至颅内静脉窦，仅有枕部和颞部，部分回流至颈外静脉。头皮的静脉借导血管与板障静脉、静脉窦相交通。正常情况下，板障静脉和导血管内的血流欠活跃，当颅内压增高时，颅内静脉血可经导血管流向颅外，因而长期颅内压增高的患者可出现板障静脉和导血管扩张现象。

2. 神经 除枕额肌由面神经运动支支配外，颅顶部头皮的神经均为感觉神经。这些感觉神经主要来源于脑神经（三叉神经）及脊神经（颈神经）（图 1-4）。

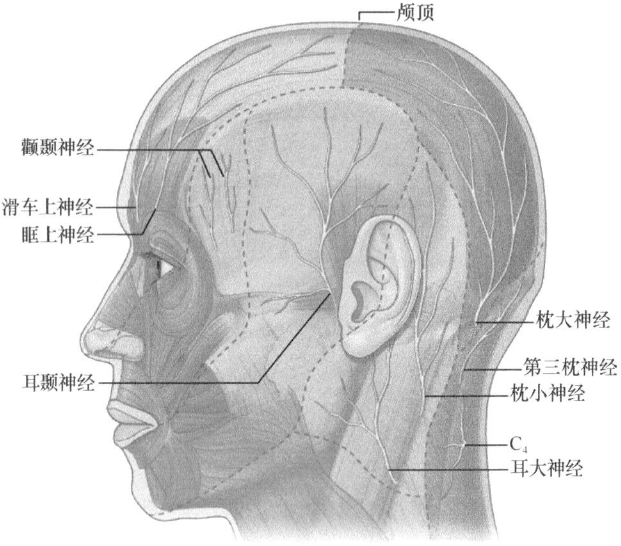

图 1-4 头皮的神经

（1）三叉神经分支主要分布于颅顶前部及耳郭前部皮肤，它们分别为眶上神经、滑车上神经、耳颞神经及颧颞神经。

（2）颅顶后部及耳郭后面的皮肤由颈神经（C_2 及

C_3)的分支分布。枕部皮肤由 C_2 的分支枕大神经和枕小神经分布，而第三枕神经及耳大神经则由 C_3 的分支发出，分布于枕后部及耳后部。

3. 淋巴　头皮的淋巴回流与其动脉分布基本类似（图 1-5）。其中枕部的淋巴注入枕淋巴结，然后再流入颈上深淋巴结，而颅顶前半部的淋巴则注入颌下和耳前淋巴结，颅顶后半部的淋巴结注入乳突淋巴结。

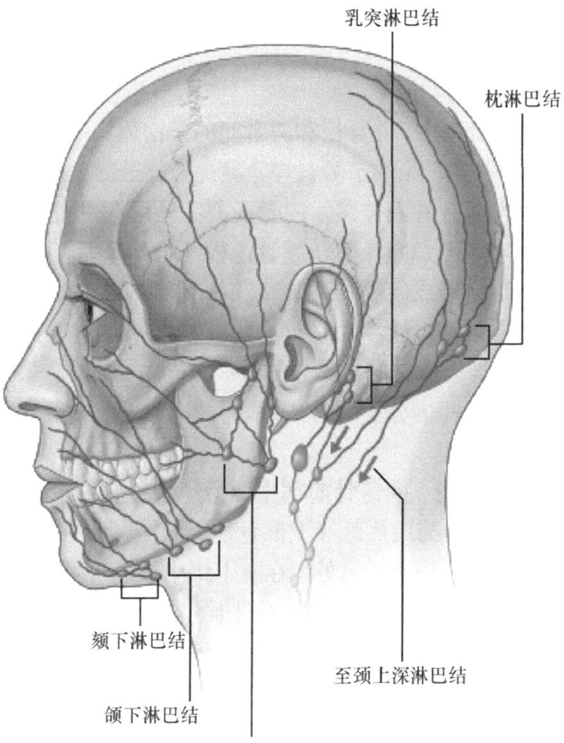

图 1-5　头皮的淋巴引流

第二节 颅 骨

除下颌骨和舌骨外，其他 21 块头骨均借缝或软骨结合或骨结合构成一个牢固的整体，称为头骨（cranium）。通常将组成脑颅腔的骨骼称为颅骨。颅骨可分为颅盖和颅底两部分，其分界线自枕外隆凸沿着双侧上项线、乳突根部、外耳孔上缘、眶上缘而至鼻根的连线，线以上为颅盖；线以下为颅底。

（一）颅盖部

颅盖骨由内、外骨板和两者间的骨松质构成。颅骨厚度不一，在额、顶结节处最厚，颞枕鳞部最薄。在内、外骨板的表面有骨膜被覆，内骨膜亦为硬脑膜的外层。在颅骨的穹隆部，内骨膜与颅骨内板结合不紧密，因而颅顶骨折时易形成硬膜外血肿。在颅底部，内骨膜与颅骨内板结合紧密，故颅底骨折为硬脑膜易撕裂，产生脑脊液漏。颅骨板障内的板障静脉有：额、枕、颞前和颞后 4 对，它们之间借分支吻合成网，并有导血管与颅内、外静脉相通。

1. 前面观 颅盖骨前部主要为额骨，它形成了眶缘之上部。眉弓为两侧眶缘上部骨性突起，男性更为明显。眉弓之间即为眉心。另外，在眶上缘中点还可见眶上孔，其内有眶上神经及血管穿出（图 1-6）。

2. 侧面观 颅盖骨侧面可见额骨在上部与顶骨通过冠状缝连接，顶骨再通过人字缝与枕骨相连。在颅盖骨侧面的下部可见额骨、顶骨、颞骨及蝶骨大翼 4 骨相交处所形成的“H”形骨缝，称为翼点，临床上，此处骨折可以刺破脑膜中动脉前支，导致硬膜外血肿（图 1-7）。

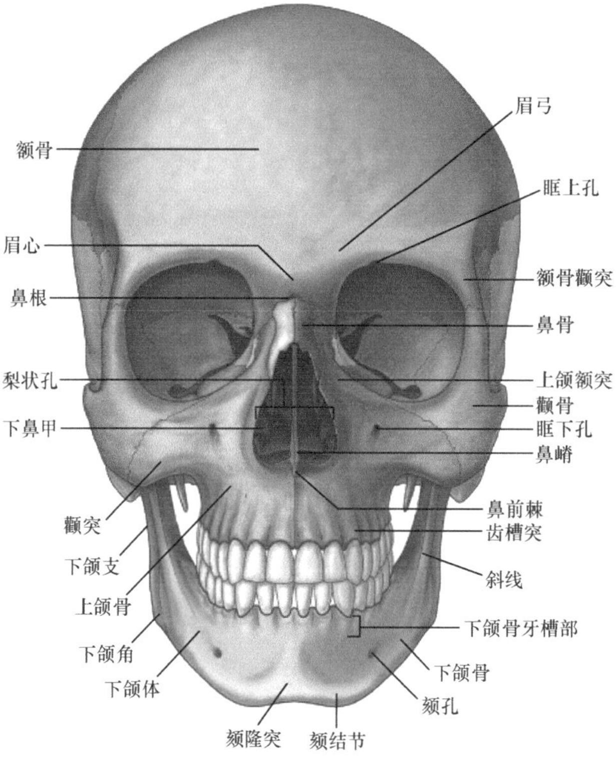

图 1-6　颅骨前面观

3. 后面观　从此方位首先可见枕骨鳞部，枕骨向上通过人字缝与顶骨连接，向两侧通过枕乳突缝与颞骨相连。另外，亦可见 5 个重要骨性标志，即枕骨粗隆、上项线、下项线、枕凸隆及枕外嵴（图 1-8）。

4. 内面观　颅盖骨内侧面由于脑回、蛛网膜颗粒、静脉窦和脑膜血管的压迫而变得凹凸不平。在正中线前部的额骨内面有额嵴，为大脑镰的附着点，向后为矢状窦的压迹，称矢状窦沟，在此沟两侧有若干小凹，为颗

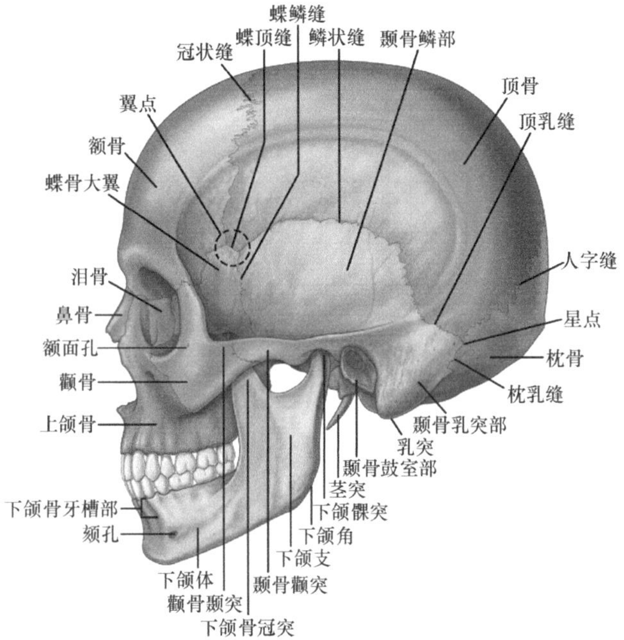

图 1-7　颅骨侧面观

粒小凹，是蛛网膜颗粒在骨内面的压迹。另外，在颅盖骨内面两侧还有呈树状的骨性压迹，为硬脑膜中动、静脉的压迹（图 1-9）。

（二）颅底部

1. 颅底内面　蝶骨嵴和岩骨嵴将颅底分为颅前窝，颅中窝和颅后窝。

（1）颅前窝：最薄，位于颅窝前方，容纳额叶，由颅骨眶板、筛骨筛板、蝶骨的前部及其小翼构成。颅窝的正中线上，自前面层有额嵴、盲孔及鸡冠，而筛板上有近 20 个筛孔通鼻腔，其中含有嗅神经嗅丝。颅前窝的硬膜与颅骨紧密粘连，在骨突处和孔裂处更明显，在脑神

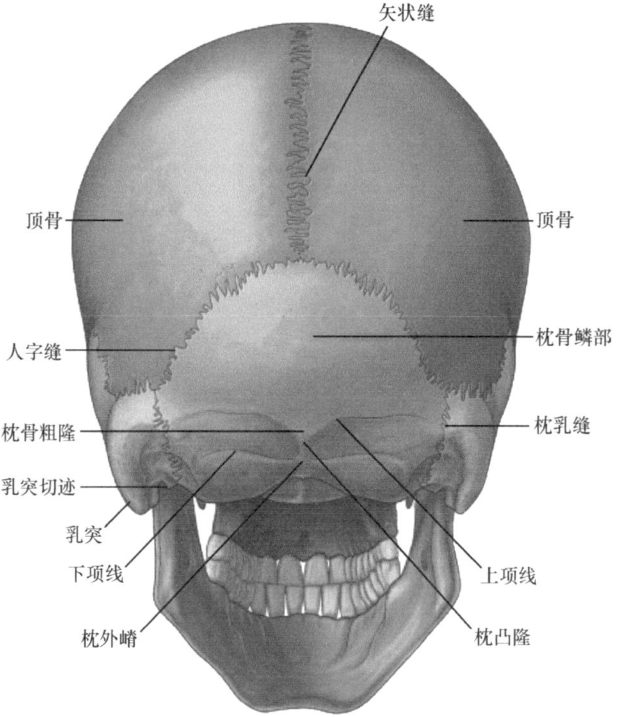

图 1-8　颅骨后面观

经出颅处，硬脑膜延伸为神经鞘。所以，颅底骨折时，当骨折累及额骨眶板、筛骨时，容易将硬脑膜与蛛网膜撕裂，引起出血或脑脊液经前鼻孔流出，而形成脑脊液鼻漏。相应地，外界空气也可循此途径进入颅腔形成颅内积气。另外，筛板中的筛前动脉可因骨折撕裂，血液可经眼眶引起眼球结膜下出血，以及迟发性眼睑皮下淤血，多数在伤后数小时逐渐开始出现，呈紫蓝色，即俗语说的“熊猫眼”（图 1-10）。

（2）颅中窝：较颅前窝为低，容纳大脑半球的颞叶

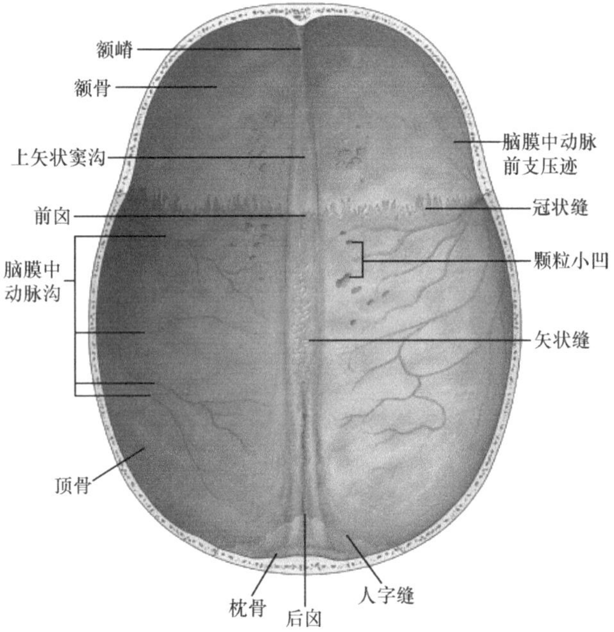

图 1-9　颅骨内面观

及居正中位的垂体，由蝶骨体上面、蝶骨大翼的脑面、颞骨岩部的前面构成，其前界为视交叉沟前缘，后界为颞骨的岩部乳突部前表面。颅中窝可分成较窄的中部及两侧宽广深凹的外侧部。中部即鞍区，以呈马鞍形的蝶鞍为中心，中央凹陷，为垂体窝。该窝前方有鞍结节，分隔垂体窝与其前方的视交叉沟。交叉沟向双侧连至短管状的视神经管，通眶腔，有视神经和眼动脉通过。鞍区两侧，从前向后有 3 对突起：

1）蝶骨小翼后缘的内侧端突起，为前床突。

2）鞍结节外侧端突起为中床突。

3）鞍背的外上方呈结节状，为后床突。

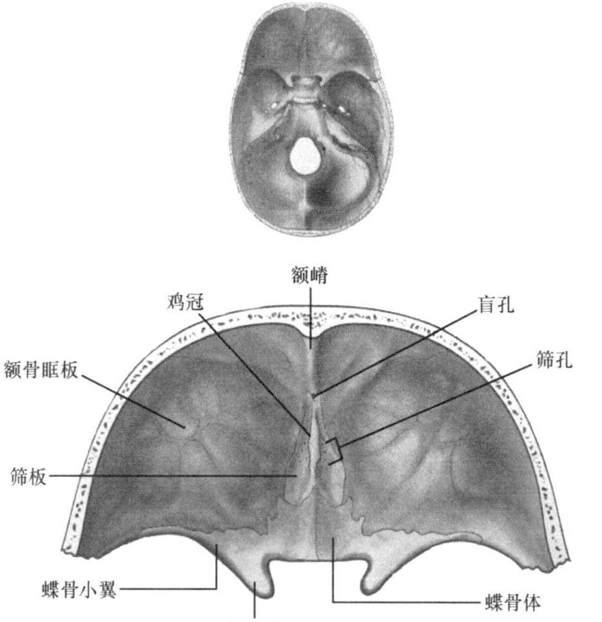

图 1-10　颅前窝

蝶鞍两侧的浅沟为颈动脉沟，此沟向后在破裂孔处，续于颈动脉管内口。垂体窝内容垂体，垂体窝的顶为硬脑膜形成的鞍膈。在鞍膈的上方有视神经和视神经交叉。垂体窝的底，仅隔一薄层骨壁，与蝶窦相邻。垂体窝的两侧为海绵窦，窦内有颈内动脉、动眼神经、滑车神经、展神经，以及三叉神经的分支 —— 即眼支、上颌支。海绵窦的内侧边界为蝶鞍，外侧边界由颞叶硬膜和蛛网膜组成，并延续成为第Ⅲ、Ⅳ、Ⅴ对脑神经的神经鞘。展神经在 Dorello 孔处穿过颅后窝硬膜进入岩下窦，并在 Gruber 韧带下方走行，在海绵窦内走行在颈内动脉外侧。

颅中窝的两侧部，低而深凹，其前方有位于蝶骨大、小翼之间的眶上裂，眶上裂与眶腔相通，其内有动眼神经（Ⅲ）、滑车神经（Ⅳ）、展神经（Ⅵ）、眼神经（V_1）及眼静脉通过。在蝶骨大翼的内侧，由前往后外，分别有位于眶上裂内侧端后方的圆孔、卵圆孔和棘孔，分别有三叉神经的上颌神经（V_2）、下颌神经（V_3）和脑膜中动脉通过。棘孔的外侧有脑膜中动脉沟，是脑膜中动脉及其分支的走行轨迹。在颞骨岩部前面近尖端处有浅而光滑的三叉神经节压迹，在此压迹及颞骨岩部前表面为岩大神经沟及岩大神经管裂孔（岩大神经为面神经分支），在岩大神经沟前外侧为岩小神经沟及岩小神经管裂孔（岩小神经为鼓室丛的分支）。位于岩部中央的隆起，是弓状隆起，由内耳上半规管向上突起而成。该隆起与颞鳞之间的平坦骨面，为鼓室盖，其下面就是鼓室（图 1-11）。

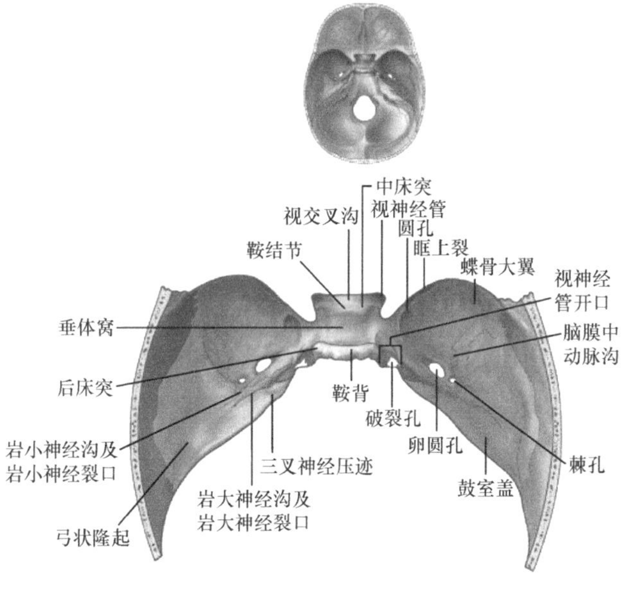

图 1-11　颅中窝

（3）颅后窝：为颅窝中最深、最大的一个，容纳小脑、脑桥、延髓，主要由枕骨、颞骨岩部后面组成。在中间其前界为鞍背及斜坡，在外侧前界为岩骨嵴，在中间其后界为枕横沟，外侧其后界为颞骨岩部乳突及部分枕骨组成，该窝中央处有枕骨大孔，与脊柱椎管相通。枕骨大孔的前方为斜坡，承托脑桥和延髓，孔的前外缘有舌下神经管内口，舌下神经（Ⅻ）经此出颅。斜坡的外侧有岩下窦沟，沟的外侧为内耳道，其内有面神经（Ⅶ）、前庭蜗神经（Ⅷ）及迷路动脉通过。在内耳道下部，颈静脉孔在此处将颞骨与枕骨分开，并在内侧与岩下窦沟相接，在外侧与乙状窦沟相接。舌咽神经（Ⅸ）、迷走神经（Ⅹ）及副神经（Ⅺ）均通过颈静脉孔（图 1-12）。

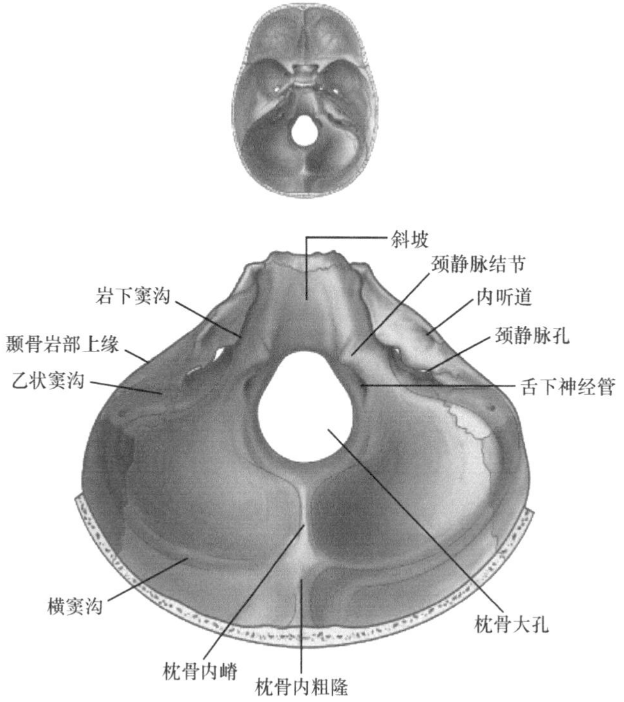

图 1-12　颅后窝

2. 颅底外面 前面被面颅遮盖，后部的中央为枕骨大骨。孔的前外侧为枕骨髁，孔的后方为枕外嵴，其上为枕外粗隆。粗隆两侧为上项线。颅底外面有很多个孔，即上述颅内内面孔的外口（图 1-13）。

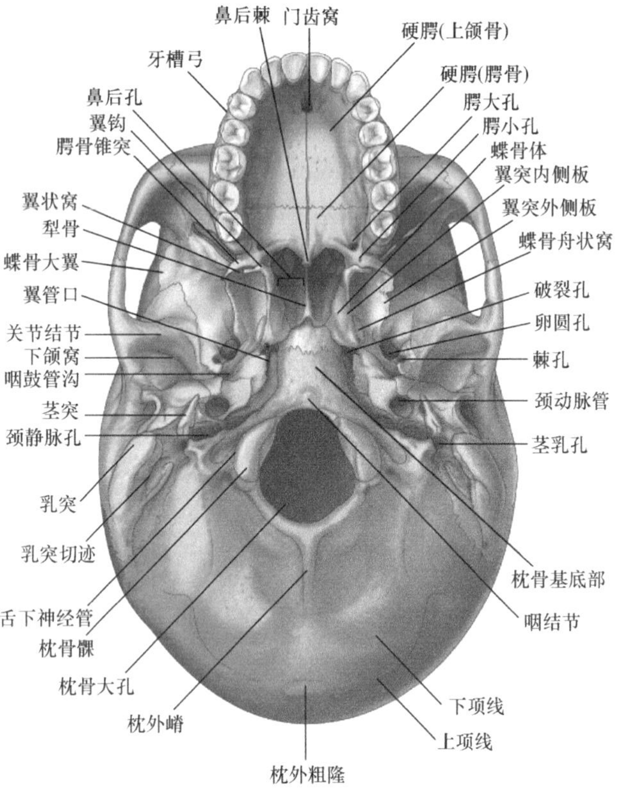

图 1-13 颅底外面观

第三节 脑 膜

颅骨与脑间有三层膜。由外向内为硬脑膜、蛛网膜和软脑膜；三层膜合称脑膜。硬脑膜为一厚而坚韧的双层膜，其外层为颅骨内面的骨膜，称为骨膜层；内层较外层厚而坚韧，与硬脊膜在枕骨大孔处续连，称为脑膜层。蛛网膜为一层半透明的膜，位于硬脑膜深部，其间有潜在性腔隙为硬脑膜下隙。软脑膜为紧贴于脑表面的一层透明薄膜，并伸入沟裂。

（一）硬脑膜

硬脑膜为一厚而坚韧的双层膜。外层为颅骨内面的骨膜，仅疏松地附于颅盖，特别是在枕部与颞部附着更疏松，称为骨膜层。但在颅的缝和颅底则附着牢固，很难分离。

1. 硬脑膜突起　硬脑膜内层折叠成皱襞并突入颅腔（图 1-14），其中重要的有：

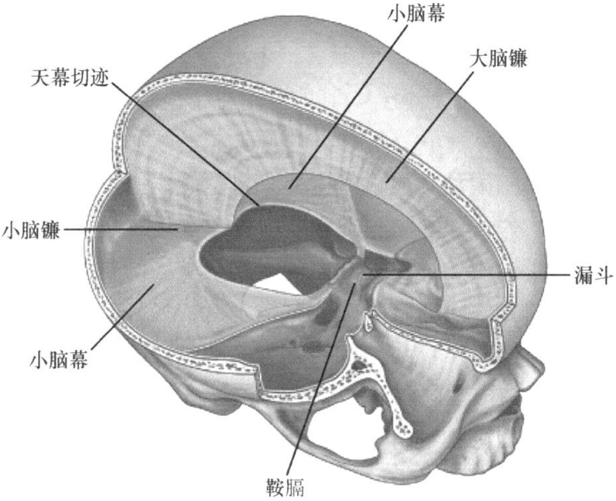

图 1-14　硬脑膜

（1）大脑镰，形如镰刀。为硬脑膜内层自颅顶正中线折叠并向内伸入两半球之间的结构。其前端窄，附于筛骨的鸡冠及额骨的额嵴，后端宽，向下连于小脑幕的上面。

（2）小脑幕，呈半月形，水平地位于大脑半球与小脑之间，其后缘沿横窦沟与枕骨相连，外侧与颞骨岩部上部相接，前部相接于前后床突。小脑幕分为两侧颞骨岩部；前缘游离并向后凹陷，称为幕切迹，与蝶骨鞍背围成的孔有中脑穿过。小脑幕将颅腔分为幕上、下间隙。幕上间隙又借大脑镰分为左、右两部。当幕上间隙的颅内压增高时，可将海马旁回和海马旁回沟推入小脑幕孔，形成颞叶钩回疝。

（3）小脑镰，后部附着于枕内嵴，前缘游离，呈镰刀状，部分的分割小脑两半球。向上连于小脑幕，下接枕骨大孔边缘。

（4）鞍膈，为环状皱襞，中央有一孔，漏斗从此通过将垂体与下丘脑相连。其前方附着于鞍结节和前床突，后方附着于小脑幕游离缘，构成垂体窝的顶。

2. 硬脑膜动脉血供 主要来自上颌动脉发出的脑膜中动脉，为营养硬脑膜的重要血管（图 1-15），在外伤中容易受损，导致硬膜外血肿。它从颅底的棘孔入颅中窝，沿颞骨内面的脑膜中动脉沟走行。另外，硬脑膜的血管中，还有来自筛动脉的脑膜前动脉，咽升动脉的脑膜后动脉和椎动脉及枕动脉的脑膜支。

3. 硬脑膜神经分布 硬脑膜之感觉神经主要来自三叉神经的三个分支（V_1、V_2、V_3），此外，颈神经（C_3）也有部分神经发出至硬膜，接收颅后窝感觉传入（图 1-16）。

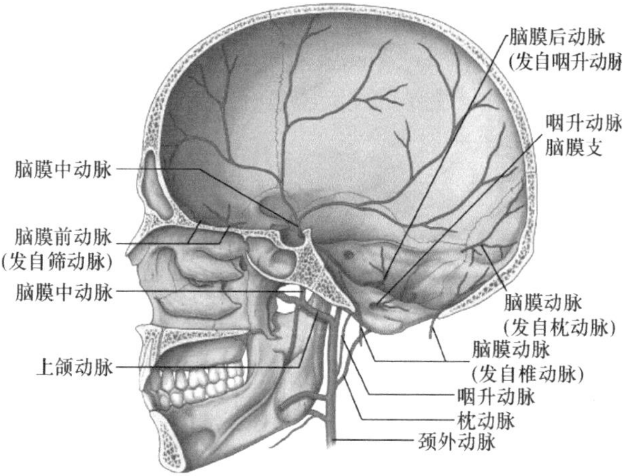

图 1-15　硬脑膜血供

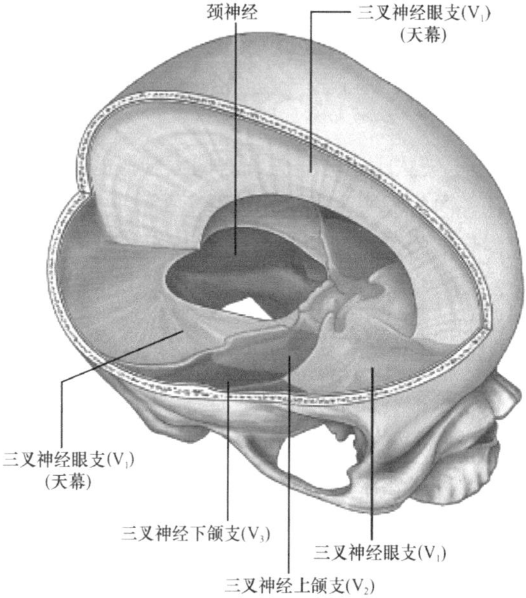

图 1-16　硬脑膜神经分布

4. 硬脑膜窦 由分开的两层硬脑膜衬以内皮细胞构成，窦壁无平滑肌，不能收缩，故损伤时出血难止，易形成颅内血肿。主要的硬脑膜窦有（图 1-17）：

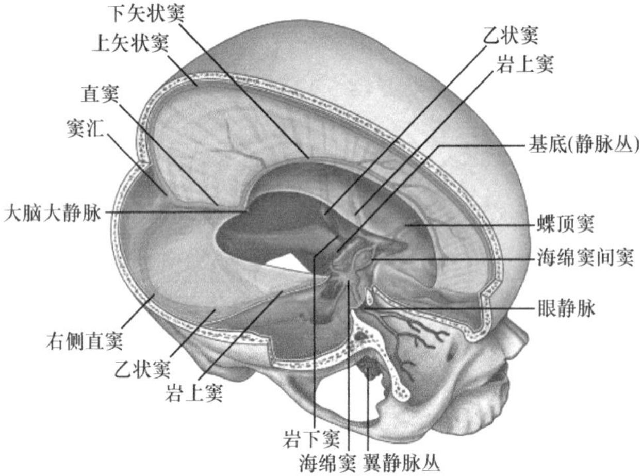

图 1-17 硬脑膜静脉窦

（1）上矢状窦，位于矢状沟内大脑镰的上缘，前方起自盲孔，向后流入窦汇。窦汇是上矢状窦后端的扩大，位于枕内隆凸附近，向两侧与横窦相通。

（2）下矢状窦，位于大脑镰下缘，其走向与上矢状窦一致，向后开口于直窦。

（3）直窦，在小脑幕与大脑镰相接处，由大脑大静脉和下矢状窦汇合而成，向后通窦汇。

（4）横窦，成对，位于小脑幕后外侧缘附着处的枕骨横沟内，连于窦汇与乙状窦之间。

（5）乙状窦，成对，位于乙状沟处，为横窦的延续，向前内于颈静脉孔处延续为颈内静脉。

（6）海绵窦，位于蝶鞍两侧，为硬脑膜两层间的不规则腔隙，形似海绵，故名。两侧海绵窦借横支相连。颈内动脉和展神经在窦内穿过。在窦的外侧壁内，自上而下有动眼神经、滑车神经、眼神经和上颌神经通过（图 1-18）。海绵窦前端借眼静脉与面部浅静脉交通，向下借卵圆孔与翼静脉丛相通，故面部感染可蔓延至海绵

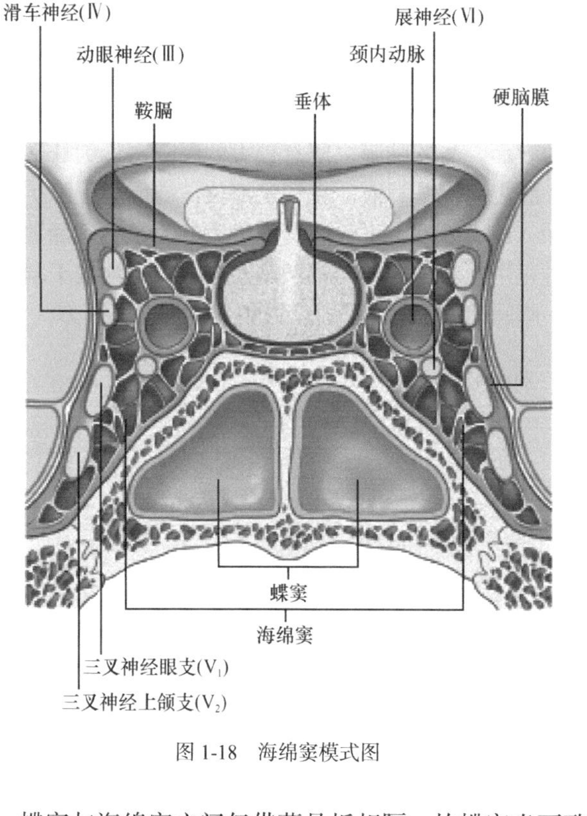

图 1-18　海绵窦模式图

窦。蝶窦与海绵窦之间仅借薄骨板相隔，故蝶窦炎可致海绵窦炎或血栓形成。若通过海绵窦内和窦壁的神经受损，则出现神经痛、眼肌瘫痪、眼睑下垂等症状。海绵窦向后与斜坡上的基底静脉丛相通，基底丛向下与椎内

静脉丛相通，而椎内静脉丛又与腔静脉系交通，故腹、盆部的感染（如直肠的血吸虫卵）可经此途径进入颅内。

（7）岩上窦和岩下窦，分别位于颞骨岩部的上缘和后缘处，将海绵窦的血液分别引向横窦和颈内静脉。

（二）蛛网膜

蛛网膜由菲薄的结缔组织构成（图 1-19）。为一层半透明的膜，位于硬脑膜深部，其间有潜在性腔隙为硬脑膜下隙。腔内含有少量液体。蛛网膜跨越脑，被覆于脑的表面，与软脑膜之间有较大的间隙，称为蛛网膜下隙，腔内充满脑脊液。在一定部位，蛛网膜下隙扩展并加深，成为蛛网膜下池。其中最大的为小脑延髓池，它通过正中孔和前侧孔与第四脑室相通；桥池位于脑桥腹侧；脚间池位于脚间凹；交叉池位于视交叉前方。

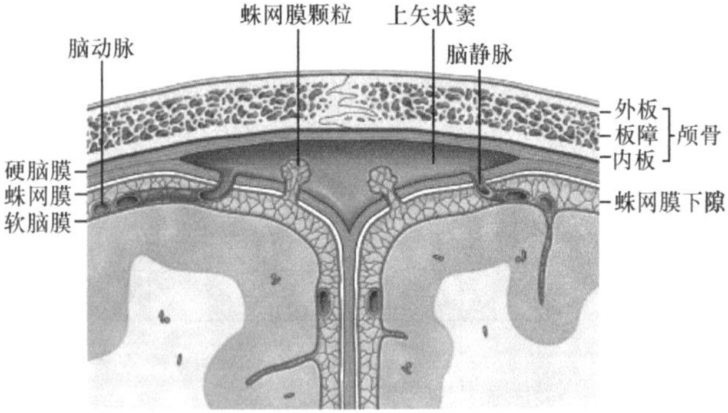

图 1-19　蛛网膜示意图

（三）软脑膜

软脑膜为紧贴于脑表面的一层透明薄膜，并伸入沟裂（图 1-19）。脑的血管在软脑膜内分支呈网，并进入脑实质浅层，软脑膜也随血管进入至脑实质一段。由软脑膜形成的皱襞突入脑室内，形成脉络丛，分泌脑脊液。

第四节　脑

脑位于颅腔内，为胚胎时期神经管的前部，形态功能均很复杂。脑可分为大脑、间脑、中脑、脑桥和延髓。通常把中脑、脑桥和延髓合称为脑干。延髓为脊髓的延续，在腹侧面，与脑桥间有桥延沟相分隔，脑桥上端与中脑、大脑相连，脊髓的中央管开放成延髓、脑桥和小脑间的共同室腔（第四脑室）。中脑的导水管下通第四脑室、上通间脑的第三脑室。导水管的背侧为四叠体的下丘和上丘，腹侧为中脑的被盖和大脑脚。自室间孔到视交叉前部的连线，为间脑和大脑的分界线，自后连合到乳头体后缘的连线为中脑和间脑的分界线。大脑向前、向上、向后扩展，并覆盖间脑、中脑和小脑的一部分。大脑两半球内的室腔为侧脑室，它借室间孔与第三脑室相通。

（一）大脑

大脑包括左、右两个半球及连接两个半球的中间部分，即第三脑室前端的终板。大脑半球被覆灰质，称大脑皮质，其深方为白质，称为髓质。髓质内的灰质核团为基底神经节。在大脑两半球间由巨束纤维-胼胝体相连。

1. 大脑半球外形及分叶　大脑半球可分为3面3极，即隆凸的上外侧面、平直的内侧面和凹凸不平的下面;前端突出的部分为额极，后端突出的部分为枕极，在外侧面，向前、下突出的部分为颞极。半球表面有许多深浅不等的沟，沟与沟之间的隆起，称为脑回，重要的沟有：

（1）外侧沟，位于半球上外侧面，是由前下行向后上的深沟。

（2）中央沟，位于上外侧面。由半球上缘中点稍后起始，行向下前，可达外侧沟。此沟常绕过半球上缘延至半球内侧面，此沟的特点是完整而不间断。

（3）顶枕沟，位于内侧面，起自中央沟上端与枕极连线的中点，行向下前，在胼胝体后方不远处，与距状裂接连。大脑半球借上述的三沟，分为五叶：额叶是中央沟以前、外侧沟以上的部分，位于颅前窝内。枕叶是顶枕沟以后的部分，位于小脑上方。顶叶是中央沟与顶枕沟之间，外侧沟以上的部分，位于顶骨下方。颞叶是外侧沟以下的部分，位于颅中窝内。脑岛位于外侧沟深部，又称为岛叶。各叶表面都有重要沟回（图 1-20、图 1-21）。

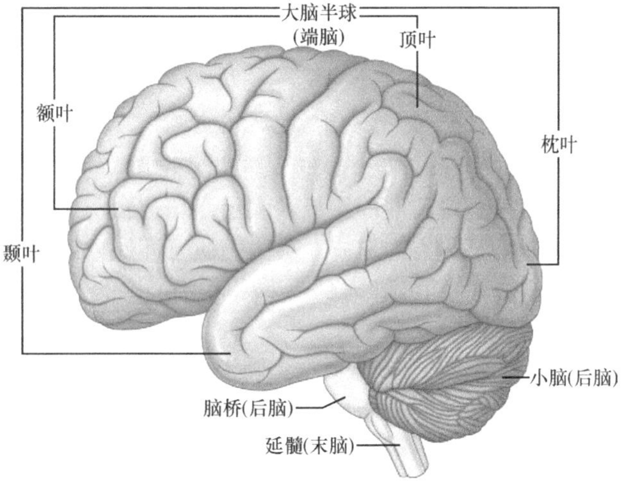

图 1-20　大脑半球外侧面观

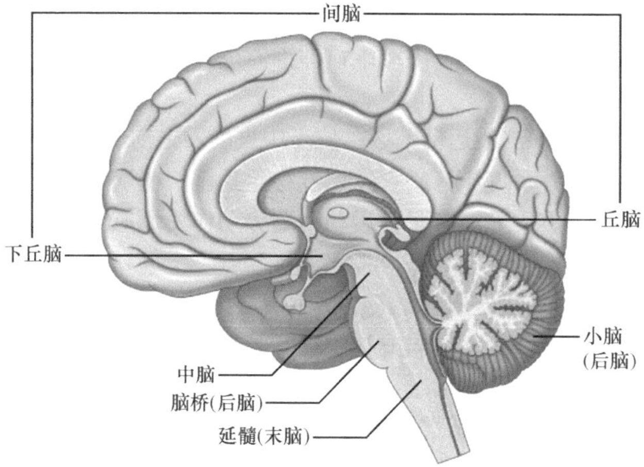

图 1-21　大脑半球内侧面观

2. 大脑皮质功能定位　按 Brodmann 于 1909 年提出的脑皮质功能区定位（图 1-22）。

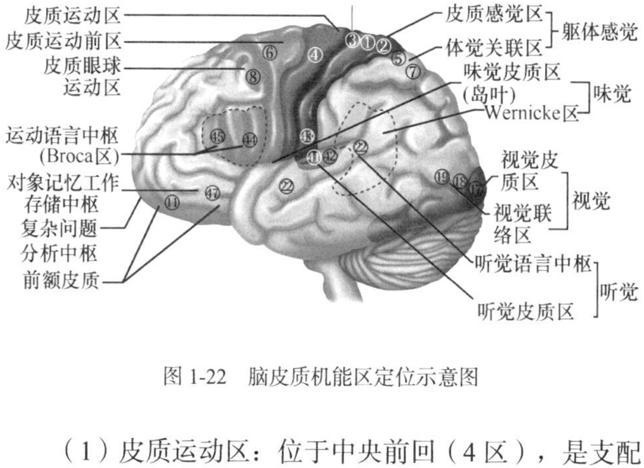

图 1-22　脑皮质机能区定位示意图

（1）皮质运动区：位于中央前回（4 区），是支配对侧躯体随意运动的中枢。它主要接受来自对侧骨骼肌、肌腱和关节的本体感觉冲动，以感受身体的位置、姿势和运动感觉，并发出纤维，即锥体束控制对侧骨骼肌的随意运动。

（2）皮质运动前区：位于中央前回之前（6 区），为锥体外系皮质区。它发出纤维至丘脑、基底神经节、红核、黑质等。与联合运动和姿势动作协调有关，也具有自主神经皮质中枢的部分功能。

（3）皮质眼球运动区：位于额叶的 8 区和枕叶 19 区，为眼球运动同向凝视中枢，管理两眼球同时向对侧注视。

（4）皮质感觉区：位于中央后回（1、2、3 区），接受身体对侧的痛、温、触和本体感觉冲动，并形成相应的感觉。顶上小叶（5、7 区）为精细触觉和实体觉的皮质区。

（5）额叶联合区：为额叶前部的 9、10、11 区，与智力和精神活动有密切关系。

（6）视觉皮质区：在枕叶的距状裂上、下唇与楔叶、舌回的相邻区（17 区）。每一侧的上述区域皮质都接受来自两眼对侧视野的视觉冲动，并形成视觉。

（7）听觉皮质区：位于颞横回中部（41、42 区），又称 Heschl 回。每侧皮质均按来自双耳的听觉冲动产生听觉。

（8）嗅觉皮质区：位于嗅区、沟回和海马旁回的前部（25、28、34 区和 35 区的大部分）。每侧皮质均接受双侧嗅神经传入的冲动。

（9）内脏皮质区：该区定位不太集中，主要分布在扣带回前部、颞叶前部、眶回后部、岛叶、海马及海马沟回等区域。

（10）语言运用中枢：人类的语言及使用工具等特殊

活动在一侧皮层上也有较集中的代表区（优势半球），也称为语言运用中枢。它们分别是：①运动语言中枢，位于额下回后部（44、45 区，又称 Broca 区）。②听觉语言中枢，位于颞上回 42、22 区皮质，该区具有能够听到声音并将声音理解成语言的一系列过程的功能。③视觉语言中枢，位于顶下小叶的角回，即 39 区。该区具有理解看到的符号和文字意义的功能。④运用中枢，位于顶下小叶的缘上回，即 40 区。此区主管精细的协调功能。⑤书写中枢，位于额中回后部 8、6 区，即中央前回手区的前方。

3. 大脑半球内白质　大脑半球内的白质为有髓纤维所组成，也称为髓质。它分为三类（图 1-23）。

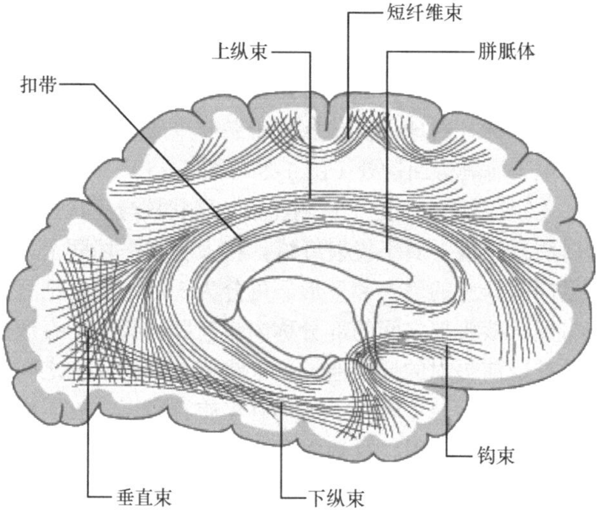

图 1-23　大脑半球内白质

（1）连合系：即两侧大脑半球之间或两侧的其他结构之间的纤维束。主要的有 3 个连合纤维：胼胝体、前连合、海马连合。

（2）固有连合系：为大脑半球同侧各部皮质之间互相连接的纤维。

（3）投射系：是指大脑皮质、基底神经节、间脑、脑干、脊髓等结构之间的连接纤维，如内囊的纤维、视放射的纤维等。

4. 大脑半球深部结构

（1）基底核：位置靠近脑底，是大脑半球髓质内灰质团块的总称，包括尾状核、豆状核、屏状核、杏仁体。尾状核和豆状核合称纹状体，在调节躯体运动中起重要作用。尾状核呈马蹄铁形，全长与侧脑室的前角、体部和下角伴行。尾状核的前端膨大部称尾状核头，背面突入侧脑室前角。尾状核中部向后行，稍细称尾状核体。尾状核体的后部很细，弯向腹侧，在侧脑室下角的顶上前行。豆状核位于岛叶的深方，分为三部，外侧部称壳，内侧两部称苍白球。屏状核位于岛叶皮质和壳之间。杏仁体位于海马旁回钩处（图 1-24、图 1-25）。

（2）内囊：是位于背侧丘脑、尾状核与豆状核之间的白质纤维板，属于投射纤维。在大脑水平切面上，内囊呈向外开放的“＞＜”形，可分为 3 部，通常把豆状核与尾状核头部之间的部分称内囊前肢（脚），有额桥束及丘脑前辐射的纤维通过；豆状核与背侧丘脑之间的部分称内囊后肢（脚），主要有皮质脊髓束、皮质红核束、丘脑中央辐射、视辐射和听辐射等纤维通过；前、后肢的结合部称内囊膝，有皮质核束通过（图 1-26）。

5. 嗅脑及边缘系统

（1）嗅脑：位于大脑半球的底面，嗅脑包括嗅球、嗅束、嗅三角、梨状叶、海马和齿状回等部分（即嗅球、嗅束、嗅纹、嗅三角和嗅皮质（梨状皮质））。嗅球略呈

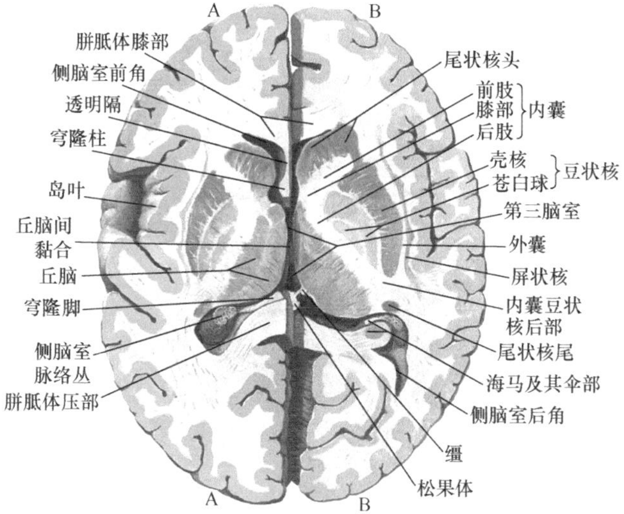

图 1-24 大脑基底节水平切面示意图

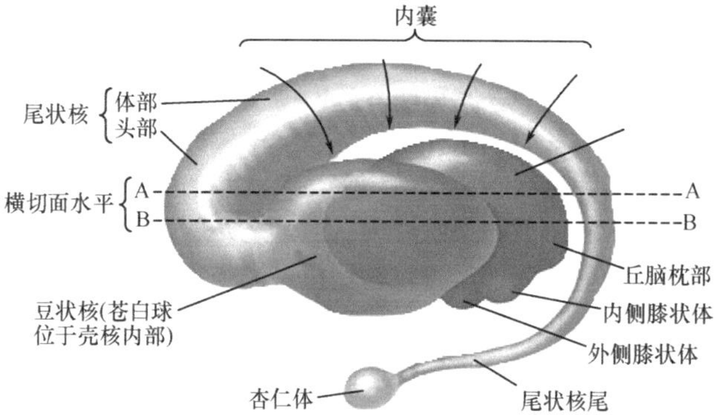

图 1-25 基底核三维模式图

卵圆形，位于底面最前端，接受来自鼻腔嗅区的嗅神经。嗅球的后面接嗅束。嗅束向后分为内侧嗅束和外侧嗅束。内侧嗅束伸向半球的内侧面到达隔区，外侧嗅束向后延

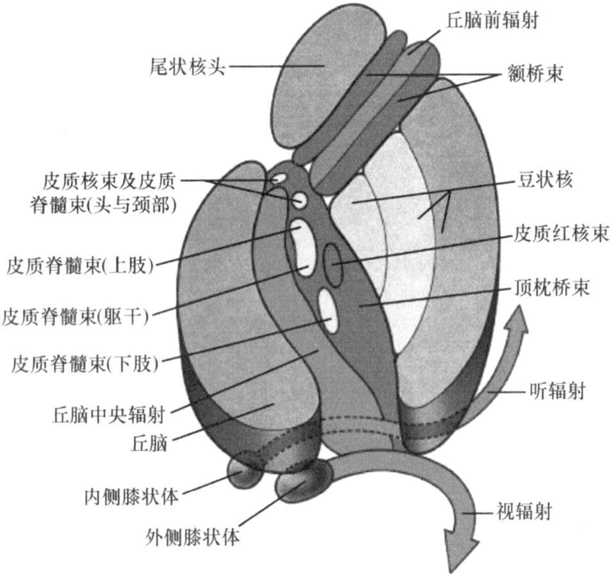

图 1-26　内囊示意图

续为梨状叶。内、外侧嗅束之间的三角区称为嗅三角。嗅三角的后部有大量小血管穿入的部位称为前穿质。它们的深部为基底核（纹状体）。梨状叶的表层是灰质，称为梨状叶皮质。梨状叶内有腔，是侧脑室的后角。在梨状叶的前端深部有杏仁核，位于侧脑室的底面。梨状叶向背侧折转，为海马回（海马旁回）。海马旁回转至侧脑室成为海马。海马旁回在折转处，借助海马裂与内侧的齿状回相邻。海马呈双角状，也称海马角。海马由后向前内侧延伸，在正中与对侧海马相接，形成侧脑室底壁的后部。海马的纤维向外侧集中形成海马伞。伞的纤维向前内侧伸延并与对侧的相连形成穹隆。穹隆在脑的正中面，位于胼胝体腹侧，与胼胝体间有透明隔，向前下方终止于下丘脑的乳头体。大脑半球内侧面的扣带回、海马旁回、齿状回和海马等，因其位置在大脑和间脑交界处的边缘，所以称为边缘叶。边缘叶及有关的皮质下结构（包括基底核、杏仁核、隔区、下丘脑、丘脑前核和中脑的被盖等），在功能和结构上密切联系，合成一功能系统，称边缘系统，其活动与情绪变化、记忆和内脏活动有关。嗅脑在一亿五千万年前爬行动物统治地球的时候就已形成，它控制着最原始的行为——愤怒与恐惧、欲望与饥饿、进攻与撤退。动物的嗅觉十分敏锐，与各种记忆器官有密切联系，而人类的嗅脑则自数万年以至数十万年前开始逐渐退化，现在仅有小指尖大小的痕迹残留，虽然如此，可以认为当时原始人类对周围环境的各种记忆现在仍然继承了下来，因此，给人类嗅闻各种推测是相当于太古时期的生活环境的气味，则使人本能地追寻尽可能早的记忆，并且颇为清楚地记起幼少时期的各种念头，不知不觉地开始发挥记忆的再归作用。由此使大脑、小脑、间脑等一起活化，输送到脑细胞的血液增多，大量供给氧和必需的营养成分，其中包括合成多肽的各种氨基酸。每日多次嗅闻这些香味，可使脑部反复地进行活化，记忆回路畅通无阻，因而可防止或延迟老年痴呆症的前驱症状发生，并使痴呆症状的发展受到抑制，也有可能恢复健康。

（2）边缘系统（图 1-27、图 1-28）：包括的大脑部位相当广泛，如梨状皮质、内嗅区、眶回、扣带回、胼胝体下回、海马旁回、脑岛、颞极、杏仁核群、隔区、视前区、下丘脑、海马及乳头体都属于边缘系统。边缘系统的主要部分环绕大脑两半球内侧形成一个闭合的环，故此得名。边缘系统内部互相连接，与神经系统其他部分也有广泛的联系。它参与感觉、内脏活动的调节，并与情绪、行为、学习和记忆等心理活动密切相关。

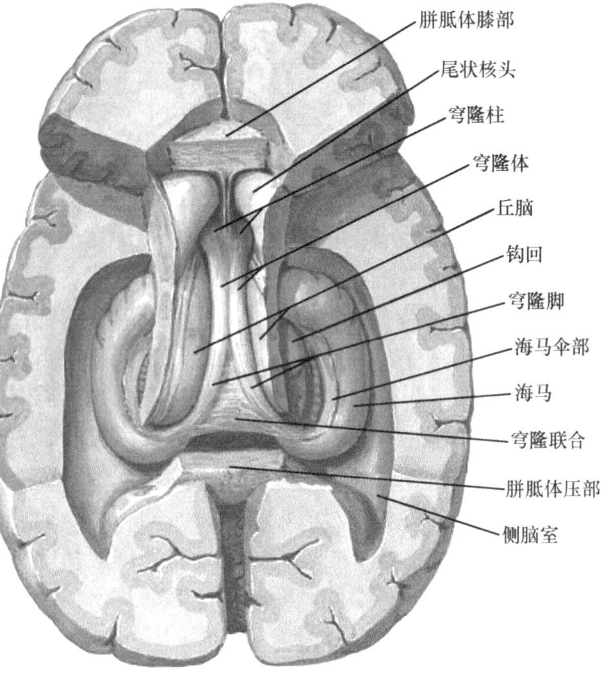

图 1-27　大脑边缘系统

边缘系统的功能主要有：

1）边缘系统与内脏活动，边缘系统具有调节内脏活动的功能。如刺激哺乳动物边缘系统环路的后眶回、扣带回、岛叶、颞极梨状皮质、后海马皮质等部位都可以出现呼吸、心血管和其他内脏活动的变化。边缘系统的许多部位，还接受内脏神经传入的冲动。在正常情况下，这种传入冲动对于边缘系统调节内脏活动具有重要意义。边缘系统内的一些神经元，本身就是敏感的感受器。这些感受装置对于调节动物的体温、消化液的分泌，以及进食活动都有作用。

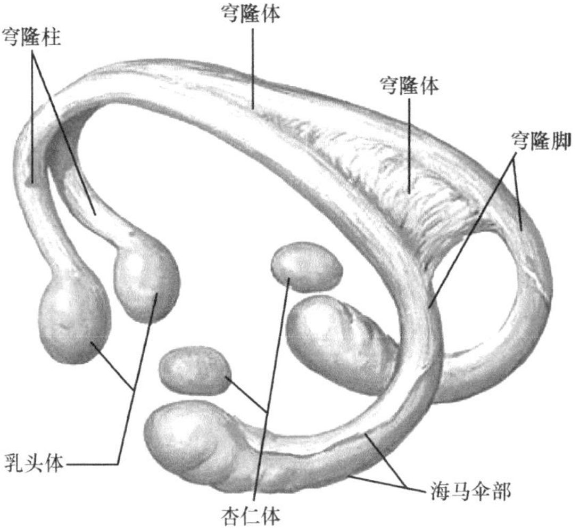

图 1-28　边缘系统三维模式图

2）边缘系统与感觉功能，电刺激外周神经，可以引起边缘系统相应部位电活动变化。高等哺乳动物边缘系统许多部位都接受外周及内脏的传入冲动。这些传入冲动可能对海马结构等边缘系统部分的神经元产生调制性影响，从而影响情绪变化和学习与记忆功能。刺激边缘系统某些部位可以影响痛阈，甚至可以阻断感觉信息在中枢神经系统内的传递。

3）边缘系统与情绪，在整个边缘系统中，下丘脑有些部位的活动与情绪反应关系较为密切。在情绪发生的过程中，下丘脑的活动具有重要意义，但必须有大脑皮质参与。

4）边缘系统与睡眠，边缘系统中的后眶回、副嗅皮层、视前区，以及下丘脑前部统称基底前脑区。很早就发现当使用电流刺激这一区域时，动物出现睡眠反应。

如果损毁基底前脑区，会导致睡眠失调。

（二）间脑

间脑位于中脑之上，尾状核和内囊的内侧。间脑一般被分成丘脑、丘脑上部、丘脑下部、丘脑底部和丘脑后部五个部分。间脑的内腔为位于正中矢状面的窄隙，称第三脑室，其顶部成自脉络组织；底由视交叉、灰结节、漏斗和乳头体构成；前界为终板；后通中脑水管；侧壁为背侧丘脑和下丘脑。

1. 背侧丘脑 又称丘脑，位于下丘脑的背侧和上方，两者间以第三脑室侧壁上的下丘脑沟为界（图 1-29）。背侧丘脑由两个卵圆形的灰质团块借丘脑间黏合（中间块）连接而成，其前端的突出部为丘脑前结节，后端膨大称丘脑枕。

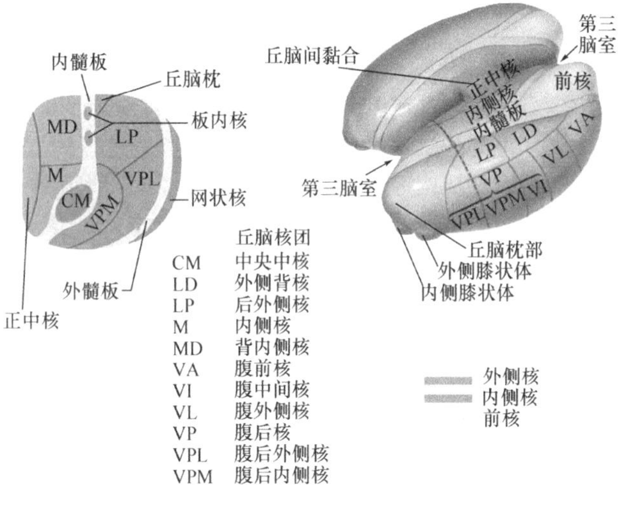

图 1-29　背侧丘脑示意图

在背侧丘脑灰质的内部有一自外上斜向内下的“Y”

形纤维板——内髓板将背侧丘脑分为三部分（在通过前端的额切面上观察最为清楚）：在内髓板的前方，两分叉部之间的区域为前核；在内髓板内侧者为内侧核；在内髓板外侧者为外侧核。在上述三部分内含有多个核团。其中，外侧核分为背、腹两层：腹层由前向后分为腹前核、腹中间核和腹后核，腹后核又分为腹后内侧核和腹后外侧核。此外，在内髓板内有板内核，在第三脑室室周灰质内有正中核，在背侧丘脑外面尚有薄层的丘脑网状核。

上述众多的背侧丘脑核团，可归纳为三类：

（1）非特异性投射核团，包括正中核和板内核等，在进化上比较古老，接受来自脑干网状结构的纤维，传出纤维主要至皮质下结构，如下丘脑和纹状体。

（2）联络性核团，包括内侧核、外侧核的背层及前核，接受多方面的传入纤维，与大脑皮质的联络区有往返纤维联系。

（3）特异性中继核团，包括外侧核腹层的腹前核、腹中间核（又称腹外侧核）和腹后核。其中，腹后内侧核接受三叉丘系和自孤束核发出的味觉纤维，腹后外侧核接受内侧丘系和脊髓丘系的纤维。上述传入纤维在腹后核中有严格的定位关系，即传导头部感觉的纤维投射至腹后内侧核；传导上肢、躯干和下肢感觉的纤维由内向外依次投射至腹后外侧核。腹后核发出的纤维投射至大脑皮质中央后回的感觉区。腹中间核和腹前核主要接受小脑上脚、纹状体和黑质的纤维，发出纤维投射至大脑皮质的躯体运动区。

因此，背侧丘脑的功能一方面是皮质下感觉的最后中继站，并可能感知粗略的痛觉。在背侧丘脑受到损伤时将导致感觉功能的障碍，以及痛觉过敏、自发性疼痛等症状。另一方面，背侧丘脑的腹中间核和腹前核作为大脑皮质与小脑、纹状体、黑质之间相互联系的枢纽，实现对躯体运动的调节。

2. 后丘脑 包括内侧膝状体和外侧膝状体，位于枕的下外方，内含特异性中继核。内侧膝状体接受来自下丘臂的听觉纤维，发出纤维至颞叶的听觉中枢。外侧膝状体接受视束的传入纤维，发出纤维至枕叶的视觉中枢。

3. 上丘脑 包括松果体、缰三角和丘脑髓纹。松果体为内分泌腺，能产生褪黑素，后者由5-羟色胺在酶的作用下转化而成，具有抑制生殖腺的功能。16岁以后，松果体钙化，可作为X线诊断颅内占位病变的定位标志。缰三角内含缰核，接受经髓纹来自隔核等处的纤维，发出纤维经后屈束止于脚间核。因此，缰核是边缘系（后述）与中脑之间的中继站。

4. 底丘脑 又称腹侧丘脑，位于间脑和中脑被盖的过渡地区，内含丘脑底核及部分黑质、红核，与纹状体（后述）有密切联系，属锥体外系的重要结构。

5. 下丘脑 位于背侧丘脑下方，上界为自室间孔延至中脑水管的下丘脑沟，下界为灰结节、漏斗和乳头体，前界为终板和视交叉，向后与中脑被盖相续。漏斗的中央称正中隆，漏斗的下端与垂体相连。下丘脑主要的核团有：①视上核，在视交叉外端的背外侧。②室旁核，在第三脑室上部的两侧。③漏斗核，位于漏斗深面。④视交叉上校，在中线两侧，视交叉上方。⑤乳头体核，在乳头体内。

下丘脑体积虽小，却有广泛而复杂的纤维联系。传入纤维包括两类：①来自端脑的边缘系，如前脑内侧束自隔核经下丘脑外侧区至中脑被盖；穹隆起自颞叶的海马，止于乳头体。②来自脑干和脊髓的躯体和内脏信息主要经网状结构中继到达下丘脑。下丘脑的传出纤维除部分与传入纤维有双向联系（如前脑内侧束）外，主要有：①乳头丘脑束和乳头被盖束，自乳头体至丘脑前核和中脑被盖。②下丘脑—脑干、脊髓径路，如起自室旁核的纤维下达迷走神经背核和脊髓侧角；起自室周灰质的背侧纵束至中脑中央灰质和被盖。③下丘脑垂体束，包括视上垂体束、室旁垂体束和结节垂体束。前两者分别起自视上核和室旁核，将后叶加压素和缩宫素等神经内分泌物质运输至正中隆起和垂体后叶，需要时释放入血流。结节垂体束又称结节漏斗束，起自漏斗核和下丘脑基底内侧部的一些神经细胞，终止于正中隆起的毛细血管丛，将神经内分泌物质（如 ACTH、促激素释放或抑制激素等）经垂体门脉运送至垂体前叶，控制垂体前叶的内分泌功能。

下丘脑是神经内分泌的中心，它将神经调节和体液调节融为一体，是皮质下植物性中枢，对体温、摄食、生殖、水盐平衡和内分泌活动等进行广泛的调节。视交叉上核可能是人类昼夜节律（生物钟）的起搏点（接受来自视网膜的神经冲动）。此外，下丘脑尚与边缘系统有密切联系（通过乳头体—丘脑前核—扣带回径路及前脑内侧束）而参与情绪行为反应。

（三）脑干

脑干是中枢神经系统中位于脊髓和间脑之间的一个较小部分，自下而上由延髓、脑桥和中脑三部分组成。延髓和脑桥的背面与小脑相连，它们之间的室腔为第四脑室。此室向下与延髓和脊髓的中央管相续，向上连通中脑的中脑水管。若将小脑与脑干连接处割断，摘去小脑，就能见到第四脑室的底，即延髓上部和脑桥的背面，呈菱形，故称菱形窝。脑干的内部结构主要有三种类型：神经核团、长的纤维束和网状结构，后者是各类神经元与纤维交错排列而相对散在分布的一个特定区域。脑干包括延髓、脑桥及中脑。延髓尾端在枕骨大孔处与脊髓接续，中脑头端与间脑相接。延髓和脑桥恰卧于颅底的斜坡上。

1. 脑干的外形 ①脑干背侧面（图 1-30）：延髓可分为上、下两段。下段称为闭合部，其室腔为脊髓中央管的延续，正中沟的两侧为薄束结节和楔束结节，其中分别隐有薄束核与楔束核。脑桥的背面构成第四脑室底的上半部。在第四脑室底具有横行的髓纹，为延髓和脑桥的分界标志。②脑干腹侧面（图 1-31）：在延髓的正中裂处，有左右交叉的纤维，称锥体交叉，为延髓和脊髓的分界。正中裂的两侧纵行的隆起，为皮质脊髓束（或锥体束）所构成的锥体。脑桥的下端以桥延沟与延髓分界，上端与中脑的大脑脚相接。

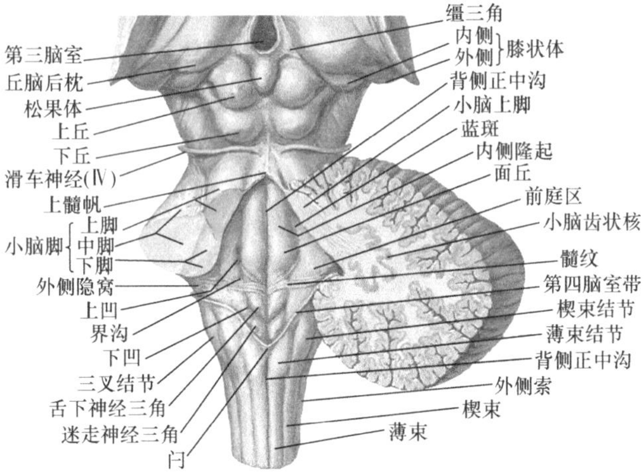

图 1-30 脑干背侧观

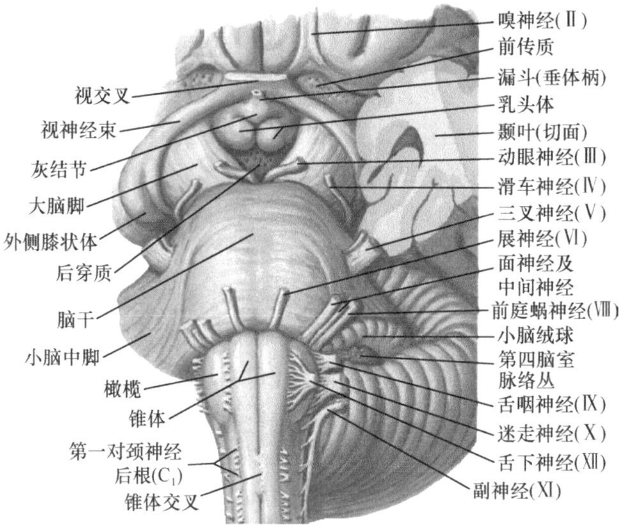

图 1-31　脑干腹侧观

2. 第四脑室　第四脑室的顶朝向小脑，前部由小脑上脚及上髓帆组成，后部由下髓帆和第四脑室脉络组织形成。下髓帆也是一菲薄白质，它与上髓帆都伸入小脑，以锐角相会合。附于下髓帆和菱形窝下角之间的部分，朝向室腔的是一层上皮性室管膜，其表层有软膜和血管被覆，它们共同形成第四脑室脉络组织。脉络组织上的一部分血管反复分支缠绕成丛，夹带着软膜和室管膜上皮突入室腔，成为第四脑室脉络丛，是生成脑脊液的地方。第四脑室借脉络组织上的三个孔与蛛网膜下隙相通。第四脑室正中孔不成对，位于菱形窝下角尖部的正上方；第四脑室外侧孔成对，开口于第四脑室的外侧尖端（图 1-30）。

3. 脑干内部结构　脑干内部有脑神经核、非脑神经核、上下行纤维束和网状结构等重要结构，本节重点介绍网状结构的功能。

4. 网状结构 在脑干中，除了脑神经核、境界明确的一些非脑神经核团和长的上、下行纤维束以外，还能看到有分布相当宽广、胞体和纤维交错排列成“网状”的区域，称为网状结构。

网状结构内神经元的特点是其树突分支多而且很长，说明这些神经元可以接收和加工从很多方面来的传入信息。可以说，网状结构接受来自几乎所有感觉系统的信息，而网状结构的传出联系则直接或间接地可达到中枢神经系统各个地方。网状结构的功能也是多方面的，它涉及觉醒睡眠的周期、脑和脊髓的运动控制，以及各种内脏活动的调节。必须指出，网状结构内的纤维和细胞排列并不是杂乱无章的，它们也是根据形态、纤维联系和生理功能组合成核团或纤维束的，只不过其境界很不易区分而已。在种系发生上，网状结构是个古老的结构，是低等脊椎动物中枢神经系统最主要的部分，起着协调感觉和运动活动的作用。在高等脊椎动物，随着脑结构的复杂化，以及长纤维束及其核团的出现，原始的网状结构并未消失，而发展成为脑内一个重要组成部分。几乎所有来自外周的传入纤维，都有终支或侧支进入网状结构，而网状结构又直接或间接与中枢神经系各部保持密切联系，影响中枢神经系统各部的活动。弥散在网状结构内的神经细胞在一定程度上集合成团，形成神经核，这些核团在脑干内的排列可分为纵行于脑干全长的3个区：正中区、内侧区和外侧区。

（1）正中区：主要是紧靠中线两侧的中缝核，分别位于延髓、脑桥和中脑内。中缝核的许多细胞含有5-羟色胺，目前对其联系和功能尚了解不够。在脑桥和延髓，位于中缝核外侧的，是发出纤维与小脑联系的核团（旁正中网状核、脑桥背盖网状核）。

（2）内侧区（中央区）：位于正中区的外侧，占据网状结构的内侧 2/3。内侧区各核亦为纵行排列，它们接受来自脊髓、来自脑神经感觉核及来自大脑皮质的信息，从内侧区发出的传出纤维主要是上行和下行纤维。上行的纤维止于背侧丘脑内属于古丘脑的核团，换元后投射至大脑皮质，它们是上行激活（活化）系统的主要组成部分。下行纤维分别起自脑桥和延髓。从脑桥发出的纤维构成网状脊髓前束，下行于同侧脊髓前索内；从延髓发出的纤维构成网状脊髓侧束，含有交叉和不交叉纤维，下行于脊髓侧索内。此二束纤维都终止于脊髓前角运动神经元，对脊髓的运动性活动，起抑制或易化的作用。

（3）外侧区：位于内侧区的外侧，即网状结构的外侧 1/3 区域内。小细胞网状核为此区内的主要核团，它接受长的感觉纤维束的侧支，并将冲动传递给内侧区诸核。

近年来对网状结构的形态学及生理的研究资料表明，网状结构的主要功能有以下四方面。

（1）参与上行激活（活化）系统的构成：除嗅觉纤维外，经脊髓及脑传入的各种感觉纤维束，在其行经脑干时，都发出侧支或直接终止于脑干网状结构，再经过网状结构内多次换元，发出纤维上行终于背侧丘脑内属于古丘脑的核团，换元后再弥散地投射至大脑皮质的广泛区域。这是上行感觉传导道的一条“旁路”，称为“上行激活系统”，其作用是使大脑皮质处于清醒状态，而不像其他的感觉传导使大脑皮质产生特定的感觉，故又称为非特异性传入系统。脑干网状结构的内、外侧区的诸核及其发出的纤维参与构成此系统。因此，脑干网状结构受到损害时，可导致长期的昏迷。催眠的药物可能是阻断了上行激活系统而引起入睡的。

（2）对躯体运动的调节：脑干网状结构内有两个区域对肌的运动和肌紧张起抑制或易化作用。抑制区的范围较小，位于延髓下部网状结构腹内侧区，由此区发出网状脊髓侧束传递抑制性冲动至脊髓前角的α和γ细胞，以抑制肌紧张和肌的运动。易化区的范围较大，位于中脑和延髓上段网状结构的内侧区内。由此区发出网状脊髓前束，传递易化性冲动至脊髓前角的α和γ细胞，以增强肌紧张和肌的运动。网状结构抑制区不能自动发出神经冲动，而是受大脑皮质、基底核、红核、小脑等传入冲动的影响。但是，网状结构易化区除接受基底核、小脑和前庭核等的传入冲动之外，还能自动地发出兴奋性的冲动。因此，在中脑上、下丘之间横断脑干时，由于抑制区的传入纤维被切断，抑制区不能发出冲动至脊髓，而易化区能自动地发放冲动，并保留了前庭核传入的冲动，从而肌张力明显增强，出现四肢伸直，躯干向后伸张（角弓反张），即去大脑僵直的体征。

（3）对内脏活动的调节：内脏感觉纤维进脑干后，在孤束核换元。由孤束核发出的纤维进入网状结构，网状结构的核团发出传出纤维至内脏。这样即形成调节内脏活动的反射弧。通常称网状结构内的这些核团为中枢。例如，在延髓网状结构腹内侧区（在巨细胞网状核内）为吸气中枢；在小细胞网状核区为呼气中枢；在延髓网状结构的下段（腹侧网状核上段和巨细胞网状该区内）为减压中枢；在减压中枢的背外侧及头侧为加压中枢等。由于这些反射都与生命攸关，故统称为生命中枢。

（4）中缝核的功能：目前对中缝核的联系和功能的了解尚嫌不足。但已明确中缝核的神经细胞含有5-羟色胺，由中缝大核发出至脊髓后角的下行抑制性纤维能阻止痛觉冲动向上传导。此外，在脑桥及中脑中缝核团发出的上行纤维至背侧丘脑（属于古丘脑的板内核等）换元后，再弥散地投射至大脑半球。这种含有 5- 羟色胺的上行纤维，使大脑皮质处于抑制状态，即引起睡眠，故称为上行抑制系统。若损毁中缝核可导致高度失眠。

（四）小脑

1. 小脑分叶和分区 小脑位于颅后窝内，其上面借小脑幕与大脑的枕叶相隔。小脑借上、中、下三对脚与脑干相连。上脚（结合臂）与中脑被盖相连，中脚（脑桥臂）与脑桥的基底部相连，下脚（绳状体）与延髓相连。小脑在脑干菱形窝的背方，与菱形窝之间的空间为第四脑室。小脑可分为蚓部和半球部。蚓部的下面凹陷，前缘的凹陷称小脑前切迹，与脑干相适应；后缘凹陷称小脑后切迹，内容硬脑膜的小脑镰。根据小脑的发生、功能和纤维联系，小脑被分为几个部分。根据小脑的后外侧裂，可将小脑分为绒球小结叶和小脑体两部分，小脑体又以原裂分为前叶和后叶。按发生的先后，可将小脑分为原小脑、旧小脑和新小脑三部分（图 1-32）。小脑表面为一层灰质，叫小脑皮质，其下为大量纤维组成的小白质，叫小脑髓质。在髓质内有灰质核团，称为小脑中央核。小脑皮质由神经元胞体和树突组成。由表及里分为分子层、梨状细胞层和颗粒层。小脑髓质主要由进出小脑的纤维组成，即小脑的上、中、下三对脚及小脑皮质与小脑中央核之间的联合纤维。小脑的功能区分与小脑的种系发生密切相关。绒球小结叶在进化上出现最早，称为原小脑，其纤维主要与脑干前庭核和前庭神经相联系，故又称前庭小脑；小脑体的蚓部和中间部共同组成旧小脑，主要接受来自脊髓的信息，也叫脊髓小脑；小脑体的外侧部在进化中出现最晚，其出现与大脑皮质的发展有关，为新小脑，又称大脑小脑。

2. 小脑的纤维联系和功能

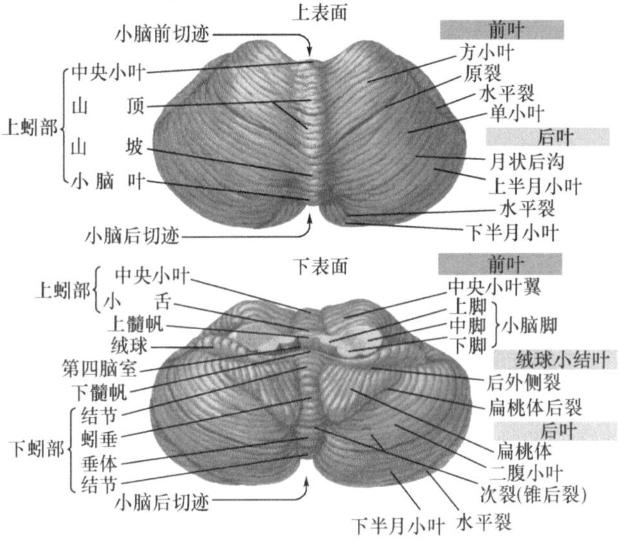

图 1-32 小脑结构示意图

（1）前庭小脑（原小脑）：此部主要接受来自同侧前庭神经节和前庭神经核发来的纤维，经小脑下脚进入小脑。其传出纤维主要是回到同侧的前庭核，通过前庭脊髓束和内侧纵束影响支配躯干肌的运动神经元。借此途径，前庭小脑起调整由于各种前庭刺激引起的肌紧张变化，维持身体的平衡。

（2）脊髓小脑（旧小脑）：这部分小脑主要接受脊髓小脑束（包括脊髓小脑前、后束，脊髓小脑吻侧束和楔小脑束）的纤维，即将运动过程中身体内外各种变化着的信息传入小脑。这些信息也经网状结构及其他一些核团（如与三叉神经有关的脑神经核）传入小脑。身体各不同部位在脊髓小脑皮质中有不同的代表部位，即存在有一定的躯体定位关系。脊髓小脑的传出纤维经顶核和中间核（球状核和栓状核）离开小脑。其中，发自蚓部皮质的纤维经顶核接替后投射到前庭神经核和网状结构，通过前庭脊髓束、内侧纵束及网状脊髓束支配同侧前角α和γ运动神经元，控制运动中的躯干肌和肢体近端肌肉的张力和协调。发自半球中间部皮质的纤维在中间核接替后经小脑上脚投射到对侧红核。一部分纤维越过红核止于对侧丘脑腹外侧核（VL），由此再投射到对侧大脑皮质运动区。这样，红核和大脑皮质运动区分别经过红核脊髓束和皮质脊髓束影响同侧脊髓前角的运动神经元，控制运动中的肢体远端肌肉的张力和协调。

（3）大脑小脑（新小脑）：此部皮质接受来自对侧脑桥核经小脑中脚发来的纤维，即接受来自对侧大脑皮质广泛区域（特别是额叶和顶叶）的信息。新小脑的传出纤维经齿状核接替后，组成小脑上脚的主体，绕过红核投射到对侧丘脑腹外侧核（VL），再由此投射到大脑皮质运动区。大脑皮质运动区发出皮质脊髓束经锥体交叉返回同侧脊髓前角，控制运动神经元的活动。通过这一环路，大脑、小脑的功能主要是影响运动的起始、计划和协调，包括确定运动的力量、方向和范围。

第五节　脊　　髓

（一）脊髓的位置及外形

脊髓位于椎管内，上端在枕骨大孔处与脑相连，下端在成人平第1腰椎体的下缘，全长40～45cm，新生儿脊髓下端可平第3腰椎。故临床腰椎穿刺常在第3、4或4、5腰椎间进行，不至于损伤脊髓。脊髓呈前后略扁的圆柱形，有两处膨大分别为颈膨大和腰骶膨大。脊髓末端逐渐变细呈锥状，称脊髓圆锥，下缘处续为无神经组织的终丝，其末端止于尾骨的背面，腰、骶、尾部的脊神经前后根在椎管内下行，围绕在终丝的周围称马尾。脊髓表面有 6 条纵行的沟，位于脊髓前面正中较深的沟称前正中裂，后面正中较浅的沟称后正中沟，两对外侧沟位于脊髓的前外侧和后外侧，分别称前外侧沟和后外侧沟，沟内分别连有脊神经的前根和后根。脊髓的两侧连有 31 对脊神经，每对脊神经所连的一段脊髓，称脊髓节段（图 1-33）。脊髓可分为相应的 31 个节段，即

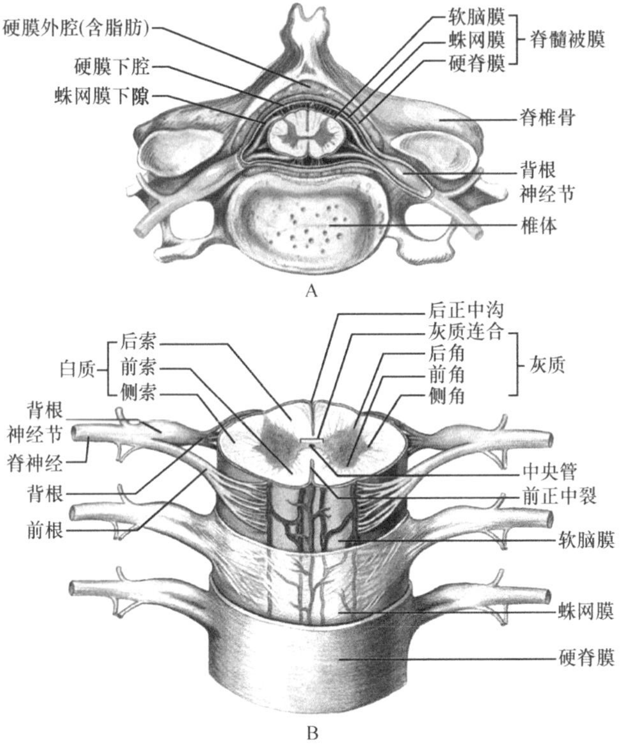

图 1-33 脊髓节段示意图

8 个颈节、12 个胸节、5 个腰节、5 个骶节和 1 个尾节。胚胎 4 个月左右，由于脊柱生长速度较脊髓快，使脊髓短于脊柱，导致脊髓节段与椎骨的序数不完全对应，脊髓节段的位置高于相应的椎骨。在成人其推算方法为：上颈髓节（$C_{1\sim4}$）大致与同序数椎骨相对应；下颈髓节（$C_{5\sim8}$）和上胸髓节（$T_{1\sim4}$）比同序数椎骨高 1 个椎体；中胸髓节（$T_{5\sim8}$）比同序数椎骨高 2 个椎体；下胸髓节（$T_{9\sim12}$）比同序数椎骨高 3 个椎体；全部腰髓节在第 10 ～ 11 胸椎高度；骶髓节和尾髓节约在第 12 胸椎和第 1 腰椎高度。

（二）脊髓的内部结构

脊髓由灰质和白质构成。灰质的中央有贯穿脊髓全长的纵行小管，称中央管（图 1-34）。

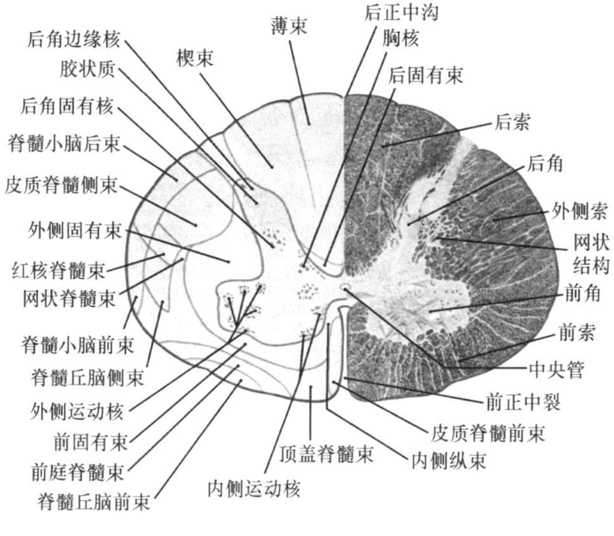

图 1-34　脊髓及颈段横切面

1. 灰质 在脊髓横断面上，灰质围绕中央管呈蝶形或“H”形。每侧灰质向前扩大部称前角（柱），主要由前角运动神经元组成，其轴突自前外侧沟穿出构成脊神经；脊髓灰质后部狭长，称后角（柱），内含联络神经元；脊髓胸1到腰3节段的前、后角之间有侧角（柱），内含交感神经元，为交感神经的低级中枢，其轴突随脊神经前根出椎管，进入脊神经；骶髓的第2～4节段无侧角，但在相当于侧角的部位，由副交感神经元聚集成团称骶副交感核，为副交感神经的低级中枢，它发出的轴突随前根穿出。

2. 白质 每侧白质借脊髓表面的沟裂分为3个索，前正中裂与前外侧沟之间称前索，前、后外侧沟之间称外侧索；后正中沟与后外侧沟之间称后索。各索主要由神经纤维束组成，纤维束包括上行（感觉）纤维束和下行（运动）纤维束，前者起自脊髓灰质和脊神经节，将各种感觉冲动上传入脑，主要有薄束和楔束以及脊髓丘脑束；后者起自脑的不同部位，下行终于脊髓的不同节段，将脑发出的冲动传给脊髓，主要有皮质脊髓束和红核脊髓束。另外还有起止均在脊髓的固有束，为紧靠灰质周围的一些较短纤维束，借此完成脊髓节段间的反射。

（1）薄束和楔束：位于后索，薄束位于楔束的内侧，传导同侧躯干和四肢意识性本体感觉（肌、腱、关节的位置觉、运动觉和振动觉）和精细触觉（如辨别两点间的距离和物体纹理粗细等）的冲动。其中薄束传导来自下半身的冲动，楔束传导来自上半身（头面部除外）的冲动，故楔束只见于脊髓第4胸节以上。

（2）脊髓丘脑束：位于脊髓的外侧索前半部和前索

内，传导对侧躯干、四肢的痛觉、温度觉、粗触觉和压觉的冲动。

（3）皮质脊髓束：包括皮质脊髓前束和皮质脊髓侧束，分别位于脊髓的前索内侧和外侧索后部，将大脑皮质的神经冲动传至脊髓前角运动神经元，管理骨骼肌的随意运动。

（4）红核脊髓束：位于皮质脊髓侧束的前方，可调节屈肌的张力。

（三）脊髓的功能

1. 传导功能　脊髓为脑与躯干、四肢感受器和效应器联系的枢纽。脊髓内上、下行纤维束为进行传导功能的重要结构。

2. 反射功能　脊髓各节段均能单独与邻近节段共同构成反射中枢。脊髓的反射功能，为对来自内、外刺激所产生的不随意性反应，如膝反射等。

第六节　脑　脊　液

1. 脑脊液　主要由脑室脉络丛产生，充满于脑室和蛛网膜下隙，无色透明，成人总量约 150ml，每日分泌量为 400 ～ 500ml。它处于不断产生、循环和回流的平衡状态。脑脊液对脑和脊髓具有营养、缓冲震动、调节颅内压和保护作用。

2. 脑脊液循环途径　可简示如下（图 1-35）：

左、右侧脑室→室间孔→第三脑室→中脑水管→第四脑室→正中孔和左、右外侧孔→蛛网膜下隙→蛛网膜粒→上矢状窦。

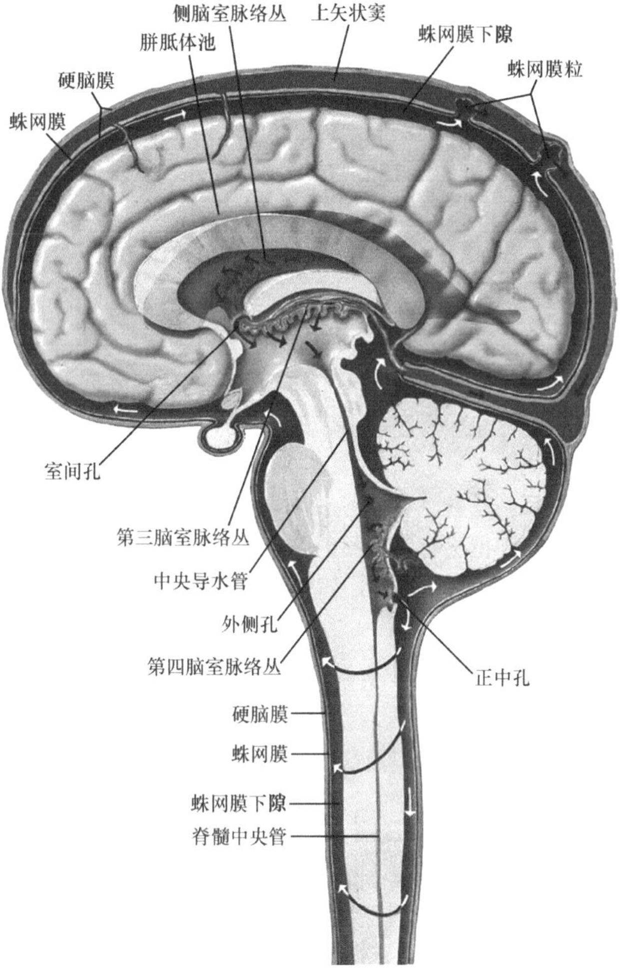

图 1-35 脑脊液循环路径示意图

第七节　脑神经及脊神经

（一）脑神经

脑神经除嗅神经和视神经由胚胎时期的脑室壁向外凸出演化而成外，其他的均与脊神经的发生形式相似，但又有其特点，即脑神经可分为感觉神经、运动神经和混合神经。其中感觉神经和视神经分别与端脑和间脑相连，其余均同脑干相连，副神经尚有来自上颈髓的纤维。

脑神经除躯体传入、传出和内脏传入、传出四种纤维成分外，还有特殊躯体传入和特殊内脏传入、传出三种纤维成分。

1. 嗅神经　为特殊内脏感觉纤维，由上鼻甲上部和鼻中隔上部黏膜内的嗅细胞中枢突聚集成20多条嗅丝（即嗅神经），穿筛孔入颅，进入嗅球，传导嗅觉。颅前窝骨折延及筛板时，可撕脱嗅丝和脑膜，造成嗅觉障碍，脑脊液也可流入鼻腔（图1-36）。

2. 视神经　由特殊躯体感觉纤维组成，传导视觉冲动。由视网膜节细胞的轴突在视神经盘处汇聚，再穿过巩膜而构成视神经。视神经在眶内行向后内，穿视神经管入颅窝，连于视交叉，再经视束连于间脑（图1-37）。由于视神经是胚胎发生时间脑向外突出形成视器过程中的一部分，故视神经外面包有由三层脑膜延续而来的三层被膜，脑蛛网膜下隙也随之延续到视神经周围。所以颅内压增高时，常出现视神经盘水肿。

3. 动眼神经　为运动性神经，含有躯体运动和内脏运动两种纤维。躯体运动纤维起于中脑动眼神经核，一般内脏运动纤维起于动眼神经副核。动眼神经自脚间窝出脑，紧贴小脑幕缘及后床突侧方前行，经大脑后动脉与小脑上动脉之间穿出，进入海绵窦侧壁上部，再经眶

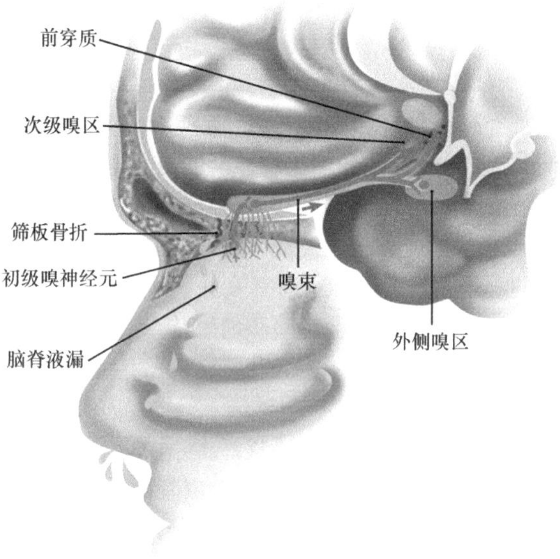

图 1-36　嗅神经及外伤性脑脊液鼻漏示意图

上裂入眶，立即分为上、下两支。上支细小，支配上直肌和上睑提肌。下支粗大，支配下直、内直和下斜肌。由下斜肌支分出一个小支叫睫状神经节短根，它由内脏运动纤维（副交感）组成，进入睫状神经节交换神经元后，分布于睫状肌和瞳孔括约肌，参与瞳孔对光反射和调节反射。

睫状神经节为副交感神经节，位于视神经与外直肌之间，长约 2mm，有感觉、交感、副交感 3 个根进入此节。①副交感根即睫状神经节短根，来自动眼神经，在此节交换神经元。自节内神经细胞发出节后纤维加入睫状短神经。②交感根来自颈内动脉交感丛。③感觉根来自鼻睫神经。由节发出 6 ～ 10 条睫状短神经，向前进入

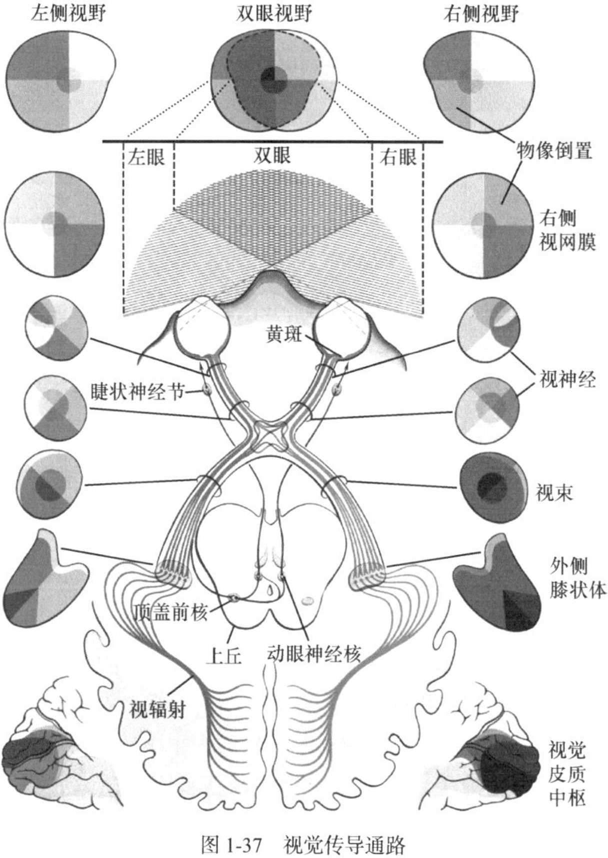

图 1-37　视觉传导通路

眼球。其副交感纤维支配睫状肌和瞳孔括约肌；交感纤维支配瞳孔开大肌和眼血管；感觉纤维接受眼球的一般感觉。

动眼神经损伤或动脉瘤压迫可致提上睑肌、上直肌、下直肌、内直肌及下斜肌瘫痪；出现上睑下垂、瞳孔斜向外下方以及瞳孔对光反射消失，瞳孔散大等症状（图 1-38）。

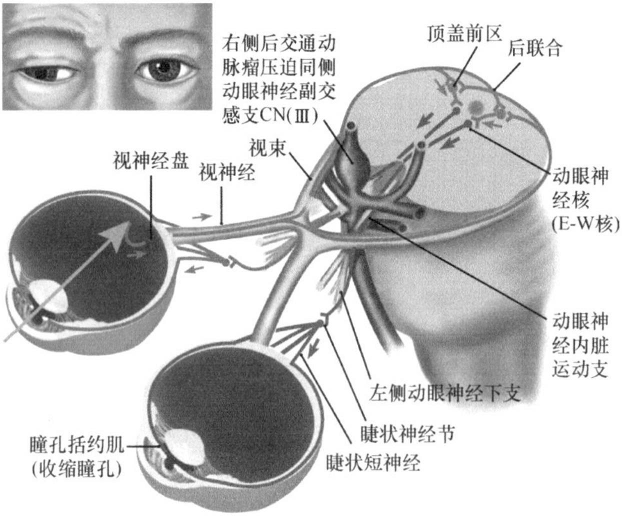

图 1-38　动眼神经麻痹示意图

4. 滑车神经　为躯体运动神经于中脑背侧前髓帆处出脑，绕大脑脚向前穿入海绵窦外侧壁，在动眼神经下方继续前行，经动眼神经外上方穿眶上裂入眶，支配上斜肌（图 1-39）。滑车神经和动眼神经亦含本体感觉纤维。

5. 三叉神经　为混合性神经，含有躯体感觉和特殊内脏运动两种纤维。特殊内脏运动纤维始于三叉神经运动核，组成三叉神经运动根，由脑桥与脑桥臂交界处出脑，位于感觉根的前内侧，后并入下颌神经，经卵圆孔出颅，分布于咀嚼肌等。运动根内尚含有三叉神经中脑核发出的纤维，传导咀嚼肌和眼外肌的本体感觉。躯体感觉纤维的胞体位于三叉神经节（半月神经节）内。该节位于颞骨岩部尖端的三叉神经节压迹处，为两层硬脑膜所包裹；由假单极神经元组成，其中枢突聚集成粗大的三叉神经感觉根，由脑桥与脑桥臂交界处入脑，止于三叉神经脑桥核和三叉神经脊束核；其周围突组成三叉神经三条大的分支，称为眼神经、上颌神经和下颌神经，分布于面部的皮肤，眼、口腔、鼻腔、鼻旁窦的黏膜、牙齿、脑膜等，传导痛、温、触等多种感觉（图 1-40）。

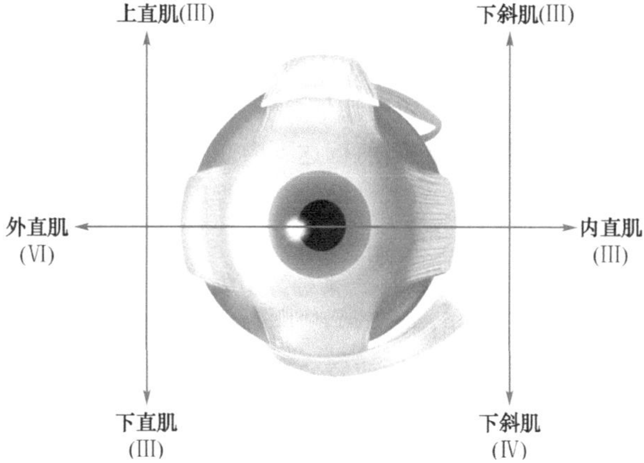

图 1-39　眼外肌神经支配

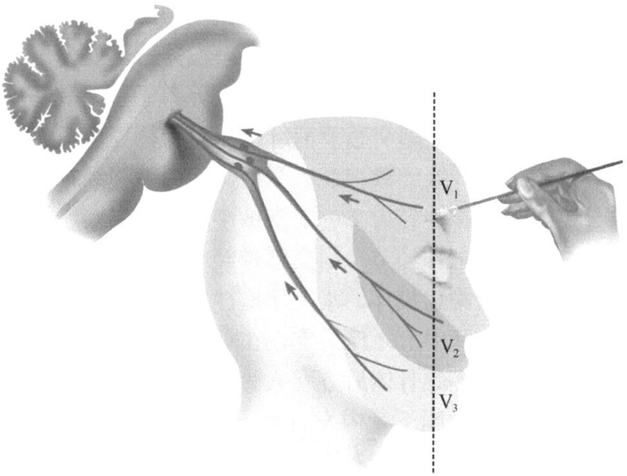

图 1-40　头面部三叉神经感觉分布

（1）眼神经：自三叉神经节发出后，穿入海绵窦外侧壁，在动眼及沿车神经下方经眶上裂入眶，分支分布于硬脑膜、眼眶、眼球、泪腺、结膜和部分鼻腔黏膜及额顶部，以及上睑和鼻背的皮肤。①泪腺神经细小，沿眶外侧壁、外直肌上方行向前外，分布于泪腺和上睑。②额神经较粗大，在上睑提肌上方前行，分 2 ～ 3 支，其中眶上神经较大，经眶上切迹分布于额顶部皮肤。③鼻睫神经在上直肌和视神经之间前行达眶内侧壁，发出许多分支分布于鼻腔黏膜、筛窦、泪囊、鼻背皮肤以及眼球、眼睑等。

（2）上颌神经：自三叉神经节发出后，进入海绵窦外侧壁，经圆孔出颅，进入翼腭窝，再经眶下裂入眶，延续为眶下神经。上颌神经分布于硬脑膜、眼裂和口裂间的皮肤、上颌牙齿，以及鼻腔和口腔黏膜。其主要分支有：①眶下神经较大，为上颌神经的主支，经眶下裂入眶、眶下沟、眶下管，出眶下孔分成数支，分布于下睑、鼻翼、上唇的皮肤和黏膜。临床上做上颌部手术时，常在眶下孔进行麻醉。②颧神经细小，在翼胯窝处分出，经眶下裂入眶，分两支穿眶外侧壁，分布于颧、颞部皮肤。来自面神经的副交感节前纤维在翼腭神经节内换元后，发出节后纤维经颧神经、交通支和泪腺神经控制泪腺分泌。③翼腭神经为 2 ～ 3 支细小的神经，始于翼胯窝内，连于翼腭神经节（副交感神经节），分布于腭和鼻腔的黏膜及腭扁桃体。④上牙槽神经分为上牙槽后、中、前 3 支，其中上牙槽后支，在翼腰窝内自上颌神经本干发出，在上颌骨体后方穿入骨质；上牙槽中、前支分别在眶下沟及眶下管内发自眶下神经，3 支互相吻合形成上牙槽丛，分支分布于上颌牙齿及牙龈。

（3）下颌神经：是三支中最粗大的分支，为混合性神经，自卵圆孔出颅后，在翼外肌的深面分为前、后两干。前干细小，除发肌支支配咀嚼肌、鼓膜张肌和腭帆张肌外，还分出一颊神经。后干粗大，除分布于硬脑膜、下颌牙及牙龈、舌前2/3及口腔底黏膜、耳颞区和口裂以下的皮肤外，尚有一支支配下颌舌骨肌和二腹肌前腹。①耳颞神经以两根起于后干，其间夹持脑膜中动脉，向后合成一干，经下颌颈内侧，与颞浅动脉伴行，穿腮腺上行分步于颞部皮肤，并分支至腮腺，此支含有来自舌咽神经副交感性分泌纤维，控制腮腺分泌。②颊神经沿颊肌外面前行，分布于颊部皮肤和黏膜。③舌神经在下颌支内侧下降，沿舌骨舌肌外侧，呈弓状越过下颌下腺上方向前达口腔底黏膜深面，分布于口腔底及舌前2/3的黏膜。舌神经行程中有来自面神经的鼓索（含有副交感性分泌纤维和味觉纤维）与其结合，后者的味觉纤维，接受舌前2/3的味觉，分泌纤维至下颌下神经节。④下牙槽神经为混合性，在舌神经后方，沿翼内肌外侧下行，经下颌孔入下颌管，在管内分支组成下牙丛，分支分布于下颌牙龈和牙。其终支自额孔浅出称颏神经，分布于颏部及下唇的皮肤和黏膜。下牙槽神经中的运动纤维支配下颌舌骨肌和二腹肌前腹。⑤咀嚼肌神经属运动性，分支有咬肌神经、颞深神经等，支配所有咀嚼肌。

6. 展神经 为躯体运动神经，起于展神经核，于脑桥延髓之间正中线两旁离脑，在鞍背外侧方穿硬脑膜进入海绵窦内，在颈内动脉外侧行向前出海绵窦，继而经眶上裂内端入眶，至外直肌。展神经损伤可引起外直肌瘫痪，产生内斜视。

7. 面神经 为混合神经，于延髓脑桥沟的外侧部附于脑，经内耳门入内耳道，穿过颞骨岩部骨质内弯曲的面神经管，最后出茎乳孔离颅。面神经含：①特殊内脏运动纤维；②一般内脏运动纤维；③特殊内脏感觉纤维；④一般躯体感觉纤维。其中特殊内脏运动纤维起于面神经核，主要支配面肌的运动（图 1-41、图 1-42）。一般内脏运动纤维起于上泌涎核，属副交感节前纤维，换神经元后的节后纤维分布于泪腺、舌下腺、下颌下腺及鼻、腭的黏膜腺，是这些腺体的分泌神经。特殊内脏感觉纤维，即味觉纤维，其胞体位于膝神经节，周围突分布于舌前 2/3 味蕾，中枢突止于孤束核。此外，面神经之少量躯体感觉纤维，传导耳部皮肤的躯体感觉和表情肌的本体感觉。

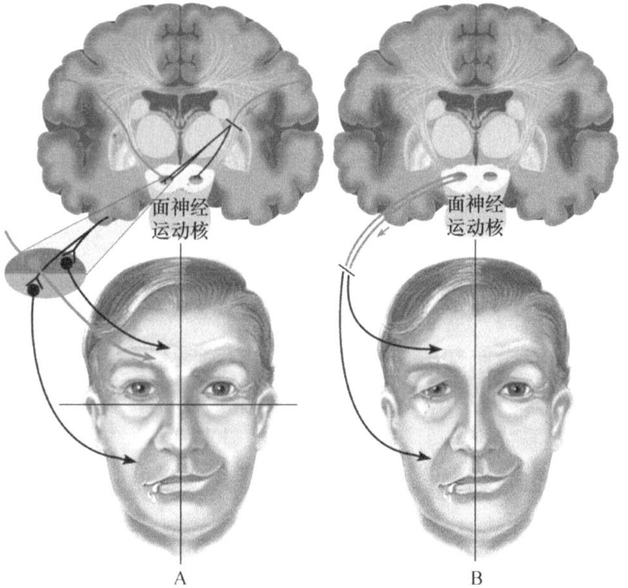

图 1-41　核上瘫和核下瘫示意图

A. 核上瘫；B.核下瘫

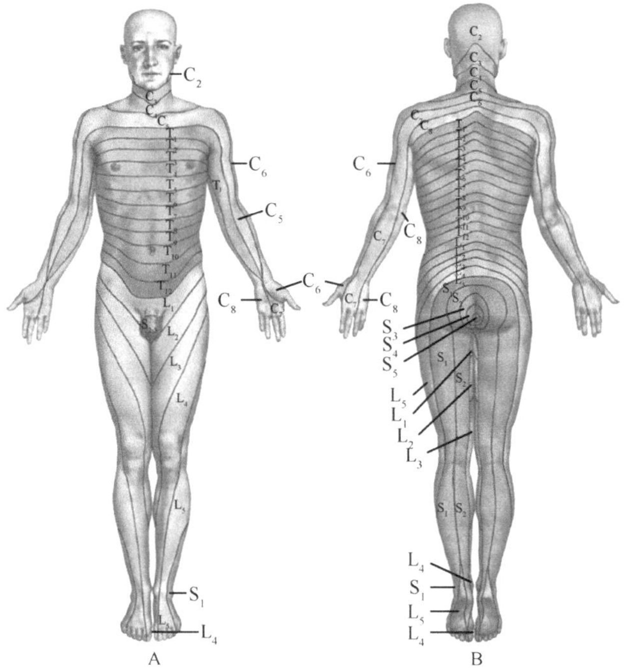

图 1-42　脊神经的节段性分布示意图

C_5. 锁骨；$C_{5\sim7}$. 上肢外侧；C_8，T_1. 上肢内侧；C_6. 拇指；$C_{6\sim8}$. 手；C_8. 环指及小指；T_4. 乳头平面；T_{10}. 肚脐平区；T_{12}. 腹股沟区；$L_{1\sim4}$. 下肢前部及内侧面；$L_{4,5}$，S_1. 脚掌；L_4. 大拇指内侧面；$S_{1,2}$，L_5. 下肢后侧及外侧；S_1. 脚掌外侧及小指；$S_{2\sim4}$. 会阴区

面神经由两个根组成，一个是较大的运动根，另一个是较小的中间神经（感觉和副交感纤维），自小脑中脚下缘出脑后进入内耳门，两根合成一干，穿过内耳道底进入面神经管，由茎乳孔出颅，向前穿过腮腺到达面部。在面神经管始部有膨大的膝神经节。

（1）在面神经管内的分支：①鼓索，在面神经出茎乳孔前约 6mm 处发出，行向前上进入鼓室，然后穿岩鼓裂出鼓室，至颞下窝，行向前下并入舌神经。鼓索含有两种纤维：味觉纤维随舌神经分布于舌前2/3的味蕾，司味觉；副交感纤维进入下颌神经节，在节内交换神经元后，分布于下颌下腺和舌下腺，支配腺体分泌。②岩大神经，含有副交感性的分泌纤维，自膝神经节处分出，出岩大神经管裂孔前行，与来自颈内动脉交感丛的岩深神经合成翼管神经，穿翼管至翼腭窝，进入翼腭神经节，副交感纤维在节内交换神经元后，支配泪腺、腭及鼻腔黏膜的腺体分泌。③镫骨肌神经，支配镫骨肌。

（2）在颅外的分支：面神经出茎乳孔后即发出3个小分支，支配枕肌、耳周围肌、二腹肌后腹和茎突舌骨肌。面神经主干进入腮腺实质，在腺内分支组成腮腺内丛，丛发分支从腮腺前缘呈辐射状分布，支配面肌。①颞支常为3支，支配额肌和眼轮匝肌等。②颧支3～4支，至眼轮匝肌及颧肌。③颊支3～4支，至颊肌、口轮匝肌及其他口周围肌。④下颌缘支沿下颌下缘向前，至下唇诸肌。⑤颈支在颈阔肌深面向前下，支配该肌。

与面神经相联系的副交感神经节有两对。

翼腭神经节（蝶腭神经节）为副交感神经节，位于翼腭窝内，上颌神经下方，为一不规则的扁平小结，有三个根：①副交感根，来自面神经的岩大神经，在节内交换神经元；②交感根，来自面动脉交感丛；③感觉根，来自上颌神经的翼腭神经。由翼腭神经节发出一些分支，分布于泪腺、腭和鼻甲的黏膜，支配黏膜的一般感觉和腺体的分泌。

下颌下神经节为副交感神经节，呈椭圆形，位于下颌下腺和舌神经之间，有三个根：①副交感根，来自鼓索，经舌神经到达此节，在节内交换神经元；②交感根，来自面动脉的交感丛；③感觉根，来自舌神经。自节发出分支，分布于下颌下腺和舌下腺，支配腺体分泌及一般感觉。

8. 前庭蜗神经　由传导位置平衡感觉冲动的前庭神经和传导听觉冲动的蜗神经组成。前庭神经节位于内耳道底。蜗神经节位于内耳蜗轴螺旋管内。两神经从内耳道底起始，经延髓脑桥外侧端，面神经的外侧入脑。

（1）前庭神经：传导平衡觉。感觉神经元的胞体在内耳道底聚集成前庭神经节周围突穿内耳道底，分布于内耳球囊斑、椭圆囊斑和壶腹嵴中的毛细胞，中枢突组成前庭神经，经内耳门入脑，终于脑干的前庭核群和小脑。

（2）蜗神经：传导听觉。其双极神经元的胞体在蜗轴内聚集成蜗神经节（蜗螺旋神经节），其周围突分布至内耳螺旋器上的毛细胞，中枢突组成蜗神经，经内耳门入颅腔，于脑桥延髓沟入脑，终止于脑干蜗神经前、后核。

9. 舌咽神经　为混合性神经，由连于延髓外侧面的许多根丝集合成神经，经颈静脉孔出颅腔。舌咽神经含：①特殊内脏运动纤维，起于疑核，支配茎突咽肌；②副交感纤维，在耳神经节交换神经元后分布于腮腺，司腺体分泌；③一般内脏感觉纤维的胞体位于颈静脉孔处的下神经节，中枢突终止于脑干孤束核，周围突分布于舌后 1/3 的味蕾；④特殊内脏感觉纤维的胞体也位于下神经节，中枢突终于孤束核，周围突分布于咽、舌后 1/3、咽鼓管、鼓室等处的黏膜以及颈动脉窦和颈动脉小球；⑤躯体感觉纤维，胞体位于上神经节内，分布于耳后皮肤。舌咽神经的根丝，自延髓橄榄后沟前部出脑，与迷走神经和副神经同出颈静脉孔。在孔内神经干上有膨大的上神经节，出孔时又形成一稍大的下神经节。舌咽神经出颅后先在颈内动、静脉间下降，然后呈弓形向前，经舌骨舌肌内侧达舌根。

10. 迷走神经 为混合性神经，是行程最长、分布范围最广的脑神经，含有四种纤维成分：①副交感纤维，起于迷走神经背核，主要分布到颈、胸和腹部的多种脏器，控制平滑肌、心肌和腺体的活动；②一般内脏感觉纤维，其胞体位于下神经节（结状神经节）内，中枢突终于孤束核，周围突分布于颈、胸和腹部的脏器；③一般躯体感觉纤维，其胞体位于上神经节内，其中枢突止于三叉神经脊束核，周围突主要分布于耳郭、外耳道的皮肤和硬脑膜；④特殊内脏运动纤维，起于疑核，支配咽喉肌。

迷走神经以根丝自橄榄后沟后部出脑，经颈静脉孔出颅，在此处有膨大的上、下神经节。迷走神经干在颈部位于颈动脉鞘内，在颈内静脉与颈内动脉或颈总动脉之间的后方下行达颈根部，由此向下，左、右迷走神经的行程略有差异。左迷走神经在颈总动脉与左锁骨下动脉间，越过主动脉弓的前方，经左肺根的后方至食管前面分散成若干细支，构成左肺丛和食管前丛，在食管下端延续为迷走神经前干。右迷走神经过锁骨下动脉前方，沿气管右侧下行，经右肺根后方达食管后面，分支构成右肺丛和食管后丛，向下延为迷走后干。迷走前、后干再向下与食管一起穿膈肌的食管裂孔进入腹腔，分布于胃前、后壁，其终支为腹腔支，参加腹腔丛。

11. 副神经 为特殊内脏运动神经，由颅根和脊髓根组成。颅根的纤维为特殊内脏运动纤维，起自疑核，自迷走神经根下方出脑后与脊髓根同行，经颈静脉孔出颅，加入迷走神经，支配咽喉肌。脊髓根的纤维为特殊内脏运动纤维，起自脊髓颈部的副神经脊髓核，由脊神经前后根之间出脊髓，在椎管内上行，经枕骨大孔入颅腔，与颅根汇合一起出颅腔。出颅腔后，又与颅根分开，绕颈内静脉行向外下，经胸锁乳突肌深面继续向外下斜行进入斜方肌深面，分支支配此二肌。副神经损伤后，胸锁乳突肌及斜方肌麻痹，造成头颈不能旋转，不能耸肩。

12. 舌下神经　主要由躯体运动纤维组成，由舌下神经核发出，自延髓的前外侧沟出脑，经舌下神经管出颅，下行于颈内动、静脉之间，弓形向前达舌骨舌肌的浅面，在舌神经和下颌下腺管的下方穿颏舌肌入舌，支配全部舌内肌和舌外肌。

（二）脊神经

脊神经共31对，分布于躯干和四肢。按部位计有8对颈神经、12对胸神经、5对腰神经、5对骶神经和1对尾神经。

1. 脊神经组成及分支

（1）脊神经组成：每对脊神经均借前根和后根与脊髓两侧相连（图1-33）。前根较细，由运动纤维组成；后根较粗，由感觉纤维组成，在近椎间孔处有一纺锤形膨大，称脊神经节。前、后根在椎间孔处汇合成脊神经干。

（2）脊神经的纤维成分：脊神经为混合性神经，内脏神经纤维也走行在脊神经内。包括躯体感觉（传入）纤维、内脏感觉（传入）纤维、躯体运动（传出）纤维和内脏运动（传出）纤维。

（3）脊神经分支：脊神经干很短，出椎间孔后即分为粗大的前支和细小的后支，以及脊膜支、交通支。脊膜支经椎间孔返回椎管分布于脊髓被膜和脊柱韧带；交通支有灰、白之分，连于脊神经与交感干之间；后支向后行走，呈节段性分布于枕、项、背、腰和骶部的肌肉与皮肤及其上的汗腺、竖毛肌和血管平滑肌；前支除 12 对胸神经前支保持明显节段性直接分布于躯干外，其余脊神经前支均先彼此交织成神经丛，由丛再分支至相应的区域。第 1 ～ 11 对胸神经前支位于各自肋间隙中，称肋间神经，第 12 对称肋下神经。脊神经前支形成的丛有颈丛、臂丛、腰丛和骶丛等。脊神经前、后支均含有 4 种纤维成分，因此，脊神经前、后根的损伤和前、后支损伤后的结果是完全不同的。

（4）脊神经的节段性分布：脊神经感觉支在皮肤的节段性分布，称为皮节。躯干的皮节分布区比四肢的典型，如脊神经的 T_2 相当胸骨角平面，T_4 相当于乳头平面，T_6 相当剑突平面，T_8 相当肋弓平面，T_{10} 相当于脐平面，T_{12} 相当耻骨联合与脐连线中点平面，L_1 分布于下腹部近腹股沟处（图 1-42）。临床上常以上述胸骨角、乳头、剑突和脐等为标志检查感觉障碍的节段，有助于对脊神经或脊髓损伤作定位诊断和腰椎麻醉时判断麻醉的平面。

2. 脊神经丛

（1）颈丛：由第 1 ～ 4 颈神经前支和第 5 颈神经前支一部分构成。位于胸锁乳突肌上部深面、中斜角肌和肩胛提肌前方，其分出的皮支有耳大神经、枕小神经、颈横神经、锁骨上神经，主要分布于耳周、枕、颈、胸壁上和肩部的皮肤；肌支支配颈深肌群、肩胛提肌、舌骨下肌群和膈。膈神经管理膈肌运动、胸膜、心包和膈下腹膜的感觉，右膈神经还分布于肝和肝外胆道等。

（2）臂丛：由第 5 ～ 8 颈神经前支和第 1 胸神经前支的大部分组成。位于斜角肌间隙（由前、中斜角肌和第 1 肋围成）、锁骨后方，在腋腔内围绕腋动脉形成内、外侧束和后束，由束发分支到上肢的肌肉和皮肤。如支配上肢的腋神经、肌皮神经、桡神经、尺神经和正中神经等。

（3）腰丛：由第 12 胸神经前支的一部分、第 1 ～ 3 腰神经前支和第 4 腰神经前支的大部分组成。位于腰大肌深面、腰椎横突的前方。主要有分布于股内侧区的闭孔神经、股前区的股神经，以及髂腹下、髂腹股沟神经、股外侧皮神经等。

（4）骶丛：由腰骶干（第 4 腰神经部分前支与第 5 腰神经前支组成）、第 1 ～ 5 骶神经和尾神经前支组成。位于盆腔后壁、骶骨和梨状肌前面。其分支有分布于臀部的臀上神经和臀下神经，分布于会阴、肛门和外生殖器的阴部神经及全身最长的坐骨神经等。

第八节　自 主 神 经

自主神经是整个神经系统的一个组成部分，主要分布于内脏、心血管和腺体。自主神经和躯体神经一样，也含有感觉和运动两种纤维成分（图 1-43）。内脏运动神经调节内脏、心血管的运动和腺体的分泌，通常不受人的意志控制，是不随意的，故有人将内脏运动神经称为自主神经系。内脏感觉神经如同躯体感觉神经，其初级感觉神经元也位于脑神经和脊神经节内，周围支则分布于内脏和心血管等处的内感觉器，把感受到的刺激传递到各级中枢，也可到达大脑皮质，内脏感觉神经传来的信息经中枢整合后，通过内脏运动神经调节这些器官的活动，从而在维持机体内、外环境的动态平衡，在保持机体正常生命活动中，发挥重要作用。自主神经根据其形态、结构、功能及中枢部位的不同又分为交感神经及副交感神经两部分。

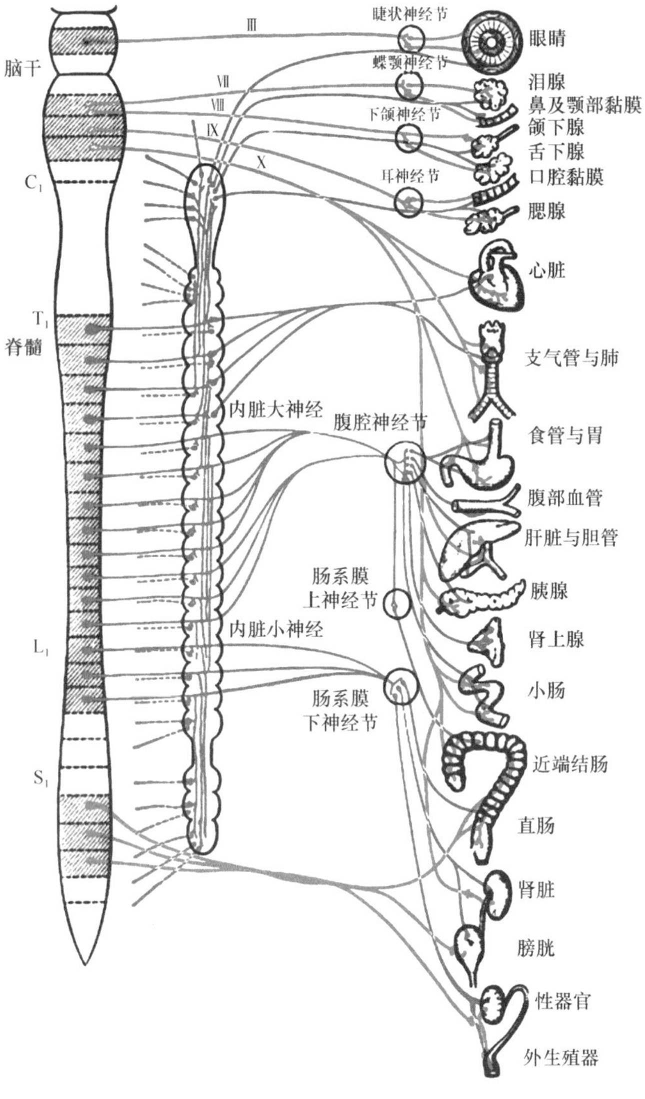

图 1-43　自主神经系统示意图

（一）交感神经

交感神经低级中枢位于脊髓胸1（或颈8）、腰2（或腰3）节段的灰质侧柱的中间带外侧核。交感神经节前纤维即起自此核的细胞，因此交感部也叫胸腰部。交感神经的周围部包括交感干、交感神经节，以及由节发出的分支和交感神经丛等。交感神经节因其所在位置不同，又可分为椎旁神经节（椎旁节）和椎前神经节（椎前节）。椎旁节：即交感干神经节，位于脊柱两旁，借节间支连成左右两条交感干。交感干上至颅底，下至尾骨，于尾骨的前面两干合并。交感干分颈、胸、腰、骶、尾5部。各部交感神经节的数目，除颈部有3～4个节和尾部为1个节外，其余各部均与该部椎骨的数目近似，每一侧交感干神经节的总数为19～24个。交感干神经节由多极神经元组成，大小不等，部分交感神经节后纤维即起自这些细胞。椎前节：呈不规则的节状团块，位于脊柱前方，腹主动脉脏支的根部，故称椎前节。椎前节包括腹腔神经节、肠系膜上神经节、肠系膜下神经节等。交通支：每一个交感干神经节与相应的脊神经之间有交通支相连。交通支分白交通支和灰交通支。白交通支主要由具有髓鞘的节前纤维组成，呈白色，故称白交通支。节前神经元的细胞体仅存在于脊髓胸1～12和腰1～3节段的脊髓侧角，白交通支也只存在于胸1～腰3各脊神经的前支与相应的交感干神经节之间。灰交通支连于交感干与31对脊神经前支之间，由交感干神经节细胞发出的节后纤维组成，多无髓鞘，色灰暗，故称灰交通支。

交感神经节前纤维的行程：节前纤维由脊髓中间带外侧核发出，经脊神经前根、脊神经干、白交通支进入交感干后，有3种去向：①终止于相应的椎旁节，并换神经元。②在交感干内上升或下降，终止上方或下方的椎旁节。一般认为来自脊髓上胸段（胸1～6）中间带外侧核的节前纤维，在交感干内上升至颈部，在颈部椎旁神经节换神经元；中胸段者（胸6～10）在交感干内上升或下降，至其他胸部交感神经节换神经元；下胸段和腰段者（胸11～腰3）在交感干内下降，在腰骶部交感神经节换神经元。③穿椎旁节走出，至椎前节换神经元。交感神经节后纤维的行程，也有3种去向：①发自交感干神经节的节后纤维经灰交通支返回脊神经，随脊神经分布至头颈部、躯干和四肢的血管、汗腺和竖毛肌等。31对脊神经与交感干之间都有灰交通支联系，其分支一般都含有交感神经节后纤维。②攀附动脉走行，在动脉外膜形成相应的神经丛（如颈内、外动脉丛、腹腔丛、肠系膜上丛等），并随动脉分布到所支配的器官。③由交感神经节直接分布到所支配的脏器。按颈胸腰盆部，将交感神经在人体的分布概述如下：

1. 颈部 颈交感干位于颈血管鞘后方，颈椎横突的前方。一般每侧有3～4个交感神经节，分别称颈上、中、下神经节。

颈上神经节最大，呈梭形，位于第2、3颈椎横突前方，颈内动脉后方。颈中神经节最小，有时缺如，位于第6颈椎横突处。颈下神经节位于第7颈椎处，在椎动脉的始部后方，常与第1胸神经节合并成颈胸神经节（星状神经节）。颈部交感干神经节发出的节后神经纤维的分布，可概括如下：①经灰交通支连于8对颈神经，并随颈神经分支分布至头颈和上肢的血管、汗腺、竖毛肌等。②由神经节发出分支至邻近的动脉，形成颈内动脉丛、颈外动脉丛、锁骨下动脉丛和椎动脉丛等，伴随动脉的分支至头颈部的腺体（泪腺、唾液腺、口腔和鼻腔黏膜内腺体、甲状腺等）、立毛肌、血管、瞳孔开大肌。③神经节发出的咽支，直接进入咽壁，与迷走神经、吞咽神经的咽支共同组成咽丛。④颈上、颈中、颈下3对颈交感神经节分别发出心上、心中和心下神经，下行进入胸腔，加入心丛。

2. 胸部　胸交感干位于肋骨小头的前方，每侧有10～12个（以11对最为多见）胸交感神经节。胸交感干发出下列分支：①经灰交通支连接12对胸神经，并随其分布于胸腹壁的血管、汗腺、竖毛肌等。②从上5对胸交感干神经节发出许多分支，参加胸主动脉丛、食管丛、肺丛及心丛等。③内脏大神经起自第5或第6～9胸交感神经节，由穿过这些神经节的节前纤维组成，向前下方走行中合成一干，并沿椎体前面倾斜下降，穿过膈脚，主要终于腹腔节。④内脏小神经起自第10～12胸交感神经节，也由节前纤维组成，下行穿过膈脚，主要终于主动脉肾节。由腹腔神经节、主动脉肾节等发出的节后纤维，分布至肝、脾、肾等实质性脏器和结肠左曲以上的消化管。

3. 腰部　约有4对腰神经节，位于腰椎体前外侧与腰大肌内侧缘之间。其分支有：①灰交通支连接5对腰神经，并随腰神经分布。②腰内脏神经由穿经腰神经节的节前纤维组成，终于腹主动脉丛和肠系膜下丛内的椎前神经节，并换神经元，节后纤维分布至结肠左曲以下的消化管及盆腔脏器，并有纤维伴随血管分布至下肢。当下肢血管痉挛时，可手术切除腰交感干以获得缓解。

4. 盆部　盆交感干位于骶骨前面，骶前孔内侧，有2～3对骶交感干神经节和一个奇神经节。其分支有：①灰交通支，连接骶尾神经，分布于下肢及会阴部的血管、汗腺和立毛肌。②一些小支加入盆丛，分布于盆腔器官。

（二）副交感神经

副交感神经低级中枢位于脑干的副交感神经核和脊髓骶部第2～4节段灰质的骶副交感核，节前纤维即起自这些核的细胞。周围部的副交感神经节，称器官旁节和器官内节，位于颅部的副交感神经节较大，肉眼可见，有睫状神经节、下颌下神经节、翼腭神经节和耳神经节等。颅部副交感神经节前纤维即在这些神经节内交换神经元，然后发出节后纤维随相应脑神经到达所支配的器官。节内有交感神经及感觉神经纤维通过（不换神经元），分别称为交感根及感觉根。位于身体其他部位的副交感神经节很小，借助显微镜才能看到。例如，位于心丛、肺丛、膀胱丛和子宫阴道丛内的神经节，以及位于支气管和消化管壁内的神经节等。

1. 颅部副交感神经 其节前纤维行于Ⅲ、Ⅶ、Ⅸ、Ⅹ对脑神经内，已于脑神经中记述，现概括介绍如下。

（1）随动眼神经走行的副交感神经节前纤维，起自中脑的动眼神经副核，进入眶腔后到达睫状神经节内交换神经元，其节后纤维进入眼球壁，分布于瞳孔括约肌和睫状肌。

（2）随面神经走行的副交感神经节前纤维，起自上泌涎核，一部分经岩大神经至翼腭窝内的翼腭神经节换神经元，节后纤维分布于泪腺、鼻腔、口腔及腭黏膜的腺体。另一部分节前纤维经鼓索，加入舌神经，再到下颌下神经节换神经元，节后纤维分布于下颌下腺和舌下腺。

（3）随舌咽神经走行的副交感节前纤维，起自下泌涎核，经鼓室神经至鼓室丛，由鼓室丛发出的小神经至卵圆孔下方的耳神经节换神经元，节后纤维经耳颞神经分布于腮腺。

（4）随迷走神经走行的副交感节前纤维，起自延髓的迷走神经背核，随迷走神经的分支到达胸、腹腔脏器附近或壁内的副交感神经节换神经元，节后纤维分布于胸、腹腔脏器（降结肠、乙状结肠和盆腔脏器除外）。

2. 骶部副交感神经 其节前纤维起自脊髓骶部第2～4节段的骶副交感核，随骶神经出骶前孔，又从骶神经分出组成盆内脏神经加入盆丛，随盆丛分支分布到盆部脏器附近或脏器壁内的副交感神经节交换神经元，节后纤维支配结肠左曲以下的消化管和盆腔脏器。

（三）自主神经的功能

自主神经（旧称植物神经）是整个神经系统的一个重要组成部分。自主神经又叫非随意神经，是支配内脏器官的平滑肌、心肌和腺体的神经。主要分布于内脏、血管、腺体及其他平滑肌。根据其形态、功能的不同，又分为交感神经和副交感神经两部分。内脏、血管和腺体等都受交感和副交感这两种功能相反的神经的双重支配。虽然两种神经的功能是相对的，但是，在中枢神经系统的统一管理下，这两种不同功能的神经既对立又统一，保持着功能的相对平衡，使人体能够适应内、外环境的变化。

1. 交感神经系统的作用

（1）对循环系统的作用：皮肤和横纹肌，以及腹腔脏器的血管只接受交感神经的支配，冠状循环及脑循环的血管都同时接受交感和副交感两种神经纤维，因此，刺激交感神经一般可使周围动脉收缩，而在去除交感神经后可使周围动脉扩张。治疗周围血管疾患，施行交感神经切除术，即以此为依据。

（2）对消化系统的作用：交感神经对胃肠道的作用主要是抑制，使蠕动减慢，但当胃肠紧张性太低或不活动时，交感神经冲动则可以提高并兴奋之。对消化腺的分泌功能，交感神经的作用甚不一致，对胰和唾液腺虽可促进其分泌，但因此部的血管收缩而分泌不明显，对胃液则阻止其分泌。

（3）对呼吸系统的作用：交感神经兴奋时，对小支气管主要为抑制其平滑肌的活动，因而使小支气管扩大，空气出入畅通。气喘患者在注射麻黄碱等制剂后得到暂时缓解，即因此故。

（4）对泌尿系统的作用：交感神经的作用能使膀胱壁松弛，内括约肌收缩，因而阻止小便排出。

2. 副交感神经系统的作用 与交感神经作用相反，其纤维不分布于四肢，而分布于汗腺竖直肌、肾上腺、甲状腺、子宫等具有副交感神经分布区。

副交感神经系统可保持身体在安静状态下的生理平衡，其作用有三个方面：

（1）增进胃肠的活动，消化腺的分泌，促进大小便的排出，保持身体的能量。

（2）瞳孔缩小以减少刺激，促进肝糖原的生成，以储蓄能源。

（3）心跳减慢，血压降低，支气管缩小，以节省不必要的消耗，协助生殖活动，如使生殖血管扩张，性器官分泌液增加。副交感神经系统的活动也受大脑皮质的控制，当大脑兴奋被抑制、肌肉活动减少时，副交感系统的兴奋相对加强，以加速能量的储备和疲劳的恢复。

第九节　主要传导束

（一）感觉传导束

1. 薄束和楔束 此二束传导肌、腱、关节等运动器官本身在不同状态（运动或静止）时产生的感觉（例如，人在闭眼时能感知身体各部的位置）。因位置较深，又称深部感觉。此外，还传导皮肤的精细触觉（如辨别两点距离和物体的纹理粗细等）。

第1级神经元为脊神经节细胞，其周围突分布于肌、腱、关节等处本体觉感受器和皮肤的精细触觉感受器，中枢突经脊神经后根的内侧部进入脊髓后索，分为长的升支和短的降支。其中，来自第4胸节以下的升支走在后索的内侧部，形成薄束；来自第4胸节以上的升支行于后索的外侧部，形成楔束。两束上行，分别止于延髓的薄束核和楔束核。第2级神经元的胞体在薄、楔束核内，由此二核发出的纤维向前绕过中央灰质的腹侧，在中线上与对侧的交叉，称内侧丘系交叉，交叉后的纤维呈前后排列行于延髓中线两侧、锥体束的背方，再转折向上，称内侧丘系。内侧丘系在脑桥居被盖的前缘，在中脑被盖则居红核的外侧，最后止于背侧丘脑的腹后外侧核。第3级神经元的胞体在腹后外侧核，发出纤维经内囊后肢主要投射至中央后回的中、上部和中央旁小叶后部，部分纤维投射至中央前回。此通路若在不同部位（脊髓或脑干）损伤，则患者在闭眼时不能确定相应部位各关节的位置和运动方向及两点间的距离。

2. 脊髓丘脑束　传导躯干、四肢的痛、温觉和粗触觉，其第1级神经元为脊神经节细胞，其周围突分布于躯干、四肢皮肤内的感受器；中枢突经后根进入脊髓。其中，传导痛、温觉的纤维（细纤维）在后根的外侧部入背外侧束，再终止于第2级神经元；传导粗触觉的纤维（粗纤维）经后根内侧部进入脊髓后索，再终止于第2级神经元。第2级神经元胞体主要位于第Ⅰ、Ⅳ、Ⅴ层，它们发出纤维经白质前连合，上升1～2个节段到对侧的外侧索和前索内上行，组成脊髓丘脑侧束和脊髓丘脑前束（侧束的纤维传导痛、温觉，前束的纤维传导粗触觉）。脊髓丘脑束上行，经延髓下橄榄核的背外侧，脑桥和中脑内侧丘系的外侧，终止于背侧丘脑的腹后外侧核。第 3 级神经元的胞体在背侧丘脑的腹后外侧核，它们发出纤维称丘脑上辐射，经内囊后肢投射到中央后回中、上部和中央旁小叶后部。在脊髓内，脊髓丘脑束纤维的排列有一定的次序：自外向内、由浅入深，依次排列着来自骶、腰、胸、颈部的纤维。因此，当脊髓内肿瘤压迫一侧脊髓丘脑束时，痛、温觉障碍首先出现在身体对侧上半部，逐渐波及下半部。若受到脊髓外肿瘤压迫，则发生感觉障碍。

3. 头面部的痛、温觉和触觉传导束 第 1 级神经元为三叉神经节细胞，其周围突经三叉神经分布于头面部皮肤及口鼻腔黏膜的有关感受器；中枢突经三叉神经根入脑桥，传导痛、温觉的纤维再下降为三叉神经脊束，止于三叉神经脊束核；传导触觉的纤维终止于三叉神经脑桥核。第 2 级神经元的胞体在三叉神经脊束核和脑桥核内，它们发出纤维交叉到对侧，组成三叉丘系，止于背侧丘脑的腹后内侧核。第 3 级神经元的胞体在背侧丘脑的腹后内侧核，发出纤维经内囊后肢，投射到中央后回下部。在此通路中，若三叉丘系以上受损，则导致对侧头面部痛、温觉和触觉障碍；若三叉丘系以下受损，则同侧头面部痛、温觉和触觉发生障碍。

（二）运动传导束

1. 锥体系 由位于中央前回和中央旁小叶前部的巨型锥体细胞（Betz 细胞）和其他类型的锥体细胞，以及位于额、顶叶部分区域的锥体细胞组成。上述神经元的轴突共同组成锥体束，其中，下行至脊髓的纤维束称皮质脊髓束；止于脑干脑神经运动核的纤维束称皮质核束。

（1）皮质脊髓束：由中央前回上、中部和中央旁小叶前半部等处皮质的锥体细胞轴突集中而成，下行经内囊后肢的前部、大脑脚底中 3/5 的外侧部和脑桥基底部至延髓锥体，在锥体下端，75% ～ 90% 的纤维交叉至对侧，形成锥体交叉，交叉后的纤维继续于对侧脊髓侧索内下行，称皮质脊髓侧束，此束沿途发出侧支，逐节终止于前角细胞（可达骶节），支配四肢肌。在延髓锥体，皮质脊髓束小部分未交叉的纤维在同侧脊髓前索内下行，称皮质脊髓前束，该束仅达胸节，并经白质前连合逐节交叉至对侧，终止于前角细胞，支配躯干和四肢骨骼肌的运动。皮质脊髓前束中有一部分纤维始终不交叉而止于同侧脊髓前角细胞，支配躯干肌。所以，躯干肌为受两侧大脑皮质支配的。一侧皮质脊髓束在锥体交叉前受损，主要引起对侧肢体瘫痪，躯干肌运动没有明显影响。实际上，皮质脊髓束只有 10% ～ 20% 的纤维直接终止于前角细胞，大部分纤维经中间神经元与前角细胞联系。

（2）皮质核束：主要由中央前回下部的锥体细胞的轴突集合而成，下行经内囊膝部至大脑脚底中 3/5 的内侧部，由此向下，陆续分出纤维，大部分终止于双侧脑神经运动核（动眼神经核、滑车神经核、展神经核、三叉神经运动核、面神经运动核支配面上部肌的细胞群、疑核和副神经脊髓核），支配眼外肌、咀嚼肌、面上部表情肌、胸锁乳突肌、斜方肌和咽喉肌。小部分纤维完全交叉到对侧，终止于面神经运动核支配面下部肌的细胞群和舌下神经核，支配面下部表情肌和舌肌。因此，除支配面下部肌的面神经核和舌下神经核为单侧（对侧）支配外，其他脑神经运动核均接受双侧皮质核束的纤维。一侧上运动神经元受损，可产生对侧眼裂以下的面肌和对侧舌肌瘫痪，表现为病灶对侧鼻唇沟消失，口角低垂并向病灶侧偏斜，流涎，不能做鼓腮、露齿等动作，伸舌时舌尖偏向病灶对侧。一侧面神经下运动神经元受损，可致病灶侧所有面肌瘫痪，表现为额横纹消失，眼不能闭，口角下垂，鼻唇沟消失等。一侧舌下神经下运动神经元受损，可致病灶侧全部舌肌瘫痪，表现为伸舌时舌尖偏向病灶侧。

锥体系的任何部位损伤均可引起其支配区的随意运动障碍，出现瘫痪，可分两类。①上运动神经元损伤（核上瘫）：系指脊髓前角细胞和脑神经运动核以上的锥体系损伤，表现为随意运动障碍，肌张力增高，故称痉挛性瘫痪（硬瘫），这是由于上运动神经元对下运动神经元的抑制被取消的缘故（脑神经核上瘫时肌张力增高不明显），但肌肉不萎缩（因未失去其直接神经支配）。此外，还有深反射亢进（因失去高级控制），浅反射（如腹壁反射、提睾反射等）减弱或消失（因锥体束的完整性被破坏）和出现因锥体束的功能受到破坏所致的病理反射（如 Babinski 征）等。②下运动神经元损伤（核下瘫）：系指脊髓前角细胞和脑神经运动核以下的锥体系损伤，表现为因失去神经直接支配所致的肌张力降低，随意运动障碍，又称弛缓性瘫痪。由于神经营养障碍，还导致肌肉萎缩。因所有反射弧均中断，故浅反射和深反射均消失，也不出现病理反射。

2. 锥体外系 是指锥体系以外影响和控制躯体运动的传导路径，其结构十分复杂，包括大脑皮质、纹状体、背侧丘脑、底丘脑、红核、黑质、脑桥核、前庭核、小脑和脑干网状结构等，以及它们的纤维联系。锥体外系的纤维最后经红核脊髓束、网状脊髓束等中继、下行终止于脑神经运动核和脊髓前角细胞。在种系发生上，锥体外系为较古老的结构，从鱼类开始出现。在鸟类为控制全身运动的主要系统。但到了哺乳类，尤其是人类，由于大脑皮质和锥体系的高度发展，锥体外系逐渐处于从属地位。人类锥体外系的主要功能为调节肌张力、协调肌肉活动、维持体态姿势和习惯性动作（如走路时双臂自然协调地摆动）等。锥体系和锥体外系在运动功能上为互相不可分割的一个整体，只有在锥体外系使肌张力保持稳定协调的前提下，锥体系才能完成一些精确的随意运动，如写字、刺绣等。另一方面，锥体外系对锥体系也有一定的依赖性。例如，有些习惯性动作开始为由锥体系发动起来的，然后才处于锥体外系的管理之下。主要的锥体外系通路有：①纹状体－黑质－纹状体环路，自尾状核和壳发出纤维，止于黑质。再由黑质发出纤维返回尾状核和壳。黑质神经细胞能产生和释放多巴胺。当黑质变性后，使纹状体内的多巴胺含量降低，与 Parkinson 病（震颤麻痹）的发生有关。②皮质－纹状体－背侧丘脑－皮质环路。③皮质－脑桥－小脑－皮质环路。

第十节　脑和脊髓血液循环

（一）脑血液循环

中枢神经系统是体内代谢最旺盛的部位，因此，血液供应非常丰富。人的脑重仅占体重的 2%，但脑的耗氧量却占全身总耗氧量的 20%，脑血流量约占心脏搏出量的 1/6。脑循环系的特点为：有成对的颈内动脉和椎动脉互相衔接成动脉循环；静脉系多不与同名动脉伴行，所收集的静脉血先进入静脉窦再汇入颈内静脉；各级静脉均没有瓣膜。它包括脑的动脉系统和脑的静脉系统。脑血流减少或中断可导致脑神经细胞的缺氧，甚至坏死，造成严重的神经精神障碍。

脑的动脉来自颈内动脉和椎动脉。以顶枕裂为界，大脑半球的前2/3和部分间脑由颈内动脉供应，大脑半球后及部分间脑、脑干和小脑由椎动脉供应。故可将脑的动脉归纳为颈内动脉系和椎-基底动脉系。此两系动脉的分支可分为两类：皮质支和中央支，前者营养大脑皮质及其深面的髓质，后者供应基底核、内囊及间脑等（图1-44～图1-46）。

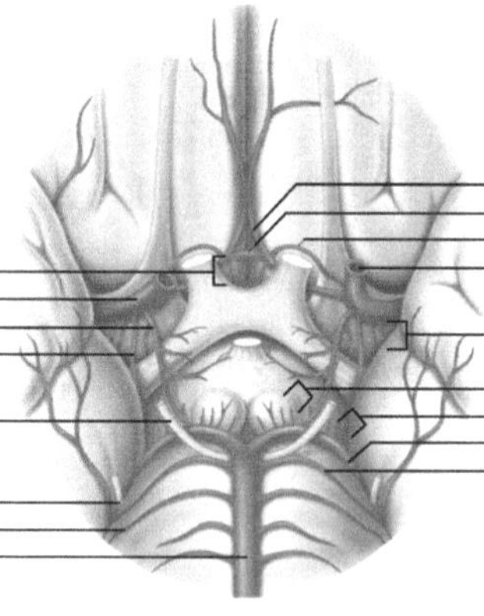

图1-44　大脑深部Willis环

1. 颈内动脉　起自颈总动脉，经颈部向上至颅底，穿颞骨岩部的颈动脉管入海绵窦，紧贴海绵窦的内侧壁向上，至后床突处转向前，至前床突处又向上后弯转并穿出硬脑膜而分支。故将颈内动脉的行程分为4段：颈部、岩部、海绵窦部和前床突上部。其中，海绵窦部和前床突上部合称虹吸部，常呈“U”形或“V”形弯曲，是动脉硬化的好发部位。颈内动脉的主要分支有：

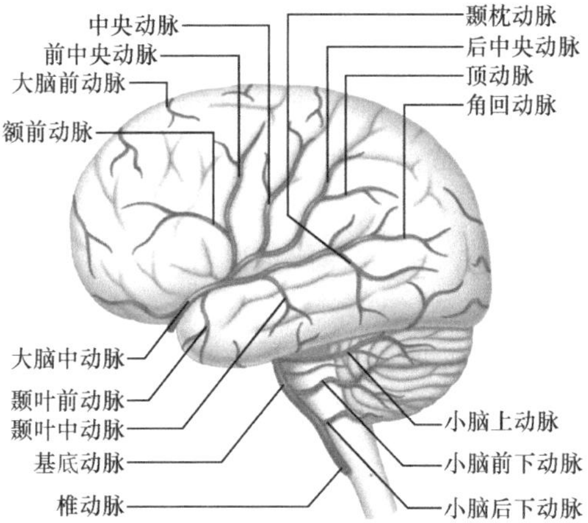

图 1-45　大脑血供外侧面观

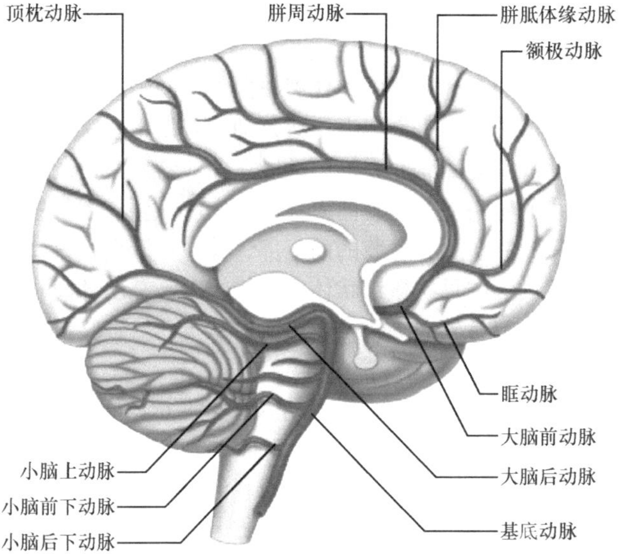

图 1-46　大脑血供内侧面观

（1）后交通动脉，在视束下面往后行，与大脑后动脉吻合，是颈内动脉系与椎-基底动脉系的吻合支。

（2）脉络丛前动脉，沿视束下面向后行，经大脑脚与海马旁回沟之间向后进入侧脑室下角，终止于脉络丛。沿途分支供应外侧膝状体、内囊后肢的后下部、大脑脚底的中 1/3 及苍白球等结构。因该动脉细小，行程较长，易被血栓阻塞。

（3）大脑前动脉，在视神经上方，向前内行，进入大脑纵裂，与对侧的同名动脉借前交通动脉相连，然后沿胼胝体上面向后行。皮质支分布于顶枕沟以前的半球内侧面和额叶底面的一部分，以及额、顶两叶上外侧面的上部；中央支自大脑前动脉的近侧段发出，经前穿质进入脑实质，供应尾状核、豆状核前部和内囊前肢。

（4）大脑中动脉，是颈内动脉的直接延续，向外行，进入外侧沟内，分成数条皮质支，营养大脑半球上外侧面的大部分和岛叶（顶枕裂以前），其中包括躯体运动、躯体感觉和语言中枢。故该动脉若发生阻塞，将产生严重的功能障碍。大脑中动脉途经前穿质时，发出一些细小的中央支，垂直向上穿入脑实质，供应尾状核、豆状核、内囊膝和后肢的前上部。其中，沿豆状核外侧上行至内囊的豆状核纹状体动脉较粗大，在动脉硬化和高血压时容易破裂（故又名出血动脉）而导致脑出血的严重功能障碍。

2. 椎动脉 起自锁骨下动脉，穿第 6 至第 1 颈椎横突孔，经枕骨大孔入颅腔。在脑桥与延髓交界处，左右椎动脉汇合成一条基底动脉，后者沿脑桥腹侧面的基底沟上行，至脑桥上缘分为两大终支——左、右大脑后动脉。椎动脉的主要分支有：

（1）脊髓前、后动脉。

（2）小脑下后动脉，为椎动脉颅内段最大的分支，在两侧椎动脉汇合成基底动脉之前发出。供应小脑下面后部和延髓后外侧部。该动脉行程弯曲，较易发生栓塞而出现同侧面部浅感觉障碍、对侧躯体浅感觉障碍（交叉性麻痹）和小脑共济失调等。基底动脉的主要分支有：①小脑下前动脉，自基底动脉始段发出，供应小脑下面的前部。②迷路动脉，又名内听动脉，很细，伴随面神经和前庭蜗神经进入内耳门，供应内耳迷路。③脑桥动脉，为一些细小分支，供应脑桥基底部。④小脑上动脉，近基底动脉的末端分出，绕大脑脚向后，供应小脑上部。⑤大脑后动脉，在脑桥上缘附近发出，在小脑上动脉的上方并与之平行向外，绕大脑脚向后，沿海马旁回沟转至颞叶和枕叶内侧面。皮质支分布于颞叶的内侧面和底面及枕叶。中央支由根部发出，由脚间窝穿入脑实质，供应背侧丘脑，内、外膝状体，下丘脑、底丘脑等。大脑后动脉借后交通动脉与颈内动脉末端交通。大脑后动脉与小脑上动脉根部之间夹有动眼神经，当颅内压增高时，颞叶海马旁回沟移至小脑幕切迹下方，使大脑后动脉移位，压迫、牵拉动眼神经，可致动眼神经麻痹。

3. 大脑动脉环　又称Willis环，由前交通动脉、两侧大脑前动脉起始段、两侧颈内动脉末段、两侧后交通动脉和两侧大脑后动脉起始段共同组成，位于脑底下方、蝶鞍上方、视交叉、灰结节及乳头体周围。此环使两侧颈内动脉系与椎-基底动脉系互相交通。当构成此环的某一动脉血流减少或被阻断时，可在一定程度上通过大脑动脉环使血液重新分配和代偿，以维持脑的营养供应和功能活动。

大脑的静脉分为浅、深两层，浅层收集脑浅层的血液；深层收集脑深部实质内的血液，包括大脑半球髓质深层、基底神经节及脑室部分的血液（图 1-47、图 1-48）。

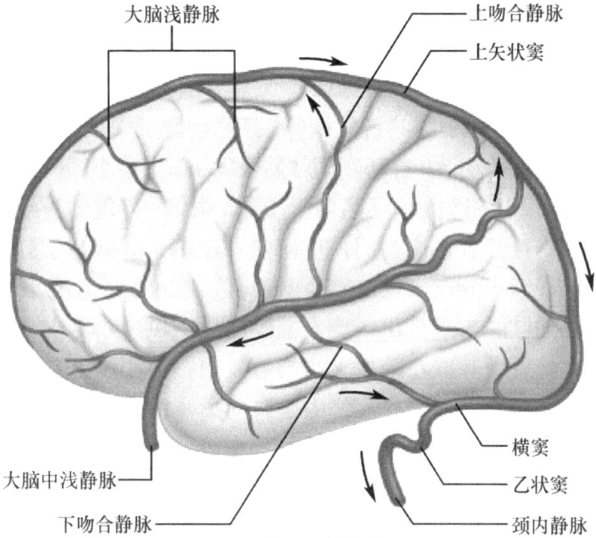

图 1-47　大脑浅表静脉回流

（1）大脑浅静脉：从皮质穿出的皮质小静脉，互相连结形成软膜静脉网，以后再集成较大的支，在软膜内行一短程，穿至蛛网膜下隙，再吻合成较大的静脉。按部位分为大脑上静脉、大脑中浅静脉和大脑下静脉。

1）大脑上静脉：包括内侧群和外侧群。大脑上静脉外侧群的数目不恒定，一般按部位命名，包括额前静脉、额静脉、顶静脉和枕静脉等四组，每组 1 ～ 3 支不等，有时也有某一组缺如。大脑上静脉汇入上矢状窦的方向，在额区呈直角，向后其角度逐渐减小，到顶叶后部几乎与窦平行，其静脉血流方向与上矢状窦方向相反。造成此种排列的因素主要是在发生过程中，大脑向后发展的结果。此种排列在颅内压增高时，有助于防止薄壁的大脑

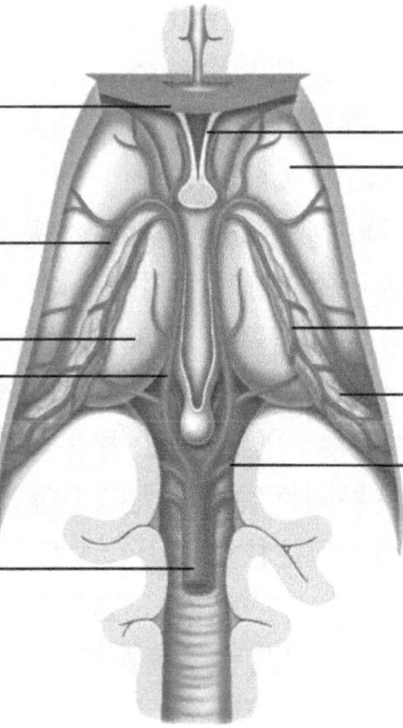

图 1-48　大脑深部静脉

静脉塌陷。静脉穿入上矢状窦时，一般都是斜穿，在开口处的内皮皱襞形成半月状瓣膜装置，有防止血液倒流的作用。但窦内血压高于静脉血压时，窦内过于充盈，半月瓣样的皱襞即失去作用。

2）大脑中浅静脉：大脑中浅静脉发展到类人猿才开始发达，是大脑静脉中唯一与动脉伴行的静脉，位于大脑外侧裂内，收集大脑外侧裂附近的额、顶、颞叶的血液，行向前下方达大脑底面，汇入于海绵窦或蝶顶窦。大脑中浅静脉可以与大脑上静脉吻合，形成 Trolard 吻合，也可以与大脑下静脉吻合，形成 Labbe 吻合。

3）大脑下静脉：是大脑浅静脉较小的一组静脉，导出颞叶及枕叶外侧面和下面的血液，一般分布于大脑半球外侧面下部，由前上斜向后下方，颞叶下面的血液有时导入岩下窦或基底静脉。

（2）大脑深静脉：是导出大脑半球实质深部的静脉血液的一群静脉。包括基底神经节、深部髓质及脑室旁的静脉血。这群静脉的特点是从周围流向中央，最后集中于 Galen 静脉，汇入直窦。

1）大脑大静脉或 Galen 静脉：是接受大脑深静脉的主干，在胼胝体压部的前下面由左、右大脑内静脉合并开始，继又接受左、右基底静脉，急转向上绕过胼胝体压部以锐角注入直窦。此外，还接受枕静脉、大脑后静脉、小脑前中央静脉、上蚓静脉、松果体静脉和丘体静脉的小支。脑中央局限性肿瘤，大脑半球浅层的动脉和静脉均不致受影响，但往往可以引起大脑大静脉的移位。

2）大脑内静脉：左右各一，是导出大脑半球深部静脉的主干。一般在室间孔后缘室管膜下开始，由丘纹上静脉、透明隔静脉和脉络膜上静脉汇合而成。左、右侧的大脑内静脉并行经第三脑室顶两层脉络膜之间向后行，在胼胝体压部前下面，左、右侧大脑内静脉合并为大脑大静脉。

3）基底静脉：又叫 Rosenthal 静脉，由大脑前静脉、大脑中深静脉汇合成，并接受丘纹下静脉、侧室下静脉、大脑脚静脉、中脑外侧静脉和其他一些属支。由前穿质附近开始，行向后内，经脚间窝外侧，在脚周围池内绕大脑脚向后上方行，穿过内侧膝状体与外侧膝状体之间汇入大脑大静脉。基底静脉的整个行程可以分为三级：

由前穿质行向后内至大脑脚前面为第一段，叫前段；绕过大脑脚至中脑外侧沟为第二段，叫中段或大脑脚段；从中脑外侧沟至汇入于大脑大静脉叫第三段或中脑段。

基底静脉主要收集脑岛附近、嗅区、眶面、颞叶深部髓质、豆纹区、丘脑、丘脑上部和丘脑下部视前区等部的血液。基底静脉在脚间窝外侧接大脑脚静脉，借后交通静脉与对侧基底静脉交通，还与中脑外侧静脉及脑桥中脑前静脉有广泛的吻合。行经大脑脚外侧海马旁回沟前缘时接受侧室下静脉后，管径明显增粗，所以侧室下静脉是基底静脉的重要来源。

（二）脊髓的血液循环

脊髓血供较丰富，供血方式与脊神经分布一样均呈节段性，互相吻合支少，侧支循环供血能力差，容易发生缺血现象。

1. 脊髓的动脉 供应来源主要有：①椎动脉的脊髓前、后动脉；②颈深动脉、肋间动脉、腰动脉和髂动脉的脊髓支，这些脊髓支伴相应的脊神经进入椎间孔，称为根动脉。根动脉又分为前、后根动脉，沿脊神经前后根进入脊髓（图 1-49）。

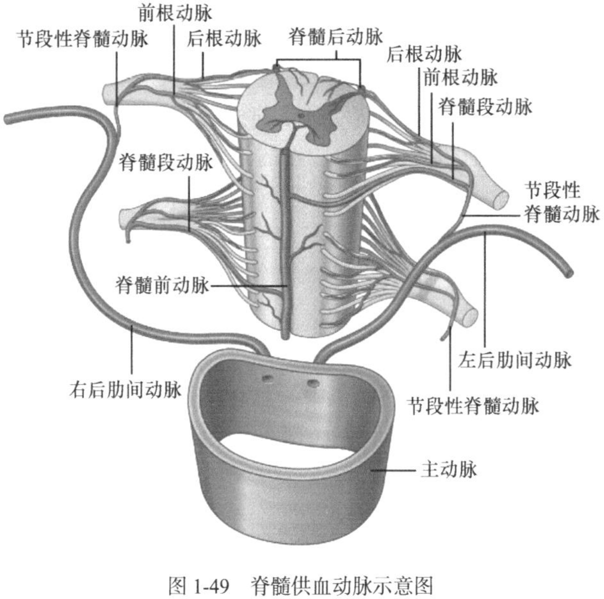

图 1-49 脊髓供血动脉示意图

（1）脊髓外动脉：主要指椎动脉和根动脉之间的血管，椎动脉为上部颈脊髓血供之主要血管。椎动脉循椎间孔绕寰椎侧块后方经枕骨大孔入颅，沿延髓腹侧上升并向中线接近，至脑桥尾侧缘合为一基底动脉。上部颈脊髓血供大部来自椎动脉，左右椎动脉在延髓上升段中各发出两支下行小动脉、上部一对转向脊髓背部，形成脊髓后动脉的起始部。左右脊髓前动脉下降至椎体交叉附近各为一支，沿脊髓前正中裂迂回下降，途中接受 6 ～ 8 支前根动脉，此动脉在下降中有 2 个分支，一支为绕脊髓向后与脊髓后动脉的分支吻合，形成动脉冠，另一分支为沟动脉，共有 200 条。

（2）根动脉：进入椎管后分为前根动脉和后根动脉，与相应段的脊髓前、后动脉相延续，前根动脉能抵达脊髓前动脉 6 ～ 10 支。而后根动脉 10 ～ 23 根，分布于脊髓背侧并与脊髓后动脉相通。根动脉直径 0.2 ～ 0.5mm，分出的小支供应伴行的神经根及软脊膜血管丛。由于每一条前根动脉参与脊髓前动脉之前先分为上、下两分支，因此该动脉血供方向是节段性的。

2. 脊髓静脉　分布与动脉基本相似，脊髓后面有 5 ～ 10 条后根静脉，前面有 6 ～ 11 条前根静脉。后根静脉在后正中沟，形成纵行脊髓全长的脊髓后正中静脉和脊髓外后静脉。前根静脉也形成一条脊髓前正中静脉和一对脊髓外前静脉，并由冠静脉连接纵行静脉干，形成软脊膜静脉丛。脊髓前正中静脉在前正中裂内有中沟静脉，进入脊髓并分布脊髓内部。

【前沿进展】

显微外科技术促进神经结构的三维重建与可视化研究

尽管显微外科技术在不断地飞速进步，然而，正中神经损伤后的修复结果仍旧难以预料和令人满意。孙廊等首次应用 3D Nerve 比较成功地重建了正中神经的三维结构，以及其内部神经束的立体行径，为临床上的组织工程化人工神经仿生构建和如何选择正中神经损伤修复方式提供了有利的帮助。同时，还探索了数字化虚拟人的神经系统的构建，得到的结果可以组合到中国数字化虚拟人数据库中，充实了我国数字化虚拟人的研究，有着比较广泛的应用前景。

【知识拓展】

我国古代医学对颅脑的认识

我国古代医学认为，脑在人体内居于至高之位，至真至灵，为全身之主宰。脑“藏精气而不泻”，乃人身至灵之处，为元神之府，主宰人体全身各部组织之知觉和运动，是人体生命之所在。失常则诸神不守而发生病变。在各典籍中对颅脑的描述摘录如下（表 1-1）：

表 1-1 我国古代医术典籍对颅脑的认识摘录

典籍	对颅脑的认识
《灵枢·海论第三十三》	“脑为髓之海，其输上在于其盖，下在风府”
《入药镜》	“贯尾闾，通泥丸”，傅金铨注：“泥丸者，髓海也”
《嵩山太无先生气经》卷上引《行气决》	“泥丸，脑宫也。”是脑之为物，上附于脑盖而养发，下至脑后风府之部而与脊髓相连接
《金丹集成金丹问答》	“头的九宫，中曰泥丸”。此所谓“头”者，乃指“脑”也。脑居于头骨腔内，头骨腔内舍脑，故俗称头为“脑壳”，而“脑”亦可称为“头”
《金匮玉函经证治总例》	“头者，身之元首，人神之所注”，可证。其中曰“泥丸”，亦可证其为“脑”无疑。脑有九宫者，古人将脑划分为九部，每部皆有神居之，故曰“九宫”

续表

典籍	对颅脑的认识
《道枢平都篇》	“夫脑者，一身之灵也，百神之命窟，津液之山也，魂精之玉宝也”
《素问刺禁论篇第五十二》	“刺头，中脑户，人脑，立死”
《灵枢厥病第二十四》	“真头痛，头痛甚，脑尽痛，手足寒至节，死不治”

（兰志刚　游　潮　陈茂君）

参考文献

李今庸. 1999. 我国古代对“脑”的认识. 湖北中医学院学报, 01(01): 3, 4

孙廓, 胡平, 张峰, 等. 2008. 人体正中神经内部显微结构的三维重建与可视化研究. 中国矫形外科杂志, 16(18): 1385～1388

第二章　颅内压增高及脑疝

【概述】

颅内压（intracranial pressure，ICP）是颅腔内容物对颅腔壁所产生的压力。颅腔内容物是指脑组织、脑血液、脑脊液，由于脑脊液位于颅腔壁与脑组织之间，颅内压通常以侧卧位时腰段脊髓蛛网膜下隙穿刺所测得的脑脊液压力为代表，颅内压也可经颅内压监护系统直接测得。颅内压增高（increased intracranial pressure）指颅内容物体积增加超过颅腔可代偿的容量（8% ～ 10%），导致颅内压持续高于 15mmHg。颅内压增高是神经外科临床工作中常见的许多疾病共有的一组综合征。如不能及时诊断和解决引起颅内压增高的病因，或采取措施缓解颅内压力，患者往往由于脑疝而死亡。

当颅内局灶性或弥散性病变引起的脑体积增大和颅内压增高，使一部分脑组织发生移位，并通过一些解剖上的裂缝，被挤入到压力较低的部位中去，并引起相应的症状，称为脑疝（herniation of brain）。颅腔被大脑镰、小脑幕分为幕上左、右，以及幕下三个腔室。幕上与幕下通过小脑幕切迹相通，两侧大脑半球由大脑镰下裂隙相通，幕下与椎管通过枕骨大孔相通。幕上的脑组织（颞叶的海马旁回、沟回）通过小脑幕切迹被挤向幕下，称为小脑幕切迹疝（transtentorial herniation）或颞叶钩回疝。幕下的小脑扁桃体及延髓经枕骨大孔被挤向椎管内，称为枕骨大孔疝（transforamen magna herniation）或小脑扁桃体疝。脑疝的出现，是颅脑损伤与颅内疾病引起颅内压增高及颅内压增高加剧的必然结局，是一种极严重的危象。

早期预防和治疗颅内压增高，减轻脑疝，使脑干损害能够可逆，才能使患者获得良好的预后。

【病因】

（一）颅内压增高

引起颅内压增高的常见原因如下。

1. 颅脑损伤 颅内血肿，脑挫裂伤引起的脑水肿是常见原因，大片凹陷骨折致颅腔狭小也可以引起。

2. 颅内肿瘤 瘤体体积越大，颅内压增高越明显。

3. 脑血管疾病 如颅内动静脉畸形、动脉瘤，多种原因引起的脑出血都常有明显的颅内压增高。

4. 颅内感染 如脑脓肿、脑膜炎等多伴有颅内压增高。

5. 颅脑先天性疾病 如狭颅症、颅底陷入症、婴幼儿先天性畸形、先天性小脑扁桃体下疝畸形等。

6. 脑缺氧 各种原因造成的脑缺氧，如窒息、麻醉意外、CO 中毒，以及某些全身性疾病，如肺性脑病、癫痫持续状态、重度贫血等，均可造成脑缺氧，进一步引起血管源性及细胞毒性脑水肿。

7. 其他 如脑寄生虫病、良性颅内压增高等。

（二）脑疝

颅内压增高如不处理，任其加剧，最终即会发生脑疝（图 2-1）。

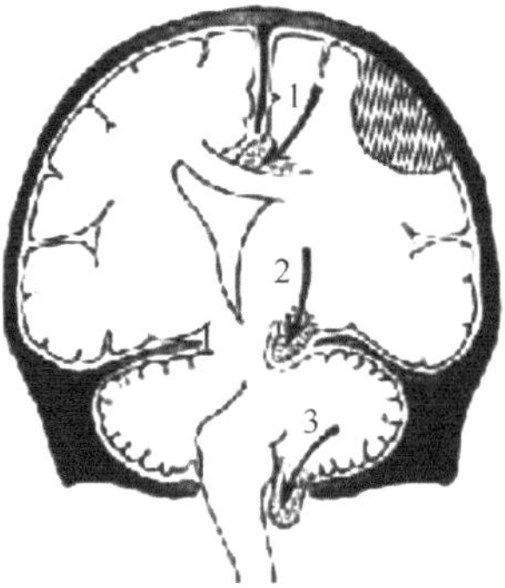

图 2-1　脑疝示意图

1. 扣带回疝；2. 颞叶沟回疝；3. 小脑扁桃体疝

【病理】

（一）颅内压增高

正常颅内压范围及颅内压增高的划分见表 2-1。

表 2-1　正常颅内压范围及颅内压增高的划分

类型	颅内压	
正常	成人	5 ～ 15mmHg（70 ～ 200mmH$_2$O）
	儿童	4 ～ 7.5mmHg（50 ～ 100mmH$_2$O）
颅内压增高（成人）	成年人超过 15mmHg，儿童超过 7.5mmHg，即为颅内压增高	
	轻度 ICP 增高	15 ～ 20mmHg（180 ～ 260mmH$_2$O）
	中度 ICP 增高	20 ～ 40mmHg（270 ～ 530mmH$_2$O）
	重度 ICP 增高	＞ 40mmHg（＞ 530mmH$_2$O）

（二）脑疝

脑疝的病理生理改变见表 2-2。

表 2-2　脑疝的病理生理改变

脑疝类型	病理生理改变
小脑幕切迹疝	（1）动眼神经损害 （2）脑干变化：主要为脑干受压、变形和移位，以及脑干充血、出血和水肿 （3）脑积液循环障碍 （4）大脑后动脉直接受压、牵张 （5）疝出组织充血、水肿以致嵌顿，更严重压迫脑干
枕骨大孔疝	（1）延髓受压：常很快引起生命中枢衰竭，威胁患者生命 （2）第四脑室中孔被疝出的扁桃体阻塞引起梗阻性脑积水，加重脑疝 （3）疝出组织充血、出血和水肿，加重延髓和颈髓上部受压

【诊断要点】

1. 临床表现

（1）颅内压增高（表 2-3）。

表 2-3　颅内压增高的临床表现

临床表现	具体描述
头痛、呕吐、视盘水肿三大病征	（1）头痛多为胀痛或昏胀痛，多位于双颞或前额，为持续性疼痛、阵发性加重，夜间或清晨加重，任何使胸膜腔内压、腹内压增高的因素均可诱发或加重疼痛 （2）恶心与呕吐常伴随头痛而发生，呕吐多为喷射性，呕吐后，头痛会有所缓解 （3）视盘水肿是颅内压增高的客观征象，表现为视物模糊，严重时可发生眼底出血
生命体征的变化（Cushing 反应）	（1）早期：生命体征变化不明显 （2）高峰期：血压增高、脉压增大、脉搏缓慢、呼吸深慢等 Cushing 反应。临床上常常只出现血压或脉搏一种变化 （3）晚期：血压降低，心率增快，呼吸不规则

续表

临床表现	具体描述
意识障碍	（1）常见于急性颅内压增高的患者 （2）慢性颅内压增高患者表现为神志淡漠，反应迟钝
其他	（1）可有癫痫发作、一侧或双侧展神经麻痹、复视等 （2）小儿可见头颅增大，颅缝增宽，前囟隆起，头皮静脉怒张

（2）脑疝（表2-4）。

表2-4　脑疝的临床表现

脑疝类型		临床表现
小脑幕切迹疝	早期	（1）患者在原有病变基础上，出现颅内压增高加重的表现 （2）意识障碍，由清醒变为嗜睡或意识模糊 （3）脑疝同侧瞳孔可有短暂时间缩小，以后脑疝同侧瞳孔逐渐散大，对光反射迟钝 （4）锥体束征：对侧肢体肌力稍弱和肌张力增高
	中期	（1）意识障碍进行性加重，表现为嗜睡、浅昏迷直至昏迷 （2）脑疝同侧瞳孔明显散大，对光反射消失 （3）生命体征可出现明显 Cushing 反应 （4）锥体束征：对侧肢体瘫痪
	晚期（又称中枢衰竭期）	（1）意识呈深昏迷状 （2）双侧瞳孔明显散大，对光反射消失，多呈去大脑强直状态 （3）生命中枢开始衰竭
枕骨大孔疝	（1）急性枕骨大孔疝以延髓急性损害为主。脑神经和颈神经损害症状次之。慢性枕骨大孔疝为渐进性变化 （2）特点为以下5点：①颅内压增高表现为剧烈头痛，频繁呕吐。②颈项强直、后枕疼痛、强迫头位。③后组脑神经受累。④生命体征紊乱：呼吸、循环障碍。⑤意识改变出现较晚，常没有瞳孔改变而发生呼吸骤停	

（三）颅内压增高时意识、瞳孔、生命体征典型变化

颅内压增高时意识、瞳孔、生命体征的典型变化见图 2-2。

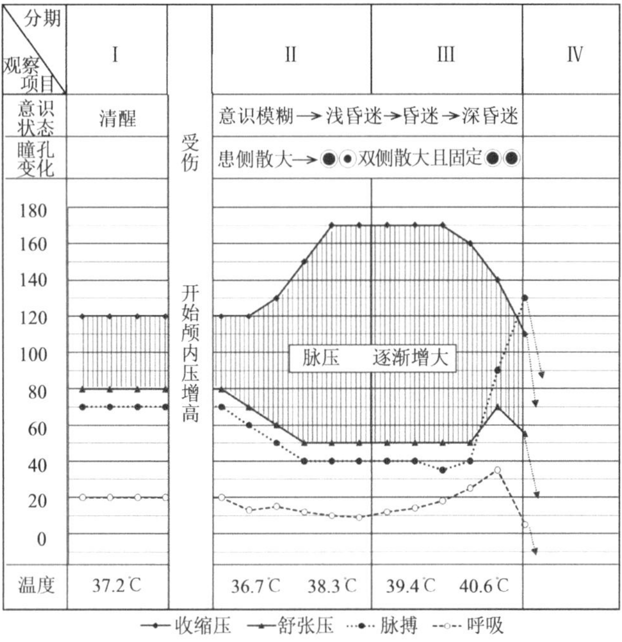

图 2-2 颅内压增高时意识、瞳孔、生命体征典型变化图解

Ⅰ. 正常；Ⅱ. 代偿期；Ⅲ. 失代偿期；Ⅳ. 衰竭期

2. 辅助检查 ①CT；②MRI；③数字减影（DSA）；④腰椎穿刺；⑤ICP 监测。

【治疗】

颅内压增高和脑疝的治疗见表 2-5。

表 2-5　颅内压增高和脑疝的治疗措施

治疗措施	具体描述
脱水治疗	（1）20% 甘露醇，2 ～ 4g/（kg·d），静脉快滴。为常用、首选的方法 （2）呋塞米（速尿）：与甘露醇联合运用，效果更好。20 ～ 40mg/ 次，静脉或肌内注射
激素治疗	（1）降低血管壁通透性，加强血脑屏障 （2）稳定溶酶体膜，减少血管活性物质释放
冬眠低温疗法（亚低温治疗）	（1）降低脑及全身代谢率，减少氧耗，增强脑对缺氧的耐受，减轻脑组织对创伤的反应 （2）降低脑血管壁通透性，减轻脑水肿
辅助过度换气	用呼吸机等机械方法增加患者的肺通气量，使体内 CO_2 排出，动脉血 CO_2 分压下降，脑血流量减少，从而使颅内压相应下降
巴比妥治疗	大剂量戊巴比妥或硫喷妥纳可降低脑的代谢，减少氧耗及增加脑对缺氧的耐受力，降低颅内压
手术治疗	病因明确者，根据具体情况立即行手术或脑室穿刺引流 病因不明确者，或缺乏有效疗法时，则可行下列姑息性手术来暂时缓解颅内压力。①脑室外引流术：可在短期内有效地降低颅内压，暂时缓解病情。②脑脊液分流术：适用于有脑积水的病例。③减压术：小脑幕切迹疝时可作颈肌下减压术，枕骨大孔疝时可作枕下减压术。此术常造成脑组织的大量膨出，对脑的功能损害较大，故非迫不得已不宜采用。④内减压术：在开颅术中遇到脑组织大量膨出，无法关闭脑腔时，不得不做部分脑叶切除以达到减压目的。但这只能作为一种最后的方法来考虑

【主要护理问题】

1. 脑组织灌注量改变　与颅内压增高引起脑组织血流量减少有关。

2. 疼痛　头痛与颅内压增高有关。

3. 体温过高 与体温调节中枢紊乱有关。

4. 营养失调 低于机体需要量。与呕吐、不能进食等有关。

5. 躯体移动障碍 与肢体功能障碍有关。

6. 自理能力缺陷（部分的或全部的） 与活动无耐力或肢体功能障碍有关。

7. 意识障碍 与脑水肿或脑疝有关。

8. 潜在并发症 脑疝。

9. 清理呼吸道低效 与意识障碍有关。

10. 便秘 与活动减少或饮食习惯改变有关。

11. 有皮肤完整性受损的危险 与长期卧床及自主运动减少有关。

【护理目标】

（1）脑组织灌注量恢复正常。

（2）颅内压有效降低，头痛、呕吐减轻或消失。

（3）体温下降或恢复正常。

（4）营养摄入符合机体需要量。

（5）肢体功能障碍减轻或恢复。

（6）患者生活自理能力提高。

（7）患者意识恢复。

（8）颅内压增高患者未发生脑疝。

（9）呼吸道能够保持通畅，未发生误吸、窒息等。

（10）大便排泄形态恢复正常。

（11）皮肤未发生破损。

【护理措施】

（一）颅内压增高

颅内压增高的护理见表 2-6。

表 2-6　颅内压增高的护理

项目	内容
一般处理	（1）体位：抬高床头 15° ～ 30° （2）饮食与补液：予以清淡饮食，每日盐＜ 5g，同时遵医嘱补充因脱水失去的水分 （3）吸氧 （4）协助进行生活护理 （5）慎用镇静、镇痛、镇吐、降压药，禁用盐酸哌替啶（杜冷丁）、吗啡
密切观察病情	（1）密切观察患者意识、瞳孔的变化，有无头痛、呕吐、视盘水肿“三主征”，以及 Cushing 反应出现 （2）正确判断颅内高压与颅内低压，必要时随时复查 CT （3）有条件者行颅内压监护
降低颅内压，减轻脑水肿	（1）遵医嘱行脱水治疗、注意观察尿量，准确记录 （2）遵医嘱行激素治疗，注意观察应激性溃疡、感染等不良反应 （3）亚低温治疗者严格掌握适应证及禁忌证，密切监测体温及其他生命体征，降温及复温均不宜过快，应循序渐进，预防寒战、冻伤、出血、感染等并发症 （4）遵医嘱行辅助过度通气等治疗，适当调节参数，定时血气分析。过度通气不超过 24 小时 （5）巴比妥治疗发现颅内压有回升时即应增补剂量，可按照 2 ～ 3.5mg/kg 计算
防止 ICP 骤然升高的护理	（1）休息，保持情绪稳定，予以心理护理，避免因情绪波动引起颅内压增高 （2）保持呼吸道通畅，避免剧烈咳嗽 （3）防治便秘：禁高压灌肠 （4）预防和控制癫痫发作 （5）防止躁动 （6）对抗高热：中枢性高热，亚低温治疗疗效最佳
病因治疗	积极准备进行原发疾病的处理
颅内压监护的护理	（1）患者平卧或抬高床头 10° ～ 15°，保持呼吸道通畅，防止躁动，预防管道堵塞、扭曲及脱出 （2）有创颅内压监测应严格保持无菌，监护时间不超过 1 周

续表

项目	内容
健康教育	（1）向患者讲解颅内压增高的相关知识、原因及症状，以及相关促发因素 （2）应保持呼吸道通畅，防止颅内压增高 （3）应避免用力咳嗽和用力排便等 （4）积极预防癫痫发作

（二）脑疝

脑疝的及时发现和处理是关键。

（1）立即静脉快速输入或静脉推入脱水剂：20% 甘露醇、呋塞米。

（2）置保留尿管，密切观察尿量及脱水效果。

（3）保持呼吸道通畅、吸氧，准备好气管插管、气管切开用物或呼吸机。

（4）密切观察病情变化，15 ～ 30 分钟一次。

（5）紧急做好术前检查、术前准备：部位性质明确者，应立即手术切除病变。

（6）积极准备脑室穿刺用具：脑积水者，立即行脑室穿刺外引流术。

【并发症的处理及护理】

脑疝即为颅内压增高的严重并发症，其处理及护理见上文。

【特别关注】

（一）颅内压增高

（1）病情观察。

（2）对头痛、呕吐、血压高等症状的判断和处理应慎重。

（3）防止颅内压骤然增高。

（二）脑疝

（1）脑疝的及早发现。

（2）脑疝的急救。

（3）保持呼吸道通畅。

【前沿进展】

无创颅内压监测技术的现状及进展

颅内压（intracranial pressure，ICP）监测对于判断颅内压的改变和判断颅脑损伤的程度有着指导作用。目前ICP监测技术包括有创和无创两种方式，有创ICP监测要求高，对患者有一定的损伤，且并发症较多，限制了其应用范围，不利于推广。目前对于无创ICP监测技术的研究范围较广，但是在测量的精确性和使用的连续性上，仍存在明显缺陷，需进一步研究和完善。

下面介绍几种常用的无创ICP监测方法。

1. 闪光视觉诱发电位（f-vep）　学者们认为f-vep延长是ICP增高所致。

2. 鼓膜波动法（TMD）　通过在外耳道安放的声阻抗仪可发射声音并监测经鼓膜传到的回声，从而间接测出ICP。

3. 视网膜静脉压检测　ICP增高时，视网膜静脉回流障碍会导致视盘水肿、视网膜静脉增粗和搏动消失。此法易于使用，但是不能长期使用，也无法连续监测。

4. 前囟测压法　目前广泛使用的鹿特丹遥测传感器是目前较为可靠的技术，与有创ICP监测的相关性较强。

5. 多普勒（TCD）　通过观察高颅压时的脑血管动力学改变来估计ICP。利用TCD监测ICP能够反映脑血流动态变化，了解脑血管调节功能。

各种无创ICP监测技术都有其优、缺点，仍需进一步探讨研究、不断完善。我们期待着方便、准确、可靠、价廉物美的无创 ICP 监护技术的开发和应用。

【知识拓展】

脑水肿监测与颅内压监测的区别

脑水肿是一种脑组织的基本病理变化，常见于外伤、炎症、脑缺血等，严重的脑水肿可使颅内压增高。

颅内高压是一种较为危急的重症，必须及时处理，常用方法有静脉滴入脱水剂如甘露醇、呋塞米等，可以迅速有效降低颅内压，但是脱水剂对脑水肿没有效果，脑水肿只能随着其原发疾病的缓解而改善。因此，降低颅内压的治疗并不能够减轻脑水肿。

严重的脑水肿提示有可能使颅内压增高，但是反过来，脑水肿并不会随着颅内压的波动而有改变。比如脑肿瘤所致脑疝，使用甘露醇静脉滴注后颅内压下降，但病灶周围水肿并没有减轻。

颅内压监测仪可以实时监测颅内压力，指导临床上的降颅压治疗，而无创脑水肿监测仪则可以监测脑水肿，有助于了解病灶及其周围的病理生理改变，其基本原理是，脑电阻抗会随脑细胞的水肿而发生相应改变。因此，颅内压监测的意义在于帮助和指导临床降颅压治疗，而脑水肿监测的主要目的是病理研究。

（陈茂君　崔文耀　吴孟航）

参 考 文 献

李乐之. 2012. 外科护理学. 北京: 人民卫生出版社

瑞远医疗. 2009. 颅内压监测与脑水肿监测的区别. http://www.rymedical.com/page/Default.asp?ID=86[2015-4-22]

朱红伍, 颉卫东, 裴艳军. 2008. 无创颅内压监测技术的现状及进展. 包头医学, 32(4): 214～216

第三章　神经外科危重患者监护

第一节　意识、瞳孔的观察

（一）意识障碍程度的观察

意识是中枢神经系统对内外环境的刺激所做出的有意义的应答能力，其构成包括意识内容和觉醒状态。

意识内容是高级神经活动，包括记忆、思维、理解、定向和情感等精神活动，通过视、听、语言及复杂运动等与外界保持紧密联系的能力。在意识觉醒状态下产生。

觉醒状态是人与外界保持联系的机敏力，此功能取决于大脑半球的完整性，又称皮质觉醒。觉醒 - 睡眠周期是皮质下功能，称皮下觉醒，即开关系统，是各种传入神经活动激活大脑皮质，使其维持一定水平兴奋性，处于觉醒与睡眠周期性交替的大脑生理状态，是意识内容的基础。

意识障碍是指人体对周围环境及自身状态的识别和觉察能力出现障碍的一种精神状态。

当颅脑由于各种因素如颅内病变、系统性代谢障碍、感染中毒性疾病等受到损伤后，可出现意识改变。

目前临床对意识障碍的分级方法不一。传统方法分为清醒、嗜睡、浅昏迷、昏迷和深昏迷五级。

1. 传统的意识障碍分级（表 3-1）

表 3-1　意识障碍的分级

意识状态	语言刺激反应	痛刺激反应	生理反应	大小便能否自理	配合检查
清醒	灵敏	灵敏	正常	能	能
嗜睡	迟钝	不灵敏	正常	有时不能	尚能

续表

意识状态	语言刺激反应	痛刺激反应	生理反应	大小便能否自理	配合检查
浅昏迷	无	迟钝	正常	不能	不能
昏迷	无	无防御	减弱	不能	不能
深昏迷	无	无	无	不能	不能

2. 格拉斯哥（Glasgow）昏迷评分法 评定睁眼、语言及运动反应，三者得分相加表示意识障碍程度，最高15分，表示意识清醒，8分以下为昏迷，最低3分，分数越低表明意识障碍越严重（表3-2、表3-3）。

表3-2 格拉斯哥昏迷评分法

睁眼反应	计分	言语反应	计分	运动反应	计分
自动睁眼	4分	回答正确	5分	遵医嘱活动	6分
呼唤睁眼	3分	回答错误	4分	刺痛定位	5分
刺痛睁眼	2分	语无伦次	3分	躲避刺痛	4分
不能睁眼	1分	只能发声	2分	刺痛肢屈	3分
		不能发声	1分	刺痛肢伸	2分
				不能活动	1分

表3-3 意识障碍程度

意识障碍程度	GSC评分	患者表现
清醒	13～15分	定向功能好
嗜睡	9～12分	唤醒后很快入睡，定向功能障碍
浅昏迷	7～8分	患者表现意识丧失，对高声呼唤无反应，对第二信号系统完全失去反应 对强烈的痛刺激或有简单反应，如压眶上缘可出现表情痛苦及躲避反应 角膜反射、咳嗽反射及吞咽反射及腱反射尚存在，生命体征一般尚平稳

续表

意识障碍程度	GSC 评分	患者表现
昏迷	4～6分	较浅昏迷重，患者表现对疼痛刺激无反应 四肢完全处于瘫痪状态 角膜反射、瞳孔对光反射、咳嗽反射、吞咽反射等尚存在，但明显减弱 腱反射亢进，病理反射阳性 呼吸循环功能一般尚可
深昏迷	3分	所有深浅反射消失 患者眼球固定、瞳孔散大，角膜反射、瞳孔对光反射、咳嗽反射、吞咽反射等消失，四肢瘫痪，腱反射消失 生命体征不稳定，患者处于濒死状态

3. 特殊类型的意识障碍

（1）醒状昏迷（vigil coma）：又称睁眼昏迷。患者表现为双目睁开，眼睑开闭自如，眼球无目的的活动，貌似意识清醒，但其知觉、思维、情感、记忆、意识及语言等活动均丧失，对自身及外界环境不能理解，对外界刺激毫无反应，不能说话，不能执行各种动作命令，肢体无自主运动，呈现无自主运动，呈现无意识内容，而觉醒 - 睡眠周期保存。包括以下几种类型。

1）去大脑皮质状态（decorticate syndrome）：患者能无意识睁、闭眼，眼球能活动，瞳孔对光反射、角膜反射存在，四肢肌张力高，病理反射阳性。多见于皮质损害较广泛的缺氧性脑病、脑炎、外伤等。

2）无动性缄默：患者能无目的注视检查者及周围的人，似觉醒状态，但缄默不语，肢体不能活动。

3）持续植物状态（persistent vegetative state，PVS）：因广泛脑损害后，患者丧失认知和智能活动，但保留间脑和脑干的自主神经功能的意识障碍。患者保存完整的睡

眠 - 觉醒周期和心肺功能，眼球无目的转动；但可吞咽、咀嚼、磨牙；无语；随意运动丧失。

（2）闭锁综合征（locked-in syndrome）：又称去传出状态。此综合征不属于昏迷，也不是去皮质状态或无动性缄默。其特点为患者意识清醒，但除眼球能垂直运动外，四肢不能运动，睁闭眼受限，不能言语，眼球不能水平运动等。主要是因为双侧皮质脊髓束及支配脑桥、延髓的皮质延髓束受损所致。因病变部位仅累及脑桥腹侧部，故患者意识清醒，可用眼球向上、下活动表达其意识活动。

4. 观察与判断意识变化 意识障碍程度的减轻，常表示病情有所好转；而意识障碍程度的加重，则常暗示病情趋向恶化。要对意识障碍变化的趋势，做出正确的判断，必须要有认真负责的工作态度，同时又要具备一定的识别能力，在定时观察、反复对比、认真分析和及时反映情况的基础上，做出意识变化趋势的临床判断。如在意识观察过程中，出现下列一些现象，往往表示其意识障碍有所减轻，可能是病情趋向好转。

（1）患者原处于深昏迷状态，在观察过程中，发现原本处于抑制状态的生理反射（如咳嗽、瞬目、吞咽反射）逐渐趋于灵敏或者活跃。

（2）患者原处于昏迷状态，反应极为迟钝，而后逐渐出现躁动、精神症状，或出现某些有目的、有意义的动作（如揉眼、提裤等）。

（3）患者原处于浅昏迷状态，在观察过程中，出现对语言刺激的反应，如能遵嘱闭眼、伸舌、握拳、举手等，甚至患者偶尔说出一两句有意义的话。

（4）患者在意识的观察中，格拉斯哥评分总计分由少转多，说明其反应渐趋活跃。

但若患者在意识观察的过程中，出现下列一些征象，则往往表示其意识障碍有所加重，可能是病情趋向恶化，这些情况必须引起充分注意，警惕颅内有新的危象发生。

（1）患者原来神志清楚，而后逐渐转入嗜睡状态，或不主动求食思饮。

（2）患者原有嗜睡现象，尚较易唤醒，在观察过程中，逐渐不易呼应，或需在另加其他物理刺激情况下，才能唤醒。

（3）患者经过一度严重躁动不安后，突然转入安静昏睡状态。

（4）在患者原来意识清楚的基础上，哪怕是出现一次小便失禁现象（如尿床或湿裤）。

（5）患者在按时接受药物注射的过程中，对疼痛刺激的反应趋迟钝等。

（6）患者在意识的观察中，发现格拉斯哥评分总计分由多转少说明反应渐趋迟钝。

（二）瞳孔变化及临床意义

瞳孔的变化对颅脑疾病的诊断与预后有重要的意义，瞳孔的变化也常反映病情的转归。

1. 瞳孔大小　正常成人瞳孔直径 2 ～ 4mm，两眼对称，通常差异不超过 0.25mm。

（1）双侧瞳孔散大：动眼神经受压，多见于脑干病变或阿托品类药物中毒。

（2）双侧瞳孔缩小：多见于脑桥病变，或镇静安眠类药物中毒。

（3）一侧瞳孔散大：病变在中脑，多为小脑幕切迹疝所致。

2. 瞳孔形状

（1）正常瞳孔，呈圆形，两眼等圆。

（2）瞳孔出现三角形或多边形：多见于中脑病变。

3. 瞳孔多变 如出现交替性瞳孔散大或缩小，多见于脑干病变。

4. 脑疝中瞳孔的变化

（1）小脑幕切迹疝：意识障碍进行性加重，同侧瞳孔散大，对侧肢体偏瘫，锥体束征阳性。

（2）枕骨大孔疝：呼吸突然停止，然后出现瞳孔先缩小后散大、心搏骤停。

第二节 肢体活动障碍的观察

（一）肌力和肌张力检查

肌力指肌肉主动运动时的力量、幅度和速度， 肌张力指肌肉静止松弛状态下的紧张度，两者的检查是运动系统功能检查的基本内容。

1. 肌力检查

（1）手法检查与分级：手法检查较为方便易行，临床常用的肌力手法检查是令患者做肢体伸缩动作，检查者应从相反方向给予阻力，测试患者对阻力的克服力量，并注意两侧比较，根据其完成动作的能力进行分级（表 3-4）。

表 3-4 肌力手法检查与分级

级别	名称	标准	相当于正常肌力的 %
0	零（Zero，0）	无可测知的肌肉收缩	0
1	微缩（Trace，T）	有轻微收缩，但不能引起关节运动	10
2	差（Poor，P）	在减重状态下能做关节全范围运动	25

续表

级别	名称	标准	相当于正常肌力的 %
3	可（Fair，F）	能抗重力做关节全范围运动，但不能抗阻力	50
4	良好（Good，G）	能抗重力、抗一定阻力运动	75
5	正常（Normal，N）	能抗重力、抗充分阻力运动	100

（2）器械检查：在肌力超过 3 级时，为了进一步作较细致的定量评定，须用专门器械作肌力测试，如握力计、拉力计、测力计的等。

（3）腹背肌耐力测定：由于在一般情况下肌力和肌肉耐力之间有一定的相关，故可用耐力试验评价背腹肌力，如腹肌耐力试验、背肌耐力试验等。

2. 肌张力检查 临床上常用改良的 Ashworth 分级标准见表 3-5。

表 3-5 肌张力分级及标准

级别	标准
0	正常肌张力
1	肌张力略微增加：受累部分被动屈伸时，在关节活动范围之末时呈现最小的阻力，或出现突然卡住和突然释放
1^+	肌张力轻度增加：在关节活动后 50% 范围内出现突然卡住，然后在关节活动范围后 50% 均呈现最小阻力
2	肌张力较明显地增加：通过关节活动范围的大部分时，肌张力均较明显地增加，但受累部分仍能较容易地被移动
3	肌张力严重增加：被动活动困难
4	僵直：受累部分被动屈伸时呈现僵直状态，不能活动

（二）肢体活动障碍

肢体活动障碍是指随意动作的减退或消失，按照病变的解剖部位可分为上运动神经元瘫痪（upper motor neuron paralysis）和下运动神经元瘫痪（lower motor neuron paralysis），见表 3-6。

表 3-6　上、下运动神经元瘫痪的临床特点

体征	上运动神经元瘫痪（中枢性瘫痪）	下运动神经元瘫痪（周围性瘫痪）
受损部位	大脑皮质运动区或锥体束	脊髓前角细胞（或脑神经运动核细胞）、脊髓前根、脊周围神经和脑周围神经的运动纤维
瘫痪分布	整个肢体（单瘫、偏瘫、截瘫）	肌群为主
肌张力	增高，呈痉挛性瘫痪	降低，呈弛缓性瘫痪
腱反射	增强	减弱或消失
病理反射	有	无
肌萎缩	无或轻度失用性萎缩	明显
肌束性颤动	无	可有
肌电图	神经传导正常，无失神经电位	神经传导正常，有失神经电位

临床实践中常根据瘫痪肢体的部位和范围分为单瘫、偏瘫、截瘫及四肢瘫。

1. 单瘫　表现为单个肢体出现瘫痪。急性发病者常由外伤引起，逐渐起病者见于肿瘤及颈肋压迫神经丛及神经根。中枢性单肢活动障碍病灶位于皮质或皮质下区，周围性单肢活动障碍其病灶多位于脊髓前角、前根、周围神经（表 3-7）。

表 3-7　各种病变引起的单瘫

病变部位	临床特点
周围神经丛或神经根	单瘫伴肌肉萎缩，腱反射减低或消失，肌张力低下，符合神经支配区的感觉障碍
前角病变	肌萎缩，肌张力低下，无感觉障碍
脊髓空洞症	伴分离性节段性感觉障碍
大脑局部病变	上运动神经元性单瘫
癔症性单瘫	瘫肢不稳定，与情绪波动有关，伴有不符合神经支配的感觉障碍及不符合神经解剖的体征

2. 偏瘫　表现为一侧上、下肢及面、舌瘫痪。受损部位多位于皮质运动区、内囊、脑干及脊髓的病变，其鉴别可参见表 3-8。

表 3-8　各种病变引起的偏瘫

病变部位	临床特点
皮质及皮质下	偏瘫多不完全，或上肢重，或下肢重，可伴有癫痫发作，及失用、失语、失认等症状
内囊	多为“三偏”征：偏瘫、偏身感觉障碍及偏盲
脑干	交叉性瘫痪，即患侧病变平面脑神经周围性瘫痪，对侧平面中枢性脑神经瘫及上下肢瘫痪
脊髓	不伴面、舌的上、下肢瘫痪

3. 截瘫　一般指双下肢瘫痪，单纯双上肢瘫痪者称为颈性瘫痪，临床少见。受损部位多为脊髓胸段，可因外伤、感染、血管病、中毒、遗传性疾病、肿瘤等引起。还可见于脑性、外周性和癔症性截瘫。

4. 四肢瘫　表现为四肢均瘫痪，可为神经性或肌源性瘫痪。受损部位可为大脑或脊髓（表 3-9）。还可见于多发性肌炎、肌营养不良症、周期性瘫痪、重症肌无力等。

表 3-9 各种病变引起的四肢瘫

病变部位	临床特点
双侧大脑或脑干	真、假性延髓性麻痹、精神症状、意识障碍、痴呆等
高位颈髓	可伴有延髓性麻痹症状，无痴呆、面瘫等
颈膨大	双上肢弛缓性、双下肢痉挛性瘫痪
周围神经病变	四肢弛缓性瘫痪，伴疼痛、麻木，以及手套、袜套样痛、温觉减退

第三节 生命体征的监护

（一）体温监测

1. 体温升高 多见于感染，脑室或蛛网膜下隙出血，中枢性高热。

（1）中枢性体温升高：多见于下丘脑、脑干及上颈髓病变或损害，常同时伴有意识障碍、尿崩及上消化道出血等症状，体温骤升，持续数小时、数日。此时药物解热剂一般无效，主要是以物理降温为主。

（2）周围性体温升高：多见于感染引起的炎症，可采取药物或物理降温。

2. 体温降低 多见于全麻后早期、下丘脑损伤或濒临死亡的患者，可采取保暖措施。

（二）循环功能监测

1. 心率、心律、心电波形监护

（1）中枢性心率改变：多见于脑干损伤、脑室出血或脑疝晚期。

（2）非中枢性心率改变：多见于心脏疾病，失血、脱水过度、大量出汗、补液不够、缺氧等多种原因所致的心力衰竭，以及感染所致的体温升高（一般体温每升

高 1℃，脉搏增加 15 ～ 20 次 / 分）

2. 中心静脉压监测　中心静脉压能判定患者心功能和血容量状态，其正常值为 6 ～ 12cmH_2O。在治疗脑水肿、颅内高压患者时，可借助中心静脉压指标的监测，来判定、选择、调整静脉输液量和速度。

3. 血压的监测

（1）血压过高：多见于原发性高血压、颅内高压导致的高血压，以及脑血管疾病的患者因血管痉挛所致的血压升高。

（2）血压过低：多见于容量不足、脱水过度，感染或过敏性休克所致的有效循环血量不足，以及心血管调节中枢受损导致的血压下降。

（三）呼吸监测

1. 呼吸频率

（1）呼吸频率加快（大于 30 次 / 分）：多见于脑缺氧、颅内压增高或低氧血症、脑脊液酸中毒、高热、中枢神经源性呼吸加快。

（2）呼吸频率减慢（小于 10 次 / 分）：多见于病变累及呼吸中枢、颈髓部位手术、酸中毒、Cushing 反应。

2. 呼吸紊乱与相应的脑损伤　脑的不同水平损伤可引起不同的呼吸紊乱形式（表 3-10）。

表 3-10　呼吸紊乱与相应的脑损伤

呼吸紊乱形式	脑损伤
潮式呼吸	多见于重症脑缺氧，双侧大脑半球病变，间脑病变
叹息样呼吸	多见于脑桥上部被盖部损害
点头样呼吸	多见于濒死状态
间停呼吸	多见于脑炎、颅内压增高、剧烈疼痛时
叹气样呼吸	多见于癔症、焦虑症

（四）肾功能、水和电解质及酸碱平衡监测

准确记录患者24小时出入量，定期检查患者血清肌酐、尿素氮含量、尿比重、pH、尿蛋白定量、血清钾、钠、氯等。

（刘 轶 陈茂君 吴孟航）

第四节 危重症患者的护理

1. 加强基础护理

（1）病室环境干净整洁，安静，温度、湿度适宜，定时给予通风换气。

（2）做到患者三短九洁：即头发、胡须、指甲短；眼、口、鼻、手、足、会阴、肛门、皮肤、头发洁。

（3）做好口腔护理，预防口腔感染（表3-11）。

表3-11 口腔问题及护理

口腔问题	护理
常规	生理盐水清洗口腔，每日2次。定时监测口腔内pH
口腔出血	3%过氧化氢擦洗后再用生理盐水清洗
霉菌感染	1%～4%碳酸氢钠溶液擦洗
绿脓杆菌感染	0.1%乙酸溶液擦洗
口臭	2%甲硝唑液漱口与冲洗
口腔黏膜溃疡	涂0.1%甲紫，或用冰硼散、锡类散等敷于溃疡处或用口腔溃疡贴膜
口唇干裂	涂唇膏或液状石蜡

2. 严密观察病情变化

（1）严密观察意识、瞳孔、肢体活动，做好生命体征监测。

（2）观察尿量。

（3）备好急救药品和物品，发现问题，及时给予处理。

3. 保持呼吸道通畅

（1）保持呼吸道通畅，及时清除口腔、气道分泌物或呕吐物，避免误吸，防止舌后坠。

（2）意识清醒者，应鼓励咳嗽排痰。

（3）昏迷患者应定时吸痰，吸痰前，应予以高浓度氧气吸入，吸痰时操作宜轻柔，每次抽吸时间不宜超过15秒，防止因呛咳过于剧烈而增加颅内压力。

（4）严格无菌操作，吸痰管为一次性使用，每次更换，不可反复使用。

（5）危重患者应当加强翻身和叩背，可以防止吸入性肺炎发生，当患者侧卧位时叩背，可以促使痰液在重力作用下流入大支气管，以利于痰液排出。

（6）气管切开患者切口周围皮肤每日用艾利克消毒，更换切口纱布，每日2次，当痰多时，切口纱布污染应随时更换，如使用强吸收性的泡沫敷料则每周更换2次。

4. 脑室引流的观察

（1）妥善固定引流装置，保持引流通畅，勿扭曲打折。

（2）观察伤口敷料有无渗液，浸湿后应及时更换。注意无菌操作，预防颅内感染。

（3）需搬动患者时将引流管暂时关闭，防止引流液反流入脑室造成感染。

（4）严密观察引流液颜色、性状、量及引流速度。

1）正常脑脊液无色、透明、无沉淀，24小时引流量小于400～500ml或0.3ml/min。

2）正常颅脑手术后，脑室引流可呈血性，但此颜色应逐渐由深变浅，直至清亮。若引流液的血性程度突然增高，且引流速度明显加快，可能为脑室内再出血，应立即报告医生。

3）在脑室引流的早期要特别注意控制引流速度，避免突然降压造成脑皮质塌陷。

4）引流装置不得低于脑室平面，一般高于脑室平面10 ～ 15cm 处。

5. 做好眼睛护理

（1）眼睑闭合不全，角膜外露的患者易发生角膜感染或溃疡，应做好眼睛护理。

1）用凡士林纱布覆盖眼睛或戴眼罩，或用无菌纱布、胶布牵拉上下眼睑使之闭合。

2）定时点滴抗生素眼液，睡前外涂抗生素眼膏，对分泌物较多者应先用无菌生理盐水清洗后再涂眼膏。

（2）有角膜光泽消失或浅层混浊时，应通知医生请眼科医生协助处理，将上下眼睑缝合。

6. 脑脊液耳漏和鼻漏的护理

（1）有脑脊液耳漏和鼻漏的患者，应预防感染。予以头下垫消毒敷料，抬高床头 15°，取患侧卧位，防止液体逆流致颅内感染，同时借助重力作用压闭漏口，促进漏口尽早闭合。

（2）如为脑脊液鼻漏患者应保持鼻腔清洁、通畅，及时清除鼻前庭污垢，定时用生理盐水擦洗，可在鼻前庭放置棉球以吸附液体，浸湿后更换，并记录 24 小时漏液量；禁止擤鼻、抠鼻、插胃管或经鼻吸痰；预防感冒，尽量避免打喷嚏或咳嗽。

（3）如为脑脊液耳漏患者应定时用生理盐水擦洗外耳道，可在外耳道放置棉球以吸附液体，浸湿后更换，并记录 24 小时漏液量。

7. 加强皮肤护理

（1）意识不清、肢体活动障碍、大小便失禁和术后特殊体位的患者应加强皮肤护理。

（2）根据患者皮肤情况让患者睡海绵床或气垫床。

（3）每 2 小时翻身 1 次。

（4）翻身时避免拖、拉、推患者，保持床单平整、无渣，避免潮湿、摩擦及排泄物的刺激，保持皮肤的清洁干燥。

（5）严格执行每班床旁皮肤交接，仔细检查并记录，发现问题及时处理。

8. 饮食护理

（1）保证患者足够的摄入量。

（2）根据病情给予高热量、高蛋白质、高维生素、易吸收的流质饮食。

（3）对不能进食的患者应尽早安置保留胃管，行早期肠内营养及肠外营养支持，肠内营养液注入时，注意温度适宜，速度适当，防止呕吐、反流、腹泻、便秘的发生。

（4）做好胃管及鼻饲的护理。

9. 排泄护理

（1）观察排便情况。

（2）留置尿管的患者每日用艾利克消毒尿道口 2 次，每周更换尿袋一次，注意观察尿液的量、颜色、性状等。

（3）便秘者使用缓泻剂或开塞露，观察大便的量、颜色和性状。

第五节　颅内压监测及护理

1. 适应证

（1）重型颅脑伤患者。

（2）高血压脑出血患者。

（3）颅内动脉瘤和动静脉畸形出血患者。

（4）某些择期开颅术后患者。

（5）其他需要了解颅内压动态变化的神经外科患者。

2. 禁忌证 无绝对禁忌证，但存在相对禁忌证。

（1）凝血功能异常（PT 增高，APTT 增高）。

（2）血小板＜ 10×10^9/L。

（3）免疫抑制。

3. 正常颅内压及颅内压增高 见表 3-12。

表 3-12 正常颅内压范围及颅内压增高的划分

类型	颅内压值	
正常	成人	5 ～ 15mmHg（70 ～ 200mmH_2O）
	儿童	4 ～ 7.5mmHg（50 ～ 100mmH_2O）
颅内压增高（成人）	成年人超过 15mmHg，儿童超过 7.5mmHg，即为颅内压增高	
	轻度 ICP 增高	15 ～ 20mmHg（180 ～ 260mmH_2O）
	中度 ICP 增高	20 ～ 40mmHg（270 ～ 530mmH_2O）
	重度 ICP 增高	＞ 40mmHg（＞ 530mmH_2O）

4. 监测方法

（1）有创的颅内压监测：医生在手术中将传感器放入脑室、脑组织或硬膜下，同时安置脑室引流管。患者回病房后取平卧位，由护士将监护导管与监护仪相连，调定“0”点后，即可在监护仪上持续动态地观测到颅内压的波形及相应数据。此方法是目前应用最多的方法，传感器放入脑室进行颅内压监测是颅内压监测的金标准。

（2）无创的颅内压监测：通过眼内压、经颅多普勒、闪光视觉诱发电位、鼓膜移位法和生物电阻抗法等无创监测技术取得了一定进展，有的正在临床试验应用。

5. 护理　颅内压监护（有创监测）的护理见表 3-13。

表 3-13　颅内压监护的护理

项目	内容
正确使用颅内压监护仪	正确连接监测装置 监测前对监护仪进行性能测试，使各部件工作正常无机械性误差，减少故障报警，减少不良刺激 每次监测前均要校准“0”点，并定时校正“0”点 监护时患者保持平卧或头抬高 10° ～ 15° 为宜 妥善保护监测装置的接头导线防止扭曲、折叠或脱出
保证监测的准确性	对患者行各种操作如翻身、吸痰时，动作必须轻柔，尽量减少刺激 因患者躁动、尿潴留、便秘及癫痫发作等均可影响颅内压值，颅内压值通常会升高，应及时发现，正确处置，以排除外界因素的干扰 患者卧位时，尽量使躯干和头部保持同一轴线，以免造成气道及颈静脉扭曲，影响通气功能和颈静脉回流，从而导致颅内压升高 当出现颅内血肿、严重脑水肿、伤口疼痛、缺氧等情况时，患者可出现躁动不安，应及时查找原因，对症处理，必要时使用镇静剂，让患者平静后再测量，确保颅内压监测的准确性 癫痫发作可导致 ICP 增高， 加重脑缺氧和脑水肿，一旦出现癫痫，应紧急处理，对易诱发癫痫的病变，可予以预防性给药
结合生命体征及其他征象，综合判断	在护理过程中应及时发现颅内压及病情变化，如观察不及时，将会延误抢救时机 颅内压与意识、瞳孔及生命体征有着联动作用，监测过程中，同时需严密观察神志、瞳孔及生命体征变化，并结合颅内压数据，进行综合、准确的判断，抓住抢救时机 当患者由嗜睡转为浅昏迷时，表示病情加重 患者颅内压＞ 40mmHg（5.3kPa）时，为重度颅内压增高，应立即通知医生，并将患者头部抬高 20° ～ 30°，给予吸氧，遵医嘱给予脱水治疗

续表

项目	内容
正确保护监护装置，预防感染	保持监护及引流装置的全封闭，避免漏液 严格无菌操作，各管道接头每日消毒 1 ～ 2 次，并用无菌纱布包裹，患者头下铺垫无菌巾，每 4 小时更换 1 次 颅内压监测一般不超过 5 日

第六节　亚低温治疗及护理

一、亚低温的概念

使用冬眠药物和物理降温的方法，使患者体温降至 32 ～ 35℃，使中枢神经系统，特别是大脑皮质与自主神经系统受到全面而良好的保护性阻滞，以减轻机体对外伤或其他病变所引起的不良反应，保护机体免受过多的消耗，以达到治疗的目的，为亚低温治疗。

二、适应证

（1）严重的颅脑损伤、脑血管意外或颅脑术后出现中枢性高热及自主神经功能紊乱。

（2）严重的感染、中毒合并脑功能障碍者，体温高热及自主神经功能紊乱。

（3）各种原因的高热状态而无呼吸、循环衰竭。

（4）大手术时作为辅助麻醉。

（5）各种原因引起的心搏骤停，经抢救复苏者，因脑一度缺氧，复苏后可能出现脑水肿、肿胀。

三、禁忌证

（1）各种原因的休克、昏迷。

（2）病变晚期机体处于衰竭状态。

（3）颅内血肿或疑有颅内血肿。

（4）老年体弱者、婴幼儿。

（5）严重的心、肝、肾疾病。

四、常用冬眠药物的配方与剂量

临床现已投入使用的冬眠合剂有 6 种配方，但临床常用的有冬眠合剂 1 号、2 号和 4 号（表 3-14）。

表 3-14 常用冬眠合剂配方

合剂	配方	成人剂量（mg）	小儿剂量 [mg/（kg·次）]
1 号	氯丙嗪	50	0.5 ～ 1
	异丙嗪	50	0.5 ～ 1
	哌替啶	100	0.5 ～ 1
2 号	二氢麦角碱	0.6	0.01 ～ 0.02
	异丙嗪	50	与 1 号相同
	哌替啶	100	与 1 号相同
4 号	乙酰丙嗪	20	0.5
	异丙嗪	50	与 1 号相同
	哌替啶	100	与 1 号相同

五、亚低温治疗的实施

（一）监测脑温的方法

脑温的测量分为直接测量和间接测量。

1. 直接测量 须开颅脑室造口，将脑温探头放入脑室中，通过半导体温度显示装置监测脑温变化。

2. 间接测量 直肠测温和鼻腔深部测温，肛温探头放入肛门内 6 ～ 10cm，鼻温探头置入鼻咽深部。

（二）用药

（1）根据患者的具体情况和冬眠药物的性能选择用药。

（2）冬眠合剂均可用全量或半量作肌内注射、静脉注射、静脉滴注或静脉泵入，每 4 ～ 8 小时 / 次。

（3）以保持患者处于昏睡状态，四肢肌张力无增高，皮肤无毛孔收缩，无寒战，生命体征稳定的最小剂量为佳。

（三）物理降温

使用适量的冬眠药物，待自主神经受到充分阻滞、机体御寒反应消除、患者进入昏睡状态后，再加用物理降温措施（表 3-15）。

表 3-15　物理降温方法

	方法	特点
体表降温（常用）	用冰水浸浴或冰屑、降温毯降温，或头部用冰帽，大血管用冰袋降温	该方法简单易行，费用低，但患者达到治疗温度所需时间长，冷热不均易致寒战
体腔降温（不常用）	用低温无菌生理盐水灌入胸腔或腹腔进行降温	操作有一定难度，冰水直接接触心脏有发生心室颤动和心律失常的严重并发症 通过快速输入大量冷却液体降温，对心、肺、肾带来巨大挑战，不推荐
血液降温（有条件使用）	（1）血管内降温法： 1）血管内灌注降温 2）血管内热交换降温 （2）体外循环法	采用介入方法把温度控制管子插入人体动脉中，对血液降温。降温迅速，准确 利用体外循环技术降温迅速，准确，相对安全，但过程复杂，有创伤，经费昂贵，一般大型医疗中心采用

物理降温方法可根据具体条件加以选用。经 4 ～ 12 小时患者体温降至 32 ～ 35℃。

亚低温治疗持续的时间应视病情而定，一般持续时间为 3 ～ 5 日，若病情危重可相应延长治疗时间，但一般不应超过 10 日。

（四）复温方法

目前多主张自然复温即首先停用物理降温措施，然后逐渐停用冬眠药物，盖上被子，体温一般可自然回升，以平均 4 小时升高 1℃，整个复温过程持续 12 小时以上，使体温恢复到 37℃左右为宜。禁复温过快，以防止发生复温休克。

六、亚低温患者的监护及并发症的防治

（一）呼吸系统

低温可引起呼吸减慢，潮气量下降甚至呼吸抑制。另外，中枢镇静、镇痛剂对呼吸中枢也有抑制作用，肌松剂可导致呼吸肌麻痹、呼吸骤停等。

亚低温治疗的患者由于始终处于冬眠状态，痰液不能自主咳出，易导致误吸，异丙嗪有抗组胺的作用而导致呼吸道分泌物黏稠，分泌物潴留易导致肺不张，所以，需要及时清理呼吸道分泌物，使呼吸道保持通畅。

亚低温治疗的患者应注意观察患者呼吸频率、模式、SpO_2、动脉血气指标，必要时用呼吸机支持呼吸。

（二）心血管系统

（1）低温可引起心率减慢、血压下降、严重者可出现各种心律失常，甚至心电图改变。低温的心电图改变为 QRS 波增宽，QT 间期延长。

（2）低温期间最好设有 24 小时动态心电监护，以保

证重要生命器官的血供，患者的心率维持在 60 次 / 分，血压 90/60mmHg（12/8kPa）以上比较安全。

（3）复温过程中由于血管扩张，回心血量减少，易引起低血容量休克，为此复温速度宜缓慢，一旦发生复温休克，可用儿茶酚胺类药物提高外周阻力。

（三）神经系统

（1）亚低温对脑组织无损害，但低温可能掩盖颅内血肿的症状，应特别提高警惕。

（2）复温过快、发生肌颤易引起颅内压增高。

（3）注意颅内压的监测，观察有无颅内压增高表现。

（四）体温

体温是亚低温治疗监护的主要内容，肛温和鼻腔温度维持在 32 ～ 35℃比较安全，过高达不到降温的目的，体温过低易导致一系列并发症，禁忌体温忽高忽低。

护理上应注意以下几点。

（1）冬眠药物适量，根据患者情况及时调整冬眠药物泵入速度，严防寒战发生。

（2）物理降温恰当，及时更换冰袋，维持半导体制冷降温机工作正常，调节室内温度为 18 ～ 22℃。

（3）需鼻饲时，饮食温度 30 ～ 32℃为宜或不能超过当时体温。

（五）其他并发症

（1）电解质紊乱。

（2）感染：以肺部感染最为多见。

（3）冻伤和压疮。

（4）消化道出血。

【特别关注】

（1）颅内压的动态观察。
（2）脑疝前兆的观察及处理。
（3）危重患者的呼吸道管理。
（4）意识变化的判断及处理。

【前沿进展】

指甲式血氧仪和家庭多参数监护仪

血氧仪采用无创式红外测量技术测量手指、脚趾、耳朵，这是最常见的测量血氧的方法，测量对象更准确的叫法是血氧饱和度即 SpO_2，并将所测试出来的结果以数字形式表示，主要显示的是实际含氧量下全氧饱和度的比值，一般用百分比表示，人体健康的典型血氧饱和度为 90% ～ 100%，但最低也可以低到 60%。

随着生活水平的提高，单一参数的家庭监护仪已不能满足人们的需要，家庭监护逐渐向多参数监护方向发展。多参数监护仪用于长期连续监测患者的心电、血压、血糖、血氧、体温等多种生理参数。多参数监护仪可同时采集人体的多种生理参数，为医生判断疾病提供更多的可靠依据，提高判断疾病的准确度。家庭健康监护是各国医疗发展的方向，也是社会进步的文明标志。随着科学技术的发展，家庭健康监护仪将向多参数、多网路、智能化的方向发展。

【知识拓展】

微波多普勒雷达可实现非接触的生命体征检测

用电磁波探测人体目标时，由于人体心肺活动，回波信号将发生多普勒效应，运用一定的信号处理方法，可提取出与心肺相关的生命体征信息。基于多普勒雷达的生命体征检测具有非接触、穿透性等优点，有潜力应用于日常健康监测、特殊人群监护、医疗诊断、灾难救援及安防等领域。在多普勒生物雷达系统研制中，充分考虑了实际应用场合的需求。其中包括：将系统小型化、轻量化以提高便携性甚至可以随身佩戴；降低系统的功耗，延长续航时间；采用通用的无线数据接口以配合智能手机、移动设备进行心肺参数分析，并具备与云计算平台连接，纳入社会医疗服务网络的潜力。

（戴和伶　陈茂君　吴孟航）

参 考 文 献

胡巍. 2014. 中国科学技术大学博士论文. 基于多普勒雷达的非接触式生命体征检测技术研究. 北京: 中国博士学位论文数据库
李佳, 吴水才, 李艳峥, 等. 2007. 家庭健康监护仪的研究进展. 医疗设备信息, 22(3): 55~58

第四章　神经外科围手术期护理

【概述】

术前准备和术后护理是手术治疗的重要环节，也是关系到手术成败的主要原因之一，所以应高度重视。术前准备的目的是通过采取各种措施，使患者生理、心理状态接近正常，以更好地耐受手术打击；术后护理的目的是预防各种并发症的发生，促使患者早日康复。

【神经外科手术的分类】

神经外科手术分类见表 4-1。

表 4-1　神经外科手术分类

手术分类	举例
择期手术	如颅骨成形术、头皮肉芽肿、骨瘤等
限期手术	如颅内肿瘤
急诊手术	如急性颅内血肿、颅内占位病变发生脑疝时

【术前护理措施】

（一）急诊手术术前准备

（1）评估患者意识、瞳孔、生命体征、肢体活动及有无其他伴随疾病，建立观察记录。

（2）遵医嘱快速输入脱水剂、激素、止血药等。

（3）立即更衣、剃头、配血、皮试、必要时导尿。

（4）准备术中用药、CT、MRI 片。

（5）保持呼吸道通畅，吸氧，必要时吸痰。

（6）如呼吸有暂停，应立即配合医生气管插管，静脉推注呼吸兴奋剂，用简易呼吸器辅助呼吸的同时送往手术室。

（二）择期、限期手术术前准备

（1）术前练习：针对颅内动脉瘤拟行颈动脉结扎术或颈内动脉海绵窦瘘的患者，术前进行 Matas 试验。

（2）垂体瘤经蝶入路者，术前 3 日开始用复方麻黄碱滴鼻液滴鼻，漱口液漱口，术前 1 日剪鼻毛。

（3）安全评估：患者入院后，及时进行压疮、跌倒 / 坠床危险因素及生活自理能力评估，特别是有精神症状、癫痫大发作、视野缺损、幻视、偏瘫、感觉障碍等表现的患者根据评估结果留陪护，采取预防压疮、烫伤、跌倒 / 坠床等护理措施。

（4）对症治疗：提高手术耐受力（表 4-2）。

表 4-2　不符合手术条件患者的术前对症处理

类型	对症处理
营养不良者	予高热量、高蛋白饮食
肺部感染	在病情许可下，须待感染控制，体温正常后才可施行手术
颅内异物摘除术或脑脊液漏修补术	应首先采用抗菌治疗，待脑膜炎治愈后手术
急性脑炎期和化脓期的脑脓肿的患者	待全身感染症状好转、脑炎局限、脓肿包膜形成后（感染后 4 ～ 8 周）再行手术治疗
糖尿病者	术前应控制空腹血糖在 8.3mmol/L 以下才能手术
肝肾功能不全者	在病情允许下，待肝肾功能恢复后再手术，注意使用对肝肾无损害的药物
垂体瘤或第三脑室附近肿瘤已有垂体或丘脑下部功能障碍者	应在术前 2 ～ 3 日应用肾上腺激素药物

5. 术前一般常规准备 见表 4-3。

表 4-3 神经外科术前常规准备

时间	内容	
术前	心理护理	（1）解释手术的必要性、手术方式、注意事项 （2）鼓励患者表达自身感受 （3）教会患者自我放松的方法 （4）针对个体情况进行针对性心理护理 （5）鼓励患者家属和朋友给予患者关心和支持
	饮食护理	（1）根据情况给予高蛋白、高热量、高维生素、低脂、易消化、少渣食物 （2）不能进食者遵医嘱静脉补充热量及其他营养
	术前检查	协助完善相关术前检查：血常规、尿常规、肝肾功能、心肺功能、CT、MRI 等
	排便训练	术前指导患者练习床上使用大小便器
	呼吸道准备	吸烟患者戒烟，减少对呼吸道刺激
	手术皮肤准备	术前 2 日开始，每日用洗头膏洗头，然后用氯己定清洁消毒头皮或手术部位皮肤
	加强生活护理，防止意外发生	
术前 1 日	（1）合血或自体采血，以备术中用血 （2）行抗生素皮试，以备术中、术后用药 （3）常规备皮、剪指甲、洗澡、更衣，检查头部是否有毛囊炎、头皮是否有损伤 （4）术前 8 小时禁食禁饮，以免麻醉中误吸 （5）术前睡眠差及心理紧张者，遵医嘱予镇静剂 （6）为长头发的女患者编好发辫，便于术中暴露手术部位	
术晨	（1）术晨遵医嘱带入术中用药 （2）测生命体征，如有异常或患者发生其他情况（如女患者月经来潮），及时与医生联系	

续表

时间	内容
术晨	（3）遵医嘱给予术前用药 （4）更换清洁病员服 （5）准备好病历、CT、MRI 片等以便带入手术室 （6）填好并打印手术患者术前评估与交接单，与手术室人员进行患者、患者腕带、药物核对后，送患者入手术室 （7）昏迷患者或行气管切开者应吸净呼吸道分泌物 （8）术前已行脑室引流者应夹闭引流管，待进入手术室将引流瓶悬挂在一定高度后才能打开 （9）患者入手术室后，由医生在手术室用医用专用备皮器推除手术切口周围 3cm 毛发

【术后护理措施】

1. 术后体位护理 各种颅脑手术术后体位见表4-4。

表 4-4 各种颅脑手术术后体位

类型	体位
全麻未清醒	平卧，头偏向一侧
清醒者	抬高床头 15° ～ 30°
较大肿瘤术后	瘤腔保持高位
经蝶入颅手术术后	半坐卧位
脊柱手术	头颈和脊柱的轴线保持一致
婴幼儿脑脊膜膨出修补术后	切口应保持在高位
慢性硬膜下血肿	头低脚高位
后组脑神经受损、吞咽功能障碍者	侧卧位
开颅术后	健侧卧位，幕下开颅术后的患者翻身时，应扶住头部，避免扭转脑干，影响呼吸

2. 术后一般常规护理　神经外科术后一般护理常规见表 4-5。

表 4-5　神经外科术后护理常规

类型	具体内容
全麻术后护理常规	了解麻醉和手术方式、术中情况、切口和引流情况 持续吸氧 2 ～ 3L/min 持续心电监护 床挡保护防坠床，必要时行四肢约束 病情观察：动态观察患者的意识、瞳孔、生命体征、神经系统体征等，若在原有基础上有异常改变，应高度重视，随时 CT 复查，排除是否有颅内出血
伤口观察及护理	若有渗血渗液，应及时更换敷料 观察头部体征，有无头痛、呕吐等
呼吸道管理	保持呼吸道通畅 有气管插管或口咽通气道的患者注意观察呼吸频率和幅度、氧饱和度，若出现不耐管或咳嗽、吞咽反射等，应及时通知医生拔管
各管道观察及护理	输液管保持通畅，留置针妥善固定，注意观察穿刺部位皮肤 尿管按照尿管护理常规进行，开颅术后患者清醒后，术后第 1 日可拔除尿管，拔管后注意关注患者自行排尿情况 颅脑引流管的护理见表 4-6、表 4-7
营养和补液	清醒患者术后 6 小时进食 昏迷患者：鼻饲 脑水肿颅内压高者补液速度不能过快，补液量不可过多
镇痛与镇静	颅脑手术后患者如诉头痛，应分析头痛的原因，然后对症处理 切口疼痛：发生在手术后 24 小时内 颅内压增高引起的头痛：发生在脑水肿高潮期，即术后 2 ～ 4 日 术后血性脑脊液刺激脑膜引起的头痛：需行腰椎穿刺引流血性脑脊液

续表

类型	具体内容
镇痛与镇静	颅内低压引起的头痛; 原因: 脑脊液外漏或脑脊液引流过度。可给以缝合漏口、抬高引流瓶位置、鼓励饮水、取头低位或注射用水 10ml 椎管内注射 颅脑手术后不论何种原因引起的头痛都不宜使用吗啡及哌替啶
癫痫观察	注意观察有无癫痫发作，及时给予抗癫痫药物，其观察和处理详见“第三十三章 癫痫的护理”
高颅内压的观察	注意观察有无颅内压增高的征象，其观察和处理详见“第二章 颅内压增高及脑疝”
基础护理	做好口腔护理、尿管护理、定时翻身、雾化、患者清洁等工作

3. 术后各种引流管的护理 神经外科术后各种引流管的护理见表 4-6 及表 4-7。

表 4-6 神经外科引流管护理常规

项目	内容
通畅	定时检查，保持通畅 勿折叠、扭曲、压迫、堵塞管道 每日倾倒引流液 引流不畅的常见原因: ①引流管过细，被血凝块、破碎脑组织堵塞。②引流管放置过深，盘旋于创腔内，引流管的侧孔贴附于脑组织。③脑组织水肿及颅内血肿，压迫包裹引流管。④脑室引流不畅可能由于颅内压过低。⑤引流管被固定线压迫、折叠引流管 引流不畅的处理注意事项: ①针对以上因素对应处理: 调节引流开关，适当放低引流瓶，增加压力梯度，促进引流，若不奏效，可挤捏引流管、旋转或适当退出引流管。②若仍不通畅，应行 CT 检查，排除异常情况。③应高度警惕颅内血肿

续表

项目	内容
固定	胶布注意正确粘贴，确保牢固 引流管的长度应适宜，使患者的头部有适当的活动空间 进行翻身等护理操作时必须先将引流管安置妥当，避免意外发生 告知患者及陪护人员引流管重要性，预防计划外拔管 若引流管不慎脱出，切勿自行安置，应立即通知主管医生
预防感染	搬动患者时，应先夹住引流管 引流液超过瓶体一半时，即应倾倒，以防因液面过高所致的逆流污染 每日定时按无菌操作原则更换引流装置，保持引流管与伤口或黏膜接触位的洁净，以防感染 遵医嘱合理使用抗生素
观察并记录	观察引流液性状、颜色、量；正常情况下手术当日引流液为暗红色，以后引流液逐渐变浅、变清。若术后 24 小时后仍有新鲜血液流出，应通知医生，给予止血等药物，必要时再次手术止血 感染后的脑脊液混浊，成毛玻璃状或有絮状物 观察安置引流管处伤口敷料情况 观察患者生命体征，有无颅内压增高或降低征象
拔管	拔管后注意观察意识、瞳孔、生命体征的变化及置管处有无脑脊液漏

表 4-7　神经外科不同引流管的护理要点

类型	位置	拔管	其他
脑室引流管	高于侧脑室 10～15cm	术后 3～4 日 在使用抗生素的情况下可适当延长至 10～14 日	引流速度不能过快 引流量小于 500ml/d 拔管前 1 日试行抬高引流瓶或夹闭引流管 24 小时，了解有否颅内压增高的表现

续表

类型	位置	拔管	其他
创腔引流管	早期高度与头部创腔一致	术后2～4日	48小时后根据引流性质决定高度，若量较多、色浅，应适当抬高引流瓶；引流物血性色深时，引流瓶低于创腔
硬膜外引流管	引流瓶低于创腔	术后1～2日	可适当给予负压引流
硬膜下引流管	引流瓶低于创腔30cm	术后3～5日	头低足高位。必要时让患者吹气球 术后不使用脱水剂，也不限制水分摄入
脓腔引流管	引流瓶低于脓腔30cm	待脓腔闭合时拔除	待术后24小时、创口周围初步形成粘连后方可进行囊内冲洗
腰穿持续引流	引流瓶悬吊于床下20cm	术后7～10日	控制引流速度：每分钟滴速不超过5滴。每日引流200～300ml 预防感染，及时送检脑脊液

注：神经外科引流瓶的高度应根据引流量灵活处理，若引流量过快过多，应适当抬高引流瓶或调节开关减慢引流速度，若引流量过少，应调节开关使引流速度加快，或放低引流瓶，增加压力梯度。

【并发症的处理及护理】

并发症的处理和护理见表4-8。

表 4-8　神经外科术后常见并发症及处理

常见并发症	临床表现	处理
术后出血	是最严重的并发症。出血多发生于 24 ～ 48 小时内 大脑半球手术后出血具有幕上血肿的症状：意识障碍、患侧瞳孔进行性散大，血压增高、脉压差增大、呼吸深慢、脉搏缓慢有力，呈现 Cushing 反应及颅内高压症状 颅后凹手术后出血具有幕下血肿的表现：剧烈疼痛、频繁呕吐，颈项强直、强迫头位、呼吸慢而不齐，甚至骤停 脑室内术后出血可有高热、抽搐、昏迷、生命体征严重紊乱	严密观察引流液的颜色和量 动态观察患者的意识、瞳孔、生命体征、神经系统体征等，若在原有基础上有异常改变，应高度重视，随时 CT 复查，排除是否有颅内出血 遵医嘱给予止血类药物 必要时行血肿清除术
术后感染	切口感染：多在术后 3 ～ 5 日。临床表现：患者感到切口再次疼痛，局部有明显红肿压痛及脓性分泌物，头皮所属淋巴结肿大 颅内感染：多在术后 3 ～ 4 日。临床表现：头痛、呕吐、发热、嗜睡甚至出现谵妄和抽搐，脑膜刺激征阳性，腰穿脑脊液混浊，白细胞增加并可查见脓球 肺部感染：多在术后 1 周，肺部感染如不能及时控制，可因高热导致或加重脑水肿，甚至发生脑疝	保持伤口敷料清洁干燥 保持呼吸道通畅 保持引流管无菌，避免引流液倒流引起逆行感染 遵医嘱使用抗生素 遵医嘱予物理或药物降温
中枢性高热	丘脑下部、脑干、上颈髓损害均可引起中枢性体温调节障碍 多发生于术后 12 ～ 48 小时内，体温高达 40℃	中枢性高热往往不易控制，物理降温效果差，应及时行冬眠低温疗法（亚低温治疗）

续表

常见并发症	临床表现	处理
尿崩症	常见于颅咽管瘤、垂体瘤、鞍区附近手术，累及下丘脑，影响抗利尿激素分泌功能 表现为：口渴、多饮、多尿（一般4000ml以上，甚至可达10 000ml，相对密度低于1.005）	肌内注射垂体后叶素、鞣酸加压素或口服乙酸去氨加压素片
消化道出血	鞍区、第三脑室前分和脑干附近的手术，损伤丘脑下部和脑干，反射性引起胃黏膜糜烂、溃烂甚至穿孔	禁食，胃肠减压 观察引流液的颜色、性质和量 遵医嘱使用止血药物
顽固性呃逆	常在第三脑室、第四脑室或脑干手术后发生	先检查上腹部，如有胃胀气或胃潴留应安胃管抽尽胃内容物 在排除因膈肌激惹所致的呃逆后可用： （1）压迫眶上神经 （2）刺激咳嗽 （3）肌内注射氯丙嗪或哌甲酯
术后癫痫	早期癫痫多为脑组织缺氧、大脑皮质运动区受刺激所致。术后2～3日内出现，多为暂时性，脑循环改善和水肿消失，不再发作 晚期（术后几个月）由脑瘢痕引起，常为持久性	晚期癫痫应用抗癫痫药物治疗 长期药物无效可考虑手术 其他护理见“第三十三章癫痫的护理”

【特别关注】

（1）病情观察。

（2）术后引流管的护理。

（3）颅内出血的预防及处理。

【前沿进展】

加速康复外科在神经外科的应用

近年来，一种新的理念——加速康复外科（fast-track surgery，FTS）正在悄然兴起，并在外科康复护理中越来越受重视。

FTS是指对于一些择期手术的患者，在基于循证医学证据的前提下，采用一系列可行而有效的围手术期优化处理措施，减少术后应激和并发症，加快患者术后康复。

其具体内容包括：

1. 术前护理

（1）详细的术前宣教：这是FTS中的重要因素。

（2）不常规做肠道准备：FTS理念认为，结直肠手术前可不必行常规术前准备。

（3）无须严格的禁食：FTS理念认为，术前2小时禁饮与传统术前12小时禁食、4小时禁水相比，无不良反应，反而恶心、呕吐的发生率较低。

2. 术后护理

（1）早活动、早进食：在病情允许的情况下，尽早下床活动，早期肠内营养。

（2）术后镇痛：FTS提倡多模式镇痛，即联合使用两种以上的镇痛药或镇痛辅助药，药物之间取得相加的（甚至协同的）镇痛效果，从而减轻伤口疼痛，抑制应激反应，减少由此而引发的并发症。

（3）尿管的应用：不宜常规放置。如确需放置，应尽早拔除，以不超过24小时为宜。

术前禁食、禁饮研究进展

近20年来，长时间禁食、禁饮（non-peros，NPO）引起脱水、口渴、饥饿、烦躁、低血糖等不良后果备受关注。1999年美国麻醉医师协会（ASA）重新修订了术前禁食指南，规定成人和儿童术前6小时可进易消化食物如茶、面包、牛奶等；术前8小时可进固体食物；允许患者术前2小时进食清流质，包括饮料、茶、咖啡、果汁等，但不包括牛奶，以及其他含脂肪的饮料。澳大利亚和新西兰麻醉协会禁食的指南（2000）认为：麻醉前6小时禁固体饮食，麻醉前2小时可以饮清流质不超过200ml，应该避免因为长期禁食导致的体液不足。国内也有较多类似研究支持NPO时限的缩短和术前2小时给予糖类液体。

然而，关于NPO的基础和临床实践，如是否适合糖尿病患者、胃排空延迟患者等，这些尚需进一步采用严谨的科研设计来研究。如何对NPO的研究成果进行补充、完善和推广应用，也是我们努力的方向。

【知识拓展】

麻沸散——世界最早的麻醉剂

在《三国演义》这部小说中有一段广为流传的故事，那就是关公“刮骨疗毒”。据说关羽右臂中了毒箭，当时的名医华佗为关羽治疗，他看了伤口后，决定施以手术，并建议服“麻沸散”麻醉。关羽不肯用，华佗便拿出尖刀刮尽了腐肉和受损的骨膜，搽上了药，又用丝线将伤口缝好，保全了关羽的手臂和性命。

小说中讲的“麻沸散”就是世界上最早发明和使用的麻醉剂，由我国古代著名而杰出的医学家华佗所创造，公元2世纪我国已用“麻沸散”全身麻醉进行剖腹手术，到 19 世纪中期欧美医生才开始施用麻醉药，比我国整整晚了 1600 多年。这是无法比拟的创举，使祖国医学一直遥居世界前茅。

1979 年中外出版社出版了一本《华佗神方》，由唐代孙思邈编集，书中还记载着一道“麻沸散”的配方，道“此方专治腹中病结或患圆形或长形肿块，各药不效，必须割破小腹取出，或脑内有病，必须劈开头脑，取出病邪之物则头风自去”。服此方能令人麻醉，不知人事，任人劈破不知痛痒，说明麻醉作用还很强。由此可知华佗当时对于脑外科和普外科及麻醉学方面已达到相当水平。遗憾的是，华佗“麻沸散”的配方已经失传。

（陈茂君　崔文耀　吴孟航）

参考文献

段杰, 王庆珍, 金颖. 2001. 神经外科护理. 北京: 科学技术文献出版社

范文静, 章晓军. 2009. 各种手术术前备皮的研究进展. 安徽医药, 13(11): 1420～1422

葛美叶, 侯晓群, 张倩. 2005, 开颅手术条带状备皮的效果. 护理研究, 19(5B): 869

龚春兰, 唐玉平. 2009. 术前禁食、禁饮的研究现状及进展. 解放军护理杂志, 26(5A): 38～40

侯晓群, 张倩, 葛美叶, 等. 2005. 女性开颅手术小区域条带状备皮效果观察. 护理学杂志, 20(2): 15

刘翠侠. 2007. 患者手术前禁食禁水时间的研究进展. 护理与康复, 6(8): 517～519

王菊吾, 申屠敏姣, 张晓霞. 2007, 改进术前备皮法的效果分析. 中华护理杂志, 42(1): 1039, 1040

于宝华, 王庆宝, 韩国新. 2009. 加速康复外科在神经外科的应用. 泰山医学院学报, 30(2): 154～157

中华中医网. 2005. 麻沸散——世界最早的麻醉剂. http://www.zhzyw.org/zycs/zz/0852810KK5J71C4IA7CHF013.html[2015-4-21]

左爱英, 林媛, 孙巧妹. 2005, 术前术野剃毛与术后切口感染关系的Meta分析. 中国感染控制杂志, 4(4): 315～317

Bird BJ, Chrisp DB, Scrimgeour G. 1984. Bird Extensive pre-operative shaving: A costry exercise. Nz Med, 97(766): 727

Agrawal D, Manzi SF, Gupta R, et al. 2003. Prep rocedural fasting state and adverse events in children undergoing procedural sedation and analgesia in a pediatric emergency department. Ann Emerg Med , 42: 636～646

Cruse PJE, Foond RRN. 1980. The epidemiology of wound infection A ten-year prospective study of 62 939 wounds. Surg Clin North Am, 60: 27～40

Davis J. 1975. Preoperative preparation of the skin with a depilatory. S Afr Med J, 49(42): 1761， 1762

Dorothy MF. 2002. Hair remove. AORN, 74(5): 727

Hoe Ny. 1985. Is preoperative shaving really necessary. Ann Acad Med Singapore, 14(4): 700

Olson MM. 1986. Pre-operative hair remover with clipper does not infectionratein clean surgicalwound. SugCymecal, 2: 162～181

第五章　神经外科常用药物简介

第一节　降低颅内压类

一、甘露醇

药名：甘露醇注射液。

英文名：Mannitol Injection。

用法：IV。

适应证：用于治疗各种原因引起的脑水肿，降低颅内压，防止脑疝。

禁忌证：

（1）已确诊为急性肾小管坏死的无尿患者，包括对试用甘露醇无反应者，因甘露醇积聚，引起血容量增多，加重心脏负担。

（2）严重失水者。

（3）颅内活动性出血者，因扩容会加重出血，但颅内手术时除外。

（4）急性肺水肿或严重肺淤血。

不良反应：

（1）水和电解质紊乱。

（2）口渴、一过性头痛、眩晕、视物模糊。

（3）寒战、发热，排尿困难。

（4）血栓性静脉炎，如外渗可致组织水肿、皮肤坏死。

（5）过敏引起皮疹、荨麻疹、呼吸困难、过敏性休克。

二、呋喃苯胺酸（呋塞米）

药名：呋喃苯胺酸（呋塞米）。

英文名：Furosemide（Frusemide）。

用法：IV；PO。

适应证：

（1）周围性水肿。

（2）脑水肿。

禁忌证：低钾血症、超量服用洋地黄、肝性脑病患者禁用。晚期肝硬化患者慎用。

不良反应：

（1）水和电解质紊乱。

（2）可能出现轻微恶心、腹泻、药疹、瘙痒、视物模糊等不良反应，有时可发生起立性眩晕、乏力、疲倦、肌肉痉挛、口渴。

（3）长期应用可致胃及十二指肠溃疡。

三、甘油果糖

药名：甘油果糖注射液。

英文名：Glycerol And Fructose Injection。

用法：IV。

适应证：

（1）脑血管病、脑外伤、脑肿瘤、颅内炎症及其他原因引起的急慢性颅内压增高，脑水肿等症。

（2）缓解脊髓、神经根压迫症状。

（3）脑外科手术缩小脑容积。

禁忌证：

（1）对有遗传性果糖不耐症患者禁用。

（2）对严重循环系统功能障碍、尿崩症、糖尿病患者慎用。

不良反应：一般无不良反应，偶可出现溶血现象。

第二节　抗癫痫和抗惊厥类

一、丙戊酸钠

药名：丙戊酸钠（德巴金）。

英文名：Sodium Valproate（Depakene）。

用法：IV；PO。

适应证：全身性或部分性癫痫。

禁忌证：

（1）急、慢性肝炎。

（2）个人或家族有严重肝炎史，特别是药物所致肝炎。

（3）对丙戊酸钠过敏者。

（4）卟啉症。

不良反应：

（1）偶有肝损害。

（2）致畸胎危险。

（3）消化道紊乱（恶心、胃痛）。

（4）其他非特异性症状：通常突然出现，如乏力、厌食、嗜睡。

二、左乙拉西坦

药名：左乙拉西坦（开浦兰）。

英文名：Keppra（Levetiracetam　Tablets）。

用法：PO。

适应证：用于成人及 4 岁以上儿童癫痫患者部分性发作的治疗。

禁忌证：对左乙拉西坦过敏者或者对吡咯烷酮衍生物过敏的患者禁用。

不良反应：

1. 神经系统 嗜睡、健忘、共济失调、惊厥、头晕、头痛、震颤。

2. 精神心理变化 易激动、抑郁、情绪不稳、人格改变、失眠、神经质。

3. 消化系统 腹泻、消化不良、恶心、呕吐、食欲减退。

4. 呼吸系统 咳嗽增加。

5. 血液系统和淋巴系统 异常变化。

6. 其他不良反应 眩晕、复视、皮疹、感染。

三、拉莫三嗪

药名：拉莫三嗪片（利必通）。

英文名：Lamotrigine Tablets。

用法：PO。

适应证：

1. 癫痫 对 12 岁以上儿童及成人的单药治疗。

（1）简单部分性发作。

（2）复杂部分性发作。

（3）继发性全身强直－阵挛性发作。

（4）原发性全身强直－阵挛性发作。

2. 对 2 岁以上儿童及成人的添加疗法

（1）简单部分性发作。

（2）复杂部分性发作。

（3）继发性全身强直－阵挛性发作。

（4）原发性全身强直－阵挛性发作。

本品也可用于治疗合并有 Lennox-Gastaut 综合征的癫痫发作。

禁忌证：禁用于已知对拉莫三嗪过敏的患者。

不良反应：常见的不良反应有皮疹、攻击行为、易激惹、失眠、头痛、头晕、嗜睡、震颤、恶心、呕吐、腹泻等。

四、苯巴比妥钠

药名：苯巴比妥钠（鲁米那）。

英文名：Phenobarbital sodium（Luminal sodium）。

用法：IV；IM；PO。

适应证：

1. 癫痫 大发作、局限性发作、持续状态。

2. 惊厥 如高热、脑炎、脑血管病等所致。

3. 睡眠障碍

禁忌证：严重肺、肝、肾功能不全者，昏迷者，休克者，间歇性卟啉症者禁用。

不良反应：

（1）常见头晕、嗜睡、精神不振、关节疼痛；偶见发热、皮疹、剥脱性皮炎。

（2）罕见呼吸抑制。

五、卡马西平

药名：卡马西平。

英文名：Carbamazepine。

用法：PO。

适应证：

（1）简单部分性发作、复杂部分性发作、原发性或继发性全身强直－阵挛发作、混合型发作。

（2）还可用于治疗躁狂症、戒酒综合征、原发或继发性三叉神经痛、原发性舌咽神经痛、糖尿病型神经病引起的疼痛、中枢性尿崩症、神经内分泌性多尿和烦渴。

禁忌证：心肝肾功能不全者及初孕妇、哺乳妇女忌用。

不良反应：

（1）神经系统：头晕、嗜睡、疲劳、共济失调。

（2）皮肤过敏反应、荨麻疹。

（3）恶心、呕吐、口干。

六、苯妥英钠

药名：苯妥英钠。

英文名：Phenytoin Sodium。

用法：IV；PO。

适应证：癫痫大发作、癫痫持续状态。

禁忌证：

（1）对乙内酰脲类药有过敏史或阿斯综合征、Ⅱ～Ⅲ度房室阻滞，窦房结阻滞、窦性心动过缓等心功能损害者。

（2）孕妇禁用。

不良反应：

1. 胃肠道反应　有恶心、呕吐、腹痛、便秘等，饭后服药可减轻。

2. 神经系统反应　有头痛、失眠、复视、眼球震颤、精神模糊、共济运动失调等。

3. 血液系统反应　偶可出现粒细胞减少、血小板减少、再生障碍性贫血、巨幼红细胞性贫血。

4. 免疫系统障碍　可有血浆 IgA、IgG 等免疫球蛋白降低。

5. 过敏反应　常见有皮疹，常见红斑狼疮、紫癜、肝炎等，一旦发现应立即停药。

6. 致畸反应

第三节 止 血 类

一、血凝酶（巴西亭）

药名：血凝酶（巴西亭）。

英文名：Reptilase（Batroxobin）。

用法：IV；IM；IH 等。

适应证：

（1）急性缺血性脑血管疾病。

（2）伴随有缺血性症状的慢性动脉闭塞症（闭塞性血栓脉管炎、闭塞性动脉硬化症）。

（3）振动病患者的末梢循环障碍。

禁忌证：

（1）具有出血史者。

（2）术后不久者。

（3）有出血可能性者。

（4）正在使用具有抗凝作用及抑制血小板功能药物（如阿司匹林）者，正在使用抗纤溶性药物者。

（5）重度肝或肾功能障碍及其他如乳头肌断裂、心室间隔穿孔、心源性休克、多器官衰竭者。

（6）对本品有过敏史者。

不良反应：少数患者有轻度不良反应。主要表现为：

（1）注射部位出血、创面出血、大便隐血，偶见消化道出血、血尿、紫斑等。

（2）发热、头痛、头晕、头胀、耳鸣、胸痛等中枢、周围神经症状。

（3）恶心、呕吐等消化道反应。

（4）皮疹等过敏反应。

二、酚磺乙胺（止血敏）

药名：酚磺乙胺（止血敏）。

英文名：Etamsylate（Dicynene）。

用法：IV；IM。

适应证：预防手术出血，治疗出血。

禁忌证：有血栓形成史者慎用。

不良反应：恶心、头痛、皮疹、暂时性低血压。

三、氨甲苯酸

药名：氨甲苯酸。

英文名：Aminomethylbenzoic Acid。

用法：IV；PO。

适应证：手术、内科疾病中纤维蛋白溶解亢进所致的出血。

禁忌证：

（1）有血栓形成倾向或有血栓栓塞病史者禁用或慎用。

（2）血友病患者发生血尿时或肾功能不全者慎用。

不良反应：较少而轻微，偶有头晕。过量可形成血栓或诱发心肌梗死。

四、卡络磺钠

药名：卡络磺钠。

英文名：Carbazochrome Sodium Sulfonate。

用法：IV。

适应证：血管－血小板性出血，如皮肤紫癜、牙出血、内脏出血。

禁忌证：对本品过敏者禁用，癫痫、精神病患者慎用。

不良反应：偶可引起头痛、头晕、耳鸣、视力减退，大量使用可致精神紊乱。注入速度过快可出现心悸等症状。

第四节　解　热　类

一、柴胡

药名：柴胡。

英文名：Rootof Chnese Thorowax。

用法：IM。

适应证：发热。

禁忌证：孕妇慎用，有药物过敏者或过敏体质者禁用。

不良反应：可引起过敏性反应；过敏性休克；固定性药疹。

二、复方氨林巴比妥

药名：复方氨林巴比妥（安痛定）。

英文名：Antodin Injection。

用法：IM；PO。

适应证：发热、头痛、牙痛、关节痛、神经痛、痛经等。

禁忌证：贫血、造血功能障碍患者忌用。

不良反应：偶见皮疹或剥脱性皮炎，极少数过敏者有粒细胞缺乏症。

第五节　消化系统类

一、奥美拉唑

药名：奥美拉唑（洛赛克）。

英文名：Losec（Omeprazole）。

用法：IV；PO。

适应证：

（1）十二指肠溃疡、胃溃疡。

（2）预防和治疗 NSAID（非甾体抗炎药）引起的溃疡。

（3）预防危重患者发生应激性溃疡和出血。

禁忌证：孕妇及哺乳期慎用，肝、肾功能不全者慎用。对本品过敏者禁用。

不良反应：头痛、腹泻、恶心、呕吐、便秘、腹痛及腹胀。偶见头晕、嗜睡、乏力、睡眠紊乱、感觉异常、皮疹、瘙痒、荨麻疹、肝功能试验异常等。

二、埃索美拉唑钠

药名：埃索美拉唑钠（耐信）。

英文名：Esomeprazole Sodium for Injection。

用法：IV；PO。

适应证：

（1）胃食管反流病的替代疗法。

（2）急性胃或十二指肠溃疡出血的低危患者。

禁忌证：

（1）对本品过敏者禁用。

（2）禁止与奈非那韦联合使用；不应与阿扎那韦合用。

不良反应：头痛、腹痛、便秘、恶心、呕吐、腹泻、腹胀。偶见头晕、感觉异常、嗜睡、视物模糊、眩晕、皮炎、 皮疹、荨麻疹、口干、肝酶升高等。

三、兰索拉唑

药名：注射用兰索拉唑。

英文名：Lansoprazole for Injection。

用法：IV。

适应证：十二指肠溃疡出血的患者。

禁忌证：对本品过敏者禁用。正在使用硫酸阿扎那韦的患者禁止使用本品。

不良反应：困倦、头晕、头痛、食欲缺乏、白细胞减少、恶心、注射部位痛感。偶见腹痛、腹泻、消化不良、呕吐、皮疹、感觉异常、味觉异常等。

四、泮托拉唑钠

药名：注射用泮托拉唑钠（韦迪）。

英文名：Pantoprazole Sodium For Injection。

用法：IV。

适应证：适用于十二指肠溃疡、胃溃疡、急性胃黏膜病变、复合性溃疡等引起的急性上消化道出血。

禁忌证：孕妇及哺乳期妇女禁用。对本品过敏者或严重肝功能不全者禁用。

不良反应：偶见失眠、嗜睡、头晕、恶心、便秘、腹泻、皮疹及肌肉疼痛等症状。

第六节　激　素　类

一、地塞米松

药名：地塞米松。

英文名：Dexamethasone。

用法：IV；IM。

适应证：脑水肿，抗过敏，抗休克，增强应激反应。

禁忌证：孕妇及哺乳期妇女慎用。

不良反应：

（1）长期使用可引起医源性库欣综合征、创口愈合不良、痤疮、月经紊乱、肱或股骨头缺血性坏死、骨质疏松及骨折、低血钾综合征、胃肠道刺激（恶心、呕吐）、胰腺炎、消化性溃疡或穿孔等。

（2）物质代谢和水盐代谢紊乱。

（3）诱发或加重感染，以真菌、结核菌、葡萄球菌、变形杆菌、绿脓杆菌和各种疱疹病毒为主。

二、甲泼尼龙

药名：甲泼尼龙。

英文名：Methylprednisolone Sodium Succinate。

用法：IV；IM。

适应证：脑水肿，抗过敏，急性脊髓损伤。

禁忌证：孕妇及哺乳期妇女慎用。

不良反应：同地塞米松。

第七节　镇静及镇痛类

一、布桂嗪

药名：盐酸布桂嗪（强痛定）。

英文名：Bucinperazine。

用法：IM；PO；IH。

适应证：偏头痛、三叉神经痛、炎症性及外伤性疼痛、关节痛、痛经、癌症等引起的疼痛。

禁忌证：有成瘾性，应严格管理使用。

不良反应：偶有恶心或头晕、困倦等，停药后即消失。

二、哌替啶

药名：哌替啶（杜冷丁）。

英文名：Dolantin，Pethidine。

用法：PO；IM；IV。

适应证：

（1）各种剧痛的镇痛，如创伤、烧伤、烫伤、术后疼痛等。

（2）心源性哮喘。

（3）麻醉前给药。

（4）与氯丙嗪、异丙嗪等合用进行人工冬眠。

禁忌证：

（1）婴儿及哺乳妇女禁用，临产妇女禁用。

（2）脑损伤、颅内疑有占位性病变、慢性阻塞性肺部疾患、支气管哮喘。

不良反应：

（1）眩晕、出汗、心动过速、恶心、呕吐等。

（2）过敏性休克。

三、地佐辛

药名：地佐辛注射液。

英文名：Dezocine Injection。

用法：IM；IV。

适应证：需要使用阿片类镇痛药治疗的各种疼痛。

禁忌证：对阿片类镇痛药过敏的患者禁用。

不良反应：恶心、呕吐、镇静及注射部位反应发生、头晕。偶见出汗、脸红、寒战、血红蛋白低、水肿、高血压、低血压等。

四、曲马多

药名：盐酸曲马多注射液（舒敏）。

英文名：Tramadol Hydrochl Oride。

用法：IM；IV。

适应证：中度及重度疼痛。

禁忌证：

（1）对盐酸曲马多或赋形剂过敏者，乙醇、镇静剂、镇静剂或阿片类和精神类药物急性中毒的患者禁用。

（2）本品不能用于经治疗未能充分控制的癫痫患者。

（3）本品不能用于戒毒治疗。

（4）不能用于妊娠妇女。

不良反应：恶心、眩晕。偶见呕吐、便秘、口干、头痛、精神不振。

五、枸橼酸芬太尼

药名：枸橼酸芬太尼注射液。

英文名：Fentanyl Citrate Injection。

用法：IV。

适应证：用于各种疼痛和术后镇静，亦可作为麻醉辅助药。患者自控镇痛中广泛应用。

禁忌证：支气管哮喘、呼吸抑制、对本品特别敏感的患者及重症肌无力患者禁用。

不良反应：用本品后可能引起奥迪括约肌痉挛，也可能出现恶心、呕吐等。

静脉注射太快时可能引起胸壁肌强直。

六、枸橼酸舒芬太尼

药名：枸橼酸舒芬太尼注射液。

英文名：Sufentanil Citrate Injection。

用法：IV。

适应证：用于气管插管，使用人工呼吸的全身麻醉；作为复合麻醉的镇痛用药；作为全身麻醉大手术的麻醉诱导和维持用药。

禁忌证：

（1）对舒芬太尼或其他阿片类药物过敏者禁用。

（2）分娩期间，或实施剖宫产手术期间婴儿剪断脐带之前，静脉内禁用本品，这是因为舒芬太尼可以引起新生儿的呼吸抑制。

（3）本品禁用于新生儿、妊娠期和哺乳期的妇女。如果哺乳期妇女必须使用舒芬太尼，则应在用药后 24 小时方能再次哺乳婴儿。

（4）禁与单胺氧化酶抑制剂同时使用。在使用舒芬太尼前 14 日内用过单胺氧化酶抑制剂者，禁用本品。

（5）急性肝卟啉症禁用。

（6）因用其他药物而存在呼吸抑制者禁用。

（7）有呼吸抑制疾病的患者禁用。

（8）低血容量症，低血压患者禁用。

（9）重症肌无力患者禁用。

不良反应：典型的阿片样症状，如呼吸抑制、呼吸暂停、骨骼肌强直（胸肌强直）、肌阵挛、低血压、心动过缓、恶心、呕吐和眩晕、缩瞳和尿潴留。在注射部位偶有瘙痒和疼痛。

七、丙泊酚

药名：丙泊酚注射液（得普利麻）。

英文名：Propofol Injection。

用法：IV。

适应证：

（1）本品是一种适用于诱导和维持全身麻醉的短效静脉麻醉剂。

（2）本品也可以用于重症监护成年患者接受机械通气时的镇静。

（3）本品也可用于外科手术及诊断时的清醒镇静。

禁忌证：已知本品或本品中任何成分过敏的患者禁用。也禁用于因哮喘或会厌炎接受重症监护的各种年龄儿童的镇静。

不良反应：全身及给药局部，诱导期局部疼痛；低血压、儿童中面部潮红、心动过缓、诱导期一过性呼吸暂停、复苏期恶心呕吐、复苏期头痛、儿童中撤药综合征。

八、地西泮

药名：地西泮注射液。

英文名：Diazepam Injection。

用法：IV；IM。

适应证：

（1）可用于抗癫痫和抗惊厥；静脉注射为治疗癫痫持续状态的首选药，对破伤风轻度阵发性惊厥也有效。

（2）静脉注射可用于全麻的诱导和麻醉前给药。

禁忌证：孕妇、妊娠期妇女、新生儿禁用或慎用。本品含苯甲醇，禁止用于儿童肌内注射。

不良反应：

（1）常见的不良反应有头昏、嗜睡、乏力等，大剂量可有震颤、共济失调。

（2）罕见的有皮疹，白细胞减少。

（3）个别患者发生兴奋，睡眠障碍，多语，甚至幻觉。

（4）长期连续用药可产生成瘾性和依赖性，停药可能发生撤药症状，表现为激动或忧郁。

九、盐酸右美托咪定

药名：盐酸右美托咪定注射液（艾贝宁）。

英文名：Dexmedetomidine Hydrochloride Injection。

用法：IV。

适应证：用于行全身麻醉的手术患者气管插管和机械通气时的镇静。

禁忌证：对本品及其成分过敏者禁用。

不良反应：低血压、窦性停搏和心动过缓、暂时性高血压、口干。

第八节　脑代谢功能促进剂类

一、尼莫地平

药名：尼莫地平（尼膜同）。

英文名：Nimodipine。

用法：PO；IV。

适应证：预防和治疗由于蛛网膜下隙出血后脑血管痉挛引起的缺血性神经损伤及老年性脑功能损伤、偏头痛、突发性耳聋等。

禁忌证：

（1）严重肝功能损害（如肝坏死）禁用。

（2）对尼莫地平或本品中任何成分过敏者。

（3）弥漫性脑水肿或颅内压显著升高者，年老多病者，肾功能严重损害，有严重心血管功能障碍及严重低血压者慎用。

不良反应：

1. 消化系统　恶心，呕吐，胃肠道不适，腹泻。

2. 神经系统　头晕，头晕眼花，头痛，虚弱，嗜睡。

3. 心血管系统 血压下降（尤其是基础血压增高的患者），心率加快（心动过速），期外收缩，心动过缓，心电图异常，心悸，反跳性血管痉挛，高血压，充血性心力衰竭。

4. 血液系统 极个别患者出现血小板减少症，贫血，血肿，弥散性血管内凝血，深静脉血栓形成。

5. 呼吸系统 呼吸困难，喘息。

6. 其他 局部反应静脉炎（未经稀释的尼莫地平注射液采用外周血管输注时）。皮疹，暖热感，皮肤发红，外周水肿，肌痛 / 痉挛，痤疮，瘙痒，潮红。

二、马来酸桂哌齐特注射液

药名：马来酸桂哌齐特注射液（克林澳）。

英文名：Cinepazide Maleate Injection。

用法：IV。

适应证：

1. 脑血管疾病 脑动脉硬化，一过性脑缺血发作，脑血栓形成，脑栓塞、脑出血后遗症和脑外伤后遗症。

2. 心血管疾病 冠心病、心绞痛，如用于治疗心肌梗死，应配合有关药物综合治疗。

3. 外周血管疾病 下肢动脉粥样硬化病，血栓闭塞性脉管炎，动脉炎，雷诺病等。

禁忌证：

（1）脑内出血后止血不完全者（止血困难的人）。

（2）白细胞减少者。

（3）有服用本品造成白细胞减少史的患者。

（4）对本品过敏的患者。

不良反应：粒细胞缺乏、白细胞减少、腹泻、腹痛、胃痛、胃胀、便秘、失眠、头晕、头痛、神经衰弱、皮疹、瘙痒等症状。

三、长春西汀

药名：注射用长春西汀（同铭）。

英文名：Vinpocetine for Injection。

用法：IV。

适应证：改善脑梗死后遗症、脑出血后遗症、脑动脉硬化症等诱发的各种症状。

禁忌证：

（1）对本品过敏者禁用。

（2）颅内出血后尚未完全止血者禁用。

（3）严重缺血性心脏病，严重心律失常者禁用。

不良反应：常见不良反应有皮疹、荨麻疹、瘙痒、头重、头痛、眩晕、恶心、呕吐，有时也有低血压、心动过速、白细胞减少、转氨酶升高、血尿素氮升高等症状。

四、法舒地尔

药名：盐酸法舒地尔注射液（川威）。

英文名：Fasudil Hydrochloride Injection。

用法：IV。

适应证：改善和预防蛛网膜下隙出血术后的脑血管痉挛及引起的脑缺血症状。

禁忌证：

1. 出血患者　颅内出血。

2. 可能发生颅内出血的患者　术中对出血的动脉瘤未能进行充分止血处置的患者。

3. 低血压者

不良反应：常见不良反应有颅内出血、消化道出血、肺出血、鼻出血、皮下出血等，偶见低血压、颜面潮红、贫血、白细胞减少、血小板减少、肝肾功能异常、皮疹等症状。

第九节 促进脑功能恢复类

一、醒脑静

药名：醒脑静。

英文名：无。

用法：IM；IV。

适应证：

（1）急性脑出血、脑梗死、肺性脑病、癫痫、中枢感染、高血压脑病、病毒性脑炎、脑缺血、电击伤、各种病因引起的意识障碍，如颅脑外伤、卒中、中枢神经系统感染、肝性脑病、药物毒物中毒、乙醇中毒、煤气中毒、中暑等。

（2）急性脑血管意外。

（3）退中枢性高热。

禁忌证：孕妇禁用，对本药过敏者禁用。

不良反应：偶见皮疹。

二、忆复新

药名：忆复新（乙酰谷酰胺）。

英文名：Aceglutamide。

用法：IV；IH。

适应证：

（1）肝性脑病、脑外伤、偏瘫、高位截瘫、脑神经瘤及神经性头、腰痛的治疗。

（2）促进神经外科手术后昏迷患者苏醒（如脑肿

瘤、颅脑外伤、脑血管疾病等）。

（3）智力减退、记忆力障碍、小儿麻痹后遗症，药物引起的精神障碍后遗症。

（4）各种原因（如一氧化碳中毒、药物、急性乙醇中毒、急性化脓性脑膜炎、病毒性脑炎、肝性脑病、电击伤后等）所致的昏迷、记忆与思维障碍。

（5）老年记忆力减退及脑血管病后的记忆力减退。

（6）脑器质性精神障碍，酒、药依赖，老年脑功能衰退的辅助治疗。

（7）与其他药物配伍静脉滴注，以改善细胞代谢及营养状况。

禁忌证：对本品过敏者禁用。

不良反应：极小，静脉滴注时有可能引起血压下降。

三、胞二磷胆碱

药名：胞二磷胆碱。

英文名：Citicoline。

用法：IM；IV。

适应证：主要用于急性颅脑外伤和脑手术后的意识障碍。

禁忌证：不宜用大剂量，小儿慎用。

不良反应：

（1）偶有血压下降、胸闷、呼吸困难等休克症状。

（2）有时出现失眠、皮疹，偶尔出现头痛、兴奋、痉挛等症状。

四、维生素 B_{12}

药名：维生素 B_{12}（甲钴胺，弥可保）。

英文名：Mecobalamin。

用法：IV；IM；PO。

适应证：末梢性神经障碍。

禁忌证：对本品成分过敏者禁用。

不良反应：口服可有食欲缺乏、恶心、腹泻；偶有肌注部位疼痛、硬结，另外，偶有头痛、出汗、发热感等症状。

五、神经节苷脂

药名：单唾液酸四己糖神经节苷脂钠（申捷）。

英文名：Monosialotetrahexosylganglioside。

用法：IV，IM。

适应证：

（1）用于治疗血管性或外伤性中枢神经系统损伤。

（2）帕金森病。

禁忌证：

（1）已证实对本品过敏者。

（2）遗传性糖脂代谢异常（神经节苷脂累积病，如家族性黑矇性痴呆、视网膜变性病）。

不良反应：少数患者用本品后出现皮疹反应，应建议停用。

六、奥拉西坦

药名：奥拉西坦（倍清星）。

英文名：Oxiracetam。

用法：IV，PO。

适应证：脑损伤及脑损伤引起的神经功能缺失、记忆与智能障碍的治疗。

禁忌证：对本品过敏者禁用。肾功能不全者慎用。

不良反应：较少。可有焦虑不安、皮肤瘙痒、皮疹、恶心、胃痛等，停药后可自行消退。少数患者出现精神兴奋和睡眠异常时应减量。

七、依达拉奉

药名：依达拉奉（易达生）。

英文名：Edaravone。

用法：IV。

适应证：急性脑梗死神经保护剂，主要用于治疗急性脑梗死所致的神经功能损伤，改善神经症状与日常生活动作障碍。

禁忌证：

（1）重度肾衰竭的患者（有致肾衰竭加重的可能）。

（2）既往对本品有过敏史的患者。

不良反应：

（1）有少数病例出现急性肾衰竭、肝功能异常、黄疸、血小板减少、弥散性血管内凝血（DIC）等。

（2）注射部位皮疹、红肿等。

（3）发热、热感、血压升高等。

八、纳美芬

药名：盐酸纳美芬注射液（乐萌）。

英文名：Nalmefene Hydrochloride Injection。

用法：IV；IH；IM。

适应证：用于完全或部分逆转阿片类药物的作用，包括由天然的或合成的阿片类药物引起的呼吸抑制。

禁忌证：纳美芬禁用于药物过敏患者。

不良反应：恶心、呕吐、高血压、心动过速、术后痛、发热、头痛、头晕、寒战、低血压、血管扩张等。

九、盐酸甲氯芬酯

药名：注射用盐酸甲氯芬酯。

英文名：Meclofenoxate Hydrochloride for Injection。

用法：IV。

适应证：外伤性昏迷、乙醇中毒、新生儿缺氧症、儿童遗尿症。

禁忌证：精神过度兴奋、锥体外系症状患者及对本品过敏者。

不良反应：兴奋、倦怠、失眠、头痛。

第十节　抗震颤麻痹类

一、苯海索

药名：苯海索（安坦）。

英文名：Benzhexol，Artane。

用法：PO。

适应证：

（1）震颤麻痹。

（2）药物利血平和吩噻嗪类引起的锥体外系反应。

（3）肝豆状核变性。

禁忌证：青光眼患者禁用。

不良反应：常见的不良反应有口干、便秘、尿潴留、瞳孔散大、视物模糊等抗胆碱反应。少见患者尚有部分肢体麻木、不自主咬舌等，停药后缓解。

二、左旋多巴

药名：左旋多巴。

英文名：Levodopa。

用法：PO；IV。

适应证：原发性震颤麻痹症及非药源性震颤麻痹综合征。

禁忌证：

（1）对本品过敏。

（2）严重心血管病、器质性脑病、内分泌失调、精神病、严重神经衰弱。

（3）2周内用过单胺酶氧化剂、闭角性青光眼、消化性溃疡、有惊厥史患者。

（4）妊娠早期孕妇、乳母、产妇及12岁以下的儿童。

不良反应：较多。

1. 消化系统　厌食、恶心、呕吐、食欲缺乏，腹部不适、胀气、口干、吞咽困难、多涎、舌部烧灼感、口苦、腹泻或便秘等，使消化性溃疡恶化，引起出血。

2. 心血管系统　直立性低血压、心悸、心动过速及高血压。

3. 中枢神经系统　舞蹈病样及不自主动作、手颤增加、运动徐缓发作、睡眠中咬牙、共济失调、肌肉抽搐、麻木、软弱、疲乏、头痛、角弓反张、错乱、激动、焦虑、欣快、失眠、噩梦、惊厥等。

4. 血液系统　溶血性贫血、粒细胞增多、血红蛋白及红细胞比容下降，白细胞减少等。

5. 眼　眼睑痉挛、复视、视物模糊、瞳孔扩大等。

6. 其他　流鼻涕、潮红、皮疹、尿及汗发黑、出汗多、尿潴留或失禁、月经后流血、水肿等。

【前沿进展】

抗癫痫药物的治疗个体化

近年有人提出抗癫痫药物（antiepileptic drug，AED）

的“个体治疗浓度范围”的概念，即对于某一特定患者的最佳疗效时的浓度范围，如癫痫完全控制并且无不良反应，或者癫痫控制与不良反应间的最佳平衡。其方法为：当患者经过一段较长时间的治疗，经观察后，明确患者已稳定在最佳状态时，在两个不同时间监测稳态时血药浓度。

“个体治疗浓度范围”可以作为后期抗癫痫治疗方案调整时的依据。例如，如果患者发作癫痫，则通过调整剂量使 AED 浓度恢复到原来浓度。“个体治疗浓度范围”的优点在于它不依赖于所谓的固定“参考浓度”，而是根据患者自身的病理、生理状况确定，对于还没有确定“参考浓度”的新型 AED 也适用。此外，特定患者的血药浓度与药效的关系并非总是稳定不变的，例如，AED 的血浆蛋白结合率、疾病的进展都可能影响“个体治疗浓度范围”。

【知识拓展】

麻沸散之谜

据《三国志》记载，曹操经常患头痛病，于是让华佗长留府中，作为曹操的侍医。华佗为他针灸，应手而愈。但华佗不愿侍奉权贵，且对曹操曾经对徐州、取虑、夏丘等地屠城的做法深感不满，便托辞离开，一去不返。曹操多次派人催他回来，但华佗以妻病为由不从，使曹操恼羞成怒，将华佗押解许昌，欲杀华佗。虽有谋士一再进谏，望曹操能留住这位神医，但曹操一意孤行，竟下令在狱中将其处决。华佗在临终之际，将自己著述的《青囊经》交给狱吏，狱吏不敢收，华佗悲愤之余将其投入火中焚毁，书中所载的各类药方全部付之一炬，麻沸散的配方就深藏在此书中，没有外传他人。

据民间传说所述，华佗欲给曹操服用麻沸散，然后对其进行开颅手术。曹操生性多疑，认为华佗要谋害自己，于是将华佗处死。据说，华佗此前以麻沸散作为麻醉剂，为很多患者做了类似于现代的外科切割手术，并获得了成功。华佗在临刑前，将麻沸散的配方交给狱卒，可狱卒的妻子怕受到牵连，于是将配方烧掉，麻沸散从此失传。

（李　莉　陈茂君　吴孟航）

参考文献

车胜荣, 于丽璇, 郭鹏举, 等. 1998. 新编临床用药指南. 西安: 陕西科学技术出版社

陈冰, 蔡卫民. 2010. 抗癫痫药物的治疗药物监测与个体化用药进展(上). 中国药师, 13(2): 197～199

何秋兰, 谢光科, 杨拯. 2010. 单唾液酸神经节苷脂治疗脊髓损伤的研究进展. 实用医学杂志, 26(2): 176～178

马虹, 黄洁全. 2000. 临床医生用药大全. 广州: 广东科技出版社

容建材, 廖锡麟, 李作汉. 1994. 新编实用临床用药指南. 南京: 江苏科学技术出版社

唐细兰, 肖观莲, 宋湘芝. 2003. 新药手册. 广州: 羊城晚报出版社

闫燕, 李妍怡. 2010. 植物雌激素对阿尔茨海默病的作用研究进展. 中西医结合心脑血管病杂志, 8(3): 348, 349

张爱如, 马伴吟. 2004. 实用药物手册. 上海: 上海科学技术出版社

第六章　人工气道的管理

【概述】

人工气道（artificial airway）是指经口、鼻腔或直接经气管置入导管建立的暂时或永久性气体通道，为纠正缺氧，保证气道通畅、机械通气、有效吸痰，气管内给药提供必要条件。建立人工气道是抢救危急重症患者的重要措施。

【分类】

人工气道按建立途径可分为咽部气道、气管内气道，以上都是临床常用人工气道，除此之外有喉罩通气管、食管气管联合导气管、食管阻塞式通气管、咽气管通气、环甲膜穿刺。人工气道建立后人工气道的护理最为关键。

第一节　咽部气道的护理

咽部气道（pharyngeal airway）按插入途径可分为口咽通气管与鼻咽通气管。

【口咽通气管的使用及护理】

口咽通气管是一种由塑料或弹性橡胶管制成的硬质扁管，呈弯曲状，其弯曲度同软腭及舌相似，是一种经济、操作简单、能快速获得有效通气的方法。目前主要类型有柔软的口咽通气管（图 6-1），口对口急救口咽通气管，半硬式口咽通气管，双通道半硬式口咽通气管。

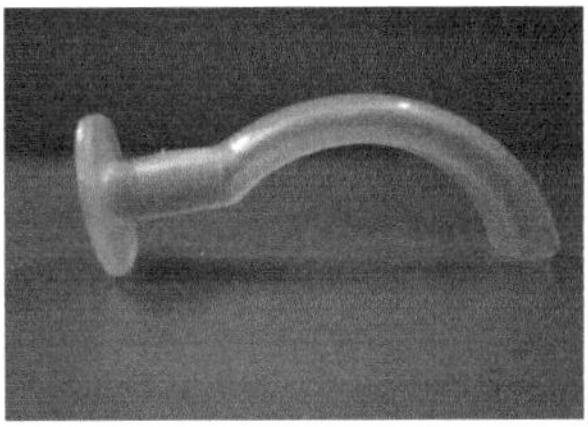

图 6-1　口咽通气管

1. 适应证

（1）患者意识障碍程度较浅，短时间内可能会清醒。

（2）呼吸道梗阻的患者如舌后坠，鼾声呼吸。

（3）气道分泌物增多时便于吸引。

（4）癫痫发作或抽搐时保护舌齿免受损伤。

（5）气管插管时，取代牙垫作用。

2. 禁忌证　有哮喘，喉头水肿，咽反射亢进，中枢性呼吸衰竭或清醒患者应禁止使用口咽通气管。

3. 使用方法　口咽通气道使用方法见表 6-1。

表 6-1　口咽通气道使用方法

项目	内容
型号选择	选择合适长度与宽度的口咽通气管，即门齿至耳垂或下颌角的长度与接触下颌和上颌 2 ～ 3 颗牙齿的宽度，保证口咽通气管末端位于上咽部，将舌根与口咽后壁分开，使下咽部到声门的气道通畅
	宁长勿短，宁大勿小
置管	向患者做好解释工作，取下活动义齿
	清洁口腔内分泌物，保持呼吸道通畅
	放平床头，平卧位，头后仰，使上呼吸道三轴线（口、喉、咽）尽量成一直线走向

续表

项目	内容
置管	直接放置法：将通气管的咽弯曲沿着舌面顺势送入上咽部，将口咽后壁与舌根后壁分开；反向插入法：将口咽通气管凹面向上。当其内口接近咽喉处时旋转口咽通气管 180° 即可
检查	检查人工气道是否通畅，看呼气时是否有气流经通气管外侧流出。听诊双肺呼吸音和观察胸壁运动幅度。注意防止舌和唇夹置于口咽通气管和牙之间
固定	胶布一头定于一侧面颊部，然后绕口咽通气管 1 圈后固定于对侧面颊部。第 2 条胶布相同方法固定于另一侧面颊部。改良：在口咽管翼缘两侧各打一个小孔，用绷带穿过这两个小孔，将绷带绕至患者颈后固定

4. 并发症 咽部出血、悬雍垂损伤、门齿折断、烦躁不安、窒息、恶心、误吸等。

5. 口咽通气管护理（表 6-2）

表 6-2 口咽通气管的护理

项目	内容
病情观察	监测生命体征，做好记录，备好抢救物品，必要时气管插管
畅通呼吸道	适时吸痰，防止误吸，吸痰前后高流量吸氧，患者有呕吐现象及时拔出口咽通气管
湿化	生理盐水纱布覆盖于口咽管外口处
口腔护理	昏迷者口咽通气管可持续放置于口腔内，但每隔 2 ～ 3 小时重新更换位置，并每隔 4 ～ 6 小时清洁口腔及口咽管 1 次，防止痰痂堵塞，24 小时更换一次口咽管
健康教育	告知患者家属使用目的，注意事项及配合要点，暂予禁饮、禁食
拔管护理	患者意识逐渐好转，吞咽，咳嗽反射逐渐恢复，有不耐管现象可拔管，拔管后观察有无缺氧，呼吸道是否通畅，可根据患者情况可选择氧气面罩，鼻导管吸氧。若患者病情加重，氧饱和度改善不明显，应选择气管插管，气管切开

【鼻咽通气管的使用及护理】

鼻咽通气管是一种由硅胶质地制成，经前鼻孔插入至舌根或声门上 1 ～ 2cm 处协助通气的管道（图 6-2）。

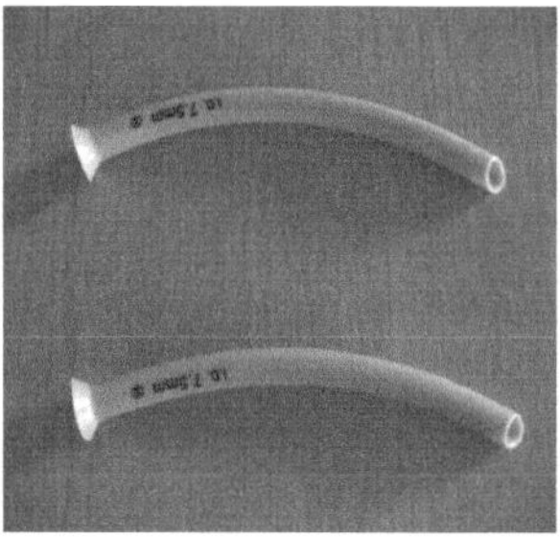

图 6-2　鼻咽通气管

（一）适应证

（1）呼吸道不完全梗阻，如舌根后坠。

（2）牙关紧闭不能经口吸痰者，咳痰无力需经上呼吸道反复吸痰者。

（二）禁忌证

有脑脊液鼻漏、鼻外伤、鼻腔炎症、鼻息肉、鼻腔畸形、鼻中隔明显偏曲，鼻腔出血或凝血机制障碍。

（三）使用方法

评估患者神志、呼吸、血氧饱和度、鼻腔；核对、解释，取侧卧位，清理鼻腔分泌物后，将插入端和鼻腔用液状石蜡或生理盐水湿润，将导管弯曲度向下垂直面部轻轻插入鼻孔，遇阻力稍作调整，忌强行硬插，插入深度为患者鼻翼至耳垂的长度。

（四）鼻咽通气管的护理

鼻咽通气管的护理见表 6-3。

表 6-3　鼻咽通气管的护理

项目	内容
病情观察	监测生命体征，做好记录，备好抢救物品，必要时气管插管进一步治疗
保持呼吸道通畅	适时吸痰，保持鼻咽通气管通畅，无痰痂阻塞通气管前端
湿化	用棉签蘸生理盐水进行鼻腔湿润，防止鼻黏膜干燥出血；保证足够的液体摄入；病房环境湿度维持在 60% ～ 70%
鼻腔护理	做好鼻腔护理，可在鼻腔与鼻咽通气管间涂抹液状石蜡，及时清除鼻腔分泌物；防止鼻腔黏膜受压，1 ～ 2 日更换鼻咽通气管换至另一侧鼻腔，或及时拔出
拔管护理	拔管前吸净鼻腔和口腔分泌物，于呼气期拔出，以免误吸，拔管遇阻力时，可用液状石蜡或生理盐水湿润后再反复转动通气管，待其松动后拔管

（五）口咽通气管与鼻咽通气管优缺点的比较

口咽通气管与鼻咽通气管优缺点的比较见表 6-4。

表 6-4　口咽通气管与鼻咽通气管优缺点的比较

项目	优点	缺点
口咽通气管	易插入，使用方便且迅速，可防止舌和咽部软组织松弛引起的呼吸道梗阻	刺激后咽壁易引起恶心、呕吐，有吸入性危险；易异位和滑脱；易引起喉痉挛，咽部、悬雍垂、舌和牙齿的损伤；口腔护理难度大
鼻咽通气管	利于口腔护理，可经口进食，无恶心呕吐；患者耐受较好	鼻黏膜溃疡坏死、导管易滑进食管造成胃肠胀气及换气不足

第二节　气管内气道的护理

气管内气道（tracheal airway）可用于机械通气，有经口气管内插管、经鼻气管内插管、气管切开造口置管。

【经口气管插管】

经口气管插管是临床运用最普遍的人工气道法，是经口将气管插管导管置入气管内，靠气管插管导管外的气囊将气道密闭，隔离消化道，防止误吸。

（一）适应证

全身麻醉；呼吸困难或呼吸衰竭需机械通气；抢救危急重症患者如心肺复苏、窒息等。

（二）禁忌证

气管上 1/3 以上部位病变者，如喉头水肿、急性喉炎等。

（三）插管前的配合与护理

绝大多数气管插管都是在急救的情况下进行，因此要做好充分的准备以保证插管有序顺利成功（表 6-5）。

表 6-5　插管前的配合与护理

项目	内容
环境	病房环境要明亮，宽敞，安静，去掉挡板
患者	去枕平卧，头后仰，肩下垫一小枕，有义齿者取出义齿，安慰清醒患者
物资	为插管者准备好抢救车，中心负压吸引，吸痰水，吸痰管，氧气，心电监护，无菌手套，弯盘，垃圾袋（黄色和黑色各一，保证环境尽量整洁有序），A4 纸一张方便记录，人工鼻，封闭式吸痰管，按需备好呼吸机
其他	建立静脉通道，遵医嘱给药；适时配合吸痰，做好团队合作，树立正确的抢救态度，使一切处于完好状态

（四）经口气管插管后的护理

经口气管插管后的护理主要内容见表 6-6。

表 6-6 经口气管插管后护理

项目	内容
固定	固定前先检查导管的插入深度与外露长度
	气囊充气，防止滑出气道
	外固定有多种固定形式，从固定牢固程度、安全性、舒适度、口腔护理效果、皮肤黏膜损伤等来讲，“工”形胶布固定法（图 6-3）优于其他方法。另外专用固定装置一次性使用插管固定器（图 6-4）固定牢固
	检查插入深度并记录，如胶布有松动或被口腔分泌物打湿后应及时更换，每班交接气管插管的深度，并听诊两肺的呼吸音是否对称
	躁动患者向其家属解释使用约束带的必要性及注意事项并征求同意后约束双上肢，防止意外拔管
气囊护理	气囊主要作用是固定，防止漏气，保证潮气量，防止误吸
	气囊类型目前临床大多采用低压高容量气囊，充气采用最小闭合技术和最小漏气技术，充气后气囊压力小于 2.5kPa，即常规毛细血管的灌注压，并适时检测气囊压力，避免了对气道黏膜造成损伤
	气囊破裂应更换气管插管
	气囊上分泌物清除，可利用气流冲击法即患者平卧位，吸净口鼻腔气道分泌物后，在吸气末呼气初，一人挤压简易呼吸球囊，一人待肺充分膨胀后放气囊，利用呼气气流将气囊上分泌物冲出。但有气胸、急性呼吸窘迫综合征、肺大疱患者禁止使用
口腔护理	经口气管插管的口腔护理难度较大，为了保证护理质量可采用冲洗法、擦洗法、喷药法，三者相结合可达到理想效果
病情观察	密切观察患者的意识，瞳孔，生命体征，氧饱和度，咳嗽能力，痰液的量、性质
饮食护理	经口气管插管的患者无法经口进食，应给予鼻饲管喂流质饮食，有消化道出血的患者应安置胃肠减压，并给予静脉输入营养液
皮肤护理	气管插管的患者病情重，且长期卧床，身体营养状况较差，应多加强皮肤护理，防止压疮，并且翻身时给予拍背，防止肺部感染

续表

项目	内容
功能锻炼	适当进行四肢被动功能锻炼，防止肌肉萎缩、腰背痛、关节僵硬、挛缩、变形
心理护理	经口气管插管给患者带来诸多不适，如痛苦、恐惧、焦虑、绝望、烦躁等，因此护士需要更加细心、耐心、用心地采用多种形式与患者进行沟通解释，满足患者的身心需要，减轻因插管带来的痛苦

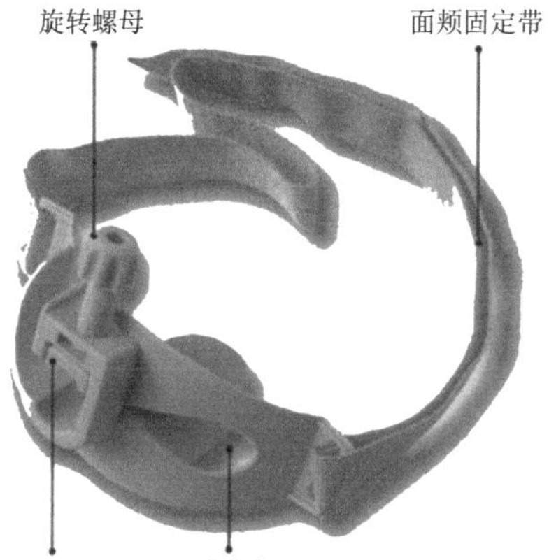

图 6-3　“工”形胶布固定法

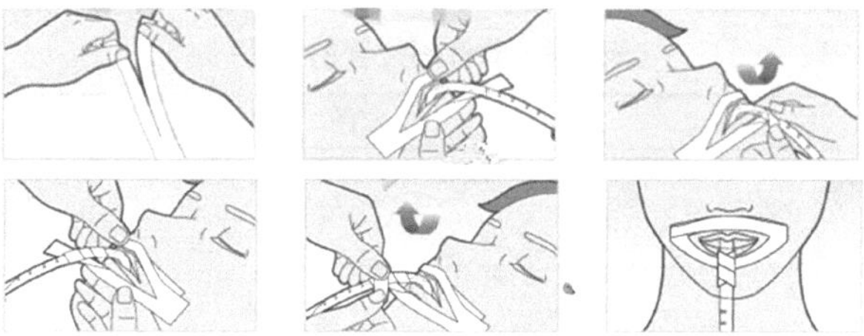

图 6-4　插管固定器

（五）经口气管插管的并发症及护理

经口气管插管的并发症及护理内容见表 6-7。

表 6-7　经口气管插管的并发症及护理

并发症	内容
误入食管	常因口咽部分泌物过多，患者体胖、颈短粗，喉结过高，声门暴露不清，一旦误入食管应立即重新置管
误入一侧支气管	原因多为插入过深，或插入后未及时固定移位所致，因此要选择合适的导管，及时固定，并固定牢固，防止下移入一侧支气管，每班交接气管插管深度
心律失常	插管时因导管易刺激咽部迷走神经，病情严重及全身状况不稳定患者，易出现心动过缓或心搏骤停，因此一旦发现立即予抗心律失常药，或行心肺复苏，同时继续完成气管插管
低氧血症	呼吸道分泌物阻塞或形成痰痂，气道开放不充分，呼吸机管路脱落或打折，因此加强气道湿化，适时吸痰，保持气道通畅，维持呼吸机工作正常
误吸	胃内容物反流所致，对有胃潴留者要尽早留置胃管抽取胃液，必要时行胃肠减压
牙齿、口腔、声带损伤	肌肉松弛不完全或操作粗暴不熟练，因此待肌肉松弛后再行置管，操作时不使用强力

（六）非计划拔管的护理

非计划拔管的护理内容见表 6-8。

表 6-8　非计划拔管的护理

项目	内容
原因	患者昏迷、谵妄、躁动、全麻未醒、紧张害怕、不配合，无法有效沟通
	医护人员镇静、约束不当
	管路固定方法不当
	医护人员操作疏忽，移动不当
	护理观察不到位，缺乏预见性
	未能满足患者舒适的需求

续表

项目	内容
预防措施	妥善固定气管插管，胶布被口水打湿时及时更换
	正确有效地约束，翻身时需二人合作，一人翻身、一人固定导管，防止翻身时意外拔管
	给予患者有效的心理支持，减轻不适
	适当地镇静、镇痛
	加强医护人员培训，提高防范能力
	床头悬挂防导管脱落标识，做好家属健康宣教
处理	气管导管一旦脱出，观察患者呼吸与氧饱和情况，吸氧，保持气道通畅，并立即通知医生，必要时协助医生再次插管

（七）经口气管插管的拔管护理

1. 拔管指征　患者神志清楚，生命体征平稳，无呼吸困难，呛咳反射好，咳嗽有力，血气正常，无喉头水肿等并发症。

2. 拔管护理　拔管护理详细内容见表 6-9。

表 6-9　拔管护理

项目	内容
拔管前	拔管前向患者做好解释，取得患者的配合
	调大氧流量，增加体内氧储备
	彻底清除口鼻腔及气道内的分泌物
	床旁备急救设备
拔管后	将气囊放气后，快速拔出气管插管，立即给予合适的氧疗
	观察患者血氧饱和度和呼吸状况，一旦出现缺氧，应立即处理，必要时再行插管
	观察有无喉头水肿及喉头痉挛，如喉部喘息；有无声带损伤，如声音嘶哑，若患者呼吸困难应重新插管
	加强翻身叩背，鼓励患者多咳嗽、咳痰，给予雾化吸入
	拔管后给予口腔护理，改善口腔内环境

【经鼻气管插管护理】

经鼻气管插管是将导管由鼻孔通过后鼻腔，送入咽喉部或鼻咽部距离气管隆突 2 ～ 4cm 的距离。插管的方法一般有盲插，经喉镜明插，经纤维支气管镜明插。

（一）适应证

意识清醒非紧急情况下需要长期呼吸机支持治疗但又不足以行气管切开的患者，适用经鼻气管插管。

（二）禁忌证

颅底骨折，有鼻漏患者，有出血倾向，凝血功能障碍，情况危急须抢救时，一般不采用经鼻气管插管。

（三）插管前的配合与护理

同经口气管插管，见表 6-4。

（四）插管后的护理

插管后的主要护理内容见表 6-10。

表 6-10　插管后的护理

项目	内容
固定	胶布固定法与系带固定法
	若胶布或系带被分泌物污染，应及时更换，更换时两人合作，更换前后需检查导管外露长度，防止导管移位
	导管插入长度应每班交接，定时检查
	约束患者双上肢，防止意外或自行拔管
鼻腔护理	观察鼻黏膜有无出血，有出血者可在鼻腔内滴 1% 麻黄碱，促进血管收缩；若出血多，用凡士林纱条填塞鼻腔
	每天常规在鼻腔内滴入液体石蜡 2 ～ 3 次，减少导管对鼻腔黏膜摩擦损伤
	定时调整鼻导管的位置，防止局部长期受压、导致鼻组织坏死

续表

项目	内容
饮食护理	经鼻气管插管者可以经口进食，建议食用高蛋白、高能量、清淡易消化的流质饮食
	餐前餐后做好口腔护理，保持口腔清洁，预防感染，增进舒适度
	进食时摇高床头 30° ～ 45°，餐后 1 小时内尽量不吸痰，避免刺激患者呕吐，吸痰、翻身、拍背应在餐前进行
气囊护理	同经口气管插管气囊护理

【气管切开造口置管护理】

气管切开造口置管是通过外科手术在甲状软骨与第 2 和第 3 或第 3 和第 4 环状软骨之间做横切口，插入金属导管或硅胶导管形成一个长期或暂时的人工气道。气管切开在神经外科患者中常见。尤其神经外科昏迷患者，尽早进行气管切开可减少肺部的相关并发症。气管切开护理也是神经外科的一项专科护理操作。

（一）适应证

意识障碍，中枢性咳嗽、咳痰能力减弱或消失，肺部感染，长时间需要呼吸机治疗患者。

（二）禁忌证

出血性疾病，凝血功能障碍或切开部位以下呼吸道梗阻者。

（三）气管切开造口置管的护理

气管切开造口置管的护理内容见表 6-11。

表 6-11 气管切开造口置管的护理

项目	内容
创面护理	气管切口处应每日清洁消毒并更换敷料，更换时观察切口处有无红肿、感染征象；分泌物多时，切口敷料应及时更换，防止切口和呼吸道感染
气管套管护理	气管外套管应妥善固定，系带打死结，且松紧合适，以容纳一手指为宜
	金属套管者，内套管消毒常用聚维酮碘溶液（艾利克）浸泡消毒法与生理盐水冲洗法
	内套管取出的时间不应太长，以免痰液结痂阻塞外套管
	取内套管时应左手用无菌镊子固定好托板，以免刺激呼吸道
	用无菌镊子放置内套管时应先将气管内痰液吸净
吸氧护理	未使用呼吸机患者，金属套管者，可用输液头皮针（去掉针头），一头与吸氧管相连拧紧，软管放入套管内 5 ～ 8cm，套管口覆盖双层生理盐水湿纱布
	使用硅胶套管者可用封闭式吸痰管与人工鼻
气囊护理	同经口气管插管气囊护理
病室环境	保持病室安静、清洁、空气新鲜，限制探视人数、次数，室内定期进行紫外线空气消毒，保护患者，避免感染
饮食护理	无法经口进食者安置胃管或鼻肠管，给予流质饮食
	清醒能经口进食者，嘱患者少食多餐，进食高维生素、高蛋白、高纤维的清淡饮食
口腔护理	每日口腔护理 2 ～ 4 次，增加口腔舒适度，预防口腔感染
皮肤护理	保持皮肤清洁干燥，勤翻身，勤擦洗，勤按摩，防止压疮，注意翻身时保持头颈部一致，避免拉脱或牵拉导管，损伤气管黏膜
功能锻炼	加强四肢被动功能锻炼，防止肌肉萎缩、腰背痛、关节僵硬、挛缩、变形
心理护理	观察患者非语言行为，使用手机、写字板、手势等方式交流，了解患者的生理、心理需求，尽可能减少患者的恐惧、焦虑、孤独、不适等，给予患者心理安慰，促进早日康复

续表

项目	内容
带管出院健康宣教	向家属讲解注意事项，如不可取出外套管，防止发生窒息；不可淋浴，防止水溢入气管内；尽量不去公共场所，以防呼吸道感染；注意口腔卫生；套管系带松紧适时调整，以容纳一手指为宜
	教会家属内套管的清洗消毒、更换开口纱、湿化气道方法
	定期门诊随访，根据病情及恢复情况，决定拔管时间，有异常情况及时就诊

（四）气管切开处创面护理操作

气管切开处创面护理操作内容见表 6-12。

表 6-12　气管切开处创面护理操作

项目	内容
目的	维持呼吸道通畅，防止切开感染
评估患者	患者的病情、意识状态、呼吸情况、合作程度及切口周围的皮肤
用物准备	一次性换药碗、酒精棉球、艾利克棉球、盐水棉球、开口纱、吸痰管、人工鼻、封闭式吸痰管、治疗巾、弯盘、冲洗用生理盐水，网兜、消毒棉签、输液器、医嘱
操作程序	备齐用物，携带至患者床旁，查对并观察患者的情况，调节氧流量
	向清醒患者解释，取得合作并摆好患者的体位（以平卧、低半卧位较好），充分暴露气管切开口（以切开口为中心 15cm 范围）
	吸痰，清理呼吸道后观察患者血氧饱和度正常后还原吸氧流量，取开口纱
	洗手，铺治疗巾于患者颈下，弯盘置于治疗巾上
	取酒精棉球由内向外消毒患者气管切开周围皮肤及系带上下，再用生理盐水棉球擦拭导管、弯盘，最后用艾利克棉球消毒切口，置开口纱于切口
	观察患者血氧饱和度及生命体征

续表

项目	内容
操作程序	取下旧的人工鼻上吸氧管置于治疗巾上，取下旧的封闭式吸痰管及冲洗液置于治疗车下 用生理盐水棉球润湿氧气管口后置于治疗巾内，再取生理盐水棉球润湿导管口，接上新的无菌封闭式吸痰管、取出新的人工鼻连接吸氧管，调节氧流量后连接到封闭式吸痰管上，再连接冲洗用生理盐水 调整患者于舒适体位，观察患者气道是否通畅，决定是否需要再吸痰
用物处理	一次性用品按感染性垃圾处理

（五）气管切开造口置管的并发症及处理

气管切开造口置管的并发症及其原因和相应处理见表 6-13。

表 6-13 气管切开造口置管的并发症及处理

并发症	原因	处理
出血	多系术中损伤颈前静脉、动脉、甲状腺等; 术中止血不彻底，结扎线脱落	少量出血，及时更换切口敷料，出血量多，给予止血治疗
皮下气肿	暴露气管时周围软组织剥离过多；气管切口过长，气体由切口两端漏出；切开气管后剧烈咳嗽使气肿形成；缝合皮肤切口过于紧密	无需特殊处理，24 小时后停止发展，3 ～ 5 天可自行吸收
纵隔气肿	多因气管筋膜被广泛剥离，气体经气管与筋膜之间入纵隔或者因胸腔压力过大	颈部切口拆线有利于气体排出
气胸	暴露气管时过于向下分离易误伤胸膜，并发气胸或者剧烈咳嗽使肺泡破裂，形成自发性气胸	行胸腔闭式引流或胸腔穿刺

续表

并发症	原因	处理
切口感染	患者抵抗力下降以及痰液稀薄污染切口，无菌技术操作不严	做好切口护理，合理使用抗生素，吸痰注意无菌操作，定期更换吸引瓶与吸引管，每日更换吸痰生理盐水
气管食管瘘	气管切开时伤及食管；人工气道留置时间过长、与气囊的压迫导致气管黏膜坏死及食管前壁黏膜的坏死	行食管瘘修补术或者留置胃管与胃肠减压，避免胃内容物反流，加强气囊的护理
拔管困难	切开气管部位过高，损伤环状软骨；气管腔内肉芽生长，致气管狭窄；气管套管型号过大	做气管镜、喉镜检查，喉侧位X线片，根据原因对症处理

（六）气管切开造口置管拔管护理与意外脱管处理

气管切开造口置管拔管护理与意外脱管处理的主要内容见表6-14。

表6-14　气管切开造口置管拔管护理与意外脱管处理

项目	内容
拔管指针	患者病情稳定，能自行排痰，无肺部感染
拔管	拔管前先堵管，先堵1/2，再全堵，堵管栓子要牢固，防止坠入气管，观察患者有无呼吸困难、低氧血症；堵管1～2天，患者能自行排痰，呼吸正常，血氧饱和度正常，发音良好，可予拔管，拔管时床旁备气管切开包、鼻导管吸氧装置
拔管后	拔管后观察1～2天，可予艾利克消毒伤口皮肤，并用胶布蝶形拉拢，若愈合不良可予缝合
意外脱管原因	患者自行拔管；系带过松；用力咳嗽；牵拉脱出

续表

项目	内容
意外脱管预防措施	对于烦躁者，可给予镇静剂并约束四肢
	吸痰、翻身、拍背，更换固定系带护理操作中，应专人固定好套管，防止牵拉脱出，病情允许者可分离呼吸机管道
	颈粗短者可使用加长型气管套管，妥善固定牢固
	床头悬挂防导管脱落标识，做好陪护人员健康宣教
意外脱管的处理	有自主呼吸患者，保持呼吸道通畅，给予高流量吸氧，通知医生并协助医生更换套管重新置入，安慰患者与家属，保持镇定
	无自主呼吸、未形成窦道者，可用纱布盖住气切口处，呼吸球囊辅助呼吸，立即通知医生并协助医生重新置管，调整呼吸机参数，观察患者生命体征，记录
	无自主呼吸、已形成窦道者，应立即挤压胸部行人工通气，改善缺氧，立即通知医生并更换导管重新置入，调整呼吸机参数，观察患者生命体征，记录

（七）经口气管插管、经鼻气管插管、气管切开造口置管的比较

经口气管插管、经鼻气管插管、气管切开造口置管三种方法的优、缺点见表6-15。

表6-15　经口气管插管、经鼻气管插管、气管切开造口置管的比较

项目	优点	缺点
经口气管插管	插管容易，适于急救场合，吸痰容易	容易移位脱出，不易长期耐受，口腔护理不便，牙齿、口咽损伤，喉损伤，语言沟通障碍
经鼻气管插管	易耐受，留置时间较长，易于固定，便于口腔护理	管腔小，吸痰不方便，不宜迅速插入，不适合急救场合，鼻易出血，压迫鼻翼黏膜，引发鼻窦炎、中耳炎等

续表

项目	优点	缺点
气管切开	易耐受，留置时间长，便于固定与口腔护理，清醒患者可经口进食，无效腔小，易于分泌物吸引	可诱发感染，有创口，愈合后颈部有瘢痕，伤口处需特殊护理，语言沟通障碍

第三节　气道湿化护理

人体的鼻咽、呼吸道黏膜本身能对经过的气体有加温、加湿、过滤的作用，人工气道建立后缺少了鼻咽、呼吸道黏膜加温、加湿的作用，将导致患者分泌物的水分丢失、痰液黏稠，且干燥的气体可破坏肺泡表面活性物质，导致肺顺应性下降，缺氧加重，肺部炎症。有实验表明，肺部感染随气体湿化程度的降低而升高。另外支气管黏膜上的纤毛运动也会随着湿化程度的降低而减弱或消失，使排痰能力下降。因此做好气道的湿化管理，对保持呼吸道通畅、降低肺部感染意义重大，是人工气道管理的关键之一，气道的湿化主要是根据不同的人工气道类型选择合适的湿化方法、湿化液，以达到满意的湿化效果。

【气道湿化的方法】

气道湿化的几种方法见表 6-16。

表 6-16　气道湿化的方法

项目	内容
人工鼻	人工鼻装置具有加温、加湿、过滤的作用
雾化吸入法	使用超声雾化法或氧气雾化法可将药液水分转变成雾粒，随着呼吸可以保持气道湿润

续表

项目	内容
加热湿化器/电热恒温湿化装置	为呼吸机的组成部分，对吸入的气体进行加温、加湿，因此保持湿化器水位线在正常范围内，温度以32～35℃为宜
套管外口敷料湿化	气管切开带金属导管患者，导管外口处用2层含有生理盐水的湿纱布遮盖，被分泌物污染时及时更换
气道内直接间断滴注	用5ml无菌注射器取湿化液3～5ml，取下针头，当患者吸气时沿着气管套管内壁缓慢注入
微量泵持续湿化法	用50ml的空针抽取湿化液，连接延长管、头皮针去掉针头，排气后将头皮针软管插入人工气道内壁，利用微量泵设置每小时1～4ml的速度持续滴入，保持气道持续湿化状态
输液器持续湿化法	配置好的湿化液与输液器相连，去掉针头，头皮针软管放入人工气道内壁，以每分钟4～6滴的速度缓慢持续滴入

【气道湿化液的种类】

常用的气道湿化液的种类见表6-17。

表6-17 气道湿化液的种类

种类	内容
蒸馏水	属于低渗性液体，无杂质，用于呼吸机常规气道湿化，对痰液的稀释能力较强，但对呼吸道黏膜的刺激性较大，适用于痰液黏稠的患者
0.9%氯化钠注射液	增加气道腔内水分、稀释痰液，对水肿的气道壁有一定的脱水收敛作用，有文献报道：生理盐水进入肺和支气管内，会被蒸发水分，盐分沉积在肺和支气管上引发肺水肿，加重呼吸困难，应慎用
0.45%氯化钠注射液	属于低渗盐水，在气道内蒸发后接近生理盐水，刺激性小

续表

种类	内容
1.25% 碳酸氢钠溶液	属于碱性溶液，可使气道局部形成弱碱性的环境，使痰痂软化，痰液稀薄；但用量大时可导致组织水肿、肌肉疼痛、抽搐、碱中毒而加重肺水肿

【湿化效果评价】

湿化效果评价的详细内容见表 6-18。

表 6-18 湿化效果的评价

项目	内容
湿化不足	痰液黏痰，吸引困难，吸痰后吸痰管内的痰液不易被水冲走，患者可有突然的呼吸困难
湿化合适	痰液稀薄，能顺利通过吸痰管，易冲走，患者呼吸道通畅
湿化过度	痰液稀薄，频繁咳嗽，需不断吸引，患者烦躁不安，听诊肺部有明显痰鸣音

第四节 分泌物吸引

清除呼吸道分泌物，保持呼吸道通畅，是管理好呼吸道的重要环节之一，清理呼吸道分泌物的方法包括有效咳嗽，叩背，体位引流，振动排痰，吸痰等。吸痰可分为经鼻、口腔吸痰法，封闭式吸痰法，气道切开开放式吸痰等，现将操作要点及注意事项介绍如下。

【经鼻、口腔吸痰的护理】

经鼻、口腔吸痰护理的操作要点见表 6-19。

表 6-19 经鼻、口腔吸痰护理

项目	内容
评估患者	了解患者的年龄、意识、生命体征、心理及合作程度、生命体征
	了解患者呼吸道分泌物的量、黏稠度、部位
	向清醒患者解释，取得患者的配合
操作要点	做好准备，携用物至床旁，核对患者
	检查患者的鼻、口腔，有无义齿、鼻漏、鼻腔手术史
	协助患者取合适体位，面向操作者，头偏向一侧
	检查并调节负压，成人 40.0 ～ 53.3kPa；儿童＜ 40.0kPa，调大氧流量
	连接吸痰管，试吸生理盐水，润滑吸痰管
	无负压插入吸痰管，深度适宜，左右旋转向上提，动作轻柔，时间＜ 15 秒，安抚清醒患者，鼓励咳嗽
	擦净脸部分泌物，协助患者取舒适体位，整理床单位，调回氧流量
	洗手，记录，按要求处理用物
注意事项	操作中严格无菌原则，一根吸痰管只能使用一次，预防感染
	痰液多，需再次吸痰，需间隔 3 ～ 5 分钟
	吸痰中若患者发生缺氧症状应立即停止吸痰，休息后再吸
	痰液黏稠者，可以告知患者适当饮水，配合翻身拍背、雾化吸入
	昏迷患者可以使用口咽通气管或压舌板帮助张口，吸痰完毕后，取出口咽通气管或压舌板
	选择合适大小的吸痰管
	把握好吸痰时机、指针，如患者咳嗽有痰鸣音、听诊有湿啰音、呼吸不畅、血氧饱和度突然下降或呼吸机出现高压报警等，应立即吸痰

【封闭式吸痰的护理】

封闭式吸痰护理的操作要点及注意事项见表 6-20。

表 6-20　封闭式吸痰护理

项目	内容
评估患者	评估患者的生命体征、血氧饱和度，听诊双肺呼吸音及有无上呼吸道痰鸣音
	向清醒患者解释，以取得合作
操作要点	遵医嘱给予雾化吸入，以稀释痰液，抗炎
	给予翻身拍背，使下呼吸道痰液松动
	检查中心负压装置，调节负压
	暂停鼻饲，高流量吸氧，使用呼吸机患者吸纯氧 2 ～ 3 分钟
	打开吸痰管保护帽，连接负压管，左手拇指放在负压开关阀上，食指扶住封闭式吸痰管分叉，无名指和中指固定气管导管，将导管向患者气管插管或气管切开及气道深部送入，直至患者出现呛咳反应；拇指压住负压阀，缓慢退出吸痰管，在痰多的地方稍作停留，每次吸痰时间不超过 15 秒，需完全退出吸痰管
	打开冲洗液开关，左手按住负压阀，右手打开冲洗开关，冲洗吸痰管，冲洗后先关闭冲洗开关，待吸痰管内没有冲洗水后，再松开负压阀
	吸痰后，听诊患者双肺呼吸音，评价吸痰效果
	洗手、记录，按医疗垃圾分类处理用物
注意事项	操作中密切观察患者反应，痰的颜色与量
	每 24 小时更换封闭式吸痰管和冲洗液，冲洗液要标注用途及开瓶时间，在冲洗管输液器上使用红色标签标明“冲洗液”，避免混淆

【气管切开开放式吸痰的护理】

气管切开开放式吸痰护理的操作要点见表 6-21。

表 6-21　气管切开开放式吸痰护理

项目	内容
评估患者	评估患者的生命体征与氧饱和度，听诊有无痰鸣音
操作要点	给患者调大氧流量，增加体内氧储备
	打开吸痰水瓶盖，揭开气管套管外纱布，选择并取出合适大小吸痰管，注意保护吸痰管的前端，以免被污染
	试吸痰前用生理盐水润滑吸痰管和检查负压
	吸痰时应无负压进入，动作轻柔，吸痰总时间不超过 15 秒，边吸边旋转边上提，边鼓励患者咳嗽，边观察患者的反应与生命体征及痰液的量、颜色、性质，吸痰后生理盐水冲洗吸引管，按医疗垃圾分类处理垃圾，再次听诊评估患者肺部痰鸣音是否有所改善
	调回氧流量，用镊子盖好生理盐水纱布，擦拭患者面部分泌物，协助患者取舒适体位，洗手记录
注意事项	吸痰时先吸气管切开处气道痰液，再吸口鼻腔。吸痰管切忌重复使用
	操作中注意无菌操作，防止感染

第五节　预防感染与处理

对于建立了人工气道的患者，呼吸道的正常防御功能受到破坏，下呼吸道直接与外界相通，加之患者病情重、抵抗力差，发生肺部感染率高，因此做好预防措施至关重要。

感染的相关因素与预防见表 6-22。

表 6-22　感染的相关因素与预防

项目	内容
原因与诱发因素	患者呼吸道自然防御能力下降，意识障碍无法自主排痰
	基础疾病多，营养状况差，全身免疫力下降
	无法经口进食患者，唾液分泌少，口腔细菌增加，菌群失调
	胃肠道的反流与误吸
	长时间使用人工气道

续表

项目	内容
原因与诱发因素	医护人员在吸痰、换药中无菌操作不当 医疗器械消毒不严格，如呼吸机及管道消毒不彻底 手卫生不彻底，引起交叉感染 抗生素使用欠规范 病房的空气与环境
临床表现	患者痰液颜色呈黄色或为绿色脓痰，体温上升，血象高，胸片示有阴影，痰培养结果提示有感染
处理	加强人工气道护理，做好气道的湿化与分泌物吸引，操作中严格无菌操作，避免加重感染 根据病原菌应早期联合应用敏感抗生素，必要时气道局部用药 加强患者基础疾病的治疗，给予营养支持治疗，增强免疫力
预防措施	加强病房空气和环境的消毒，严格控制陪伴人数与探视人数和时间 加强患者的基础护理，做到三短九洁 护理操作中严格按照无菌操作，减少有创操作导致的感染 吸痰用物专人专用，气管切开处纱布敷料污染时及时更换，加强呼吸机管道的清洁与消毒，定期更换呼吸机管道，及时清理呼吸机管道内的冷凝水 确保气道的充分湿化，有利痰液的排出 适时拍背，振动排痰，体位引流，吸痰，保持呼吸通畅，避免痰液的蓄积 病情允许应摇高床头 30° ～ 45°，防止胃内容物反流误吸 加强手卫生知识培训，提高医护人员、陪护人员手卫生的依从性 及时评估人工气道的撤离，缩短人工气道和机械通气的使用时间

【特别关注】

（1）保持呼吸道的通畅。

（2）加强气道的湿化、温化处理。

（3）防止意外拔管。

【前沿进展】

带气囊压力指示浮标或气囊压力监测装置的气管插管

一种带气囊压力指示浮标或气囊压力监测装置的多功能气管插管将应用于临床。该气管插管设有气管插管管体，气管插管管体上设有吸痰口、气囊、吸痰管、吸痰管接头、充气管，三通接头、气管插管内设有芯杆，吸痰口设在气管插管管体头端，气囊套接在气管插管上，经过热压粘接在管体上，吸痰管粘接在气管插管管体上，吸痰管接头粘接在吸痰管的尾端上；充气管粘接在气管插管管体上，这种带气囊压力指示浮标或气囊压力监测装置的多功能气管插管，避免了原有的气管插管无法准确指示或监测气囊压力的弊端和存在的不足。

【知识拓展】

人工鼻应用的基本物理原理

人工鼻是基于骆驼的鼻子而制造的，骆驼的鼻子是最优秀鼻子，骆驼的鼻子像涡轮机，长而弯曲，会将呼出的大部分水蒸气留在鼻子里，而不会散发到体外，这样即使它在沙漠中几天没有水也能生存。因此当患者呼气时，饱和湿度的气体进入人工鼻的内侧面凝结，同时释放以蒸汽状态保存的热量；吸气时，外部干燥的气体进入人工鼻，在人工鼻内得到湿化和温热，然后进入肺内，如此往复循环，不断利用呼气中的热度和湿度来温热和湿化吸入的气体。人工鼻两侧间的温度梯度是人工鼻的效率或输出功率的指数，人工鼻内气体的温度越高，它能提供的湿度水平也越高，内表面越大，热湿交换能力越强，内部材料的热传导性越好而外罩的热传导性越差，才以便储热，减少热量的丢失。好的人工鼻应该是水分丢失少，材质吸水性好，热交换高，无效腔低，气流阻力低。

（向　翠　陈茂君　吴孟航）

参考文献

陈莉, 王冬梅, 叶竹峰, 等. 2012. 不同口腔护理方法在经口气管插管中的对比研究. 护士进修杂志, 1(27): 102, 103

冯娥, 殷艳玲, 郭新荣, 等. 2012. 刷洗负压吸引法在经口气管插管患者口腔护理中的应用. 中华现代护理杂志, 18(11): 1280

胡凤琼. 2009. 人工气道气囊管理护理分析. 检验医学与临床, (1): 34, 35

胡英莉, 孙丽霞, 孙红. 2010. 经口气管插管3种固定方法效果的比较//2010北京协和急诊医学国际高峰论坛暨急诊医学学术交流会论文集. 北京: 中国医师协会, 北京协和医院, 222～225

李飕. 2003. 成人气管切开的护理.国外医学: 护理学分册, 22(7): 323

李有莲, 郭楼英. 2000. 气管切开后呼吸相关因素的监护. 中华医学感染杂志, 10(2): 141

廖燕, 刘帆, 唐荔. 2010. 实用危重症护理工作手册. 成都: 四川教育出版社, 182～184

覃方红, 韦柳青. 2005. 经鼻气管插管的护理. 医学文选, 24(6): 971～973

熊敏, 杨丽霞. 2002. 经口咽通气管吸痰效果观察. 现代护理杂志, 8(8): 619

应用技术网.2014.专利查询.http://www.aptchina.com/zhuanli/10667694/[2015-4-2]

郑泓, 李妍, 李月. 2004. 危重患者抢救过程中口咽通气道固定的改进. 中国危重病急救医学, 16(4): 209

第七章 呼吸机的管理

呼吸机是通过预设容量或压力对患者进行通气支持，代替或改变人的生理呼吸，增加肺通气量，改善呼吸功能，减轻呼吸功消耗，节约心脏储备能力的装置。呼吸支持是挽救急、危重患者生命最关键的手段之一，呼吸机在临床救治中应用越来越广泛。当前临床上使用的呼吸机有数百种，设计、构造、功能及操作方法各不相同，随着电子技术的发展，现代呼吸机功能日趋完善、智能化、操作简便化。

【呼吸机的基本原理】

自主通气时吸气动作产生胸腔负压，肺被动扩张出现肺泡和气道负压，从而构成了气道口与肺泡之间的压力差而完成吸气；吸气后胸廓及肺弹性回缩，产生相反的压力差完成呼气。因此，正常呼吸是由于机体通过呼吸动作产生肺泡与气道口主动性负压力差而完成吸气，吸气后的胸廓及肺弹性回缩产生肺泡与气道口被动性正压力差而呼气，以满足生理通气的需要。而呼吸机通气是由体外机械驱动使气道口和肺泡产生正压力差，而呼气是在撤去体外机械驱动压后胸廓及肺弹性回缩产生肺泡与气道口被动性正压力差而呼气，即呼吸周期均存在被动性正压力差而完成呼吸。

【呼吸机治疗的目的】

1. 改善肺的气体交换 纠正呼吸性酸碱失衡、低氧血症，缓解组织的缺氧。

2. 减少呼吸做功 缓解呼吸窘迫、降低呼吸氧耗，减轻呼吸肌疲劳。

3. 改善压力 - 容量关系 预防和治疗肺不张，改善肺顺应性，预防进一步损伤。

4. 呼吸衰竭的预防性治疗　围手术期患者或者败血症、休克、严重创伤情况。

【适应证与相对禁忌证】

（一）应用范围

应用呼吸机辅助通气，主要是预防、减轻或纠正各种原因所致的缺氧和二氧化碳潴留。应用范围包括：

（1）各种原因所致的心肺脑复苏。

（2）各种原因引起的呼吸衰竭。

（3）脑缺氧、脑水肿、颅内压增高、神经肌肉疾病。

（4）胸肺部疾病，严重创伤。

（5）循环系统疾病。

（6）围手术期患者。

（7）配合氧疗做肺内特殊雾化治疗。

（二）应用指征

（1）呼吸衰竭一般治疗方法无效者。

（2）呼吸频率大于35～40次/分或小于6～8次/分。

（3）呼吸节律异常或自主呼吸微弱或消失。

（4）呼吸衰竭伴有严重意识障碍。

（5）严重肺水肿。

（6）PaO_2小于50mmHg，尤其是吸氧后仍小于50mmHg。

（7）$PaCO_2$进行性升高，pH动态下降。

（三）相对禁忌证

1. 气胸　严重肺大疱和未经引流的气胸、肺大疱和气胸未建立胸腔闭式引流前，使用呼吸机通气可加重原有气胸，甚至引起医源性张力性气胸。

2. 毁损肺（肺组织无功能）　各种原因导致的患者肺组织功能完全丧失，机械通气也无法解决。

3. 大咯血 呼吸道畅通前，呼吸机正压通气会将气道内的血液和血块向肺内推进，堵塞气道。

4. 未纠正的低血容量性休克 机械通气可使周围静脉和中心静脉之间的压力差减小，回心血量减少，心脏充盈度下降，加重休克。

【呼吸机的临床分类】

呼吸机有多种分类方法，通常依据吸气向呼气转换、呼气向吸气转换、通气频率、应用对象等进行分类（表 7-1）。

表 7-1 呼吸机分类

分类依据	类别
吸气向呼气转换	定压型——压力切换（pressure cycling）
	定容型——容量切换（volume cycling）
	定时型——时间切换（time cycling）
	流速控制型——流速切换（flow cycling）
	混合多功能型
呼气向吸气转换	控制型（controlled）
	辅助或同步型（assisted）
	辅助 / 控制型（A/C）
通气频率	常频呼吸机
	高频呼吸机（通气频率＞60 次 / 分）
应用对象	成人用呼吸机
	小儿用呼吸机
	成人 / 小儿用呼吸机

【呼吸机常见通气模式及常用参数设置】

1. 常见通气模式 通气模式反映呼吸机对患者的支持程度，是呼吸方式与触发机制的组合。临床上可选择的通气模式众多，选择不同通气模式是为了满足不同患者治疗的需求，同时防止并发症的发生。常见通气模式见表 7-2。

表 7-2 常见通气模式

通气模式	特点	优点	缺点	运用
控制通气（controlled mechanical ventilation，CMV）	潮气量、吸气时间及呼吸频率完全由呼吸机产生并控制，与患者的自主呼吸无关	可完全替代患者的自主呼吸，最大限度减少患者的自主呼吸负荷	使用不当可出现失用性呼吸肌萎缩。有自主呼吸时易发生人机对抗	没有自主呼吸者、呼吸中枢抑制者、神经肌肉疾病者、呼吸肌疲劳者及麻醉过程中等
机械辅助通气（assisted mechanical ventilation，AMV）	呼吸机对患者的自主吸气动作产生反应并施以同步性通气支持，潮气量由呼吸机控制，呼吸频率由患者控制	与 CMV 相比不易发生人机对抗及失用性肌萎缩，利于患者呼吸功能恢复	使用不当易发生通气过度（如自主呼吸频率增快、自主潮气量增加时）或不足（自主呼吸减弱或停止时）	有自主呼吸且自主吸气可触发呼吸机送气的患者
同步间歇指令通气（synchronized intermittent mandatory ventilation，SIMV）	在自主呼吸的时候，呼吸机根据预设的参数给予患者间歇性通气支持	保证患者通气量；降低气道平均压力，减少气压伤；锻炼呼吸肌肌力，减少呼吸肌负荷；使通气/血流比更合适；促进脱机	使用不当或患者病情突然发生变化（自主呼吸减弱或停止），可出现通气不足、缺氧、二氧化碳潴留及呼吸肌疲劳	撤机

续表

通气模式	特点	优点	缺点	运用
压力支持通气（pressure support ventilation，PSV）	在自主呼吸时，患者吸气一开始，呼吸机即予以恒定压力帮助患者吸气，以克服气道阻力及扩张肺	减少患者吸气做功，利于呼吸肌疲劳的恢复及呼吸功能锻炼	支持压力调节不当或胸肺顺应性发生改变等，可出现通气过度或通气不足	撤机
呼气末正压（positive expiratory end pressure，PEEP）	在呼吸机进行通气支持时，通过呼气活瓣在呼气末使气道保持一定的正压	防止肺泡早期闭合；减少肺内渗出；增加功能残气量，利于氧合；呼气末小气道开放，利于二氧化碳排出	PEEP 过高可降低心脏前负荷，使心输出量降低，出现低血压	常规给氧无效的低氧血症（如 ARDS）；肺炎、肺水肿；COPD 患者；大手术后预防、治疗肺不张。严重心功能不全、低血容量、气胸等禁用
持续气道正压（continuous positive airway pressure，CPAP）	在自主呼吸时，呼吸机为患者提供一个持续的高速正压气流，流速超过患者吸气流速，可使吸气相、呼气相气道内保持一定的正压	增加功能残气量，改善通气/血流比，改善肺顺应性，防止肺泡闭陷	增加气道峰压及平均压，若使用不当可出现气压伤及心血管抑制	ARDS、肺水肿患者

续表

通气模式	特点	优点	缺点	运用
压力调节容积控制通气（pressure-regulated volume control Ventilation，PRVCV）	在确保预设潮气量的基础上，呼吸机自动连续测定胸廓/肺顺应性和容积/压力关系，反馈调节下一次通气的吸气压力水平	使气道压力尽可能降低，以减少气压伤		无自主呼吸；肺脏各部分时间常数明显不同；气道阻力增高；吸入潮气量接近肺活量；PEEP ＞ 15cmH_2O；需应用 PCV 且又须潮气量恒定时
适应性支持通气（adaptive support ventilation，ASV）	通过连续监测患者的动态顺应性和呼气时间常数，结合容积和压力两种控制模式优点的全自动通气模式	自动调整机械通气频率、吸气压力、吸气时间和呼气时间，使患者始终处于最佳的呼吸状态		
双水平气道正压通气（bilevel positive airway pressure，BPAP）	在自主呼吸的吸气相和呼气相分别施加不同压力，即吸气压力（IPAP）和呼气压力（EPAP）	IPAP 用于增加肺泡通气、降低呼吸功和促进 CO_2 排出。EPAP 相当于 PEEP，增加功能残气量、改善氧合		

2. 常用呼吸参数设置 合理的呼吸参数设置是呼吸机治疗的关键，设置不当不利于患者呼吸功能改善，反而容易出现并发症。先做初步设置，然后根据患者的意识、心率、血压、血气分析指标等进行观察与评估，再做调整，参数的设置与调整应贯穿机械通气的全过程。呼吸机基本参数的设置见表 7-3。

表 7-3 呼吸机基本参数

参数	设置范围	备注
潮气量（V_T）	成人 8 ～ 10ml/kg，小儿 10 ～ 12ml/kg。保护性低通气时潮气量为 6 ～ 8ml/kg	呼吸机相关肺损伤与大潮气量通气有关，现提倡进行保护性低通气，允许 $PaCO_2$ 逐渐增高，但不超过 80 ～ 90mmHg 或出现精神症状
呼吸频率	成人 12 ～ 16 次 / 分，儿童 15 ～ 25 次 / 分，婴儿、新生儿 25 ～ 35 次 / 分	
吸气时间（TI）及吸 / 呼比（I/E）	TI 为呼吸周期的 25%（成人 0.8 ～ 1.2 秒），维持 I/E 为 1 : 1 ～ 1 : 4	阻塞性通气功能障碍 I/E 宜为 1 : 2.5 ～ 1 : 4，限制性通气障碍 I/E 宜为 1 : 1 ～ 1 : 2
吸气压力（PI）	成人 12 ～ 20cmH_2O，小儿 12 ～ 15cmH_2O	定压呼吸机靠调节吸气压力来获得适当的潮气量，原则上以最低的吸气压力来获得满意的潮气量，同时又不影响回心血量及引起气压伤
吸入氧浓度（FiO_2）	一般 FiO_2 在 21% ～ 100% 之间可调	长期呼吸机通气支持的患者以 30% ～ 40% 为宜

续表

参数	设置范围	备注
触发灵敏度	压力触发灵敏度为 -3 ～ -1 cmH_2O，流速触发灵敏度 1 ～ 3L/min	触发灵敏度绝对值越小，灵敏度越高，越容易发生误触发而出现人机对抗或通气过度；反之则易出现呼吸做功增加、不能触发及通气不足
湿化温度	36 ～ 37℃之间	过低达不到湿化温化目的，过高（超过 40℃）易出现呼吸道灼伤
峰值流速	一般为 40 ～ 60L/min	潮气量 = 峰值流速 × 吸气时间
高压力报警限	气道峰值压力（PAP）+10cmH_2O	高压报警限具有报警、切换功能
低压力报警限	气道平均压（MAP）-（5 ～ 10）cmH_2O	

【呼吸机常见报警原因及处理】

当呼吸机监测到的实际参数超过设置报警限或呼吸机出现故障时，呼吸机将以声、光和文字等方式提示。根据监测值偏离报警限的大小和对患者生命威胁的严重程度，呼吸机可显示不同的报警级别。呼吸机常见报警原因及处理见表 7-4。

表 7-4 呼吸机常见报警原因及处理

报警内容	原因	处理
电源报警（AC power loss）	停电或电源插头脱落、电源掉闸	将呼吸机与患者断开并行人工通气支持，同时修复电源

续表

报警内容	原因	处理
气源报警（O_2↓↑）	压缩氧气或空气压力低。FiO_2 分析错误	将呼吸机与患者断开，给患者行人工通气支持，同时调整或更换气源，或校对 FiO_2 分析仪
呼出 V_T 降低（V_T↓）	患者呼吸减弱；呼吸回路漏气；套囊充气不足；气体经胸腔闭式引流管漏出；肺顺应性降低；呼出流量传感器监测错误	检查患者呼吸；检查呼吸回路；检查气囊压力；检查胸腔闭式引流管；吸痰；校正呼出流量传感器
吸气压降低（Pi↓）	呼吸回路漏气；导管脱出；气囊充气不良；气体经胸腔闭式引流管漏出；气管食管瘘；峰流速低；设置 V_T 低；气道阻力降低；肺顺应性增加	检查呼吸回路；检查导管位置；检查气囊压力；检查胸腔闭式引流管；重新设置峰流速和潮气量
气道高压（Ppeak↑）	呛咳；肺顺应性改变（肺水肿、支气管痉挛、肺纤维化等）；分泌物过多，气道阻力增加；导管移位；呼吸回路阻力增加（如管路积水、打折等）；吸入气量太多或高压报警限设置不当；患者兴奋、激动、想交谈	吸痰；解除支气管痉挛；听呼吸音；检查呼吸回路并保持通畅；检查导管位置；调整呼吸参数；解释安抚患者；使用药物镇静
呼吸增快（RR↑）	代谢需要增加；缺氧；高碳酸血症；酸中毒；疼痛；焦虑；害怕	监测动脉血气；纠正缺氧和酸中毒；镇痛；解释安抚患者

续表

报警内容	原因	处理
人机对抗	患者自主呼吸增强；高热、抽搐、疼痛、体位不适；心肺功能改变、缺氧加重；人工气道不通畅、移位、固定不好或受牵拉刺激患者；呼吸机同步性能差或触发灵敏度调节不当，或其他参数设置不当	取得患者理解合作；改变卧位；积极治疗原发疾病；保持呼吸道通畅；调整呼吸模式和参数；合理固定气管导管和呼吸机管道；必要时进行止痛、镇静

【呼吸机通气支持常见的并发症】

（一）与人工气道有关的并发症

1. 损伤　因患者不合作或操作人员操作粗暴、操作不当、气管切开时组织分离不好等引起的损伤。

2. 循环系统　干扰机械刺激呼吸道引起交感 - 肾上腺系统反射所致。主要表现为血压升高，心率增快，心律失常。建立人工气道前采取适当的药物镇静，可避免出现循环系统干扰。

3. 导管阻塞　口腔分泌物、痰液、血块或异物进入导管；导管扭曲、受压或咬闭；气囊嵌顿；导管移位与气管成角。

4. 导管误入一侧支气管　插入过深或使用过程中发生移位。

5. 导管脱出　固定不牢；患者头颈活动过度；患者躁动、呛咳；患者自行拔出；翻身或调整呼吸机机械臂时扯出。

6. 气管黏膜溃疡　气囊充气太多，压力太高；导管固定不牢引起物理摩擦性损伤；导管压迫；吸痰负压太大或动作粗暴；黏膜继发感染。

7. 皮下、纵隔气肿 多见于气管切开的患者。

（二）呼吸机通气支持直接引起的并发症

呼吸机通气支持直接引起的并发症、临床表现及预防和处理见表 7-5。

表 7-5 呼吸机通气直接引起的并发症临床表现及预防处理

并发症	临床表现	预防及处理
呼吸机相关性肺炎	呼吸道分泌物增多，颜色改变；呼吸道阻力增加，增加呼吸做功，缺氧和二氧化碳加重；痰培养常见铜绿假单胞菌、鲍曼不动杆菌、克雷伯菌等。血常规提示白细胞、中性粒细胞增高。主要原因为呼吸道分泌物引流不畅；胃内容物及口腔分泌物误吸入气道引起细菌下呼吸道移植；频繁吸痰，气道内滴液湿化、雾化等；无菌操作不严；呼吸机管道消毒不严格；患者机体抵抗力低下	①进行适当的肺部理疗，充分清除呼吸道分泌物；②采用封闭式吸痰方法；③采用合理的气道湿化方法；④充分进行声门下分泌物的引流；⑤进行人工气道护理时严格无菌操作；⑥合理鼻饲和进食，防止呕吐或胃内容物反流；⑦营养支持，增强机体抵抗力；⑧严格进行呼吸机消毒与维护，防止交叉感染。合理使用抗生素
气压伤	主要由吸气时峰压过高引起，以气胸、皮下气肿最常见。患者胸痛、烦躁不安、呼吸困难、心率增快、大汗淋漓、脉搏氧饱和度下降，血压下降	鼓励患者自主呼吸或采用部分通气支持方式（如 SIMV、PSV 等），限制支持潮气量、PEEP，合理设置高压报警限

续表

并发症	临床表现	预防及处理
肺不张	患侧呼吸音降低或消失，呼吸动度减弱，氧分压下降，气管和纵隔向患侧移位，X 线可见肺不张部位纹理增粗	充分温化湿化，及时吸痰；确保气管导管置于合适长度，避免导管插入过深误入一侧支气管；尽量避免高浓度吸氧所致吸收性肺不张
通气不足（呼吸性酸中毒）	呼吸困难、呼吸频率增快；脉搏氧饱和度下降，严重者出现发绀；大汗；心率、血压、意识改变；双肺呼吸音低，呼吸动度减弱；动脉血二氧化碳分压上升、呼出气二氧化碳分压（$P_{ET}CO_2$）上升	应针对原因进行处理，必要时使用药物。包括：①呼吸机管路或人工气道漏气；②呼吸支持模式选择不当，参数设置不合理；③患者病情发生变化，对呼吸机的通气支持量需求增加
通气过度（呼吸性碱中毒）	患者可出现兴奋、谵妄等，严重者表现为低血压、昏迷，血气检查结果呈呼吸性碱中毒表现	针对原因：①呼吸支持参数（R、V_T、Ti、触发灵敏度等）调节不当。②发热、呼吸兴奋引起自主呼吸增快。应调整呼吸支持参数（减少潮气量、减慢支持频率、降低触发灵敏度），增加呼吸回路无效腔（延长呼吸机管路），也可使用药物抑制或打断患者自主呼吸，同时积极处理高热、疼痛等
心、血管功能抑制	正压通气、呼吸末正压（PEEP）等使肺循环阻力增加，肺血流量减少，影响心输出量及血压。出现低血压、心率增快、中心静脉压升高、颈静脉充盈、心律失常等	鼓励患者自主呼吸，采用浅快呼吸支持，正确应用呼吸末正压（PEEP）并使用强心药、升压药等

【呼吸机的撤机管理】

对危重患者建立机械通气支持仅是治疗，最终目标是促使患者自主呼吸逐步恢复，当导致呼吸衰竭的病因好转后应尽快开始撤机。延迟撤机将增加医疗费用和机械通气的并发症；过早撤机则会撤机失败，增加再插管率、带机时间、住院日和病死率。

（一）撤机指征

（1）患者实施机械通气的原因被去除，意识好转，一般情况好，感染控制。

（2）呼吸力学：呼吸频率＜25次/分，V_T＞5ml/kg，最大吸气负压≤-30cmH_2O。

（3）氧合指标：PaO_2/FiO_2≥150～200mmHg，PEEP≤5～8cmH_2O，FiO_2≤0.40，pH≥7.25；COPD患者：pH＞7.30，PaO_2＞50mmHg，FiO_2＜0.35。

（4）呼吸功能改善：患者呼吸中枢能维持自主呼吸节律，存在吞咽反射，咳嗽有力，能咳痰，暂时断开呼吸机无呼吸困难、缺氧及二氧化碳潴留表现，降低呼吸支持量后患者能自行代偿。

（5）血流动力学稳定，无心肌缺血动态变化，临床上没有显著的低血压[不需要血管活性药的治疗或只需要小剂量的血管活性药物如多巴胺或多巴酚丁胺＜5～10 μg/（kg·min）]；血压、心律稳定。

（6）动脉血气分析正常，酸碱失衡和水、电解质紊乱得到纠正。

（7）肾功能恢复正常。

（二）不耐受撤机的指征

（1）意识水平下降。

（2）收缩压与撤机前比较变化≥20mmHg，舒张压变化≥ 100mmHg。

（3）心率改变> 20 次 / 分；出现频发室性早搏；ECG 示 ST 段明显抬高。

（4）呼吸频率超过 35 次 / 分或低于 10 次 / 分，或呼吸次数增加> 10 次 / 分。

（5）自主潮气量< 250ml，$PaCO_2$ 增加> 10mmHg，pH < 7.3，SpO_2 < 90%。

（6）出现呼吸困难、劳累、多汗、呼吸辅助肌参与呼吸、胸壁异常运动。

（三）撤机时机与方法

评估患者能否撤机的传统标准包括潮气量、每分通气量、最大每分通气量、呼吸频率、最大吸气压、氧合指数、气道闭合压、浅快呼吸指数（V_T/f）等。但是这些参数对预测成功撤机的敏感性和特异性不确定，目前没有一个理想的参数可成功预测停机，一般来讲，对带机小于 72 小时的患者，这些常规停机参数及有经验医生的床旁评估还是有较高预测价值，但对长期通气的患者，则需更加细致的评估。

目前较准确的预测撤机方法是 3 分钟自主呼吸试验（SBT），在实施 3 分钟 SBT 期间，医生应在床旁密切观察患者生命体征，若患者出现撤机不耐受，应终止 SBT，转为机械通气。SBT 包括 T 管试验、低水平 CPAP、低水平 PSV，针对不同疾病选择合适的脱机方法。

（1）T 管试验是指将 T 管与气管插管和气体切开导管直接相连，利用加温湿化装置加温加湿吸入气体，保持 FiO_2 不变，患者完全处于自主呼吸状态。

（2）低水平 CPAP 是指将通气模式改为 CPAP，保持气道内正压为 $5cmH_2O$，FiO_2 维持不变。

（3）低水平PSV是指通气模式改为PSV，压力支持水平保持在5～7cmH_2O，FiO_2维持不变。

SBT成功的客观指标为SpO_2≥90%，PaO_2≥60 mmHg，pH≥7.32；$PaCO_2$增加＜10 mmHg，心率改变＜20次/分，血压变化＜20%，RR改变＜50%或＜35次/分，主观标准为：无明显呼吸困难，无辅助呼吸肌参与呼吸。如SBT失败，则恢复机械通气，维持原参数，寻找撤机失败的原因，第二日再进行筛查和SBT直至成功。

（四）撤机三阶段

1. 撤机前阶段 主要是解决引起呼吸机通气支持的病因和预防影响撤机的生理、心理因素。包括四方面工作：①撤机准备，预防、治疗和改善呼吸机依赖相关生理、心理因素，促进撤机。②确定撤机指征，评估心功能、气体交换、水和电解质平衡、营养状态、患者撤机愿望等。③建立撤机协作队伍，由医生、护士、呼吸治疗师、营养师、物理治疗师等组成的协作队伍，促进撤机。④选择撤机方法。

2. 撤机过程阶段 自实施撤机开始，主要目的是减轻生理、心理因素对撤机的影响，评估患者对撤机的不耐受。撤机一般选择在上午治疗护理完成后，患者取半卧位充分吸痰，保持气道通畅；撤机前向患者解释清楚整个过程，描述撤机时的感觉，让患者知道有医务人员严密监测，如出现呼吸困难则恢复到撤机前状态。

3. 撤机结果 ①完全撤机，无机械通气支持下能自主呼吸24小时以上，可考虑拔管；②不完全撤机：撤机5天，无任何改善，无机械通气支持的自主呼吸不能维持24小时。

【拔管管理】

（一）拔管条件

气管导管具有提供机械通气连接途径和清除气道分泌物两大功能，因此拔除气管导管前需评估成功拔管的可能性。气管插管拔管条件包括自主呼吸能力、上气道通畅度（通过气囊漏气试验评价）、气道保护能力评价。

患者若可耐受撤机而无焦虑、疲劳、低氧征象，咳嗽能力好、存在吞咽反射、气道分泌物少，即可拔管。

（二）拔管指征

（1）神志清楚，痰液稀薄，咳嗽有力。

（2）生命体征平稳。休克，上消化道出血，肝、肾功能损害，严重肺部感染等并发症基本控制。白细胞计数低于 10×10^9/L，体温低于 37.5℃。

（3）停机吸氧条件下，自主呼吸时口唇及肢端黏膜无发绀，HR 增加不超过 20 次 / 分，RR 增加不超过 10 次 / 分，收缩压增加不超过 10mmHg。

（4）自主呼吸时 $V_T \geqslant$ 5ml/kg，$Pi_{max} \leqslant$ −25cmH_2O。

（5）在低流量吸氧条件下，自主呼吸 2 小时，动脉血 pH ＞ 7.30，$PaO_2 \geqslant$ 60mmHg。

（三）拔管前准备

（1）准备拔管所需器材：吸痰管、吸痰装置，面罩，吸氧装置。

（2）确定患者清醒，无镇静剂作用遗留，拔管前 2 ～ 4 小时禁用镇静剂或肌松剂。

（四）拔管程序

（1）向清醒患者做好解释工作，消除恐惧心理。

（2）准备好物品。

（3）对于带管时间长的患者，拔管前 20 分钟给予地塞米松 0.1mg/kg 静推以防喉头水肿，或者拔管后普米克令舒雾化吸入。

（4）充分吸引气道内分泌物包括口鼻、咽喉部及气管内分泌物。

（5）拔管前检查生命体征、SpO_2。给予 50% ～ 80% O_2 1 ～ 2 分钟。

（6）解除气管导管固定带、胶布，放掉气囊气体。

（7）鼓励患者咳嗽，同时拔除导管，拔管后，吸引口咽部的分泌物。

（8）立即给予面罩吸氧，氧流量＞ 5L/min，嘱患者大口呼气并协助其排痰。

（9）密切观察生命体征及 SpO_2。

（10）如果是气管切开者，在决定拔管前，先换无气囊套管或金属套管数天后，无不良反应可堵管，堵管后呼吸阻力上升，呼吸困难，经吸氧、湿化，吸痰无效时，说明患者暂时不具备拔管的条件；若堵管后 24 小时无不良反应，则可拔管。拔管前，先清洁皮肤创口，气管内充分吸痰，拔管时再吸引窦道分泌物，伤口肉芽组织多应刮除，以蝶形胶布将伤口拉拢固定，再以无菌纱布覆盖，嘱患者咳嗽时压住伤口，适时换药一次，直至愈合。

（五）拔管后护理

（1）生命体征的观察：心率、心律、血压、脉搏、神志、SpO_2。

（2）密切观察呼吸道是否通畅，有无声音嘶哑，有无缺氧、呼吸困难，发绀。

（3）拔管后 30 分钟查血气分析。

（4）呼吸道管理：雾化、叩背、协助咳痰，气道水肿者使用普米克令舒雾化吸入。

（5）拔管后暂禁食4～6小时。

（6）床旁保留气管插管器材以备再插管。

【呼吸机的维护与管理】

正确的维修和管理可延长呼吸机的使用寿命，保证其安全、有效地发挥临床作用。同时更重要的是可以避免交叉感染，提高抢救成功率。

（一）呼吸机的管理

（1）专业管理人员根据呼吸机的性能及附件使用寿命的要求，由专职人员定期清洁、消毒、调试和校正，更换消耗品，检测主机功能等，确保呼吸机正常运转，延长其使用寿命。

（2）统一培训所有操作呼吸机的人员。

（3）做好使用和维修记录，将各种维修、更换、校正记录详细备案。定期检查更换电池、活瓣、皮垫、细菌过滤器及过滤网等消耗品，呼吸机每工作1000小时，应由工程师进行保养及检修，建档登记。

（二）呼吸机的维护

1. 使用前检测

（1）电源检测：检查有无漏电、接触不良，检查蓄电池的蓄电能力。

（2）气密性检测：检查呼吸机的气路系统，各管道、湿化罐、接水瓶接口有无漏气。

（3）设置项目检测：检测呼吸机模式和参数能否准确设置。

（4）报警系统检测：使用模拟肺模拟呼吸机的工作状态，改变呼吸机的设置参数；增加气道阻力；调节各种报警上、下限，通过呼吸机上的声、光报警来检测报警系统的性能是否完好。

（5）监测系统的检测：如 V_T、FiO_2、压力表、分钟通气量等。

（6）呼吸机附加仪器功能的检测：如湿化器、雾化器等的功能是否完好。

经过以上步骤检测后的呼吸机已处于完好的备用状态，需用布罩好，并且在显著位置挂上标明“备用状态”字样的标牌，放置在清洁、整齐、通风的房间内，随时准备应用于临床。

2. 使用中维护

（1）管道的气密性：检查管道有无脱落、漏气等。

（2）管道的通畅性：检查管道有无积水、扭曲、打折、压闭等，积水杯处于低位，及时倾倒积水杯内冷凝水。

（3）主机防水：禁止在主机表面上放置治疗盘、护理盘、液体瓶、水杯等，防止主机进水影响功能。

（4）防止人为暴力损伤：在推动呼吸机时，要稳妥用力，防止摔倒。

（5）主机散热：使用中的呼吸机应放在相对较大的空间，以利于散热，防止主机因散热不好而工作异常，甚至停止工作。

（三）呼吸机的消毒

呼吸机的消毒主要指呼吸机的气道管路系统进行消毒。根据工作需要，呼吸机及附件的数量应当与医院的规模和接诊患者数目匹配，呼吸机外置管路及附件应达到一人一用一消毒或灭菌。

消毒应遵循先彻底清洁，再消毒或灭菌的程序，清洗前应仔细检查管道内有无痰痂、血清、油污及其他污物，尽可能将连接部分彻底拆卸，拆卸后应立即送清洗、消毒；特殊感染患者使用的呼吸机管路（包括结核分枝杆菌，AIDS 病毒、乙肝病毒、MRSA、MRSE 等耐药菌群感染等）应单独进行清洗、消毒；如临床怀疑使用呼吸机患者的感染与呼吸机管路相关时，应及时更换、清洗、消毒，处置管路及附件，必要时对呼吸机进行消毒；消毒处理过程中应避免物品再次污染，用化学消毒剂消毒后的呼吸机管路应用无菌蒸馏水彻底清洗。

1. 主机清洁

（1）主机内部的清洁：呼吸机内部主机多为电子元件，不能使用常规方法清洁，需由工程师定期保养。

（2）管路清洁：多为合成材料、橡胶、金属，要仔细检查管道内有无痰痂、血渍、油污及其他污物残留，若不冲洗干净则难以达到彻底消毒的目的。

（3）传感器的清洗：由于传感器属精密的电子产品，价格昂贵，并且有各自的性能特点，必须根据各自呼吸机的说明书或操作指南进行清洗。

（4）呼吸机外壳的清洁：呼吸机外壳可用温水纱布轻轻擦净。

2. 外部管路消毒

（1）浸泡消毒方法：常用化学消毒液体如过氧乙酸、戊二醛、酸性水等，应注意监测浓度及污染情况，正确储存并及时更换。

（2）气体熏蒸消毒方法：环氧乙烷气体消毒可杀死霉菌、孢子及较大的病毒，但对肝炎病毒的作用尚不清楚。环氧乙烷可穿透橡胶、塑料、玻璃纸等，无腐蚀性和破坏性，是比较理想的消毒方法。目前医院也使用分解蛋白质及血液的酶制剂以管道清洗机清洗呼吸机管道，在清洗过程中应用 160 ～ 165℃高温自动烘干消毒，效果便捷可靠。

（3）高压蒸汽消毒方法：呼吸机需消毒部件的金属部分和耐高温的部件，可根据具体情况，送供应室进行高压蒸汽消毒。

3. 湿化器的消毒应做到 ①每位患者更换，长期使用呼吸机者每周消毒更换一次；②湿化器采用浸泡消毒或高压蒸汽消毒方法；③湿化器内注入无菌蒸馏水，每日更换。

4. 其他日常清洁消毒 包括：①每日清洁呼吸机表面一次。②管道每人更换，长期带机者每周更换。③每日清洗空气过滤网，以防灰尘堆积，影响机器内部散热。

5. 呼吸机终末 消毒患者停用呼吸机后将呼吸机所有管路系统逐一拆下，彻底消毒后，再按原结构重新安装、调试。

【机械通气患者的护理】

（一）有创呼吸机通气

有创呼吸机通气是经气管插管或气管切开导管连接呼吸机对患者行通气支持，做好相应护理以确保机械通气安全有效进行，减少并发症的发生。

1. 呼吸机通气监测

（1）呼吸机准备：连接管路，根据患者的疾病特点、临床表现、年龄、体重选择合适的通气模式进行呼吸参数预设，检查管路无漏气及报警系统完好，用模拟肺测试无误。向湿化罐内注入适量无菌注射用水，并调节湿化器的温度，连接至患者。

（2）病情观察：观察患者意识、瞳孔、生命体征，特别是血压、呼吸频率及动度、胃肠功能，水和电解质平衡等，如心率血压稳定、无人机对抗、无缺氧症状，说明通气参数设置较合适。

（3）呼吸功能监测：观察气道压力、呼出潮气量、SpO_2 等指标，结合血气分析，综合评估通气、氧合和酸碱平衡情况。定时听诊两肺呼吸音及痰鸣音，判断气道通畅情况，适时清除气道分泌物，观察分泌物的量、色、性状和气味。定时翻身、叩背，配合胸部物理治疗，促进排痰和呼吸功能恢复。

动脉血气分析结果是设置与调整参数的重要指标，如动脉血二氧化碳分压升高，合并血 pH 下降，应增加通气量；如动脉血氧分压下降应提高吸氧浓度，必要时加用 PEEP；如出现血压下降，在满足通气量前提的情况下，减少潮气量，降低压力水平，必要时应用升压药（表 7-6）。

表 7-6 血气指导呼吸机参数调节

血气分析结果	呼吸机参数调节
PaO_2 过低	FiO_2 ↑，PEEP ↑，吸气时间↑
PaO_2 过高	FiO_2 ↓，PEEP ↓
$PaCO_2$ 过低	V_T ↓，f ↓，通气量↓，吸气压力↓
$PaCO_2$ 过高，PaO_2 变化不明显	V_T ↑，f ↑，通气量↑，PEEP ↓，吸气压力↑
$PaCO_2$ 过高，PaO_2 过低	V_T ↑，f ↑，通气量↑，吸气压力↑
$PaCO_2$ 过高，PaO_2 正常或过高	PEEP ↓

（4）呼吸机的观察监测：观察呼吸机是否正常工作，各项设置有无异常变动；保持管道连接密闭性，各导线、传感器无松脱；及时处理呼吸机的报警。保持温化湿化，湿化器内湿化液在正常刻度范围，及时处理管道内积水以避免阻塞通路或反流入患者气道，积水杯处于最低位，适时倾倒冷凝水。

（5）报警处理：低潮气量及低每分通气量需排除管

路漏气，增加辅助通气参数。高每分通气量需排除管路原因、呼吸机误触发等。气道低压需排除管路漏气、插管滑出。气道高压需检查是否插管过深、咳嗽、痰液阻塞、支气管痉挛、肺顺应性差、人机对抗等，并作相应的处理，详见表 6-4。

2. 人工气道管理

（1）妥善固定人工气道

1）气管插管者，选择合适的牙垫，防止导管被咬，堵塞气道；气管切开者，导管处于中立位，固定完好，系带松紧合适以能放下一指为宜。

2）定时行气管插管或气管切开护理，更换胶布和固定带，观察固定带周围皮肤，气管切开处纱布垫是否干燥、清洁，切口有无感染等。

3）更换体位时避免气管导管过度牵拉、扭曲。

4）每班交接导管置入长度（经口气管插管者，测算以导管尖端至门齿的刻度），防止导管移位。观察管腔通畅程度。

5）躁动患者排除诱因后给予适当保护性约束。

（2）痰液引流

1）及时吸痰，吸痰时观察痰液颜色、量、性状及气味。

2）可采用胸部物理治疗、体位引流、雾化吸入等方法促进排痰。

3）吸痰前后给予 2 分钟 100% 氧气或加大吸氧浓度。

4）吸痰应严格执行无菌操作原则，吸痰顺序为气管内—口腔—鼻腔，不能用一根吸痰管吸引气管、口鼻腔。

5）动作轻柔，每次吸痰时间不超过 15 秒。

（3）加强气道湿化

1）吸入气体温度保持在 36 ～ 37℃，相对湿度 100%。

2）常用湿化方法与装置：有主动加热湿化器、热湿交换过滤器（人工鼻）；雾化吸入，气道内直接滴注。

（4）人工气囊管理

1）定时采用检查气囊压力，可采用最小漏气技术、最小闭合容量技术，或者气囊测压表监测，维持气囊压力不超过 $25cmH_2O$。

2）每 6 ～ 8 小时进行气囊上滞留物的清除，以防流入下呼吸道引起感染。根据患者耐受时间定时放出气囊里的气体。

（5）预防呼吸机相关肺炎

1）严格无菌操作。

2）病情允许者抬高床头 30° ～ 45°。

3）加强气道管理，充分湿化气道。及时倾倒呼吸机管路冷凝水。

4）每周更换一次呼吸机管路，管路污染时随时更换。

5）定时监测气道病原菌的变化，选用合适的抗生素。

6）鼻饲前检查气囊充气情况，防止反流与误吸。

7）有条件的单位应尽量将患者安置于单间病房并安装新风装置，保证室内空气处于低尘、低病原微生物、恒温恒湿的状态。

3. 健康指导　机械通气时，由于患者不能直接表述，护士应注意患者是否有疼痛等特殊表现。护士可运用肢体语言增加护患交流，鼓励、安慰患者，尽量减少其恐惧焦虑的情绪。鼓励患者通过手势、表情或书写来表达他们的感受、疑虑和要求，并尽可能给予满意的回答和帮助。疼痛明显者酌情应用适量止痛药。

4. 撤机前后的护理

（1）撤机前：撤机通常选择在上午，此时患者充分休息后状态好，医护人员较多，即使撤机失败也能保证抢救及时有效。准备吸氧装置，给患者做好心理护理，充分吸痰后，准备撤机。

（2）撤机后

1）病情观察：撤机后继续予吸氧，氧浓度比撤机时调高 10%，30 分钟后检测动脉血气分析，密切观察患者意识、面色、心率、血压及呼吸的频率、节律、深度、血氧饱和度（SpO_2）。掌握撤机后再行机械通气的指征：患者出现呼吸频率＞30 次 / 分，血压升高或降低 20mmHg，心率增加或减缓 20 次 / 分、PaO_2＜60mmHg，动脉血二氧化碳分压（$PaCO_2$）＞55mmHg。另外患者出现烦躁、出汗及尿量进行性减少，则终止撤机。

2）心理护理：在撤机后半小时内应守护在床旁，鼓励患者，做好解释，加强沟通。同时指导患者采取腹式呼吸。

3）撤机后气道护理：对于长期机械通气患者，撤机后气管内的导管一般根据患者的病情留置一段时间，加强人工气道的护理。

（二）无创机械通气

无创机械通气是指无须建立人工气道的正压通气，常通过鼻罩、口鼻罩或面罩等无创的方式将患者和呼吸机相连，实施正压通气，见图 7-1。由于无人工气道，降低了院内肺部感染的发生率，易于带机和撤机。主要适用于意识较清楚、能配合无创通气的Ⅰ型和Ⅱ型急性呼吸衰竭。

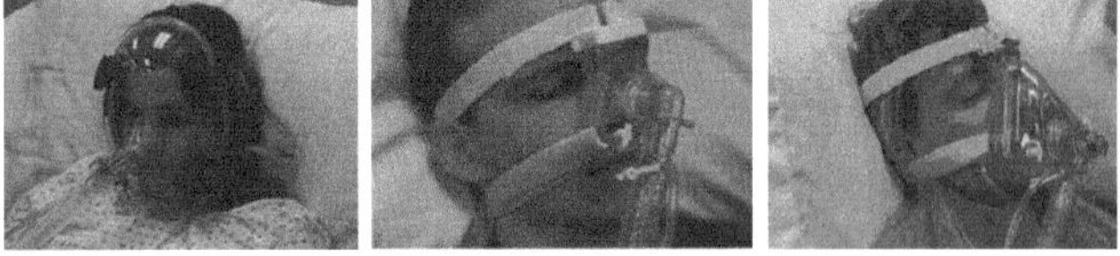

A　　B　　C

图 7-1　各种人 - 机连接界面

A. 全面罩及连接；B. 鼻罩的连接；C. 口鼻面罩的连接

1. 无创机械通气的方法 选择适宜患者的面罩或鼻罩，固定妥善，连接无创呼吸机管道和无创呼吸机。无创机械通气主要使用 BiPAP 模式，一种流量触发系统。设定吸气正压水平（IPAP）和呼气正压水平（EPAP），吸气时进行 PSV 支持，增加患者吸入潮气量和每分通气量，降低 $PaCO_2$ 水平，呼气时产生呼吸末正压，可增加功能残气量，提高 PaO_2 水平，缓解呼吸困难。潮气量、流速率和吸气时间均随患者的呼吸力量、预设压力、肺顺应性、气道阻力而改变。

2. 无创机械通气的护理 要求与有创机械通气的护理一致，另需强调以下几点。

（1）监护和插管条件必须备齐，开始应用无创正压通气的 4 ～ 8 小时需要有专人负责治疗和监护。

（2）选择合适的鼻面罩，减少漏气，保持面罩与患者的脸部紧贴密闭，对张口呼吸者需选择口鼻罩，采用“人”形泡沫贴，紧贴于鼻面罩下，防止鼻面罩压迫处损伤皮肤。

（3）恰当的体位：尽量采用半坐卧位，以利于呼吸和防止误吸。

（4）保持呼吸道通畅：鼓励神志清楚患者自行有效咳痰，必要时按医嘱雾化治疗，稀释痰液；神志欠清楚或病情较重者应做好密切监测，及时协助患者清除痰液，必要时人工吸痰，防止发生窒息。

（5）严密监测病情变化：观察患者意识、瞳孔、心率、呼吸频率节律、SaO_2，监测动脉血气。无创通气治疗无效时，应及时中止无创通气，进行气管插管。

（6）正确分析各种报警的原因并及时处理。

（7）主要并发症监护：观察有无胃肠胀气，必要时行胃肠减压排气。防止鼻面罩局部压伤。

（8）健康指导：护士床旁指导患者配合无创呼吸机进行呼吸，使用面罩的方法和注意事项，减少漏气。

3. 无创呼吸机的操作 无创呼吸机的操作步骤与说明见表 7-7。

表 7-7 无创呼吸机的操作步骤与说明

操作步骤（以 BiPAP Vision 为例）	说明
核对医嘱，备齐用物，携用物至患者床旁，向患者讲解治疗的目的、意义和注意事项，讲解面罩基本结构和取、戴方法	消除患者的焦虑、恐惧感，取得患者的积极配合
病情允许下，协助患者取半卧位，角度在 30° 以上较好	
选择合适的面罩。根据患者的病情、脸型大小、胖瘦程度，选择组织相容性较好、大小适中的面罩。常用的连接方法有鼻罩、口鼻面罩、全面罩等（图 7-1）。通常轻症的患者可先试用鼻罩，比较严重的呼吸衰竭患者多数需要用口鼻面罩或全面罩	合适的面罩可以减少漏气，增强者的舒适感和依从性
连接无创呼吸机电源和气源，连接吸入端过滤器、无创呼吸回路和湿化瓶后，湿化瓶内加入无菌注射水至黑线，调整积水杯于最低位	
按电源开关键，打开电源开关（Power），仪器自检后进入待设定界面	
评估患者的病情，设定初始模式和参数 （1）初始模式，常用 PSV 模式、S/T 模式、CPAP 模式，其优缺点见表 7-8 （2）初始通气参数的设置：在 S/T 模式中，初始参数：背景频率（f）（10 ～ 16）次 / 分，吸气时间（T）（0.8 ～ 1.2）s，IPAP（4 ～ 8）cmH_2O，EPAP（2 ～ 4）cmH_2O	为了提高患者的舒适性和依从性，一般从低压力开始通气，如果一开始就用比较高的压力，患者会感觉不适而拒绝接受

续表

操作步骤（以 BiPAP Vision 为例）	说明
妥善固定面罩	头带固定鼻罩或面罩时，以达到不漏气为宜，受压点以压疮贴或纱布垫着，应避免过分拉紧系带或系带压住患者的眼睛和耳郭
连接呼吸机，最后将连接管路和面罩连接	
通气参数的适应性调节 通常 IPAP 从（4 ～ 8）cmH_2O、EPAP 从（2 ～ 3）cmH_2O 开始，经过 5 ～ 20 分钟逐渐增加到合适的治疗通气参数。根据监测的 SaO_2 和 PaO_2 调节 FiO_2，原则达 90% 以上或 60mmHg 以上即可	如果持续使用比较低的压力，则有可能达不到理想的辅助通气的效果，影响疗效
无创通气过程中的监测 （1）一般生命体征监测：一般状态、神志等 （2）呼吸系统症状和体征：呼吸困难的程度、呼吸频率、胸腹活动度、辅助呼吸肌活动、呼吸音、人机同步性等 （3）循环指标：心率、血压等 （4）呼吸机通气参数：潮气量、压力、频率、吸气时间、漏气量等 （5）血氧饱和度（SpO_2）和动脉血气分析 （6）不良反应：呼吸困难加重、胃胀气、误吸、罩压迫、口咽干燥、鼻梁皮肤损伤、排痰障碍、不耐受、恐惧、睡眠性上气道阻塞等 （7）其他：心电监护、胸部 X 线	加强无创通气监测，及时发现问题，及时解决，有助于帮助患者适应无创通气，及时判断无创通气的疗效

表 7-8　无创机械通气初始模式比较

模式	优点	缺点	用途
PSV 模式	同步性好，患者感觉舒服	没有通气量的保证	自主呼吸好，间断脱机的患者

续表

模式	优点	缺点	用途
CPAP 模式	患者感觉舒适，易耐受，依从性好	吸气时不额外增加吸气压力，潮气量改善不明显	慢性呼吸衰竭（COPD，OSAS） 二氧化碳分压正常或降低，仅需要改善氧合者，如心源性肺水肿
S/T 模式	模式保证患者的通气	不易耐受，依从性较差	重症患者

【特别关注】

（1）人工气道护理。

（2）机械通气前后呼吸功能监测，动脉血气情况。

（3）机械通气后并发症的早期发现及处理。

【前沿进展】

体外膜氧合器

体外膜氧合器（ECMO）通俗说就是一个人体以外的“人工肺”，主要起到部分肺替代作用，在不加重原发病的基础上支持肺功能，借体外循环的作用让器官做自我修复，维持人体脏器组织氧合及血供，从而有效维持生命，为后续治疗受损脏器提供足够的时间。临床病例显示采用以传统呼吸支持治疗为主的综合治疗，呼吸衰竭患者的生存率为 18% ～ 44%，但同期相同严重程度的呼吸衰竭患者应用 ECMO 和保护性机械通气等治疗措施，生存率可达 66%。因此，在传统方法治疗过程中，如病情继续进展或伴心血管功能不稳定的呼吸衰竭，为保持良好的气体交换、避免通气过度和气道高压，ECMO 也不失为一种临时拯救生命的手段。

【知识拓展】

有创－无创序贯通气

序贯通气通常是指急性呼吸衰竭患者行有创通气后，在未达到拔管－撤机标准之前即撤离有创通气，继之以无创通气。在国内，80%～90%的COPD急性加重是由支气管－肺部感染引起，王辰等提出对这部分患者以“肺部感染控制窗”（pulmonary infection control window）作为有创通气和无创通气之间的切换点，能比较准确地判断早期拔管时机，显著改善治疗效果。本方法使有创机械通气的时间大大缩短，呼吸机相关性肺炎的发生率显著减少，提高了机械通气的疗效，降低了医疗费用。

（吴孟航　陈茂君　崔文耀）

参考文献

李乐之, 赵丽萍. 2009. 重症监护分册. 长沙: 湖南科学技术出版社

李振华, 郑欲知. 2004. 有创与无创序贯性机械通气技术. 医疗装备, 17(2): 14,15

刘大为, 邱海波, 许媛, 等. 2010. 实用重症医学. 北京: 人民卫生出版社

龙村. 2010. ECMO——体外膜肺氧合. 北京: 人民卫生出版社

田永明, 廖燕. 2011. ICU护理手册. 北京: 科学出版社

朱蕾, 钮善幅. 2007, 机械通气. 2版. 上海: 上海科学技术出版社

Allan H.Ropper MD. 神经危重症监护. 黄楹译. 2009. 4版. 北京: 人民卫生出版社

Fink MP, Abraham E, Vincent JL, et al. 2005. Textbook ofed Critical Care. 5th ed.Philadelphia: Elsevier Saunders

Hall JB, Schmidt GA, Wood LDH. 2005. Principle of critical care, 3rd ed. New York: McGraw-Hill companies

第八章　神经外科患者营养支持

第一节　概　　论

神经外科患者由于严重创伤或颅脑手术可能处于昏迷状态，常出现吞咽困难、神经源性胃肠功能障碍、基础代谢紊乱等严重并发症。应激使机体常处于高分解代谢状态，基础代谢增高，糖耐量下降、蛋白质分解增加而合成受到抑制，免疫功能极度下降，处于负氮平衡。患者体重进行性下降，血浆蛋白水平下降，势必影响各器官的生理功能，增加感染概率，加重继发性脑损害，影响疾病恢复，延长伤口愈合和住院时间。合理的营养支持可以改善机体代谢状况，保护机体免疫功能，减轻应激反应，改善内环境，减少并发症，从而促进神经功能恢复与重建，改善患者预后，提高救治成功率 。

【营养支持的目的】

（1）供给细胞代谢所需要的能量与营养底物，维持组织器官结构与功能。

（2）通过营养素的药理作用调理代谢紊乱，调节免疫功能，增强机体抗病能力。

（3）减少蛋白质的分解、增加、合成，改善组织、器官的功能及结构，促进神经功能恢复，降低病死率，缩短住院时间和降低医疗成本。

【营养支持基本原则】

（1）循序渐进，保证安全。

（2）合理供能，避免过度营养。

（3）提供充足的蛋白质（氮量），降低热氮比。

（4）肠内营养优先，不足的由肠外营养补充。

（5）充分考虑到受损器官的耐受能力，实施过程严密监测。

【营养状态的评定】

1. 人体测量

（1）体重：是营养评定中最简单、直接而可靠的指标，常用指标有：

1）实际体重占理想体重百分比，体重为理想体重的 ±20%。

2）体重改变百分比，在 6 个月内因非主观原因比平时体重降低或增加 10% 左右，或比过去一个月的体重降低或增加 5%。

3）体重指数（BMI）是反映蛋白质 - 能量营养不良及肥胖的可靠指标，BMI= 体重（kg）/[身高（m）]^2，正常值为 18 ～ 25，BMI 小于 18 是营养不良的重要指标。

（2）三头肌皮褶厚度（TSF）：间接判断体内脂肪储备量，正常参考值为男性 11.3 ～ 13.7mm，女性 14.9 ～ 18.1mm。实测值在正常值的 90% 以上为正常，80% ～ 90% 为体脂轻度亏损，60% ～ 80% 为中度亏损，小于 60% 为重度亏损。

（3）上臂围和上臂肌围（AMC）：测量上臂围时，被测者上臂自然下垂，取上臂中点，用软尺测量，软尺误差不得大于 0.1cm。上臂肌围可间接反映蛋白质储存水平，参考值为男性 24.8cm，女性 21.0cm。实测值在参考值的 90% 以上为正常，80% ～ 90% 为轻度营养不良，60% ～ 80% 为中度营养不良，小于 60% 为重度营养不良。

2. 生化及实验检查 蛋白质、免疫功能测定。

3. 综合营养评定 常用方法包括预后营养指数、营养评定指数、主观全面评定和微型营养评定等综合评定（表 8-1）。

表 8-1 营养不良的诊断

参数	正常范围	营养不良		
		轻度	中度	重度
体重（理想正常值的 %）	＞ 90	80 ～ 90	60 ～ 79	＜ 60
体重指数（kg/m^2）	18 ～ 25	17 ～ 17.9	16 ～ 16.9	＜ 16
三头肌皮褶厚度（正常值的 %）	＞ 90	80 ～ 90	60 ～ 80	＜ 60
上臂肌围（正常值的 %）	＞ 90	80 ～ 90	60 ～ 79	＜ 60
肌酐身高指数(正常值的%)	＞ 95	85 ～ 94	70 ～ 84	＜ 70
白蛋白（g/L）	＞ 30	30 ～ 25	24.9 ～ 20	＜ 20
转铁蛋白（g/L）	2.0 ～ 4.0	1.5 ～ 2.0	1.0 ～ 1.5	＜ 1.0
前白蛋白（g/L）	＞ 2	1.6 ～ 2.0	1.2 ～ 1.5	＜ 1.2
总淋巴细胞计数($\times 10^9/L$)	＞ 1500	1200 ～ 1500	800 ～ 1200	＜ 800
氮平衡（g/d）	±1	−10 ～ −5	−15 ～ −10	＜ −15

【神经外科营养支持方式和途径】

临床营养支持分为肠外营养（parenteral nutrition，PN，通过外周或中心静脉途径）与肠内营养（enteral nutrition，EN，通过喂养管经胃肠道途径）两种方法。随着临床营养支持的发展，营养支持方式已由 PN 为主要的营养供给方式，转变为通过鼻胃 / 鼻空肠导管或胃 / 肠造口途径为主的 EN。多项研究分析结果显示，PN 与感染性并发症的增加有关，而接受 EN 患者感染的风险比要接受 PN 者为低。营养支持时机的临床研究显示，早期 EN，使感染性并发症的发生率降低、住院时间缩短等。但并非所有重症患者均能获得同样效果。有关外科重症患者营养支持方式的循证医学研究表明，80% 的患者可以完全耐受 EN，另外 10% 可接受 PN 和 EN 混合形式的营养支持，其余的 10% 胃肠道不能使用，是选择全肠外营养（TPN）的绝对适应证。

总之，只要胃肠道解剖与功能允许，并能安全使用，应积极采用肠内营养支持。任何原因导致胃肠道不能使用或应用不足，应考虑 PN，或联合应用 PN ＋ EN。

第二节　肠 外 营 养

肠外营养（parenteral nutrition，PN）：通过外周或中心静脉途径供给机体各种营养素的营养支持方式。营养素包括碳水化合物、脂肪、氨基酸、水、维生素和矿物质。患者全部营养均从静脉供给称全肠外营养（total parenteral nutrition，TPN）。肠外营养分为全肠外营养和部分（补充性）肠外营养。静脉输注途径和输注技术是肠外营养的必要保证。

【肠外营养适应证】

不能耐受肠内营养、肠内营养禁忌或经胃肠道补充不足的重症患者，选择肠外营养支持途径。主要指征：

（1）胃肠道功能障碍的重症患者。

（2）由于手术或解剖问题胃肠道禁止使用的重症患者。

（3）存在有尚未控制的腹部情况，如腹腔感染、肠梗阻、肠瘘等。

对于肠内营养禁忌的重症患者，如不及时有效地给予 PN，将使其死亡的风险增加 3 倍。肠外营养支持是合并有肠功能障碍患者治疗的重要组成部分。近年来，随着肠外营养了解的深入，特别是对“过度喂养”危害的认识，使 PN 实施的安全有效性大大提高，成为任何原因导致胃肠道不能使用的危重患者营养支持方式。

【肠外营养禁忌证】

（1）早期复苏阶段、血流动力学尚未稳定或存在严重水、电解质与酸碱失衡。

（2）严重肝衰竭，肝性脑病。

（3）急性肾衰竭存在严重氮质血症。

（4）严重高血糖尚未控制。

（5）胃肠功能正常、适应肠内营养。

胃肠道仅能接受部分营养物质补充的重症患者，可采用部分肠内与部分肠外营养（PPN）相结合的联合营养支持方式，目的在于支持肠功能。一旦患者胃肠道可以安全使用时，则逐渐减少至停止肠外营养支持，联合肠道喂养或开始经口摄食。

【肠外营养的主要营养素及其应用原则】

1. 碳水化合物　临床常用的是葡萄糖。葡萄糖是肠外营养中主要的碳水化合物来源，一般占非蛋白质热卡的 50% ～ 60%，应根据糖代谢状态进行调整。葡萄糖能够在所有组织中代谢，提供所需要的能量，是蛋白质合成代谢所必需的物质，是脑神经系统、红细胞等所必需的能量物质，每天需要量＞ 100g。总之，葡萄糖的供给应参考机体糖代谢状态与肝、肺等脏器功能。随着对严重应激后体内代谢状态的认识，降低非蛋白质热量中的葡萄糖补充，葡萄糖：脂肪保持在 60 ：40 ～ 50 ：50，以及联合强化胰岛素治疗控制血糖水平，已成为重症患者营养支持的重要策略之一。

2. 脂肪乳剂　是 PN 支持的重要营养物质和能量来源，提供必需脂肪酸并携带脂溶性维生素，参与细胞膜磷脂的构成。脂肪可供给较高的非蛋白质热量。

长链脂肪乳剂（LCT）和中长链混合脂肪乳剂是目前临床上常选择的静脉脂肪乳剂类型（ω-6PUFA）。其浓度有：10%，20%，30%。LCT 提供必需脂肪酸（EFA）。危重成年患者脂肪乳剂的用量一般可占非蛋白质热量（NPC）的 40% ～ 50%，1 ～ 1.5g/（kg·d），脂肪乳剂应匀速缓慢输注。高龄及合并脂肪代谢障碍的患者，脂肪乳剂补充量应减少。脂肪乳剂须与葡萄糖同时使用，才有进一步的节氮作用。关于脂肪乳剂静脉输注要求，美国 CDC 推荐指南指出：含脂肪的全营养混合液应 24 小时内匀速输注，如脂肪乳剂单瓶输注时，输注时间应＞ 12 小时。

3. 氨基酸 / 蛋白质　一般以氨基酸液作为肠外营养蛋白质补充的来源，静脉输注的氨基酸液，含有各种必需氨基酸（EAA）及非必需氨基酸（NEAA）。EAA 与 NEAA 的比例为 1 ：1 ～ 1 ：3。存在全身严重感染患者的研究显示：尽管给予充分的营养支持，仍然不能阻止大量的、持续性的蛋白质丢失。在前 10 天，丢失的蛋白质 2/3 来自骨骼肌，以后则更多地来自内脏蛋白。瘦体组织（lean body mass，LBM）的丢失速度从每天的 0.5% 到 1.0%。不同组织器官蛋白质合成与降解的反应是不同的，并在疾病时发生变化。稳定持续的蛋白质补充是营养支持的重要策略。重症患者肠外营养时蛋白质供给量一般为 1.2 ～ 1.5g/（kg·d），约相当于氮

0.20 ～ 0.25g/（kg·d）；热氮比（100 ～ 150）：1。

4. 水、电解质的补充 营养液的容量应根据病情及每个患者具体需要，综合考虑，每日液体平衡与前负荷状态确定，应根据需要予以调整。注意监测血电解质，每日常规所需要的电解质主要包括钾、钠、氯、钙、镁、磷。营养支持时应经常监测。

5. 维生素与微量元素 重症患者血清抗氧化剂含量降低，肠外和肠内营养时可添加维生素 C、维生素 E 和 β- 胡萝卜素等抗氧化物质，以满足机体恢复抗氧化能力的需要。

6. 特殊营养素

1）谷氨酰胺（Gln）：是机体内含量最多的游离氨基酸，占肌肉中氨基酸含量的 60%，是肠黏膜细胞、淋巴细胞、肾小管细胞等快速生长细胞的能量底物，对蛋白质合成及机体免疫功起调节与促进作用。与肠外营养不同，肠内营养的蛋白质中含有谷氨酰胺。因此，对于使用整蛋类肠内营养制剂或添加谷氨酰胺的肠内营养制剂的患者，无需常规再额外经肠道补充谷氨酰胺。

2）精氨酸：是应激状态下体内不可缺少的氨基酸，影响应激后的蛋白质代谢，参与蛋白质合成。药理剂量的精氨酸能有效地促进细胞免疫功能，通过增强巨噬细胞吞噬能力，增强 NK 细胞的活性等，使机体对感染的抵抗能力提高。添加精氨酸的肠内营养对创伤和手术后患者有益。在上调机体免疫功能与炎症反应方面具有双刃剑的作用。因此，严重感染患者不宜补充精氨酸。

3）鱼油：有助于下调过度的炎症反应，促进巨噬细胞的吞噬功能，改善免疫机能。鱼油被认为是有效的免疫调理营养素。对 ARDS、创伤与腹部感染的重症患者，营养支持时可添加药理剂量的鱼油。

4）生长激素：促进蛋白质合成，降低蛋白质分解，改善氮平衡。度过急性应激期的创伤患者、大手术后患者、呼吸机依赖等重症患者，在营养物提供充足的前提下，可使用生长激素。

【人体营养每日推荐量】

人体营养每日推荐量详见表 8-2。

表 8-2　人体营养每日推荐量

种类	量	种类	量
能量	20～30kcal/（kg·d）		
葡萄糖	2～4g/（kg·d）	脂肪	1～1.5g/（kg·d）
氮量	0.1～0.25g/（kg·d）	氨基酸	0.6～1.5g/（kg·d）
电解质（肠外营养成人平均日需量）			
钠	80～100mmol	钾	60～150mmol
氯	80～100mmol	钙	5～10mmol
镁	8～12mmol	磷	10～30mmol
脂溶性维生素			
A	2500IU	D	100IU
E	10mg	K_1	10mg
水溶性维生素			
B_1	3mg	B_2	3.6mg
B_6	4 mg	B_{12}	5μg
泛酸	15mg	烟酰胺	40mg
叶酸	400μg	C	100mg
微量元素			
铜	0.3mg	碘	131μg
锌	3.2mg	硒	30～60μg

续表

种类	量	种类	量
钼	19μg	锰	0.2 ～ 0.3mg
铬	10 ～ 20μg	铁	1.2mg

注：通常首选口服或肠内营养途径；如不能耐受，则选用肠外营养：能量由葡萄糖 [3 ～ 5g/（kg·d）] 及脂肪乳剂 [0.8 ～ 1.0g/（kg·d）] 提供；健康人的非必需氨基酸此时则成为条件必需氨基酸。应监测血糖、甘油三酯。

【外科患者能量和蛋白质需要量】

外科患者能量和蛋白质需要量详见表 8-3。

表 8-3　外科患者能量和蛋白质需要量

患者条件	能量 [kcal/（kg·d）]	蛋白质 [g/（kg·d）]	NPC ： N
正常 - 中度营养不良	20 ～ 25	0.6 ～ 1.0	150 ： 1
中度应激	25 ～ 30	1.0 ～ 1.5	120 ： 1
高代谢应激	30 ～ 35	1.5 ～ 2.0	（90 ～ 120）： 1
烧伤	35 ～ 40	2.0 ～ 2.5	（90 ～ 120）： 1

注：NPC ： N，非蛋白热卡与氮量比值。

【肠外营养输注途径】

肠外营养输注途径取决于患者的血管穿刺史、静脉解剖条件、凝血状态、预期使用肠外营养的时间、护理的环境以及原发疾病的性质等因素。

1. 经外周静脉的肠外营养途径

（1）适应证：①短期肠外营养（＜ 2 周）、营养液渗透压低于 1200mmol/L H_2O 者；②中心静脉置管禁忌或不可行者；③导管感染或有脓毒血症者。

（2）优缺点：该方法简便易行，液体渗透压不能过高，需反复穿刺，易发生静脉炎，故不宜长期使用。

2. 经中心静脉的肠外营养途径

（1）适应证：肠外营养超过 2 周、营养液渗透压高于 1200mmol/L H_2O 者。

（2）途径：经颈内静脉、锁骨下静脉或上肢的外周静脉达上腔静脉。

（3）优缺点：经锁骨下静脉置管易于活动和护理，主要并发症是气胸。经颈内静脉置管使转颈活动和贴敷料稍受限，局部血肿、动脉损伤及置管感染并发症稍多。

3. 经外周静脉穿刺的中心静脉导管（PICC）置管　贵要静脉较头静脉宽、易置入，可避免气胸等严重并发症，但增加了血栓性静脉炎和插管错位发生率及操作难度。不宜采用的肠外营养途径为颈外静脉及股静脉，前者的置管错位率高，后者的感染性并发症高。

4. 经中心静脉置管皮下埋置导管输液　适用于长期间歇性静脉输注的患者，但目前应用较少。

【肠外营养支持并发症及处理】

肠外营养支持并发症及处理详见表 8-4。

表 8-4　肠外营养支持并发症及处理

并发症		原因	预防及处理
机械并发症	气胸	置管时患者体位不当或穿刺方向不正确等	即刻拔针，重复穿刺应重新选择穿刺点。如患者胸痛持续或有呼吸困难，应停止置管并摄 X 线胸片明确诊断，少量气胸可在数日内自行吸收，重症者需反复穿刺抽气或放置胸腔闭式引流管予以引流

续表

并发症		原因	预防及处理
机械并发症	空气栓塞	穿刺、输液过程中、更换输液瓶及拔管时空气进入血液	穿刺时患者平卧位、屏气，输液管路排气后连接牢固，怀疑进空气，立即左侧卧位。导管护理时要防止接头脱开的保险措施
	血管、神经损伤	操作不当	提高操作水平，及时发现神经损伤产生的相应症状与体征
	导管性并发症	导管尖端异位、导管栓子、导管堵塞、静脉血栓形成、静脉栓塞及血栓性静脉炎等	定期测量导管外露部分长度，规范护理操作，加强临床观察。更换输液部位，静脉炎者局部湿热敷或涂抹喜疗妥软膏
感染并发症	局部感染 导管脓毒症	穿刺置管时没有遵循严格无菌技术、导管护理不当、营养液配制过程或输注过程受污染致细菌快速繁殖、导管放置时间过长及本身的异物反应作用和患者存在感染病灶等	导管置入和营养液配制执行严格的无菌操作，加强导管的护理。在 PN 治疗过程中如出现高热、寒战，又找不到其他的感染病灶可能解释时，则应高度怀疑导管性败血症存在，此时应立即拔除导管，同时做血培养和导管头端培养，可改用周围静脉途径进行营养支持数天。多数情况下，拔管后体温即很快恢复正常，一般不需使用抗生素。若发热不退，且血培养阳性，则需根据药物敏感试验选用抗生素
代谢并发症	氨基酸、蛋白代谢紊乱	营养液内含氨量高；严重肝功能损害。必需脂肪酸缺乏或：高氨血症或肾前性氮质血症	使用结晶氨基酸源作为氮源；高氨血症加用精氨酸治疗。特殊患者监测肝肾功能、血氨值

续表

并发症		原因	预防及处理
代谢并发症	脂肪代谢紊乱	营养液中脂肪含量不合理。出现高脂血症	营养液配制应根据病情遵循个体化原则。定期做脂肪廓清试验;监测血脂水平
	电解质紊乱、维生素及微量元素缺乏症	电解质补充过量或不足、维生素及微量元素补充不足	及时合理补充所需营养物质，监测电解质
脏器功能损害	肝胆系统异常	长期过高的能量供给、葡萄糖、脂肪与氮量的提供不合理、肝功能损害、胆汁淤积及某些营养制剂中的某些成分有关	定时监测肝功能及胆囊B超观察有无胆汁淤积，停用PN或减少用量；尽早恢复肠内营养
脏器功能损害	肠道屏障受损	长期PN支持导致肠黏膜上皮萎缩，变稀，皱褶变平，肠壁变薄。肠屏障功能减退及继发性肠道细菌、内毒素移位和肠源性感染	及时发现，适当补充谷氨酰胺类肠黏膜保护剂，尽快恢复肠内营养

【肠外营养支持的监护】

1. 常规监护　肠外营养常规监护见表8-5。

表 8-5　肠外营养常规监护

监护项目	内容
体重、腹围	监测体重有助于判断患者水合状态和营养的供给是否合适，静脉营养的前一周，应每天测体重、腹围，以后每周测定一次
体温	每日监测，4 小时一次，了解有无感染等并发症
输注量、速度	匀速输注，记录 24 小时出入量
营养评价	在静脉营养期间应进行动态评价

2. 导管监护　严格无菌操作，中心静脉置管后应做好置管维护，每 4 小时生理盐水正压冲管，每日输注完毕用肝素盐水或生理盐水冲封管。观察处理血栓性静脉炎。

3. 实验室监护　根据病情是否稳定，监测可 1～2 次 / 日或 1～2 次 / 周，定期监测血糖，检查肝肾功能、电解质、血脂、血常规、凝血功能、血清脂肪廓清等。不定期查：血清氨基酸谱、必需脂肪酸及血氨。

第三节　肠 内 营 养

肠内营养（enteral nutrition，EN）是指经胃肠道为机体提供代谢需要的营养物质及其他各种营养素的支持治疗方法。可通过口服，也可通过鼻胃管、鼻肠管、胃造口或空肠造口进行肠内营养。EN 的优越性除体现在营养素直接经肠吸收、利用符合生理、给药方便、费用低廉外，更有助于维持肠黏膜结构和屏障功能完整性。

【肠内营养应用指征】

（1）不能经口进食或经口进食不足者。

（2）胃肠道疾病胃肠道功能存在者（或部分存在者）。

（3）围手术期需要补充营养者。

【肠内营养的禁忌证】

（1）空肠瘘患者：缺乏足够的小肠吸收面积，不论瘘在上端或下端都不予肠内营养，以免发生意外。

（2）肠梗阻、肠道缺血者，肠内营养往往造成肠管过度扩张，肠道血运恶化，甚至肠坏死、肠穿孔。

（3）腹腔间室综合征，肠内营养增加腹腔内压力，高腹压将增加反流及吸入性肺炎的发生率，使呼吸循环等功能进一步恶化。

（4）严重恶心、呕吐、腹胀、腹泻，经一般处理无改善者，建议暂停肠内营养。

【肠内营养实施时机】

（1）脑肿瘤、脑血管病及颅脑手术后，重型颅脑创伤早期 24 ～ 48 小时内。

（2）血流动力学稳定、无肠内营养禁忌证。如存在休克或使用大剂量升压药等急性复苏早期阶段暂缓。

【肠内营养途径】

肠内营养的途径根据患者情况可采用经口鼻胃管、鼻空肠、胃造瘘、空肠造瘘、经皮内镜下胃空肠造口等途径进行肠内营养。根据患者营养的需要量、营养液的性质、喂养管的类型与大小等，其投给方式有一次性投给、间歇重力式投给、连续输注（表 8-6）。

表 8-6　肠内营养途径一览表

途径	适应证	注意事项
口胃管（OG）	颅底骨折有脑脊液鼻漏或鼻后孔闭锁者	
鼻胃管（NG）	短期应用（4～6 周）	合并严重肺疾病者应避免间歇推进造成短时的胃过度膨胀致膈肌上抬引起呼吸困难
鼻空肠管（NJ）	易发生误吸者；胃排空延迟；严重胃食管反流	置管前应用促胃动力药物有助于提高成功率，连续喂养（推注式喂养易发生腹胀和腹泻）
胃造口（GT）	适用于需长期肠内营养或食管梗阻者	间歇或连续喂养
空肠造口（JT）	需长期 EN 同时伴有胃排空延迟或误吸高风险患者	连续喂养（推注式喂养易发生腹泻和腹胀）
胃空肠管（GJT）	用于胃内减压＋空肠内连续输注	

【肠内营养制剂选择及策略】

肠内营养制剂选择根据患者的疾病特点、年龄、胃肠功能、脂肪吸收状况、糖耐量情况采用不同的配方制剂。常用肠内营养制剂的选择见表 8-7。

表 8-7　不同配方肠内营养制剂的特点及其适用患者

配方	主要营养物组成（碳水化合物、氮源、脂肪）	特点	适用患者
整蛋白配方	双糖，完整蛋白，长链或中链脂肪酸	营养完全，可口，价廉	胃肠道消化功能正常者
预消化配方	糊精，短肽或短肽＋氨基酸 植物油	易消化、吸收，少渣	胃肠道有部分消化功能者

续表

配方	主要营养物组成（碳水化合物、氮源、脂肪）	特点	适用患者
单体配方	葡萄糖，结晶氨基酸，植物油	易消化，吸收	用于消化功能障碍患者
免疫营养配方	双糖，完整蛋白，植物油，添加谷氨酰胺、鱼油等		创伤患者、大手术后患者
匀浆膳	蔗糖，牛奶鸡蛋，植物油，营养成分全面	接近正常饮食	肠道的消化吸收功能要求较高，基本上接近于正常功能
组件膳	单一的营养成分		适合补充某一营养成分
低糖高脂配方	双糖，完整蛋白，植物油，脂肪提供50%以上热卡		适合糖尿病、通气功能受限的重症患者
高能配方	双糖，完整蛋白植物油，热卡密度高		适合限制液体摄入的患者
膳食纤维配方	双糖，完整蛋白植物油，添加膳食纤维		适合便秘或腹泻的重症患者

【神经外科肠内营养选择路径】

神经外科肠内营养选择路径详见图8-1。

【肠内营养常见并发症及处理】

肠内营养常见并发症及处理详见表8-8。

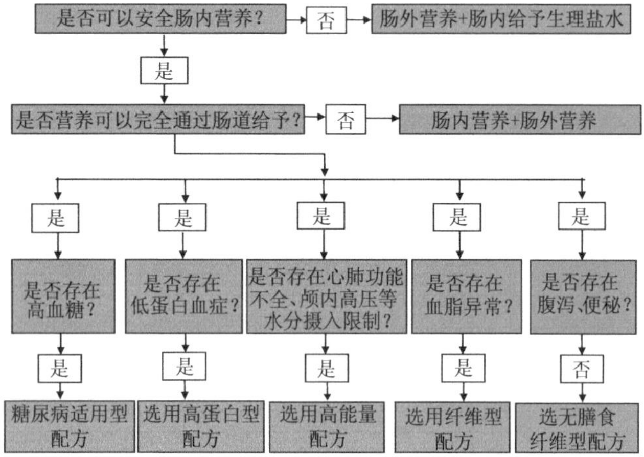

图 8-1　神经外科肠内营养选择路径

表 8-8　肠内营养常见并发症及处理

并发症	临床表现	预防及处理
置管并发症	鼻咽部不适，急性鼻窦炎，食管溃疡和狭窄；饲管堵塞；管周渗漏、局部感染	加强护理监测，熟练操作技术，选择好的喂养管；每次中断输注或给药前后、喂养结束均用30ml温水冲洗管道，避免堵管
胃肠道并发症	恶心、呕吐	管喂时控制好营养液温度、浓度和速度，营养液现配现用，低温保存；配液器具要严格消毒；输注管道应24小时更换；应用促胃肠动力药多潘立酮、莫沙必利等，增加对肠内营养耐受性；处理无效者停止肠内营养
	腹胀、腹泻（最为常见，表 8-9）	

续表

并发症	临床表现	预防及处理
感染性并发症	误吸致吸入性肺炎	管喂前抬高床头≥30°，吸净痰液，顿服者管喂前常规抽吸胃潴留量，持续喂养者每6小时检查，如潴留量超过200ml，应暂停管喂；动力泵控制速度
血糖紊乱	高血糖，低血糖	随时监测血糖，随时纠正；长期肠内营养者避免突然停止，以免发生低血糖；血糖波动大者，使用动力泵匀速泵入
电解质紊乱	低钾、高钾或高钠等	及时监测电解质，记录出入量，对症处理

表 8-9 腹胀、腹泻并发症的原因与防治

并发症	原因	预防与处理
与管饲喂养有关的腹胀、腹泻、肠蠕动亢进	（1）纤维摄入不足	（1）应用含纤维配方
	（2）快速灌注	（2）从小剂量及低浓度的肠内营养液开始实施，滴速由低到高
	（3）微生物污染	（3）操作卫生、规范
	（4）高渗配方	（4）尽可能用等渗配方或将营养液稀释至等渗
	（5）碳水化合物吸收不良	（5）应用水解程度高的营养液
	（6）不耐受乳糖	（6）应用不含乳糖的营养液
	（7）脂肪吸收不良	（7）应用低脂营养液
	（8）胃排空迅速	（8）延缓胃排空
	（9）冷的营养液	（9）将营养液稍加热

续表

并发症	原因	预防与处理
与管饲喂养无关的腹胀、腹泻、肠蠕动亢进	（1）同时进行药物治疗，如抗生素滥用引起的肠道菌群紊乱、假膜性肠炎等	（1）停用可能引起腹泻的药物
	（2）低蛋白血症（血清蛋白低于 30g/L），引起肠黏膜萎缩	（2）静脉补充白蛋白以纠正低蛋白血症，同时从小剂量及低浓度的营养液开始进行肠内营养，使患者逐渐适应
	（3）胃肠道功能障碍或其他疾病，如短肠综合征	（3）必要时补充胰酶；改用要素配方；加用肠外营养直至充分耐受肠内营养

【肠内营养管理与肠道喂养安全性评估】

遵循原则：浓度由低到高、容量由少到多、速度由慢到快。

1. 温度适宜 以接近体温为宜，在喂养管末端夹恒温加温器维持营养液温度为 38 ～ 40℃。

2. 容量与速度 逐渐加量，注意速度，从少量开始，逐渐过渡到全量，输注速度逐渐递增。动力泵控制速度，提高安全性，降低腹泻、呕吐、反流和吸入性肺炎的发生率。

3. 体位适当 取半卧位，建议床头抬高≥ 30°，输注结束后应维持此体位 30 ～ 60 分钟，以减少反流、误吸。

4. 保持管道通畅 喂养结束、每次中断输注或给药前后用 30ml 温水冲洗管道，避免管道堵塞。

5. 应用促胃肠动力药物 有助增加对肠内营养的耐受性，常用药物有多潘立酮、莫沙必利等。

6. 鼻胃管肠内营养者定期监测胃残留量 避免误吸

的危险，通常需要每 6 小时后抽吸一次胃残留量，如果潴留量≤ 200ml，可维持原速度，如果潴留量≤ 100ml，则增加输注速度 20ml/h，如果残留量≥ 200ml，应暂时停止输注或降低输注速度；顿服者管喂前常规抽吸胃残留量。

7. 临床肠外与肠内营养指南指出　意识障碍患者，尤其是神志不清或格拉斯哥昏迷量表（GCS）评分＜ 9 分者及老年患者鼻饲前翻身，并吸净呼吸道分泌物能降低误吸发生率。

8. 定期做营养评价　监测血糖，抽血查肝肾功能、电解质、血脂、血常规、凝血功能等。不定期查血清氨基酸谱，必需脂肪酸等。

【肠内营养监测】

1. 临床观察　肠内营养临床观察见表 8-10。

表 8-10　肠内营养临床观察

观察内容	观察要点及作用
临床表现	生命体征、黄疸、水肿或脱水、胃潴留、排便情况、腹部体征
体重	可评价营养支持效果
摄入量及出入水量	每日能量、蛋白质及微营养素的摄入情况，判断体液平衡状况
喂养管道	喂养管位置是否正确、是否阻塞、有无感染

2. 实验室监测　肠外营养实验监测内容、观察要点及作用见表 8-11。

表 8-11　肠外营养实验室监测

监测内容	观察要点及作用
血常规	反映机体感染、贫血、细胞免疫等状况，判断有无感染性并发症，总淋巴细胞常作为营养评价指标之一

续表

监测内容	观察要点及作用
肝功能	了解肝脏对营养素的代谢能力及营养支持对肝脏的影响，定期检测血清蛋白水平，了解肝脏的蛋白合成状况
肾功能	了解营养支持对肾脏的影响
血糖或尿糖	观察营养支持对体内糖代谢的影响
血电解质	了解体内水、电解质平衡状况
血脂	了解机体血脂代谢状况
凝血功能	了解机体凝血功能
其他	必要时检测血气分析、血浆渗透压等以观察机体内环境

第四节　营养支持护理

【营养相关护理问题及措施】

1. 护理问题

（1）舒适改变：呕吐、腹胀　与接受过快的营养液输注有关。

（2）液体量不足：与液体摄入不足有关。

（3）营养失调：低于机体需要　与营养计划未完成，摄入量不足有关。

（4）排便异常：腹泻　与输入营养液温度低，速度快有关。

（5）知识缺乏　缺乏肠内营养的有关知识。

2. 护理措施

（1）正确留置鼻肠管：鼻肠管柔软易弯曲，对胃酸不敏感，不易刺激鼻腔、咽喉，管道末端圆滑，可防止损伤胃肠道黏膜，并有多个侧孔，避免发生管道阻塞，能够满足肠内营养的需要。管长 110cm，置管于幽门远端，若能插至小肠起始部最好，可避免肠内营养常见并发症——胃潴留的发生，也不易发生因液体反流引起的呕吐和误吸，患者耐受性较好。

（2）妥善固定鼻肠管，防止滑脱移动，盘绕扭曲。每日输注前后，均以温开水冲洗管道，防止营养液残留堵塞管腔，保证营养液合适温度，一般调至38°～40°。夏季室温下直接输入，冬季在喂养管末端夹恒温加温器维持营养液温度，勤观察、巡视，调节合适速度，匀速输注，及时处理故障，太快容易发生腹胀、腹泻、恶心、呕吐，太慢则不能按计划完成。

（3）选用合适肠内营养制剂，可避免渗透性腹泻。

（4）肠外营养则熟练掌握输液的使用方法及深静脉置管护理。按计划设置营养液输入量、速度。加强巡视，及时识别并排除输液故障，保证营养计划按时完成。

（5）正确记录24小时进出量，观察患者有无口渴、皮肤黏膜弹性以及尿量的变化。

（6）定期检查肝、肾功能及白蛋白的变化。准确留24小时尿测定氮平衡以评价肠内营养效果，观察患者的血糖、血脂的变化。

（7）对于健康知识缺乏患者，实施营养支持之前，应详细解释营养支持的意义、重要性及实施方法，说明需要实施营养支持的途径，告知患者配合要点。颅脑手术后，小肠的运动和吸收功能最早恢复，提供肠内营养支持能增加热能和蛋白质的摄入，减少体重丢失，纠正负氮平衡，降低围手术期并发症，保护胃肠道黏膜，改善全身营养状况，促进胃肠功能恢复。

总之，经胃肠道途径供给营养应是神经重症患者首先考虑的营养支持途径。只要胃肠道解剖与功能允许，并能安全使用，应积极采用肠内营养支持。因为它可获得与肠外营养相似的营养支持效果，并且在全身性感染等并发症发生及费用方面较全肠外营养更具有优势。胃肠道不能使用或应用不足，考虑肠外营养（PN），或联合应用肠外营养和肠内营养（PN + EN）。

【特别关注】

（1）肠内、肠外营养并发症预防及处理。
（2）肠外营养的导管护理。
（3）患者营养监测。

【前沿进展】

神经外科危重症患者肠内营养专家共识

（1）多个随机对照试验及系统评价证实，伤后 24 ～ 72 小时开始进行早期营养支持有助于改善创伤性脑损伤危重患者的预后。由于神经外科危重昏迷患者可能出现胃肠功能障碍，常有呕吐和胃排空延迟等现象，此时完全给予大分子聚合物肠内营养配方可能导致部分患者胃潴留、呕吐、腹胀、腹泻、便秘等并发症的发生率增加。可先予预消化的短肽配方，待患者病情好转且胃肠道功能恢复后，逐渐过渡到含多种膳食纤维的整蛋白配方。

（2）神经危重症患者营养支持指南中强调：营养支持应充分考虑到受损器官的耐受能力；任何形式的营养支持（EN、PN），均配合应用胰岛素控制血糖。呕吐和腹胀应该减慢输注速度和（或）减少输注总量，同时寻找原因和对症处理，仍不缓解时改为肠外营养。腹泻（稀便＞ 3 次 / 天或稀便量＞ 200g/d）应该减慢输注速度和（或）减少输注总量，予以等渗营养配方。便秘（0 次 /3 天）应该加强补充水分，选用含有不可溶性膳食纤维营养配方，必要时予以通便药物、低压灌肠或其他排便措施。上消化道出血者应该临时加用质子泵抑制剂。当血性胃内容物＜100ml时，继续全量全速或全量减速（20～50ml/h）喂养，每天检测胃液隐血试验1次，直至2次正常；血性胃内容物＞100ml时，暂停喂养，必要时改为肠外营养。胃肠动力不全患者，胃潴留＞200ml时应用胃动力药物，考虑暂停肠内营养，并对患者胃肠耐受性进行再评价。超过24小时仍不能改善时，改为鼻肠管或肠外营养。

【知识拓展】

肠内营养的历史

通过鼻胃导管提供营养物质的发展主要见于18世纪末，至19世纪已得到广泛应用。最早的肠内营养制剂是安敏健（Nutramigen），1942年推入市场，用于治疗儿童肠道疾病。对于化学配方的改进主要得益于20世纪五六十年代航天事业的发展。该配方中化学成分明确，不含残渣，无需消化即能吸收，称为要素膳。应用结果显示，正常人在6个月内仅靠该要素即可维持正常营养和生理状态。

（吴孟航　陈茂君　崔文耀）

参考文献

豆丁网. 2013. 肠内营养. http://www.docin.com/p-626932556.html [2013-4-20]

李乐之, 赵丽萍. 2009. 重症监护分册. 长沙: 湖南科学技术出版社

刘大为, 邱海波, 许媛, 等. 2010. 实用重症医学. 北京: 人民卫生出版社

宿英英, 黄旭升, 彭斌, 等. 2009. 神经系统疾病肠内营养支持操作规范共识. 中华神经科杂志, 42(11): 788～791

中国神经外科医师协会神经创伤专家委员会，中华医学会创伤学分会神经创伤专业学组. 2010. 神经外科危重昏迷患者肠内营养专家共识.中华创伤杂志, 26(12): 1057～105

严静. 2006. 危重患者营养支持指导意见. 北京: 中华医学会重症医学分会.

Springhouse工作室. 2009. 轻松危重症护理. 胡万宁, 王希柱, 王秀艳译. 2版. 北京: 北京大学医学出版社

Bankhead R, Boullata J, Branfley S, et al. 2009. Enteral nutrition practice recommendations. JPEN J Parenter Enteral Nutr, 33(2): 122～167

Elia M, Ceriello A, Laube H, et al. 2005. Enteral nutritional support and use of diabetes-specific formulas for patients with diabetes: a systematic review and meta-analysis. Diabetes Care, 28(9): 2267～2279

MartincIale RG, McClave SA. Vanek VW, et a1. 2009. Guidelines for the provision and assessment of nutrition support therapy in the aduh critically ill patient: Society of Critical Care Medicine and American Society for Parenteral and Enteml Nutrition: Executive Summary. Crit Care Med, 37(5): 1757～1761

第二篇 颅脑损伤护理

第九章 头皮损伤的护理

【概述】

头皮是颅脑最表浅的软组织，由皮肤、皮下组织、帽状腱膜、腱膜下层和骨膜组成，颞部还有颞肌筋膜、颞肌覆盖。头发及头皮屑中隐藏污垢和细菌，发生开放伤后，容易引起感染。然而，头皮血液循环非常丰富，有较好的抗感染能力。一般认为，单纯的头皮损伤不易引起严重后果，但在临床诊断和处理中应注意鉴别有无颅骨及颅内的损伤。婴幼儿头皮损伤后出血较多，头皮血肿较大，易发生休克或失血性贫血，在临床工作中应该引起重视。

【病因】

1. 外伤 当近于垂直的暴力作用在头皮上时，由于有颅骨的衬垫，常致头皮挫伤或头皮血肿，严重者可引起挫裂伤。

2. 新生儿产伤 新生儿头皮血肿是产科较常见的产伤之一，是由于胎儿娩出时颅骨和母体骨盆相摩擦或受挤压致颅骨骨膜损伤和骨膜下血管破裂，血液积聚在骨膜与颅骨之间而形成。

【病理】

头皮损伤可分为头皮血肿、头皮裂伤、头皮撕脱伤、头皮擦伤、头皮挫伤及头皮压疮等。

根据血肿发生的部位深浅不同，头皮血肿可分为皮下、帽状腱膜下和骨膜下血肿三种类型。

【诊断要点】

1. 临床表现

（1）头皮血肿：临床表现见表 9-1 和图 9-1。

表 9-1　头皮血肿临床表现

类型	表现
皮下血肿	血肿范围比较局限，中心较软而有波动、周边因水肿浸润变硬而相对隆起、形成清楚的边界，血肿表面常有擦、挫伤
帽状腱膜下血肿	血肿范围广泛，严重时遍及整个头颅穹隆部、血肿边界与帽状腱膜附着边缘一致 前界至眉弓、后界达上项线、两侧可至颧弓或耳上方。肿胀区扪之有明显的波动感
骨膜下血肿	血肿范围以颅缝为界，血肿位于骨膜与颅骨外板之间 婴幼儿骨膜下血肿如不及时处理，常形成坚硬的骨性外壳或骨化。因而这种头皮血肿可看成颅骨骨折的一种间接征象

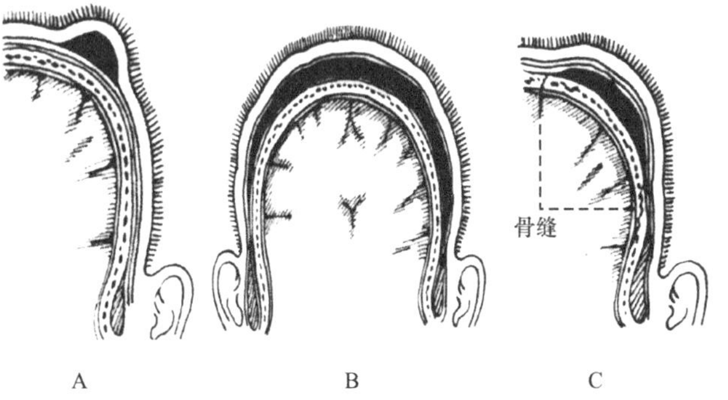

图 9-1　头皮血肿

A. 皮下血肿；B. 帽状腱膜下血肿；C. 骨膜下血肿

（2）头皮裂伤：为开放性的头皮伤。患者自觉局部剧痛，伴有不同程度的出血，出血量依裂伤大小及深浅有所不同。浅层裂伤，常因断裂血管不能随皮下组织收缩而自凝，故反较全层裂伤出血较多。

（3）头皮撕脱伤：是一种严重的头皮损伤，几乎都是留有长发辫的妇女因为不慎将头发卷入转动的机轮而致。表皮层、皮下组织层与帽状腱膜 3 层紧密连接在一起，故在强力的牵扯下，常将头皮自帽状腱膜下间隙全层撕脱，有时连同部分骨膜也会被撕脱，使颅骨裸露。头皮撕脱的范围与受到牵扯的发根面积有关，严重时可达整个帽状腱膜的覆盖区，前至上眼睑和鼻根，后至发际，两侧累及耳郭甚至面颊部。患者大量失血，可致休克，但较少合并颅骨骨折或脑损伤。

（4）头皮擦伤：是头皮的一种浅表性开放伤，是因为头皮遭受切线方向的外力摩擦所致。患者局部感到轻微疼痛，擦伤的创面有少许血清渗出和点状出血。

（5）头皮挫伤：是一种常见的闭合性头皮伤。常因头部受钝器击伤或头部碰撞外物所致。患者局部自觉疼痛，且有压痛，表面常有浅擦伤。挫伤头皮出现水肿，皮下淤血，扪之坚实。严重挫伤，组织可因缺血而出现局部头皮坏死。

2. 辅助检查 ①头颅 X 线片检查；② CT。

【治疗】

头皮损伤的治疗见表 9-2。

表 9-2 头皮损伤的治疗

类型	治疗	注意事项
头皮血肿	血肿较小者，1 ～ 2 周可自行吸收，无须特殊处理	早期冷敷，24 ～ 48 小时后热敷
	血肿较大者，可在 48 小时后穿刺抽吸加压包扎	骨膜下血肿严禁加压包扎

续表

类型	治疗	注意事项
头皮裂伤	立即加压包扎，清创缝合（因头皮血管丰富）；必要时适用抗生素和破伤风抗毒素预防感染	注意判断有无颅骨损伤和脑损伤。如使用弹力绷带加压包扎，应压力适中，避免因包扎过紧引起患者不适甚至皮肤破损
头皮撕脱伤	应在压迫止血、预防休克和彻底清创的前提下行头皮再植 若不能再植，应彻底清创后，行颅骨外板多处钻孔，深达板障，待骨孔中长出肉芽后，再行二期植皮术	因易导致休克，应注意积极预防和处理。对已撕脱的头皮，应尽早以无菌纱布包裹，隔水置于有冰块的容器中，及时运送
头皮挫伤	早期局部严禁继续受压，如局部出现头皮坏死，应早期清除坏死组织	头皮挫伤由于局部无创面，且有头发覆盖，早期易被忽略。应注意早期发现，早期护理干预

【主要护理问题】

1. 疼痛　与头皮损伤有关。

2. 知识缺乏　缺乏疾病相关知识。

3. 潜在并发症：感染　与头皮开放性损伤有关。

4. 潜在并发症：出血性休克　与头皮损伤后引起大出血有关。

【护理目标】

（1）患者疼痛得到缓解。

（2）患者能掌握相关疾病知识以及相关注意事项。

（3）患者未发生感染、休克等相关并发症，或并发症发生后能得到及时治疗与处理。

【护理措施】

头皮损伤的护理见表 9-3。

表 9-3　头皮损伤的护理

项目	内容
心理护理	患者常因意外受伤、局部疼痛、出血较多而产生焦虑、恐惧心理 应热情接待患者，给予及时妥善的治疗处理，以减轻患者恐惧 耐心倾听患者的主观感受，解释其发生的原因，以消除患者的焦虑、紧张心理
饮食护理	予高蛋白、高热量、高维生素、易消化吸收的饮食 限制烟酒、辛辣刺激性的食物
病情观察	观察患者有无面色苍白、皮肤湿冷、血压下降、脉搏细速等休克症状的发生，一旦发生，应立即通知医生，建立静脉通道，做好休克的相关护理 评估患者疼痛程度，向患者解释疼痛发生的机制，伤后 48 小时内冷敷可减轻疼痛，必要时可适当给予止痛药物 观察伤口有无渗血、渗液及红肿热痛等感染征象 观察患者意识、瞳孔，生命体征。如患者出现意识障碍、一侧瞳孔散大等，提示有硬膜外血肿发生，应立即通知医生，及时行 CT 检查确诊
健康宣教	注意休息，避免过度劳累 头部挫伤患者卧位时切忌挫伤处持续受压，以免进一步加重缺血及局部组织坏死 限制烟酒及辛辣刺激性食物 如原有症状加重，不明原因发热应及时就诊 避免挠抓伤口，待伤口痊愈后方可洗头 形象受损者，可暂时戴帽、戴假发修饰，必要时可行整容、美容术

【并发症的处理及护理】

头皮损伤并发症的处理及护理见表 9-4。

表 9-4 头皮损伤并发症的处理及护理

常见并发症	临床表现	处理
硬膜外血肿	详见第十二章第二节"硬膜外血肿"	
感染	患者有发热 伤口有渗血、渗液及红肿热痛	密切观察患者的感染征象，遵医嘱合理使用抗生素 枕上垫无菌巾，保持伤口敷料干燥、固定，如有渗出、污染及时更换 动态监测体温 鼓励患者进食营养丰富的食物，以增强机体的抵抗力 指导患者避免挠抓伤口
休克	患者血压下降、脉搏加快、肢端湿冷、面色苍白等	密切观察生命体征，建立静脉通道，遵医嘱补液及应用血管活性药物，必要时补充血容量 患者平卧，注意保暖，吸氧等

【特别关注】

（1）病情观察。
（2）预防感染。
（3）注意观察是否存在复合伤。

【前沿进展】

神经导航系统的应用

1986 年，美国医师 Roberts 设计了第一代神经导航系统（neuronavigator），它安装在手术显微镜上，结合运用了超声定位的无框架立体定位系统。之后，德国的 Chlondorff 和日本的 Wanatabe 发明了带关节臂的神经导航系统。神经导航系统不仅有三维空间定位功能，而且有实时导航功能，能够准确地将神经系统解剖结构及病灶三维空间位置与毗邻关系显示出来，让术者能够“透视”到患者颅内的细微结构。

近年来，已经有由机器人控制的导航手术显微镜系统，它们可以在人的指令下自动移动手术显微镜自动聚焦、导航等。机械臂可握持牵拉器、磨钻、电极、内镜等，去除了人手抖动等缺点。将来，机器人在人的控制下进行一些遥控外科手术，并非不可能。

【知识拓展】

梳头的医学功效

现代研究表明，头是五官和中枢神经所在，经常梳头能加强对头面的摩擦，疏通血脉，改善头部血液循环，使头发得到滋养，乌黑光润，牢固发根，防止脱发；能聪耳明目，缓解头痛，预防感冒；可促进大脑和脑神经的血液供应，有助于降低血压，预防脑出血等疾病的发生；能健脑提神，解除疲劳，防止大脑老化，延缓脑衰老。

梳拢头发，可使硬发变软，使软发挺起。正确的梳拢方法是，首先梳开散乱的毛梢，用刷子毛梢轻贴头皮，慢慢地旋转着梳拢。用力要均匀，如用力过猛，会刺伤头皮。先从前额的发际向后梳，朝相反方向，再沿发际从后向前梳。然后，从左、右耳的上部分别向各自相反的方向进行梳理，最后让头发向头的四周披散开来。在梳头时，同时将身体向前屈或向后仰，以促进血液循环，这样效果会更好。一处每次梳 5 ～ 6 次，整个头发平均一天梳拢 100 下左右为最适宜。

（崔文耀　陈茂君　吴孟航）

参 考 文 献

丁淑贞, 白雅君. 2008. 临床神经外科护理细节. 北京: 人民卫生

出版社
丁香园. 2006. 神经外科领域新技术应用. http://www.dxy.cn/cms/portal/article/2/299/313/1226.html[2015-4-20]
网易. 2009. 头发种植的技术与历史. http://lady.163.com/09/0107/11/4V26ESP4002634IM.html[2015-4-20]
医学教育网. 2009. 现代神经外科新技术应用. http://www.med66.com/html/ziliao/07/71/75ac87b5cb3f269665b151d6f263b2b3.htm[2015-4-20]
赵继宗. 2007. 神经外科学. 北京: 人民卫生出版社

第十章　颅骨骨折的护理

【概述】

颅骨（skull）是类似球形的骨壳，可容纳和保护颅腔内容物（见图 1-7）。颅骨骨折（fracture of the skull）是指受暴力作用所致颅骨结构改变，在闭合性颅脑损伤中，颅骨骨折占 30% ～ 40%。

颅骨骨折的重要性不在于骨折本身，而在于颅腔内容物的并发损伤。骨折所造成的继发性损伤比骨折本身严重得多，由于骨折常同时并发脑、脑膜、颅内血管及脑神经的损伤，并可能导致脑脊液漏（cerebrospinal fluid leakage），因此必须予以及时处理。

【病因】

颅骨骨折的发生是多为暴力作用于头颅所产生的反作用力的结果，当颅骨变形的作用力超出其承受力时即产生骨折，此外还有儿童生长性颅骨骨折（growing skull fracture childhood, GSF），即婴幼儿时期颅骨线形骨折后，由于多种原因骨折不愈合，骨折区不断扩大，形成颅骨缺损所致，但较为少见。

【病理】

颅骨骨折可按以下方法分类：

按骨折与外界是否相通可分为闭合性骨折和开放性骨折。

按骨折型态可分为：①线形骨折；②凹陷性骨折（图 10-1）；③粉碎性骨折；④儿童生长性骨折。

按骨折发生部位可分为颅盖骨折与颅底骨折。

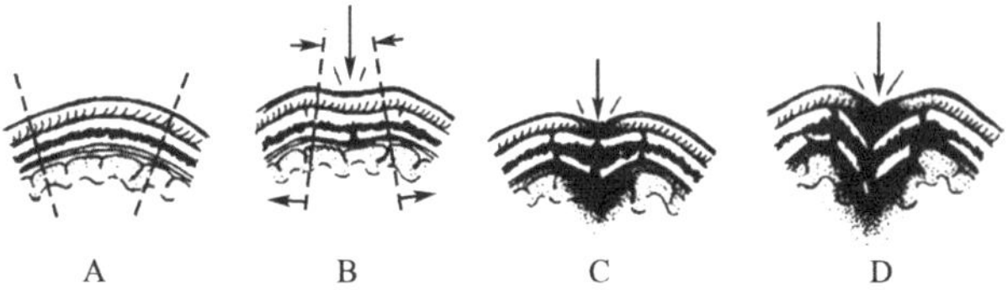

图 10-1　颅骨凹陷性骨折发生机制

A. 暴力作用于颅骨；B. 暴力小，不持续作用，颅骨变形自动复原；C. 颅骨的抗牵张强度小于抗压缩强度时，颅骨发生折裂；D. 暴力强大并持续作用于颅骨时，即形成内外板同时折裂，呈圆锥形内陷

【诊断要点】

1. 临床表现

（1）颅盖骨折

1）线形骨折几乎均为颅骨全层骨折，骨折线多为单一，也可为多发，表面常出现头皮挫伤和头皮血肿。形状呈线条状，也有的呈放射状，触诊有时可发现颅骨骨折线。

2）凹陷骨折绝大多数为颅骨全层凹陷骨折，个别情况下亦有内板单独向颅内凹陷入者。头部触诊可及局部凹陷，多伴有头皮损伤（图 10-2）。

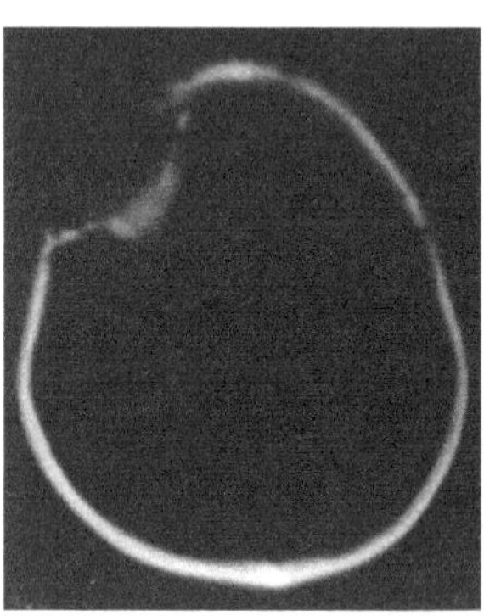

图 10-2　CT 骨窗显示凹陷骨折

3）粉碎性骨折者头颅X线片显示受伤处颅骨有多条骨折线，可纵横交错状，并分裂为数块。多同时合并头皮裂伤及局部脑挫裂伤（图10-3）。

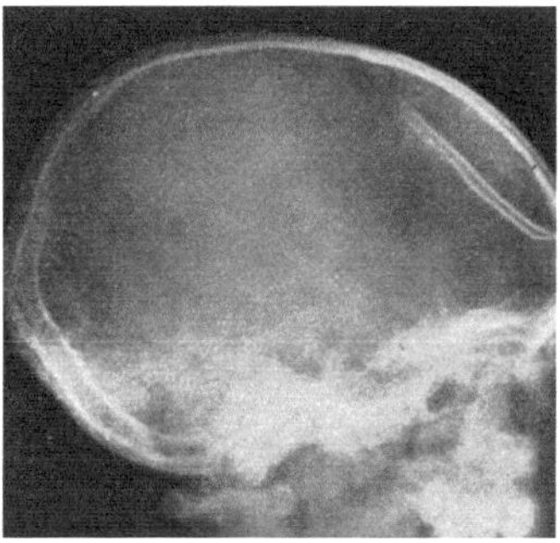

图10-3 X线平片显示额部凹陷

（2）颅底骨折

1）颅前窝（anterior cranial fossa）骨折后，可见球结合膜下出血及迟发性眼睑皮下淤血，呈紫蓝色，俗称“熊猫眼”。出血因受眶筋膜限制，较少扩散到眶缘以外，且常为双侧性，可与眼眶部直接软组织挫伤相鉴别。常伴有嗅神经损伤，少数可发生视神经在视神经管部损伤。累及筛窝或筛板时，可致脑脊液鼻漏，早期多呈血性。

2）颅中窝（middle cranial fossa）外伤后有不同程度的外耳道出血，骨折可见耳后迟发性瘀斑，常伴听力障碍和面神经周围性瘫痪，以及脑脊液耳漏。脑脊液常与血液相混，呈淡红色，滴在吸水纸或纱布上，可见在血迹外有黄色浸渍圈。被脑脊液浸湿的纱布或手帕，不像被鼻涕或组织渗出液浸湿干后会变硬，可作为鉴别脑脊液鼻漏的一种简单方法。

3）颅后窝（posterior cranial fossa）常有枕部直接承

受外力的外伤史，枕部头皮可有挫裂伤。骨折可见乳突和枕下部皮下淤血，前者又称Battle征，有时可见咽喉壁黏膜下淤血，偶见舌咽神经、迷走神经、副神经和舌下神经损伤以及延髓损伤的表现。

2. 辅助检查 ①头颅X线片检查；②CT；③MRI；④漏出液做葡萄糖定量检测。

【治疗】

颅骨骨折的治疗见表10-1。

表10-1 颅骨骨折的治疗

类型		治疗
颅盖骨折	线形骨折	本身不需特殊治疗，应着重处理骨折可能引起的硬膜外血肿、脑脊液漏
	凹陷骨折	凹陷程度轻、陷入深度＜1cm又无临床症状者不需手术治疗
		凹陷1cm以上或出现压迫症状者，行骨折片复位术
		有颅内高压者应对症处理
	粉碎性骨折	行骨片摘除，必要时于3～6个月后行颅骨成形术
颅底骨折	颅前窝骨折	本身无需特殊处理，以防止感染为主
		若发生脑脊液漏，应按开放性损伤处理，不可堵塞，适当取头高位并予抗感染治疗
		经处理后，鼻漏多可在2周内自行封闭愈合，对经久不愈长期漏液长达4周以上，或反复引发脑膜炎及大量溢液的患者，则应实施手术
	颅中窝骨折	处理同上
		若伴海绵窦动静脉瘘，早期可采用Mata试验，即于颈部压迫患侧颈总动脉，每日4～6次，每次15～30分钟，对部分瘘孔较小者有一定效果。但对为时较久、症状有所加重或迟发的动静脉瘘，则应及早手术治疗

续表

类型		治疗
颅底骨折	颅后窝骨折	急性期主要是针对枕骨大孔区及高位颈椎的骨折或脱位 若有呼吸功能紊乱或颈脊髓受压时，应及早行气管切开，颅骨牵引，必要时作辅助呼吸或人工呼吸，甚至施行颅后窝及颈椎椎板减压术

【主要护理问题】

1. 潜在并发症：癫痫　与颅骨骨折致脑损伤有关。

2. 潜在并发症：颅内低压　与颅骨骨折致脑脊液漏出过多有关。

3. 潜在并发症：颅内高压　与颅骨骨折致继发性颅内出血或脑水肿有关。

4. 有受伤的危险　与脑损伤引起癫痫、意识障碍、视力障碍等有关。

5. 潜在并发症：感染　与颅骨骨折致颅底开放性损伤有关。

6. 知识缺乏　缺乏疾病相关知识。

7. 焦虑 / 恐惧　与患者对骨折的恐惧、担心预后有关。

【护理目标】

（1）患者未发生癫痫、颅内压过低 / 过高、出血、感染等相关并发症，或并发症发生后能得到及时治疗与处理。

（2）患者的安全得到保障，未发生受伤。

（3）患者能掌握相关疾病知识以及相关注意事项。

（4）患者焦虑 / 恐惧程度减轻，配合治疗及护理。

【护理措施】

一、非手术治疗护理措施

1. 病情观察

（1）严密观察生命体征，及时发现病情变化。

（2）有癫痫发作的患者应注意观察发作前的先兆、持续时间及发作类型。

（3）注意观察有无颅内低压症状。

（4）早期发现继发性颅内出血和颅内高压，及时进行手术治疗。

（5）早期发现继发脑神经损害，及时处理。

2. 保护患者安全

（1）对于癫痫和躁动不安的患者，给予专人护理。

（2）在癫痫发作时应注意保护患者。

（3）在烦躁患者床旁加床挡，在取得家属同意后，适当约束防止患者受伤，注意观察约束肢体的肢端循环。

3. 癫痫的护理 详见“第三十三章 癫痫的护理”。

4. 颅底骨折合并脑脊液漏患者的护理

（1）绝对卧床休息，脑脊液鼻漏者应半坐卧位，脑脊液耳漏者应患侧卧位，避免漏出的脑脊液回流入颅内引起逆行性颅内感染，且有利于脑脊液漏口愈合。

（2）按无菌伤口处理，头部垫无菌小巾或无菌棉垫，并随时更换。

（3）禁止鼻饲、鼻内滴液和鼻腔吸痰等操作，以免引起颅内感染。鼻漏未停止，不能从鼻腔插各种管道。颅底骨折患者禁止做腰穿，已有颅内感染者例外。

（4）保持耳、鼻的局部清洁，每日用过氧化氢或盐水棉球清洁局部。

（5）注意观察有无颅内感染。

1）密切观察体温变化，若体温在 38℃以上持续不降，且有脑膜刺激征（头痛、呕吐、颈项强直），应及时通知医生处理。

2）注意观察漏出液的颜色、性状、量等。

正常脑脊液应无色、无味、透明，否则视为异常。遇到此类情况应立即报告医师，同时以无菌试管直接接取滴出液送检；在患者床旁备无菌盘，盘内放置无菌干棉球，在鼻前庭或外耳道处放一干棉球，脑脊液浸透后及时更换，最后根据浸湿棉球数估算每日漏出液的量。

（6）遵医嘱予抗生素预防感染。

5. 心理护理

做好心理护理，稳定患者情绪。有脑神经损伤导致视力、听力、嗅觉损害，以及面部周围性瘫痪者，护理人员要关心、体贴患者，加强生活护理和健康指导。

6. 健康宣教　颅骨骨折的健康教育详见表 10-2。

表 10-2　颅骨骨折的健康教育

项目	内容
脑脊液漏者	说服患者禁止手掏、堵塞鼻腔和耳道
	要尽量减少用力咳嗽、打喷嚏等动作，防止发生颅内感染和积气
癫痫的预防和处理	颅脑外伤后发生癫痫极为常见，外伤后 2 年内，发生最多，以后逐减
	遵医嘱服用抗癫痫药物，切勿漏服
	发作时要注意患者安全，注意保护头部及四肢，保持呼吸通畅，观察发作时有无意识障碍及肢体抽搐情况以及持续时间，以便就诊时为医生提供疾病信息
	其他详见“第三十三章 癫痫的护理”

续表

项目	内容
合并脑神经损伤的指导	视神经损伤: 卧床休息，勿下地单独活动 生活上细心照顾，予眼罩保护角膜 定期到医院检查视力、视野情况 家属平时用玩具、水果等训练患者，促进视力视野改善 嘱患者勿用手揉眼、按压眼球 尽量不看书、不写字，使双眼得到充分休息 面神经损伤: 颜面神经麻痹时，患侧眼睛无法闭合或闭合不全，日间应戴太阳镜或眼罩保护，夜间睡觉时可用干净湿纱布覆盖 不能用手揉擦、接触眼睛；眼睛感觉干燥时，可用眼药水 进食要避免误吸，进食后注意清除口腔内食物，做好口腔护理 嗅神经损伤: 一般不会影响日常工作与学习，应积极进行原发疾病治疗和康复 保持生活、工作环境的空气新鲜流通，远离有刺激性的化学气体 保持口腔清洁，禁烟酒及一切辛辣、辛热食物 听神经损伤: 进行有目的有计划的听觉功能训练
语言交流训练	语言交流障碍患者，可采用渐进教学法 根据失语不同类型及程度，给予正确指导
饮食指导	卧位患者进食时，头应偏向一侧，食物不宜过稀，也不宜过硬过稠 指导患者吞咽动作和正确的咳嗽方法，以防误吸
心理指导	针对患者的性格特点帮助他们树立战胜疾病的信心，正确面对，积极配合康复训练，争取早日康复
出院宣教	根据体力，适当活动 根据康复医生的指导，循序渐进进行各种功能锻炼及康复，充分发挥患者主动性，锻炼日常生活能力 术后 3 个月门诊随访

二、手术治疗护理措施

1. 术前护理措施　颅骨骨折术前常规内容详见表10-3。

表 10-3　颅骨骨折术前常规

项目	内容
心理护理	解释手术的必要性、手术方式、注意事项 鼓励患者表达自身感受 教会患者自我放松的方法 针对个体情况进行针对性心理护理 鼓励患者家属和朋友给予患者关心和支持
饮食护理	急诊手术者立即禁食禁饮，积极准备手术
术前检查	协助完善相关术前检查：血常规、尿常规、肝肾功能检查、心肺功能、磁共振、CT 等
术前准备	合血或自体采血，以备术中用血 行抗生素皮试，以备术中、术后用药 剃头、备皮、剪指甲、更换清洁病员服 遵医嘱带入术中用药 测生命体征，如有异常或患者发生其他情况，及时与医生联系 遵医嘱予术前用药 准备好病历、CT、MRI 片等以便带入手术室 与手术室人员进行患者、药物核对后，送入手术室

2. 术后护理措施

（1）神经外科术后护理常规详见表 10-4。

表 10-4　神经外科术后护理常规

项目	常规护理内容
全麻术后护理常规	了解麻醉和手术方式、术中情况、切口和引流情况 持续吸氧 2 ～ 3L/min 持续心电监护 床挡保护防坠床，必要时行四肢约束 严密监测生命体征

续表

项目	常规护理内容
伤口观察及护理	观察伤口有无渗血渗液，若有，应及时通知医生并更换敷料 观察头部体征，有无头痛、呕吐等
饮食护理	术后 6 小时内禁食禁饮，6 小时后普食。
各管道观察及护理	输液管保持通畅，留置针妥善固定，注意观察穿刺部位皮肤 尿管按照尿管护理常规进行，一般清醒患者术后第 1 日可拔除尿管，拔管后注意关注患者自行排尿情况 气管插管 / 切开按气管插管 / 切开护理常规进行
疼痛护理	评估患者疼痛情况，注意头痛的部位、性质，结合生命体征等综合判断 遵医嘱给予镇痛药物或非药物治疗 提供安静舒适的环境
癫痫的观察和护理	详见“第三十三章 癫痫的护理”
高颅内压的观察	详见“第二章 颅内压增高及脑疝”
基础护理	做好口腔护理、尿管护理、定时翻身、雾化、患者清洁等工作

（2）体位与活动详见表 10-5。

表 10-5　患者体位与活动

时间	体位与活动
全麻清醒前	去枕平卧位，头偏向一侧
全麻清醒后手术当日	低半卧位或斜坡卧位，床头抬高 15° ～ 30°
术后第 1 ～ 3 日	半卧位为主，适当增加床上运动
3 日后	半卧位为主，可在搀扶下适当屋内活动

注意：①活动能力应当根据患者个体化情况，循序渐进，对于年老或体弱的患者，应当相应推后活动进度。②意识、运动、感觉、排泄等障碍者，按相应康复训练措施进行。

【并发症的处理及护理】

并发症的处理及护理见表 10-6。

表 10-6　并发症的处理及护理

常见并发症	临床表现	处理
颅内感染	发热：体温高于 38.5℃ 脑脊液病原学检查显示有病原菌感染	合并脑脊液漏者按脑脊液护理措施（见本章前文） 根据药敏试验选用合适的抗生素
癫痫	发作性局部或全身抽搐，或伴有相应的运动感觉内脏症状	详见“第三十三章 癫痫的护理”
颅内高压	详见“第二章 颅内压增高及脑疝”	详见“第二章 颅内压增高及脑疝”
颅内低压	头部挤压性疼痛，可伴有头昏、恶心、呕吐、乏力、虚弱、厌食、脉搏细弱、血压偏低等，严重时有精神萎靡、脱水和电解质紊乱等表现 上述表现与体位有关，卧位或头低位时症状减轻或消失，坐位或立起时症状加重 临床表现与颅内高压相似，要注意鉴别	平卧或头低脚高位 鼓励患者多饮水，静脉补充平衡液或 5% 葡萄糖溶液 3500 ～ 4000ml/d 脑脊液漏经久不愈者，应予手术修补

【特别关注】

（1）观察有无继发颅内出血和脑神经损伤。

（2）脑脊液漏的护理。

（3）预防感染。

【前沿进展】

颅骨粉碎性骨折一期修复的发展趋势

颅骨缺损直径大于3cm者，一般不能自行愈合，需要行颅骨修补。传统的颅骨粉碎性骨折的治疗，是在先行急诊清创术，摘除粉碎的颅骨碎片，待患者伤口愈合3～6个月后再行二期颅骨修补术。如果伤口出现感染，还要推迟到伤口愈合半年以上才能进行手术。长时间的颅骨缺损，既不安全又有碍美观，还使患者产生恐惧心理，加上脑组织反复膨出、塌陷，容易导致局部脑组织萎缩，还会加重脑废损。

传统的颅骨修补材料，如有机玻璃、骨水泥、钛合金等，并发症较多，有些材质还具有易老化、塑形差、导电、导热等缺点。有学者通过采用丝线加医用胶粘合自体颅骨碎片成形的方法，在急诊清创手术同时，利用自体颅骨碎片成形之骨瓣一期修复颅骨缺损，修补后骨瓣塑形好，较为牢固，重新植入固定后有一定的支撑，能够对脑组织起到一定的保护作用，避免了二期手术给患者带来的经济负担和心理负担。颅骨粉碎性骨折一期修复是对传统治疗方法的一种突破，能够减少患者再次手术的痛苦，对脑组织起到较好的保护，是一种值得临床推广的手术方式。

【知识拓展】

颅 骨 传 声

相信每个人都有这样的经历，当我们第一次从录音机里听到自己的声音时，却感觉有些陌生，与平时所听到的不一样，这是为什么呢？

我们平时听到的外界声音，是经空气传播而来的声音，传给听觉神经，再经过大脑加工形成听觉。但是所听到的自己讲话的声音，则是由颅骨把声带的振动直接传给听觉神经的。

人的颅骨与一切坚韧的物体一样，容易传导声音。声音在这种固体介质中传播与在空气介质中传播有所不同，所引起的声觉就不一样。平时，我们习惯了听经颅骨传导的自己的声音，而录音记录的在是经空气传播的声音，因此在听自己声音的录音时，会感到陌生，这是很自然的。又比如说，当我们咀嚼饼干的时候，听到的声音很脆很响，但旁人只听到轻微的声音，这也是同样的道理。著名的音乐家贝多芬晚年失聪后，就将硬棒的一端抵在钢琴盖板上，另一端咬在牙齿中间，靠硬棒来“听”钢琴演奏，也是利用颅骨传声这个原理的缘故。

（崔文耀　陈茂君　吴孟航）

参 考 文 献

百度百科. 2010. 颅骨骨折. http://baike.baidu.com/view/197418.htm?fr=ala0_1_1[2015-4-20]

程建业, 王政刚, 张旭东, 等. 2004. 颅骨粉碎性骨折自体碎骨成形一期修复的临床研究. 临床误诊误治, 17(5): 312, 313

段杰, 王庆珍, 金颖. 2001. 神经外科护理. 北京: 科学技术文献出版社

费舟, 章翔. 2007. 现代颅脑损伤学. 北京: 人民军医出版社

史小鹏. 2008. 儿童颅骨生长性骨折7例临床分析与治疗体会. 实用临床医药杂志, 12(8):111, 112

孙正良, 江文, 冯秀荣, 等. 2006. 外伤性颅底骨折致脑脊液漏的发生及处理. 山东大学耳鼻喉眼学报, 20(1): 68～70

尤曼斯神经外科学. 王任直译. 5版. 北京: 人民卫生出版社
王月芳. 2007. 颅底骨折并发脑脊液漏的护理干预. 现代护理, 4(34): 109～110
医学教育网. 2010. 中医知识. http://www.med66.com/new/42a207a2010/2010b[2015-4-20]
应瑛. 2008. 颅底骨折伴脑脊液漏患者的护理. 中华中西医学杂志, 6(2): 107

第十一章　原发性颅脑损伤的护理

【概述】

脑损伤是指脑膜、脑组织、脑血管及脑神经的损伤。根据受伤后脑组织是否与外界相通分为开放性和闭合性脑损伤。前者多为锐器或钝器所造成的非火器性颅脑开放伤和枪弹或弹片造成的火器性颅脑损伤两大类；后者是指头部致伤时脑膜完整，无脑脊液漏。根据脑损伤病理改变的先后分为原发性和继发性脑损伤。原发性颅脑损伤是指暴力作用于头部后立即发生的脑损伤，主要有脑震荡、脑挫裂伤、原发性脑干损伤、弥漫性轴索损伤。

【病因】

常见于意外交通事故、工伤或火器操作等。

【病理】

原发性颅脑损伤始于致伤外力作用于头部所导致的颅骨、脑膜、脑血管和脑组织的机械形变，损伤类型则取决于机械形变发生的部位和严重程度。原发性脑损伤主要为神经组织和脑血管的损伤，表现为神经纤维的断裂和传出功能障碍，不同类型的神经细胞功能障碍甚至细胞的死亡。这些病理生理学变化是由原发性损伤所导致的，反过来又可以加重原发性脑损伤的病理改变。原发性脑损伤的程度和类型有赖于参与损伤的物理机制，包括外力的性质，作用力的类型，作用力的大小及作用时间。

【诊断要点】

1. 临床表现

（1）非火器性颅脑开放伤

1）患者意识变化差别较大，轻者可以始终清醒；重者可出现持续昏迷，患者常有去皮质强直及高热等表现；若继发颅内血肿，亦可引起脑疝征象。

2）开放性脑损伤多有失血，故常呈面色苍白，脉搏细弱，血压下降等表现，即使是伴有颅内血肿，其生命体征的变化也多不典型。

（2）火器性颅脑开放伤：组织或脑脊液可自创口溢出，容易发生颅内的继发感染；伤口可出现活跃性的严重外出血，常伴有失血性休克。

（3）脑震荡：是脑损伤中最轻的一种，由于头部的旋转加速所致。

1）伤后立即出现短暂的意识障碍，持续数秒或数分钟，一般不超过30分钟。

2）可出现皮肤苍白、出汗、血压下降、心动徐缓、呼吸微弱、肌张力减低、各生理反射迟钝或消失。

3）清醒后大多不能回忆受伤前及当时的情况，称为逆行性遗忘。

4）常有头痛、头昏、恶心、呕吐等症状。

5）神经系统检查无阳性体征，脑脊液中无红细胞，CT检查亦无阳性发现。

（4）脑挫裂伤：脑挫裂伤的临床表现因致伤因素、损伤的严重程度和损伤部位不同而有差异。

1）意识障碍是脑挫裂伤最突出的临床表现之一，轻者伤后立即昏迷的时间可为数十分钟或数小时，重者可持续数日、数周或更长时间，有的甚至长期昏迷。

若脑挫伤为局灶性脑损伤，则可以不出现伤后的意识障碍，但可因脑的局灶损害，表现出相应的神经系统病征。

2）挫裂伤若未伤及脑功能区，可无明显的神经系统功能障碍的表现；功能区受损时，可出现相应的瘫痪、失语、视野障碍等神经系统阳性体征，同时伴有不同程度脑水肿和外伤性蛛网膜下隙出血，意识不深的患者可因头痛而躁动不安，伤后可出现呕吐，尤以小儿呕吐频繁。

3）生命体征随损伤程度而发生变化，轻度脑挫裂伤，伤后可能只出现较短时的生命体征紊乱，重度脑挫裂伤，伤后可发生持续的生命体征紊乱，既可因意识障碍、气道不通畅出现周围性呼吸障碍，亦可因伤情危重，而出现中枢性呼吸衰竭。伤后初期由于组织创伤反应，可出现中度发热，若累计间脑或脑干，可导致体温调节紊乱，出现中枢性高热。

（5）原发性脑干损伤

1）患者多出现意识障碍，昏迷程度深，持续时间长，恢复过程慢。

2）中脑损伤患者眼球固定，瞳孔大小、形态变化无常，但对光反射消失。

3）脑桥损伤时双侧瞳孔极度缩小，眼球同向凝视。

4）延髓损伤以呼吸、循环功能紊乱为特点。

5）脑干损伤患者早期即出现典型的去大脑强直或交叉性瘫痪，生命体征与自主神经功能紊乱，出现顽固性呃逆或消化道出血。

（6）弥漫性轴索损伤：病情危重，昏迷时间长、程度深，伤残率和死亡率高。GCS 评分低的患者常发生瞳孔改变，可表现为双侧瞳孔不等，单侧或双侧散大，光反射消失，同向凝视或眼球分离。

2. 辅助检查 ① CT；② MRI；③伤口检查；④头颅X线平片检查；⑤脑血管造影。

【治疗】

原发性颅脑损伤的治疗见表 11-1。

表 11-1 原发性颅脑损伤的治疗

损伤类型	治疗
非火器性颅脑开放伤	手术清创，有致伤物嵌入者，不可贸然拔除，应在明确检查伤道走行后进行清创处理
火器性颅脑开放伤	需行颅脑清创术
脑震荡	一般无需特殊治疗，伤后密切观察
脑挫裂伤	以非手术治疗为主，减轻继发性损害，维持机体内外环境的生理平衡，促进脑组织的功能恢复，预防各种并发症的发生，严密观察有无继发性血肿的发生 近年来，颅内压监护仪的临床使用，为脑挫裂伤患者的手术时机提供了很好的参考
原发性脑干损伤	合并脑挫裂伤或颅内出血不严重时治疗与脑挫裂伤相同，合并脑挫裂伤继发脑水肿导致颅内压过高甚至出现脑疝者，可行开颅手术，切除破碎脑组织，行脑内外减压术 有研究证明，亚低温治疗持续达到 3 天时虽然不能降低重型颅脑损伤的病死率但可改善预后；持续 3 天以上或持续至颅内压恢复正常，可降低病死率，改善神经功能预后
弥漫性轴索损伤	目前尚无明确的有效药物和措施，主要采取减轻脑水肿、降低颅内压、防止继发性损害等综合处理措施 同样有研究证明尼莫地平联合高压氧治疗有助于改善弥漫性轴索损伤患者的预后

【主要护理问题】

1. 意识障碍　与脑损伤、颅内压增高有关。

2. 清理呼吸道无效　与脑损伤后意识不清有关。

3. 营养失调：低于机体需要量　与脑损伤后高代谢、呕吐、高热等有关。

4. 有废用综合征的危险　与脑损伤后意识和肢体功能障碍及长期卧床有关。

5. 潜在并发症　颅内高压、脑疝及癫痫发作。

【护理目标】

（1）患者意识逐渐恢复，生命体征平稳，意识障碍期间生理需求得到满足。

（2）患者呼吸道保持通畅，呼吸平稳，无误吸发生。

（3）患者营养状态能够维持良好。

（4）患者未出现因不能活动引起的并发症。

（5）患者颅内压增高、脑疝的早期迹象及癫痫发作能够被及时发现和处理。

【护理措施】

一、非手术治疗护理措施

1. 病情观察

（1）严密观察生命体征、意识、瞳孔，及时发现病情变化。

（2）有癫痫发作的患者应注意观察发作前的先兆、持续时间及发作类型。

（3）注意观察有无上消化道出血等并发症的发生。

（4）早期发现继发性颅内出血和颅内高压，及时进行手术治疗。

（5）早期发现继发脑神经损害，及时处理。

2. 保护患者安全

（1）对于癫痫和躁动不安的患者，给予专人护理。

（2）在癫痫发作时应注意保护患者。

（3）烦躁患者床旁加床挡，在取得家属的同意后，适当约束防止患者受伤。

3. 癫痫的护理 详见第三十三章 癫痫的护理。

4. 解除呼吸道梗阻，防止误吸

（1）患者置于侧卧位，床旁备吸引器，随时吸出患者呕吐物、口鼻腔分泌物、血块等。

（2）立即给患者吸氧。

（3）必要时置口咽通气道或行气管插管。

（4）注意观察患者的血氧饱和度。

5. 高热患者给予物理降温或亚低温治疗

6. 心理护理 对清醒患者作适当的解释，让患者知道某些症状可随时间的延长而逐渐消失，以消除患者的思想顾虑；对于昏迷患者，应主动安慰家属，稳定家属的情绪。

7. 健康宣教

（1）轻型患者应鼓励其尽早自理生活和恢复活动，注意劳逸结合；对瘫痪患者制定具体计划，指导协助其进行肢体功能锻炼。

（2）原发性颅脑损伤有的可留下不同程度的后遗症，某些症状可随时间的延长而逐渐消失。对有自觉症状的患者，应与患者及家属及时沟通，给予恰当的解释和宽慰；鼓励患者保持乐观情绪，主动参与社交活动。

（3）有癫痫发作者不能单独外出，指导按医嘱长期定时服用抗癫痫药物。

（4）如原有症状加重时应及时就诊。

（5）3～6个月后门诊影像学复查。

二、手术治疗护理措施

1. 术前护理措施　原发性颅脑损伤术前护理措施详见表11-2。

表11-2　原发性颅脑损伤术前护理措施

项　目	内容
心理护理	解释手术的必要性、手术方式、注意事项 鼓励患者表达自身感受 教会患者自我放松的方法 针对个体情况进行针对性心理护理 鼓励患者家属和朋友给予患者关心和支持
饮食护理	急行手术者应即刻禁饮禁食 择期手术者术前8小时禁食禁饮 饱胃患者应行胃肠减压，防止麻醉后食物反流引起窒息
术前检查	协助完善相关术前检查：血常规、尿常规、肝肾功能检查、心肺功能、磁共振、CT等
术前准备	合血或自体采血，以备术中用血 行抗生素皮试，以备术中、术后用药 剃头、备皮、剪指甲、更换清洁病员服 遵医嘱带入术中用药 测生命体征，如有异常或患者发生其他情况，及时与医生联系 遵医嘱予术前用药 准备好病历、CT、MRI片等以便带入手术室 与手术室人员进行患者、药物核对后，送入手术室

2. 术后护理措施　神经外科术后护理常规详细内容见表11-3。

表 11-3 神经外科术后护理常规

项目	内容
全麻术后护理常规	了解麻醉和手术方式、术中情况、切口和引流情况 持续吸氧 2 ～ 3L/min 持续心电监护 床挡保护防坠床，必要时行四肢约束 严密监测生命体征
伤口观察及护理	观察伤口有无渗血渗液，若有，应及时通知医生并更换敷料 观察头部体征，有无头痛、呕吐等
饮食护理	术后 6 小时内禁食禁饮，6 小时后普食
各管道观察及护理	输液管保持通畅，留置针妥善固定，注意观察穿刺部位皮肤 尿管按照尿管护理常规进行，一般清醒患者术后第 2 日可拔除尿管，拔管后注意关注患者自行排尿情况 气管插管 / 切开按气管插管 / 切开护理常规进行
疼痛护理	评估患者疼痛情况，注意头痛的部位、性质，结合生命体征等综合判断 遵医嘱给予镇痛药物或非药物治疗 提供安静舒适的环境
癫痫的观察和护理	详见“第三十三章 癫痫的护理”
高颅内压的观察	详见“第二章 颅内压增高及脑疝”
基础护理	做好口腔护理、尿管护理、定时翻身、雾化、患者清洁等工作

3. 体位与活动 术后患者体位与活动见表 11-4。

表 11-4 患者体位与活动

时间	体位与活动
全麻清醒前	去枕平卧位，头偏向一侧
全麻清醒后手术当日	低半卧位或斜坡卧位，床头抬高 15° ～ 30°

续表

时间	体位与活动
术后第 1 ～ 3 日	半卧位为主，适当增加床上运动
3 日后	半卧位为主，可在搀扶下适当屋内活动

注：①活动能力应当根据患者个体化情况，循序渐进，对于年老或体弱的患者，应当相应推后活动进度。②意识、运动、感觉、排泄等障碍者，按相应康复训练措施进行。

【并发症的处理及护理】

并发症的处理及护理见表 11-5。

表 11-5 并发症的处理及护理

常见并发症	临床表现	处理
上消化道出血	患者胃管内抽出咖啡色胃内容物 患者出现柏油样便、腹胀、肠鸣音亢进 重者可有呕血或大量便血，面色苍白，脉搏快速，血压下降等休克征象	严密观察生命体征 遵医嘱应用止血药和抑制胃酸分泌的药物 经胃管用冰盐水反复抽吸后注入云南白药等药物止血 必要时行胃肠减压，并作好大量失血的各项抢救准备工作
癫痫	发作性局部或全身抽搐，或伴有相应的运动、感觉、内脏症状	详见“第三十三章 癫痫的护理”
颅内高压	详见“第二章 颅内压增高及脑疝”	详见“第二章 颅内压增高及脑疝”

续表

常见并发症	临床表现	处理
肺部感染	患者常有发热、痰多，血象增高，肺部出现干湿啰音，胸部X线检查有助于诊断	鼓励咳嗽排痰，协助患者定时翻身、叩背 不能有效清除呼吸道分泌物者，应给予负压抽吸，必要时可行气管插管或气管切开，有利于保持呼吸道通畅 痰液黏稠者可行雾化吸入 加强口腔护理，以免口咽部细菌误吸入下呼吸道造成感染
下肢深静脉血栓	下肢水肿、浅静脉怒张、患肢胀痛	严密观察肢体皮肤温度、色泽、弹性及肢端动脉搏动情况 抬高患肢，给患者穿弹力袜促进静脉血回流 一旦发生深静脉血栓，下肢应抬高制动，局部湿热敷，禁止按摩

【特别关注】

（1）颅脑损伤的急救处理。

（2）观察有无颅内高压的表现。

（3）预防感染。

【前沿进展】

2017 年，人类将换颅成功？

日前，有媒体报道称，意大利科学家正在紧密研究人类头颅移植手术，并声称预计 2017 年即可实现真正的换头手术。虽然在理论上换头手术并非完全不能实现，但是其过程极其复杂，并不像移植心脏或断肢那样容易，在道德层面换头手术依然存在巨大争议。

据报道，卡洛维洛向英国《新科学家》杂志讲述，希望于2015年6月在美国举行的神经外科医生会议上，组建一个团队，探讨这项具有道德争议的手术计划。他认为，这一移植手术需要100名外科医生持续进行36小时，花费750万英镑。手术对象是那些因脊损伤或患有严重肌萎缩疾病而瘫痪的患者，如已故“超人”扮演者里夫和物理学家霍金。

【知识拓展】

我国是最早发明应用清创缝合术的国家

我国医学历史悠久，曾经创造出许多简单易行的外科手术治疗方法和用品。清创缝合术是我国外科史上的重要发明之一，广泛应用于人体各部位的开放性损伤。《五十二病方》中曾有用乙醇清理创伤的记载；晋代葛洪首创用盐水清理伤口，外敷蛇衔膏后再进行手术。隋唐时代，已形成较为完整的清创缝合术，对缝合伤口的材料亦有了提高和改进。最重要的发明是使用桑皮线缝合肠管和皮肤，这一治疗方法广泛应用于临床并且取得了良好疗效。用桑皮线缝合伤口，除见于《诸病源候论》、《千金方》、《外台秘要》、《世医得效方》等记述外，明·于慎行《谷山笔尘》中介绍了一个较为生动的案例：武则天长寿三年，有人密告皇嗣李旦（即睿宗）“潜有异谋”。酷吏来俊臣严刑拷打，太常工人安金藏宁死不屈，拔出佩刀自剖胸膛，露出五脏，血流遍地。这一事件使武则天幡然醒悟，立即命人将安金藏送入宫中治疗。当时的医生将其五脏复位，用桑皮线缝合伤口，敷上疗伤药物，患者经宿始苏。武则天因此取消了对李旦的追究。所谓桑皮线，即取桑树的根皮，去其表层黄皮，留取洁白柔软的长纤维层，经锤制加工而成之纤维细线。桑皮线不仅制作方法简单，应用方便，且不易断折，更有药性和平，清热解毒，促进伤口愈合的治疗作用。

这些资料显示，我国是世界上最早发明和应用清创缝合术的国家。用桑皮线作为缝合线，是我国医学史上重大发明之一，在世界医学发展史上写下了光辉的一页。

（崔文耀　陈茂君　吴孟航）

参 考 文 献

丁淑贞, 白雅君. 2008. 临床神经外科护理细节. 北京: 人民卫生出版社

何国军, 2010. 颅脑创伤中新技术应用. 吉林医学, 31(8): 1084～1086

赵继宗. 2007. 神经外科学. 北京: 人民卫生出版社

中华中医网. 2014. 我国是最早发明应用骨创缝合术的国家. http://www.zhzyw.org/zycs/zzy/097189085A9KF435CCE3HK3.html[2015-4-20]

Iwasaki M, Nakasato N, Kanno A, et al. 2001. Somatosensory evoked fields in comatose survivors after severe traumatic brain injury. Clin Neurophysiol, 112(1): 205

Lewine JD, Davis JT, Sloan JH, et al. 1999. Neuromagnetic assessment of pathophysiologic brain activity induced by minor head trauma. Am J Neurordiol, 20(5): 857

Schiff ND, Ribary U, Moreno DR, et al. 2002. Resiaual cerebral activity and behavioural fragments can remain in the persistently vegeyative brain.Brain, 125(6): 1210

第十二章　继发性颅脑损伤的护理

颅脑损伤占全身损伤的15%～20%，仅次于四肢损伤，常与身体其他部位的损伤复合存在，其致残率及致死率均居首位。继发性颅脑损伤是指头部受伤一段时间后出现的脑受损病变，主要有脑水肿和颅内血肿等。

第一节　创伤性脑水肿

【概述】

脑水肿（cerebral edema）发生在外伤之后称为创伤性脑水肿。脑水肿可使颅内压增高，颅内压增高又可转而加重脑水肿，发展到一定程度时，就可使脑组织发生功能和结构上的损害，如不能及时诊断和处理，将对脑形成严重危害。

【病因】

各种颅脑损伤，直接或间接造成脑挫伤、裂伤，均能引起脑水肿。

【病理】

外伤使头颅产生加速或减速运动，从而使脑组织受到压迫、牵张、滑动或负压吸引等多种压力引起脑水肿。根据脑水肿的发生机制不同，脑水肿可分为四种类型：细胞毒性脑水肿、血管源性脑水肿、间质性脑水肿和缺血性脑水肿。

【诊断要点】

1. 临床表现

（1）脑损害症状：如意识障碍、癫痫、瘫痪等。

（2）颅内压增高症状：如头痛、呕吐、视盘水肿，躁动不安，意识障碍。颅内压增高可能导致颞叶或小脑扁桃体形成脑疝，导致脑干萎缩，危及生命。

（3）其他症状：脑水肿影响到额叶、颞叶、丘脑前部等，可引起精神障碍症状、中枢性高热等。

2. 辅助检查 颅内压监护；影像学：CT 表现为在病灶周围或白质区域不同范围的低密度区；MRI 结果较 CT 更优。

【治疗】

1. 非手术处理

（1）头位与体位：头部抬高 30°，身体自然倾斜，避免颈部扭曲，以利颅内静脉回流，从而减轻脑水肿，降低颅内压。

（2）保持气道通畅，及时清除呼吸道分泌物，维持正常呼吸功能。

（3）严密观察病情变化，有异常情况采取相应措施。

（4）对抗脑水肿

1）脱水治疗：脱水剂主要为 20% 甘露醇，成人 250ml 每 6 ～ 8 小时快速静脉滴注，紧急时可加量，病情危急时可加呋塞米 20 ～ 40mg 静脉注射，肾功能障碍时可改用 10% 甘油果糖 250 ～ 500ml，2 ～ 3 次 / 天。

2）激素：给药宜早，剂量宜大，疗程宜短，停药宜缓。

3）过度换气：借助呼吸机做控制性过度换气，使血 $PaCO_2$ 降低、PaO_2 升高，促使脑血管适度收缩，脑血流量减少，从而降低颅内压。

4）对抗高热：主要应用物理降温，如冰帽、冰袋等。体温过高，物理降温无效时，需采用冬眠疗法，保持体温 32 ～ 35℃。

2. 手术治疗　创伤性脑水肿达到手术指征者应及时手术，常用的手术方式为去骨瓣减压术。

第二节　颅 内 血 肿

颅内血肿（intracranial hematoma）是颅脑损伤中最多见、最危险、却又是可逆的继发性病变。由于血肿直接压迫脑组织，常引起局部功能障碍的占位性病变和体征及颅内压增高的病理生理改变，若未及时处理，可导致脑疝危及生命，早期发现和及时处理可在很大程度上改善预后。

根据血肿的来源和部位分为：硬膜外血肿、硬膜下血肿和脑内血肿。根据血肿引起颅内压增高及早期脑疝症状所需时间分为：①急性型，3 天内出现症状；②亚急性型，3 天至 3 周出现症状；③慢性型，3 周以上才出现症状。

一、硬膜外血肿

【概述】

硬膜外血肿（epidural hematoma，EDH）是指出血积聚于颅骨与硬脑膜之间，好发于幕上半球凸面（图 12-1），占外伤性颅内血肿的 25% ～ 30%，其中急性 85%，亚急性 12%，慢性 3%。

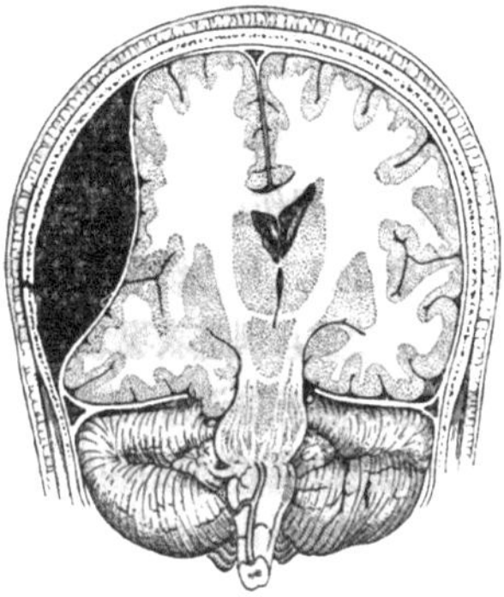

图 12-1　硬膜外血肿

【病因】

急性硬膜外血肿常见于青壮年颅骨线形骨折患者，慢性硬膜外血肿致伤因素与急性者相同，不同者在于患者伤后能够较长时间耐受血肿，并且临床症状表现十分缓慢。

【病理】

硬膜外血肿与颅骨损伤有密切关系，由于颅盖部的硬脑膜与颅骨附着较松，易于分离，而颅底部硬脑膜附着紧密，故硬膜外血肿多见于穹隆部线形骨折时，以额颞部和顶颞部最多。可因骨折或颅骨的短暂变形撕破位于骨管沟内的硬脑膜中动脉或静脉窦而引起出血，或骨折的板障出血。血液积聚使硬脑膜与颅骨分离过程中也可撕破一些小血管，使血肿增大。

【诊断要点】

1. 临床表现　其症状取决于血肿的部位、扩展速度及年龄的差异。

（1）意识障碍：有三种情况。

1）损伤较轻者，伤后无原发昏迷，待颅内血肿形成后，颅内压增高导致脑疝出现意识障碍。

2）损伤略重者，呈现为典型的“中间清醒期”，即伤后有短暂意识障碍，随后即完全清醒，不久之后由于血肿形成，颅内压增高导致脑疝出现意识障碍。

3）损伤较重者，伤后持续昏迷，随着硬膜外血肿的形成，昏迷进行性加重。

（2）颅内压增高及脑疝的表现：头痛、恶心呕吐剧烈，一般成人幕上血肿大于20ml或幕下血肿大于10ml，即可引起颅内压增高的症状。幕上血肿者大多先经历小脑幕切迹疝，然后合并枕骨大孔疝，故常发生在意识障碍和瞳孔改变之后出现严重的呼吸循环障碍。幕下血肿者可直接发生枕骨大孔疝，较早发生呼吸骤停。

（3）神经系统体征

1）瘫痪：患者伤后立即出现全瘫或偏瘫。

2）一侧瞳孔散大：血肿侧瞳孔逐渐散大，对光反射减弱或消失，对侧肢体完全或不完全瘫痪。

3）去大脑强直。

（4）生命体征的变化：血压升高、体温升高、心率和呼吸减慢等代偿性反应，即Cushing反应。

2. 辅助检查　CT检查表现为颅骨内板与脑表面之间有双凸镜形或弓形密度增高影，常伴颅骨骨折和颅内积气。

【治疗】

1. 非手术治疗　对于神志清楚、病情平稳、血肿量＜15ml的幕上急性硬膜外血肿可采取保守治疗。但必须动态观察患者神志、临床症状和动态 CT 扫描。一旦发现血肿增大，立即改为手术治疗。

2. 手术治疗

（1）钻孔冲洗引流术。

（2）骨窗或骨瓣开颅硬膜外血肿清除术。

二、硬膜下血肿

【概述】

硬膜下血肿(subdural hematoma，SDH)是指出血积聚在硬膜下隙，是最常见的颅内血肿，发生率为 5% ～ 6%，占颅内血肿的 50% ～ 60%。其中，急性硬膜下血肿发生率最高，其次为慢性型，亚急性次之（图 12-2）。

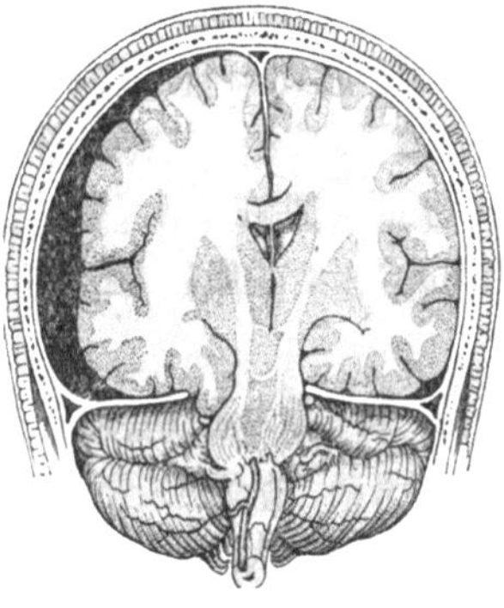

图 12-2　硬膜下血肿

【病因】

急性和亚急性硬膜下血肿常见于脑挫裂伤皮质血管破裂引起出血，慢性硬膜下血肿者绝大多数有轻微头部外伤史。

【病理】

急性或亚急性硬膜下血肿多见于额颞部，常继发于对冲性脑挫裂伤。出血多来自挫裂的脑实质血管。症状类似硬膜外血肿，脑实质损伤较重，原发性昏迷时间长，中间清醒期不明显，颅内压增高与脑疝的其他征象多在1～3日内进行性加重。

慢性硬膜下血肿的致病机制主要为：血肿占位效应引起颅内高压，局部脑受压，脑循环受阻、脑萎缩及变性，癫痫发生率较高，约为40%。

【诊断要点】

1. 临床表现 急性硬膜下血肿其临床表现与急性硬膜外血肿相似，不同者是进行性颅内压增高更加显著，患者伤后多处于持续昏迷状态，很快出现脑疝的表现。

亚急性硬膜下血肿神经体征逐渐加重，颅内压逐渐升高，意识逐渐恶化。

慢性硬膜下血肿表现为慢性颅内压升高，出现头痛、恶心、呕吐、视盘水肿、视力减退等症状，意识淡漠，双瞳可有轻度不等大。

2. 辅助检查 CT检查示颅骨内板与脑组织表面之间有高密度、等密度或混合密度的新月形或半月形影。

【治疗】

1. 急性或亚急性硬膜下血肿 由于病情发展急重，一经确诊，应尽早手术治疗。

2. 慢性硬膜下血肿 保守治疗，一旦出现颅内压升高症状，应立即手术治疗。

3. 手术治疗 ①钻孔引流术；②骨窗或骨瓣开颅术；③颞肌下减压或去骨片减压术。

三、脑内血肿

【概述】

脑内血肿（intracerebral hematoma, ICH）有两种类型：①浅部血肿，出血均来自脑挫裂伤灶，多伴有颅骨凹陷性骨折或严重的脑挫裂伤，好发于额叶和颞叶，常与硬脑膜下和硬膜外血肿并存。②深部血肿，多见于老年人，血肿位于白质深处，脑表面可无明显挫伤（图 12-3）。

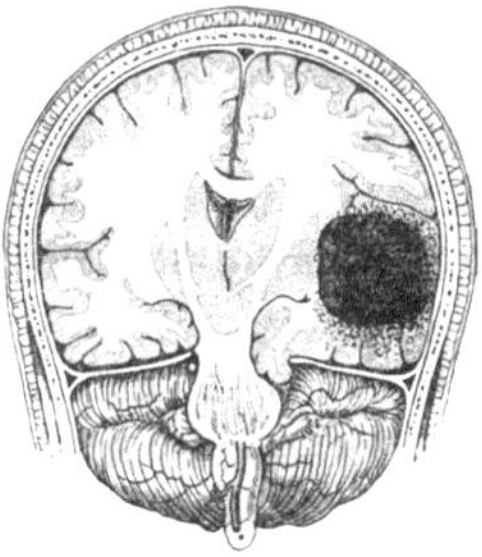

图 12-3　脑内血肿

【病因】

急性或亚急性脑内血肿常见于对冲性脑挫裂伤，其次为直接打击的冲击或凹陷性骨折引起。迟发性外伤性脑内血肿多见于中、老年患者，发病高峰常在脑挫裂伤后 3 天内或清除其他脑内血肿突然减压后。

【病理】

血肿初期仅为一血凝块，4 ～ 5 天后血肿开始液化，变位棕褐色陈旧血液，至 2 ～ 3 周后，血肿表面开始有包膜形成。

【诊断要点】

1. 临床表现

（1）颅内压增高。

（2）以进行性加重的意识障碍为主。

（3）若血肿累及重要脑功能区，可出现偏瘫、失语、癫痫等局部症状。

2. 辅助检查　CT 检查在挫裂伤灶附近或脑深部白质内见到圆形或不规则高密度血肿影，周围有低密度水肿区。

【治疗】

一般采用骨窗或骨瓣开颅术清除血肿。

第三节　继发性颅脑损伤的护理

【主要护理问题】

1. 潜在并发症　颅内高压、脑疝及癫痫发作。

2. 意识障碍　与脑损伤、颅内压增高有关。

3. 清理呼吸道无效　与脑损伤后意识不清有关。

4. 营养失调：低于机体需要量　与脑损伤后高代谢、呕吐、高热等有关。

5. 有废用综合征的危险　与脑损伤后意识和肢体功能障碍及长期卧床有关。

【护理目标】

（1）患者颅内压增高、脑疝的早期迹象及癫痫发作能够被及时发现和处理。

（2）患者意识逐渐恢复，生命体征平稳，意识障碍期间生理需求得到满足。

（3）患者呼吸道保持通畅，呼吸平稳，无误吸发生。

（4）患者营养状态能够维持良好。

（5）患者未出现因不能活动引起的并发症。

【护理措施】

（1）急诊手术按急诊患者术前护理，术前及术后护理按神经外科围手术期护理常规（见“第四章　神经外科围手术期护理”）。

（2）继发性颅脑损伤护理要点见表 12-1。

表 12-1　继发性颅脑损伤护理要点

类型	护理要点
严密病情观察	严密观察意识、瞳孔、生命体征，如有异常及时通知医生
	当患者出现头痛剧烈、呕吐加剧、躁动不安等典型症状时，应立即通知医生并迅速输入 20% 甘露醇 250ml，同时做好术前准备工作
	脑内血肿位于颅后窝者，因颅后窝空隙较小，少量血肿即可引起猝死，应严密观察呼吸变化及是否出现颈强直症状
	继发性颅脑损伤者不可轻易使用止痛剂、降压药、止吐药等，以免掩盖病情变化
紧急情况处理	急诊入院诊断明确有手术指征者，应立即做好急诊术前准备
	急性颅脑损伤发生休克者，应立即开放静脉通路，输血或代血浆维持血液循环
	躁动患者及癫痫发作患者应注意安全防护，遵医嘱予抗癫痫药物，防止因癫痫发作引起血肿增大
其他特殊情况处理	慢性硬膜下血肿行硬膜下钻孔引流术后去枕卧位或头低脚高，直到拔出引流管，有利于淤血引出
	保持呼吸道通畅，昏迷患者头偏向一侧，及时吸痰，必要时尽早行气管切开术

续表

类型	护理要点
其他特殊情况处理	昏迷及瘫痪患者保持肢体功能位，加强口腔护理、皮肤护理、翻身等，预防肺部感染及压疮的发生
	高热患者行药物及物理降温，必要时给亚低温治疗
	眼睑闭合不全者注意保护眼睛，如涂眼药膏等，防止角膜溃疡
康复	根据患者情况，制定语言、运动、智力等康复训练

（3）健康宣教：脑损伤遗留的语言、运动或智力障碍，在伤后 1 ～ 2 年内有部分恢复的可能，应提高患者自信心，同时制订康复计划，进行废损功能训练，如语言、记忆力等方面的训练，以改善生活自理能力以及社会适应能力。

【并发症的处理及护理】

并发症的护理见表 12-2。

表 12-2　继发性颅脑损伤并发症护理

并发症	护理
颅内出血	严密观察患者生命体征，瞳孔意识的变化，一旦确定再次出血，应及时准备手术治疗
压疮	保持皮肤清洁干燥，定时翻身，按摩骶尾部、足跟等骨隆突部位
肺部感染	加强呼吸道管理，定期翻身拍背，保持呼吸道畅通，防止呕吐物误吸引起窒息和呼吸道感染
泌尿系统感染	导尿时，应严格执行无菌操作
	留置导尿管过程中，加强会阴部护理，并定时放尿以训练膀胱储尿功能
	尿管留置时间不宜超过 3 ～ 5 日，需长期导尿者，可考虑行耻骨上膀胱造瘘术，以减少泌尿系统感染

续表

并发症	护理
暴露性角膜炎	眼睑闭合不全者，给予眼药膏保护 无需随时观察瞳孔时，可用纱布遮盖眼睛，必要时行眼睑缝合术
关节挛缩、肌萎缩	保持肢体位于功能位防止足下垂 每日 2 ～ 3 次做四肢关节被动活动及肌肉按摩，防止肢体挛缩和畸形

【特别关注】

（1）病情观察有无颅内压增高的表现。

（2）术后引流管的护理。

（3）躁动患者的安全保护。

【前沿进展】

长期亚低温治疗重型颅脑损伤的作用

长期亚低温治疗较短期亚低温治疗对重型颅脑损伤患者的预后有改善作用，没有明显增加肺炎、心律失常、应激性溃疡的发生率。

对于重型颅脑损伤尤其是脑挫伤严重伴高颅压的患者，在没有严重并发症发生的情况下，根据颅内压监测情况，适当的延长亚低温治疗时间，并且较慢的回暖可能是一个更好的治疗策略。亚低温治疗停止后如出现颅压反跳现象，可采用选择再次延长低温时间、降颅压药物或者侧脑室外引流等其他措施来控制。本研究发现，长期亚低温的时间至少应≥ 3 天，但最长持续时间（最佳复温时机）尚处于未知，可能处于以下 3 个时期，即脑水肿消退期、颅内压恢复正常、颅内压恢复正常后持续一段时间。为找到最佳复温时机，尚需要设计亚低温治疗持续不同时间。

【知识拓展】

神经节苷脂钠注射液对急性重症颅脑损伤患者的脑保护作用

目前对继发性颅脑损伤的治疗方式较多，有药物治疗、亚低温治疗及手术治疗。神经节苷脂钠应用于急性重症颅脑损伤患者的常规治疗中，能够使患者血 TNF-α、ET-1 及 NPY 水平显著降低，可产生明显的脑保护效果，并使患者预后情况得到改善。

神经节苷脂具有脑保护作用，其机制主要有：①拮抗兴奋性氨基酸的毒性作用；②对细胞膜钠、钾、钙离子及腺苷三磷酸酶的活性产生保护作用，从而避免细胞水肿；③避免出现细胞内钙离子聚集；④对脂质过氧化反应产生抑制作用，并使自由基的损害减轻，避免出现乳酸酸中毒，同时可修复受损神经细胞膜，促进神经生长因子功能增强，调控细胞因子及炎症介质，并阻断神经细胞的凋亡过程。

（王　霞　陈茂君　吴孟航）

参考文献

段杰, 王庆珍, 金颖. 2001. 神经外科护理. 北京: 科学技术文献出版社

宋向奇, 陈通, 付爱军, 等. 2014. 长期亚低温对比短期亚低温治疗重型颅脑损伤的系统评价.医学研究生学报. 27(11): 1184～1187

王喜梅, 单艳华, 王东, 等. 2014. 神经节苷脂钠注射液对急性重症颅脑损伤患者的脑保护作用. 新乡医学院学报, 31(11): 954～956

王忠诚. 1998. 神经外科学. 武汉: 湖北科学技术出版社

第三篇 颅内肿瘤护理

第十三章 幕上肿瘤

幕上肿瘤是指发生于小脑幕以上部位的肿瘤，其发病率约为幕下肿瘤的2倍，多见于成年人。

第一节 脑叶肿瘤

【概述】

大脑由左、右大脑半球组成，其间以胼胝体相连。每侧大脑半球包括大脑表面的灰质，即大脑皮质，灰质深部的白质，即大脑髓质，白质深部的灰质团块，即基底核。其中，大脑皮质是神经系统发育最完善的部分，其表面分别被外侧沟、中央沟、顶枕沟分为额叶、颞叶、顶叶、枕叶和岛叶（图1-20）。

【病因】

肿瘤的病因尚未完全清楚。目前认为主要与以下因素有关：

（1）基因及遗传因素。

（2）电离辐射与非电离辐射。

（3）职业暴露。

（4）饮食、吸烟及饮酒等不良生活习惯。

（5）既往史（脑外伤、病毒感染）。

【病理】

1. 发病部位 脑叶肿瘤以额叶肿瘤（图 13-1）发生率最高，居幕上各部位肿瘤之首，约占颅内肿瘤总数的1/5，其次为颞叶肿瘤，顶叶肿瘤次之，枕叶和岛叶肿瘤较为少见。

2. 肿瘤类型 脑叶肿瘤以胶质瘤为最多，其次为脑膜瘤，少数为转移瘤。

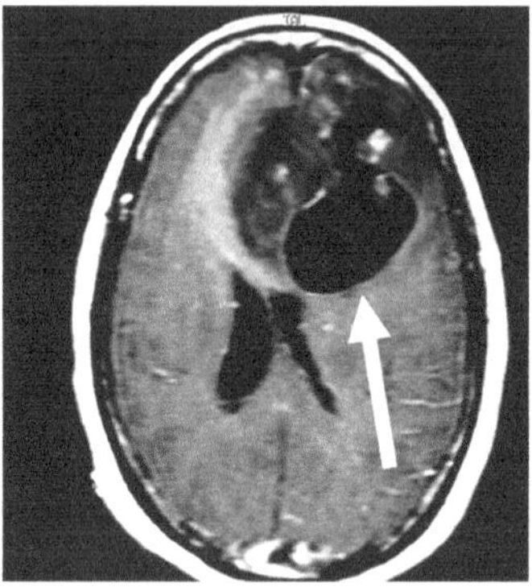

图 13-1 额叶部位肿瘤

【诊断要点】

1. 临床表现

（1）额叶肿瘤：额叶肿瘤生长缓慢，早期症状多不明显，随着肿瘤的长大，除有头痛、呕吐、视盘水肿等颅内压增高症状外，其主要临床表现与精神、情感、运动、言语、小脑协调运动等方面有关。

1）精神症状：额叶肿瘤精神症状的发生率居脑叶肿瘤之首，与其他部位肿瘤所致精神症状相比，表现更为突出且出现较早，尤其当两侧额叶受损时精神障碍、智力障碍尤为明显。

2）癫痫发作：额叶肿瘤所致癫痫发作居脑叶肿瘤之首，常为其首发症状，其中绝大多数属于无先兆的癫痫大发作，少部分为局限性癫痫。

3）锥体束受损症状：因肿瘤大小及对运动区损害程度的不同而异，表现为病灶对侧半身或单一肢体力弱或瘫痪。

4）运动性失语：右侧大脑半球优势患者如肿瘤侵犯左侧额下回后份 Broca 区时，可致运动性失语，肿瘤侵犯优势半球额中回后份时，可致书写不能。

5）额叶性共济失语：额叶肿瘤所致的共济失语，系由于额 - 脑桥 - 小脑束受损而引起，主要表现为动作笨拙或不协调。

6）其他：强握反射和摸索运动、嗅觉障碍、视力障碍等。

（2）颞叶肿瘤：颞叶肿瘤早期多无明显的临床症状，随着肿瘤的发展，逐渐出现下述症状。

1）视野改变：颞叶深部肿瘤影响视辐射神经纤维，可出现视野缺损。

2）感觉性失语：优势半球的肿瘤损伤颞上回后份引起感觉性失语，损伤颞叶后部，出现命名性失语，是诊断颞叶肿瘤最可靠的症状之一。

3）癫痫发作：颞叶肿瘤所致癫痫大发作的发生率仅次于额叶肿瘤。部分患者还可出现局限性癫痫发作，多因肿瘤向上侵犯运动区所致。与额叶癫痫不同，颞叶癫痫发作的特点是先兆多样，症状复杂，可有神志恍惚、言语错乱、精神运动性兴奋、定向力障碍、幻觉、错觉、记忆力缺损等。其中以嗅觉先兆最多见，当肿瘤位于颞叶内侧影响到海马沟回时，常出现此种先兆，称为“沟回发作”。发作时患者突然闻到一种极不舒服的怪味或恶臭。

4）精神症状：颞叶肿瘤精神障碍也是常见的症状，仅次于额叶肿瘤。精神症状较多发生于优势半球颞叶广泛而迅速生长的肿瘤。

5）锥体束受损症状：颞叶上部的肿瘤，可以压迫额叶及顶叶的下部而出现面部及上肢的运动或感觉障碍，压迫对侧大脑脚、内囊，可致肿瘤同侧的锥体束征，而产生不同程度的偏瘫。

6）共济失调：颞中回及颞下回的后部，通过颞叶脑桥小脑纤维而与小脑发生联系，因此，一侧颞叶损害也可以发生对侧半身共济失调，表现为平衡失调，常向病变对侧倾倒。

7）其他：中脑及基底节等受压症状。

（3）顶叶肿瘤：顶叶的功能主要是分析、综合各种感觉信息，从而分辨和确定刺激性质和部位。多数顶叶肿瘤患者都可出现明确的症状和体征，尤其伴有局限性感觉性癫痫发作，则更有定位诊断价值。

1）感觉障碍：顶叶肿瘤的损害主要表现为对侧半身的感觉障碍，以皮质感觉障碍为主，一般痛、温觉障碍不明显。如患者在闭眼情况下，对手中所持的物体，虽然能感觉到，但却不能判断该物体的大小、形状、重量、质地等。

2）癫痫发作：多为局限性发作，表现为病灶对侧发作性感觉异常，首发部位以拇指和食指多见，表现为阵发性麻木、触电样感觉或疼痛为主，向固定方向扩展。

3）失读症：顶下小叶的角回为视觉性语言中枢，具有理解看到的符号和文字意义的功能。此区受损后，患者虽有视觉，但不能理解所视对象的意义，称为失读症。

4）其他：对侧同向偏盲、失用症、失语症、失写症、失算症、手指失认症等。

（4）枕叶肿瘤：枕叶是最高级的视觉分析器。枕叶肿瘤主要表现为视觉方面的障碍。视觉发作是枕叶肿瘤常见的症状。毁坏性病变时出现中枢性偏盲（黄斑回避）、皮质盲、视觉失认等，刺激性病变时出现视觉发作，有时为癫痫发作的先兆。部分枕叶肿瘤常在病变对侧视野中出现幻视，幻视的特点多为不成形幻视，如闪光、圆圈、线条、颜色等，并出现浮动现象。

（5）岛叶肿瘤：因与海马紧密相邻，绝大多数患者以癫痫为首发症状。

2. 辅助检查　① CT；② MRI。

【治疗】

（1）手术切除为主。

（2）放射治疗。

（3）化学药物治疗。

（4）免疫治疗。

【主要护理问题】

1. 有受伤的危险　与精神症状、癫痫发作、共济失调、视野缺损等有关。

2. 感知改变（特定的）　与精神症状、语言障碍、幻视、幻听等有关。

3. 语言沟通障碍　与精神症状、定向力障碍、失语等有关。

4. 有窒息的危险　与癫痫发作、全麻后有关。

5. 有皮肤完整性受损的危险　与偏瘫、感觉障碍有关。

6. 焦虑　与担心疾病预后有关。

7. 知识缺乏（特定的）　与缺乏信息来源、认知能力受限有关。

8. 生活自理能力部分缺陷　与智能障碍、肢体瘫痪、共济失调、视野缺损等有关。

9. 潜在并发症　脑疝、癫痫、出血、脑水肿、感染等。

【护理目标】

（1）患者未发生脑疝、癫痫、出血、感染等相关并发症，或并发症发生后能得到及时治疗与处理。

（2）患者的安全得到保障，未发生受伤。

（3）患者或家属能掌握相关疾病知识以及相关注意事项。

（4）患者或家属焦虑/恐惧程度减轻，配合治疗及护理。

（5）患者住院期间自我需求得到满足。

【护理措施】

1. 术前护理措施　脑叶肿瘤手术术前常规见表13-1。

表 13-1　脑叶肿瘤手术术前常规

项目	内容
心理护理	评估不良心理问题来源和程度 鼓励患者表达自身感受，正确面对疾病 教会患者自我放松的方法 解释手术的必要性、手术方式、注意事项 针对个体情况进行针对性心理护理 鼓励患者家属和朋友给予患者关心和支持
安全护理	进行压疮、跌倒/坠床危险因素及生活自理能力评估，特别是有精神症状、癫痫大发作、视野缺损、幻视、偏瘫、感觉障碍等表现的患者 根据评估结果留陪护，采取预防压疮、烫伤、跌倒/坠床等护理措施

续表

项目	内容
安全护理	细心观察，及时发现癫痫先兆症状并通知医生处理。口服镇静药、抗癫痫药者，应指导、督促患者服药并告知注意事项
饮食护理	术前禁食禁饮 8 小时
术前检查	协助完善相关术前检查：血常规、尿常规、肝肾功能检查、心肺功能、磁共振、CT 等，关注检查结果并及时告知主管医生，了解有无手术禁忌证
术前准备	合血或自体采血，以备术中用血 行抗生素皮试，以备术中、术后用药 与医生共同完成患者手术前双核查表内容 术前两日洗头膏洗头后氯己定消毒手术部位，检查术区皮肤情况、剪指甲，在手术室用医用专用备皮器推除手术切口周围 3cm 毛发 遵医嘱准备术中用药 测生命体征，如有异常或患者发生其他情况，及时与医生联系 遵医嘱予术前用药 更换清洁病员服，准备好病历、CT、MRI 片等以便带入手术室 填写并打印术前评估交接单，再次确认腕带、手术部位标记正确，与手术室工作人员进行患者、药物核对后，送入手术室

2. 术后护理措施　脑叶肿瘤手术术后护理见表 13-2。

表 13-2　脑叶肿瘤手术术后护理

项目	内容
全麻术后护理常规	了解麻醉和手术方式、术中情况、切口和引流情况 持续吸氧 2 ～ 3L/min 持续心电监护 床挡保护防坠床，必要时行四肢约束 严密监测意识、瞳孔、生命体征、对侧肢体活动 保持呼吸道通畅，注意观察患者氧饱和度。安置气管插管或鼻咽通气管患者出现不耐管时，遵医嘱及时拔除

续表

项目	内容
全麻术后护理常规	再次进行压疮、跌倒/坠床危险因素评估及患者生活自理能力评估，根据评估结果提供正确的护理措施
伤口观察及护理	观察伤口有无渗血渗液并记量，根据渗出情况及时更换敷料 观察头部体征，有无头痛、呕吐等
不同脑叶肿瘤的观察要点	额叶：运动、语言、精神、情感、人格、智能障碍、癫痫等 颞叶：运动、语言、幻觉、嗅觉及感觉障碍、癫痫、视野缺损等 顶叶：感觉、癫痫、失读、对侧同向偏盲等 枕叶：视觉等
各管道观察及护理	留置针在有效期内（72～96小时），妥善固定并注意观察穿刺部位皮肤，保证输液管路通畅 头部引流管妥善固定于床头，高度正确，防止引流管扭曲、阻塞、折叠，注意观察引流液颜色、性质、量和水柱波动，根据引流的颜色、性质和量，在主管医生的指导下适当调节引流管高度 尿管按照尿管护理常规进行护理，一般清醒患者术后第1日可拔除尿管，拔管后注意观察患者自行排尿情况。长期安置尿管的患者在夹闭尿管行膀胱功能训练时，注意按时打开开关 患者检查完毕回病房后及时打开各管道开关并检查管道是否通畅 气管插管/切开按气管插管/切开护理常规进行
疼痛护理	评估患者疼痛情况，注意头痛的部位、性质和发生时间，结合生命体征等综合判断 遵医嘱给予镇痛、脱水药物或非药物治疗 提供安静舒适的环境
基础护理	做好口腔护理、尿管护理、定时翻身、雾化、患者清洁等工作
饮食护理	术后6小时内禁食禁饮，6小时后普食
康复护理	早期行康复护理，包括语言、感知、偏瘫肢体的全面康复

3. 体位与活动　患者体位与活动见表 13-3。

表 13-3　患者体位与活动

时间	体位与活动
全麻清醒前	去枕平卧位，头偏向一侧
全麻清醒后手术当日	床头抬高 15° ～ 30°
术后第 1 ～ 3 日	半卧位为主，适当增加床上运动
3 日后	半卧位为主，可在搀扶下适当屋内活动

注：体积较大的肿瘤切除后，24 小时内手术切开部位应保持在头部上方，以免脑和脑干突然移位，引起大脑上静脉的断裂出血和脑干功能的衰竭。

【并发症的处理及护理】

并发症的处理及护理见表 13-4。

表 13-4　并发症的处理及护理

常见并发症	临床表现	处理
术区出血	意识逐渐加深，一侧瞳孔逐渐散大，对侧肢体瘫痪进行性加重 引流液颜色呈鲜红色，量多 头痛呕吐等颅内高压症状进行性加重 生命体征逐渐改变，出现脉搏慢、呼吸慢、血压高	严密观察意识、瞳孔、生命体征、对侧肢体活动的变化 严密观察引流液颜色、性质及量，避免引流管扭曲、阻塞、折叠 监测颅内压，颅内压值高于正常及时通知医生处理并积极查找颅外因素，如检查尿管是否通畅等 及时提醒医生复查 CT，既往无高血压史的患者出现血压升高，脉搏、呼吸减慢切忌盲目使用降压药
感染	发热：体温高于 38.5℃ 伤口分泌培养或血培养或痰培养等显示有病原菌感染	注意监测体温 根据药敏试验选用合适的抗生素

续表

常见并发症	临床表现	处理
癫痫	发作性局部或全身抽搐，或伴有相应的运动感觉内脏症状	详见“第三十三章 癫痫的护理”
脑疝的观察	意识障碍、双侧瞳孔不等大、生命体征改变、对侧肢体瘫痪等	详见“第二章 颅内压增高及脑疝”

【特别关注】

（1）病情观察。

（2）注意各种脑叶肿瘤引起的不同功能障碍。

（3）术后颅内出血的预防及处理。

（杨前美　陈茂君　吴孟航）

第二节　丘脑肿瘤

【概述】

丘脑为位于大脑深部的灰质团块，内侧和下方邻近第三脑室和下丘脑，外临内囊（图 13-2）。丘脑肿瘤约占颅内肿瘤的 1%。可发生于任何年龄，但以青中年患者为主，男性患者略多于女性。

一般认为：丘脑不仅是除嗅觉以外身体一切感觉传至相应大脑皮质的中继站，而且丘脑还是一个复杂的感觉综合器官，与许多感觉经验相关的情绪感觉有关。

【病因】

肿瘤的病因尚未完全清楚。目前认为主要与以下因素有关：①基因及遗传因素；②电离辐射与非电离辐射；③职业暴露；④饮食、吸烟及饮酒等不良生活习惯；⑤既往史（脑外伤、病毒感染）。

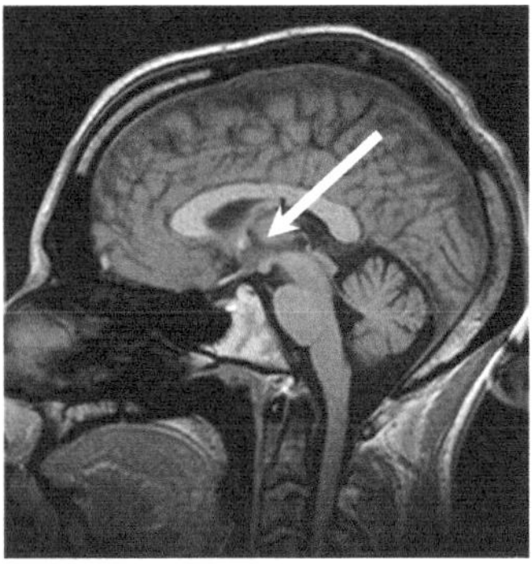

图 13-2 丘脑的解剖位置

【病理】

肿瘤类型多为胶质瘤，约占 90%。其中星形细胞瘤约占 80%，其他如少突状胶质细胞瘤、混合性胶质瘤和室管膜瘤约占 20%。

【诊断要点】

1. 临床表现 丘脑肿瘤患者一般隐匿性起病，首发症状为头痛，以后逐渐出现相应的临床症状。其临床表现如下。

（1）颅内压增高症状：由于肿瘤压迫侧脑室室间孔、第三脑室导水管从而阻塞脑脊液循环通路。多数患者早期即可出现此症状。

（2）局灶症状

1）丘脑综合征：由于丘脑膝状体动脉被肿瘤压迫，造成闭塞后影响丘脑外侧核的后下部、内囊后肢、外侧膝状体内侧、内侧膝状体外侧的功能所致。表现为：①病变对侧半身感觉障碍，以深感觉障碍为主；②病变对侧肢体轻瘫；③病变对侧半身自发性疼痛；④病变同侧肢体共济运动失调；⑤病变同侧肢体舞蹈样或指划运动。

2）丘脑性三偏症状：偏瘫、偏身感觉障碍、同向性偏盲。

3）精神症状：肿瘤向丘脑前内侧发展，精神障碍较为明显，如情绪多变、精神呆滞、嗜睡、语无伦次，甚至表现偏执、抑郁等。

4）共济失调：如小脑 - 红核 - 丘脑系统受损，则患者出现共济失调。

5）不自主运动：肿瘤侵及基底核所致。患者表现为：手足徐动、震颤麻痹样运动或肌强直等。

6）内分泌症状：当丘脑下部受侵时，患者则出现内分泌失调症状，如肥胖、嗜睡、尿崩症等。

2. 辅助检查 ① CT；② MRI。

【治疗】

（1）手术治疗。

（2）放射治疗。

（3）化学药物治疗。

【主要护理问题】

1. 头痛 与颅内压增高有关。

2. 损伤的危险 与偏瘫、偏盲、偏身感觉障碍、精神障碍、共济失调等有关。

3. 生活自理能力部分缺陷 与偏瘫、偏盲、偏身感觉障碍、共济失调等有关。

4. 焦虑 与担心疾病预后有关。

5. 知识缺乏　与缺乏信息来源、认知能力受限有关。

6. 潜在并发症　脑疝、出血、脑水肿、尿崩症、中枢性高热、感染、癫痫等。

【护理目标】

（1）患者未发生脑疝、出血、尿崩症、感染、癫痫等相关并发症，或并发症发生后能得到及时治疗与处理。

（2）患者的安全得到保障，未发生受伤。

（3）患者或家属能掌握相关疾病知识及相关注意事项。

（4）患者或家属焦虑/恐惧程度减轻，配合治疗及护理。

（5）患者住院期间自我需求得到满足。

【护理措施】

1. 术前护理措施　丘脑肿瘤手术术前常规见表13-5。

表 13-5　丘脑肿瘤手术术前常规

项目	内容
心理护理	评估不良心理问题来源和程度 鼓励患者表达自身感受，正确面对疾病 教会患者自我放松的方法 针对个体情况进行针对性心理护理 解释手术的必要性、手术方式、注意事项 鼓励患者家属和朋友给予患者关心和支持
安全护理	进行跌倒/坠床危险因素以及生活自理能力评估，特别是偏瘫、偏盲、偏身感觉障碍、共济失调、精神障碍的患者 根据评估结果留陪护，采取预防压疮、烫伤、跌倒/坠床等护理措施
饮食护理	术前禁食禁饮8小时
术前检查	协助完善相关术前检查：血常规、尿常规、肝肾功能检查、心肺功能、磁共振、CT等

续表

项目	内容
术前准备	合血或自体采血，以备术中用血 行抗生素皮试，以备术中、术后用药 与医生共同完成患者手术前双核查表内容 术前两日洗头膏洗头后用氯己定消毒手术部位，检查术区皮肤情况、剪指甲，在手术室用医用专用备皮器推除手术切口周围 3cm 毛发 遵医嘱准备术中用药 测生命体征，如有异常或患者发生其他情况，及时与医生联系 遵医嘱予术前用药 更换清洁病员服，准备好病历、CT、MRI 片等以便带入手术室 填写并打印术前评估交接单，再次确认腕带、手术部位标记正确，与手术室工作人员进行患者、药物核对后，送入手术室

2. 术后护理措施 丘脑肿瘤手术术后护理常规见表 13-6。

表 13-6 丘脑肿瘤手术术后护理常规

项目	内容
术后护理常规	了解麻醉和手术方式、术中情况、切口和引流情况 持续吸氧 2 ～ 3L/min 持续心电监护 严密监测意识、瞳孔、生命体征、对侧肢体活动 保持呼吸道通畅，注意观察患者氧饱和度，气管插管或置鼻咽通气管患者出现不耐管时，通知医生予以及时拔除 观察有无丘脑功能受损症状，如感觉、运动、内分泌改变等 记录每小时尿量 再次进行压疮、跌倒 / 坠床危险因素评估以及患者生活自理能力评估，根据评估结果提供正确的护理措施

续表

项目	内容
伤口观察及护理	观察伤口有无渗血渗液并记量，根据渗出情况及时通知医生并更换敷料 观察头部体征，有无头痛、呕吐等
各管道观察及护理	留置针在有效期内（72 ～ 96 小时），妥善固定并注意观察穿刺部位皮肤，保证输液管路通畅 头部引流管妥善固定于床头，高度正确，防止引流管扭曲、阻塞、折叠，注意观察引流液颜色、性质、量和水柱波动，根据病情，引流液的颜色、性质和量，在主管医生的指导下适当调节引流管高度 尿管按照尿管护理常规进行护理，一般清醒患者术后第 1 日可拔除尿管，拔管后注意观察患者自行排尿情况。长期安置尿管的患者在夹闭尿管行膀胱功能训练时，注意按时打开开关 患者检查完毕回病房后及时打开各管道开关并检查管道是否通畅 气管插管 / 切开按气管插管 / 切开护理常规进行
疼痛护理	评估患者疼痛情况，注意头痛的部位、性质和发生时间，结合生命体征等综合判断 遵医嘱给予镇痛、脱水药物或非药物治疗 提供安静舒适的环境
癫痫的观察和护理	详见“第三十三章 癫痫的护理”
脑疝的观察	详见“第二章 颅内压增高及脑疝”
基础护理	做好口腔护理、尿管护理、定时翻身、雾化、患者清洁等工作
饮食护理	术后 6 小时内禁食禁饮，6 小时后清醒患者普食
康复护理	早期行肢体功能的康复护理

3. 体位与活动 术后患者体位与活动见表 13-7。

表 13-7 患者体位与活动

时间	体位与活动
全麻清醒前	去枕平卧位，头偏向一侧
全麻清醒后手术当日	低半卧位或斜坡卧位，床头抬高 15° ～ 30°
术后第 1 ～ 3 日	半卧位为主，适当增加床上运动
3 日后	半卧位为主，可在搀扶下适当屋内活动

注：①活动能力应当根据患者个体化情况，循序渐进，对于年老或体弱的患者，应当相应推后活动进度。②意识、运动、感觉、排泄等障碍者，按相应康复训练措施进行。

【并发症的处理及护理】

并发症的处理及护理见表 13-8。

表 13-8 并发症的处理及护理

常见并发症	临床表现	处理
出血	意识逐渐加深，一侧瞳孔逐渐散大，对侧肢体瘫痪进行性加重 引流液颜色呈鲜红色，量多 头痛呕吐等颅内高压症状进行性加重 生命体征逐渐改变，出现脉搏慢、呼吸慢、血压高	严密观察意识、瞳孔、生命体征、对侧肢体活动的变化 严密观察引流液颜色、性质及量，避免引流管扭曲、阻塞、折叠 监测颅内压，颅内压值高于正常值及时通知医生并积极查找颅外因素，检查尿管是否通畅 及时提醒医生复查 CT，既往无高血压史的患者出现血压升高，脉搏、呼吸减慢切忌盲目使用降压药
感染	发热：体温高于 38.5℃ 伤口分泌培养或血培养或痰培养等显示有病原菌感染	注意监测体温 根据药敏试验选用合适的抗生素

续表

常见并发症	临床表现	处理
中枢性高热	体温骤然升高，可达 40℃以上，持续数小时甚至数天，无寒战 全身皮肤干燥无汗，躯干温度高，四肢温度低，双侧肢体温度可不对称，相差超过 0.5℃ 抗生素及解热剂降温效果差 体温易随外界温度变化而波动	注意监测体温 根据医嘱及时行人工冬眠低温治疗 按人工冬眠低温治疗护理方法进行护理
尿崩症	24 小时小便量 > 4000ml 且尿比重低于 1.005	准确记录出入量并测尿比重，小便量增多时及时通知医生处理 注意观察患者反应、精神状态，了解患者电解质情况，及时发现低钠低钾 / 高钠高钾等电解质紊乱并通知医生及时处理

【特别关注】

（1）术后颅内出血的观察和处理。

（2）丘脑功能受损的观察和护理。

（3）准确记录出入量，注意水和电解质平衡。

（杨前美　陈茂君　吴孟航）

第三节　松果体区肿瘤

【概述】

松果体区位于颅腔正中，前部为第三脑室后壁，后部为小脑幕切迹游离缘、大脑镰和小脑幕结合处，上部达胼胝体压部，下部为中脑四叠体和中脑导水管（图 13-3）。松果体区肿瘤主要指源于第三脑室后部和松果体的肿瘤，国内文献报道占颅内肿瘤的 1.1% ～ 1.6%，好发于儿童及青少年，男性多于女性。

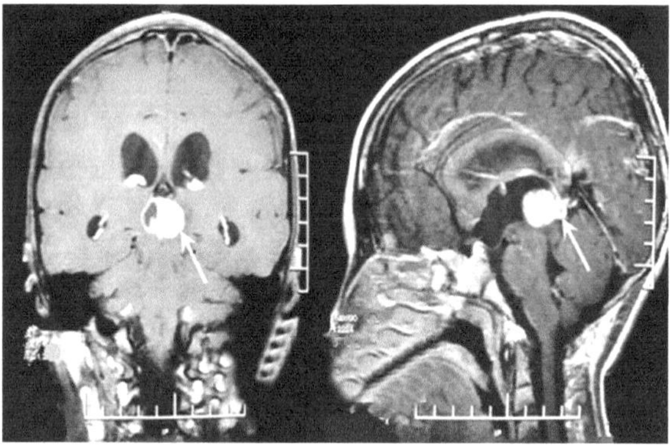

图 13-3　松果体区肿瘤

【病因】

肿瘤的病因尚未完全清楚。目前认为主要与以下因素有关：

（1）基因及遗传因素。

（2）电离辐射与非电离辐射。

（3）职业暴露。

（4）饮食、吸烟及饮酒等不良生活习惯。

（5）既往史（脑外伤、病毒感染）。

【病理】

1. 组织学分类

（1）生殖细胞源性肿瘤：生殖细胞瘤、畸胎瘤、恶性畸胎瘤等。

（2）松果体细胞源性肿瘤：包括松果体细胞瘤和松果体母细胞瘤。

（3）其他细胞源肿瘤：胶质瘤等。

其中松果体生殖细胞瘤最为常见，占 50% 以上，其次为胶质瘤和畸胎瘤。

2. 转移方式 生殖细胞瘤、室管膜瘤、松果体细胞瘤易发生转移。最常见的转移方式为经脑脊液沿整个脑室系统播散，通常种植于脑脊膜及脊髓，由于重力的原因，骶尾部较脊髓其他部位更易种植。

【诊断要点】

1. 临床表现

（1）颅内压增高：常为其首发症状。由于肿瘤压迫或侵犯中脑导水管和第三脑室后部，几乎所有患者出现症状时均有脑积水，出现头痛、呕吐、视力减退、嗜睡、记忆力障碍等。

（2）神经系统症状

1）四叠体上丘综合征（Parinaud 综合征）：肿瘤压迫或累及中脑四叠体上丘和顶盖前区，可引起眼球垂直运动障碍，表现为两眼上视不能、瞳孔散大或不等大、对光反射障碍。

2）四叠体下丘损害：随着肿瘤的发展，可压迫中脑四叠体下丘及内侧膝状体，产生耳鸣及听力障碍。

3）小脑功能损害：肿瘤压迫或侵犯小脑，可引起辨距不良、共济失调、肌张力降低、眼球水平震颤等。

4）丘脑下部损害：肿瘤直接侵犯或肿瘤细胞沿脑脊液播散种植到丘脑下部所致。主要表现为尿崩症、少数患者亦可出现嗜睡、肥胖、发育迟缓或停顿等丘脑下部损害症状。

（3）内分泌系统紊乱症状：主要为性征发育紊乱，多数表现为性早熟。松果体区生殖细胞肿瘤、畸胎瘤因破坏了松果体腺的正常分泌，多表现为性早熟，而起源于松果体实质细胞的肿瘤则主要表现为性征发育迟缓或停滞。

（4）其他症状：锥体束征、癫痫、脊髓和马尾神经损害等。

2. 辅助检查 ①CT；②MRI；③脑脊液检查；④肿瘤标志物的检测。

【治疗】

（1）手术治疗。

（2）放射治疗。

（3）化学药物治疗。

【主要护理问题】

1. 头痛 与颅内压增高有关。

2. 感知改变（特定的） 与视力、听力减退等有关。

3. 有外伤的危险 与视力减退、肌张力降低、共济失调有关。

4. 焦虑 与担心疾病预后有关。

5. 知识缺乏（特定的） 与缺乏信息来源有关。

6. 生活自理能力部分缺陷 与视力减退、肌张力降低、共济失调有关。

7. 潜在并发症 脑疝、出血、脑水肿、尿崩症、癫痫、感染等。

【护理目标】

（1）患者未发生脑疝、出血、癫痫、尿崩症、感染等相关并发症，或并发症发生后能得到及时治疗与处理。

（2）患者的安全得到保障，未发生受伤。

（3）患者或家属能掌握相关疾病知识及相关注意事项。

（4）患者或家属焦虑/恐惧程度减轻，配合治疗及护理。

（5）患者住院期间自我需求得到满足。

【护理措施】

1. 术前护理措施 松果体区肿瘤手术术前常规见表 13-9。

表 13-9 松果体区肿瘤手术术前常规

项目	内容
心理护理	评估不良心理问题来源和程度 鼓励患者表达自身感受，正确面对疾病 教会患者自我放松的方法 解释手术的必要性、手术方式、注意事项 针对个体情况进行针对性心理护理 鼓励患者家属和朋友给予患者关心和支持
安全护理	进行跌倒/坠床危险因素以及生活自理能力评估，特别是肌张力降低、共济失调、视力减退的患者 根据评估结果留陪护，采取预防跌倒/坠床等护理措施
饮食护理	术前禁食禁饮 8 小时
术前检查	协助完善相关术前检查: 血常规、血糖、尿常规、肝肾功能检查、心肺功能、磁共振、CT 等
术前准备	合血或自体采血，以备术中用血 行抗生素皮试，以备术中、术后用药 与医生共同完成患者手术前双核查表内容 术前两日洗头膏洗头后用氯己定消毒手术部位，检查术区皮肤情况、剪指甲，在手术室用医用专用备皮器推除手术切口周围 3cm 毛发 遵医嘱准备术中用药 测生命体征，如有异常或患者发生其他情况，及时与医生联系 遵医嘱予术前用药

续表

项目	内容
术前准备	更换清洁病员服，准备好病历、CT、MRI 片等以便带入手术室 填写并打印术前评估交接单，再次确认腕带、手术部位标记正确，与手术室工作人员进行患者、药物核对后，送入手术室

2. 术后护理措施 松果体区手术术后护理常规见表 13-10。

表 13-10 松果体区肿瘤手术术后护理常规

项目	内容
术后护理常规	了解麻醉和手术方式、术中情况、切口和引流情况 持续吸氧 2 ～ 3L/min 持续心电监护 严密监测意识、瞳孔、生命体征、对侧肢体活动 保持呼吸道通畅，注意观察患者氧饱和度，气管插管或置鼻咽通气管患者出现不耐管时，通知医生予以及时拔除 记录每小时及 24 小时尿量
伤口观察及护理	观察伤口有无渗血渗液并记量，根据渗出情况及时通知医生并更换敷料 观察头部体征，有无头痛、呕吐等
各管道观察及护理	留置针妥善固定并注意观察穿刺部位皮肤，保证输液管路通畅 头部引流管妥善固定于床头，高度正确，防止引流管扭曲、阻塞、折叠，注意观察引流液颜色、性质、量和水柱波动，根据引流液颜色、性质和量，在主管医生的指导下适当调节引流管高度 尿管按照尿管护理常规进行护理，一般清醒患者术后第 1 日可拔除尿管，拔管后注意观察患者是否自行排尿。长期安置尿管的患者在夹闭尿管行膀胱功能训练时，注意按时打开开关

续表

项目	内容
各管道观察及护理	患者检查完毕回病房后及时打开各管道开关并检查管道是否通畅 气管插管 / 切开按气管插管 / 切开护理常规进行
疼痛护理	评估患者疼痛情况，注意头痛的部位、性质、发生时间，结合生命体征等综合判断 遵医嘱给予镇痛、脱水药物或非药物治疗 提供安静舒适的环境
癫痫的观察和护理	详见“第三十三章 癫痫的护理”
脑疝的观察	详见“第二章 颅内压增高及脑疝”
基础护理	做好口腔护理、尿管护理、定时翻身、雾化、患者清洁等工作
饮食护理	术后 6 小时内，禁食禁饮，6 小时后清醒患者普食

3. 体位与活动 见表 13-11。

表 13-11 患者体位与活动

时间	体位与活动
全麻清醒前	去枕平卧位，头偏向一侧
全麻清醒后手术当日	低半卧位或斜坡卧位，床头抬高 15° ～ 30°
术后第 1 ～ 3 日	半卧位为主，适当增加床上运动
3 日后	半卧位为主，可在搀扶下适当屋内活动

注：①活动能力应当根据患者个体化情况，循序渐进，对于年老或体弱的患者，应当相应推后活动进度。②意识、运动、感觉、排泄等障碍者，按相应康复训练措施进行。

【并发症的处理及护理】

并发症的处理及护理见表 13-12。

表 13-12　并发症的处理及护理

常见并发症	临床表现	处理
出血	意识逐渐加深，一侧瞳孔逐渐散大，对侧肢体瘫痪进行性加重 引流液颜色呈鲜红色，量多 头痛呕吐等颅内高压症状进行性加重 生命体征逐渐改变，出现脉搏慢、呼吸慢、血压高	严密观察意识、瞳孔、生命体征、对侧肢体活动的变化 严密观察引流液颜色、性质及量，避免引流管扭曲、阻塞、折叠 监测颅内压，颅内压值高于正常值及时通知医生并积极查找颅外因素，如检查尿管是否通畅等 及时提醒医生复查CT，既往无高血压史的患者出现血压升高，脉搏、呼吸减慢切忌盲目使用降压药
感染	发热：体温高于38.5℃ 伤口分泌培养或血培养或痰培养等显示有病原菌感染	注意监测体温 根据药敏试验选用合适的抗生素
中枢性高热	体温骤然升高，可达40℃以上，持续数小时甚至数天，无寒战 全身皮肤干燥无汗，躯干温度高，四肢温度低，双侧肢体温度可不对称，相差超过0.5℃ 抗生素及解热剂降温效果差 体温易随外界温度变化而波动	注意监测体温 根据医嘱及时行人工冬眠低温治疗 按人工冬眠低温治疗护理方法进行护理
尿崩症	24小时小便量＞4000ml且尿比重低于1.005	准确记录出入量并测尿比重，小便量增多时及时通知医生处理 注意观察患者反应、精神状态，了解患者电解质情况，及时发现低钠低钾/高钠高钾等电解质紊乱并通知医生及时处理

【特别关注】

（1）观察松果体及邻近脑组织受损的临床表现。
（2）术后颅内出血的观察和处理。
（3）准确记录24小时出入量，注意水和电解质平衡。

【前沿进展】

小胶质细胞活化及中药干预机制的研究进展

小胶质细胞为中枢神经系统的免疫细胞，并且持续调节中枢神经系统的稳态。

小胶质细胞活化的相关疾病有脑梗死、阿尔茨海默病、心肌梗死。当归芍药散、脑复聪可抑制LPS诱导的小胶质细胞的活化。

通心络胶囊可抑制缺血、缺氧诱导的小胶质细胞的活化。小胶质细胞是中枢神经系统重要的免疫细胞，其活化与多种疾病的发生发展密切相关，对其活化的相关研究对临床具有深远意义。中医药对LPS、缺血缺氧、Aβ淀粉样肽诱导的小胶质细胞的活化均有积极的干预作用。

【知识拓展】

四川大学华西医院开展首台机器人辅助外科手术

2015年3月17日，四川大学华西医院泌尿外科团队使用达·芬奇Si机器人系统，在泌尿外科主任魏强教授的操控下，完成了医院首台机器人辅助膀胱切除术。据魏强介绍，与常规的腹腔镜手术相比，机器人辅助的腹腔镜手术是3D视野，能够达到更精确、精细的效果，患者的创伤小、出血少、恢复快。

达·芬奇机器人作为一套外科手术系统，是能实施复杂外科手术的高级机器人平台，在国外已广泛应用于普通外科、胸外科、泌尿外科、妇产科、头颈外科及心脏手术等，美国90%以上的前列腺癌根治术都由达·芬奇机器人完成。达·芬奇机器人由外科医生控制台、床旁机械臂系统和成像系统三部分组成，与传统的人工手术方式相比，机器人手术精细、灵活，机器人"手臂"关节灵活，可完成超越人手生理极限的动作，且拥有防颤抖过滤系统。同时，传统腔镜手术过程中，医生手触及不到的部位，它都可以到达，能最大限度减少给患者带来的损伤。

达·芬奇机器人辅助外科手术将主要运用在泌尿外科、胸外科、普外科、小儿外科等外科手术中。

（杨前美　陈茂君　吴孟航）

第四节　侧脑室内肿瘤

【概述】

侧脑室位于大脑半球深部，左右各一，形状不规则，位于额叶、顶叶、枕叶及颞叶内。分为前角（额角）、下角（颞角）、后角（枕角）、体部和三角区5个部分，内含脑脊液。侧脑室内肿瘤是指来源于侧脑室壁、脉络膜组织及异位组织的肿瘤（图13-4）。发生率低，占颅内肿瘤总数的0.81%～1.60%。可见于任何年龄，但以儿童青少年多见。

【病因】

肿瘤的病因尚未完全清楚。目前认为主要与以下因素有关：

（1）基因及遗传因素。

（2）电离辐射与非电离辐射。

（3）职业暴露。

（4）饮食、吸烟及饮酒等不良生活习惯。

（5）既往史（脑外伤、病毒感染）。

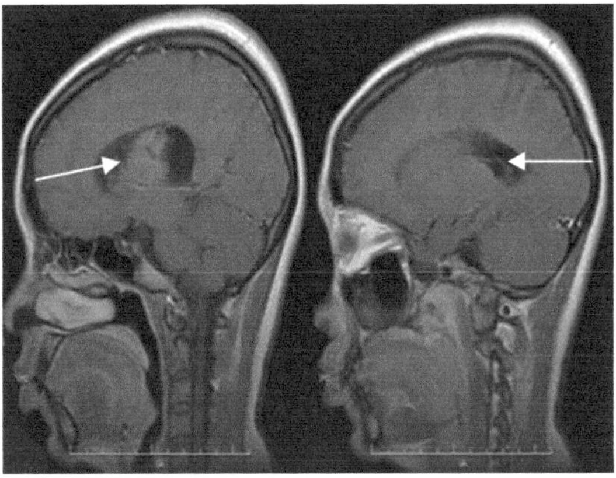

图 13-4 侧脑室肿瘤

【病理】

1. 肿瘤类型 侧脑室肿瘤常见有星形细胞瘤、脑膜瘤、室管膜瘤、脉络膜乳头状瘤，偶见上皮样囊肿。据国外一组报告，侧脑室内最常见的肿瘤是星形细胞瘤（16.3%），其次为脑膜瘤（14%）及少枝胶质细胞瘤（11.6%）。

2. 好发部位 侧脑室肿瘤最常见生长部位是侧脑室三角区及颞角。在侧脑室三角区、颞角和枕角区多为脑膜瘤或乳头状瘤，在侧脑室前角和体部则以星形细胞瘤及室管膜瘤为多见。

【诊断要点】

1. 临床表现

（1）颅内压增高：首发症状为颅内压增高所致间歇

性头痛，占 80% ～ 92.5%。当因体位或头位发生变动使脑室受阻的情况解除时，患者头痛可很快停止。如再次阻塞，头痛再次发生。

（2）生命体征的变化及意识障碍：颅内压急性增高患者可出现进行性的意识障碍，甚至发生脑疝，生命体征出现两快一慢的库欣反应；颅内压慢性增高患者可表现为反映变迟钝，表情呆滞、淡漠。

（3）邻近脑损害症状：肿瘤累及内囊、基底节，或向脑实质内生长，患者出现对侧肢体偏瘫和感觉障碍，同向性偏盲等。如果左侧颞、顶、枕交界区受到侵犯，患者将出现失认及失语症。

（4）眼部症状：早期患者表现为视盘水肿，晚期则表现为继发性视神经萎缩。患者视力逐渐减退，甚至失明。由于高颅压影响或压迫中脑及四叠体区造成眼肌运动障碍，部分患者表现为复视，约占 35%。

（5）癫痫发作：少数患者可出现癫痫大发作或一过性强直性痉挛性发作，一般认为由颅内压增高所引起。

2. 辅助检查　①头部 CT；② MRI；③脑脊液检查；④脑室造影。

【治疗】

（1）手术治疗。

（2）放射治疗。

（3）化学药物治疗。

【主要护理问题及措施】

1. 头痛　与颅内压增高有关。

2. 脑组织灌注量改变　与颅内压增高有关。

3. 潜在并发症　颅内出血与手术创伤有关。

4. 清理呼吸道低效 与术后咳嗽无耐力有关。

5. 有引流不畅的危险 与安置引流管有关。

6. 自理能力部分缺陷 与偏瘫、偏盲、偏身感觉障碍、复视等有关。

7. 有受伤的危险 与偏瘫、偏盲、偏身感觉障碍、复视等有关。

8. 潜在并发症 脑疝、颅内高压、颅内低压、癫痫、感染等。

【护理目标】

（1）头痛时得到及时处理，头痛减轻。

（2）患者脑组织灌注有所改善，平稳度过水肿期。

（3）患者平稳度过危险期，未发生颅内出血。

（4）患者有效清除呼吸道分泌物，呼吸道通畅。

（5）患者带管期间未发生引流不畅。

（6）患者自理能力提高，生活需求得到满足。

（7）患者的安全得到保障，未发生跌倒受伤。

（8）患者未发生脑疝、出血、癫痫、感染等相关并发症，或并发症发生后能得到及时治疗与处理。

【护理措施】

1. 术前护理措施 侧脑室肿瘤手术术前常规见表 13-13。

表 13-13 侧脑室肿瘤手术术前常规

项目	内容
心理护理	解释手术的必要性、手术方式、注意事项 鼓励患者表达自身感受 教会患者自我放松的方法 针对个体情况进行针对性心理护理 鼓励患者家属和朋友给予患者关心和支持

续表

项目	内容
体位护理	取平卧位或患侧卧位 头部、身体避免过度活动，以免造成侧脑室内肿瘤移动阻塞室间孔引起剧烈头痛 当患者头部活动到某一位置引起剧烈头痛时，指导患者改变体位以解除梗阻，缓解头痛
颅内高压的观察	详见“第二章 颅内压增高及脑疝”
饮食护理	术前禁食禁饮 8 小时
术前检查	协助完善相关术前检查：血常规、尿常规、肝肾功能检查、心肺功能、磁共振、CT 等
术前准备	合血或自体采血，以备术中用血 行抗生素皮试，以备术中、术后用药 术前两日洗头膏洗头后用氯己定消毒手术部位，检查术区皮肤情况、剪指甲、术晨更换清洁病员服，在手术室用医用专用备皮器推除手术切口周围 3cm 毛发 遵医嘱带入术中用药
术前准备	测生命体征，如有异常或患者发生其他情况，及时与医生联系 遵医嘱予术前用药 准备好病历、CT、MRI 片等以便带入手术室 准确填写手术前交接单并与手术室人员进行患者、药物核对后送入手术室

2. 术后护理措施 侧脑室肿瘤手术术后护理常规见表 13-14。

表 13-14 侧脑室肿瘤手术术后护理常规

项目	内容
全麻术后护理常规	了解麻醉和手术方式、术中情况、切口和引流情况 持续吸氧 2 ～ 3L/min 持续心电监护

续表

项目	内容
全麻术后护理常规	严密监测意识、瞳孔、生命体征、对侧肢体活动 保持呼吸道通畅，注意观察患者氧饱和度，气管插管或置鼻咽通气管患者出现不耐管时，通知医生予以及时拔除
伤口观察及护理	观察伤口有无渗血渗液并记量，根据渗出情况及时通知医生并更换敷料 观察头部体征，有无头痛、呕吐等
各管道观察及护理	输液管保持通畅，留置针妥善固定，注意观察穿刺部位皮肤 头部脑室引流管妥善固定于床头，高于侧脑室 10 ～ 15cm，防止引流管扭曲、阻塞、折叠，注意观察引流液颜色，早期为血性，24 小时后为淡血性，2 ～ 3 天后逐渐清亮，引流量 24 小时小于 500ml 尿管护理常规进行，一般清醒患者术后第 1 日可拔除尿管，拔管后注意关注患者自行排尿情况 气管插管 / 切开按气管插管 / 切开护理常规进行
疼痛护理	评估患者疼痛情况，注意头痛的部位、性质，结合生命体征等综合判断 遵医嘱给予镇痛药物或非药物治疗 提供安静舒适的环境
癫痫的观察和护理	详见“第三十三章 癫痫的护理”
脑疝的观察	详见“第二章 颅内压增高及脑疝”
基础护理	做好口腔护理、尿管护理、定时翻身、雾化、患者清洁等工作
饮食护理	术后 6 小时内禁食禁饮，清醒患者 6 小时后普食

3. 体位与活动　术后患者体位与活动见表 13-15。

表 13-15　患者体位与活动

时间	体位与活动
全麻清醒前	去枕平卧位，头偏向一侧
全麻清醒后手术当日	低半卧位或斜坡卧位，床头抬高 15° ～ 30°，多卧向患侧
术后第 1 ～ 3 日	半卧位为主，多卧向患侧，适当增加床上运动
3 日后	半卧位为主，可在搀扶下适当屋内活动

注：①活动能力应当根据患者个体化情况，循序渐进，对于年老或体弱的患者，应当相应推后活动进度。②意识、运动、感觉、排泄等障碍者，按相应康复训练措施进行。

【并发症的处理及护理】

并发症的处理及护理见表 13-16。

表 13-16　并发症的处理及护理

常见并发症	临床表现	处理
出血	意识逐渐加深，一侧瞳孔逐渐散大，对侧肢体瘫痪进行性加重 引流液颜色呈鲜红色，量多 头痛呕吐等颅内高压症状进行性加重 生命体征逐渐改变，出现脉搏慢、呼吸慢、血压高	严密观察意识、瞳孔、生命体征、对侧肢体活动的变化 严密观察引流液颜色、性质及量，避免引流管扭曲、阻塞、折叠 监测颅内压，颅内压值高于正常及时通知医生 重视患者主诉，结合多种症状作出正确分析，及时通知、提醒医生进行必要的检查，作出正确处理
感染	发热：体温高于 38.5℃ 伤口分泌培养或血培养或痰培养等显示有病原菌感染	注意监测体温 根据药敏试验选用合适的抗生素
颅内高压	头痛、呕吐、视盘水肿、生命体征改变等	详见“第二章 颅内压增高及脑疝”

续表

常见并发症	临床表现	处理
颅内低压	头部挤压性疼痛，可伴有头昏、恶心、呕吐、乏力、虚弱、厌食、脉搏细弱、血压偏低等，严重时有精神萎靡、脱水和电解质紊乱等表现 上述表现与引流管高度有关，抬高引流管症状减轻或消失，放低引流管时症状加重 临床表现与颅内高压相似，要注意鉴别	当引流液颜色清亮或引流液过多时应适当抬高引流管高度 监测颅内压，颅内压值低于正常及时通知医生

【特别关注】

（1）颅内压的观察和处理。

（2）正确的体位。

（3）脑室引流管的护理。

（陈欣竹　陈茂君　崔文耀）

第五节　第三脑室肿瘤

【概述】

第三脑室位于两侧丘脑之间，为一个前后较长的纵行裂隙。由顶部、侧壁、前壁、底部、后壁组成。其顶部有脉络丛和大脑内静脉；两侧壁为背侧丘脑和下丘脑内侧面；前壁有穹隆柱、前连合和终板；底部为视交叉、漏斗、灰结节、乳头体及丘脑下部；后壁有松果体和它下方的后连合。第三脑室肿瘤系指原发于第三脑室内或由第三脑室外突入第三脑室内生长的肿瘤两部分（图 13-5）。原发于第三脑室内的肿瘤有胶质瘤、胶样囊肿、胆脂瘤和生殖细胞肿瘤等，它的发病率占颅内肿瘤的 0.5% ～ 3.0%，没有性别差异，可见于各个年龄段，但多见于成年人。

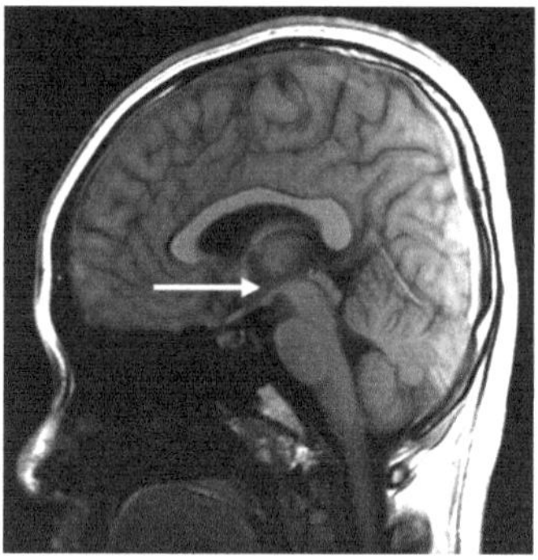

图 13-5　第三脑室肿瘤

【病因】

肿瘤的病因尚未完全清楚。目前认为主要与以下因素有关：

（1）基因及遗传因素。

（2）电离辐射与非电离辐射。

（3）职业暴露。

（4）饮食、吸烟及饮酒等不良生活习惯。

（5）既往史（脑外伤、病毒感染）。

【病理表现】

1. 肿瘤类型　常见肿瘤有颅咽管瘤、各类胶质瘤、畸胎瘤、胶样囊肿及松果体瘤、生殖细胞瘤、胆脂瘤等。

2. 肿瘤部位　第三脑室肿瘤一般划分为前部、中部和后部。前部、中部肿瘤以颅咽管瘤、各类胶质瘤和胶样囊肿多见；后部肿瘤多来自松果体区，以生殖细胞瘤多见，约占此区肿瘤的60%，其他为畸胎瘤、松果体细胞瘤等。

【诊断要点】

1. 临床表现

（1）颅内压增高：由于肿瘤压迫使脑脊液循环通路受阻而产生颅内压增高，患者表现为剧烈头痛、恶心呕吐。其头痛与头位和体位密切相关，当呈活瓣状的肿瘤在脑室内移动使阻塞缓解，脑脊液循环通路恢复时头痛便减轻或停止。当再次阻塞，头痛便再次发作，严重者可出现昏迷甚至死亡。患者常表现强迫性头位及强迫性体位，多数患者在仰卧时头痛加重，俯卧时减轻。

（2）局灶症状：当邻近脑组织受肿瘤侵犯时发生相应的局灶症状。

1）下丘脑损害症状：是第三脑室肿瘤时最常见的症状。主要为内分泌代谢机能失调及水盐代谢障碍。临床表现为性欲减退、阳痿、月经不调或停经、肥胖、尿崩症、嗜睡、水盐调节和体温调节失衡及垂体功能紊乱等。在儿童发病者可出现性早熟。

2）中脑、四叠体受损症状：肿瘤侵及中脑、四叠体时，患者出现上视困难、听力减退及动眼神经麻痹。

3）海马－丘脑－下丘脑及乳头体受损的症状：患者可有记忆力的减退和精神变化。

4）视力减退和视野缺损：第三脑室前部肿瘤由于视神经、视交叉受侵犯而产生视力减退和视野缺损。

5）癫痫：少数患者有间脑性癫痫发作，表现为恶心呕吐、出汗、面色潮红、瞳孔变化、心悸等自主神经症状。

6）其他：如眼底改变，侵入性肿瘤原发部位临床表现等。

2. 辅助检查 ①头部CT；② MRI 检查；③脑脊液细胞检查；④脑室造影。

【治疗】

（1）直接手术。

（2）脑脊液分流术加放疗。

【主要护理问题及措施】

1. 头痛 与颅内压增高有关。

2. 脑组织灌注量改变 与脑组织水肿有关。

3. 有引流不畅的危险 与安置引流管有关。

4. 自理能力部分缺陷 与视力减退、视野缺损等有关。

5. 清理呼吸道低效 与术后咳嗽无耐力有关。

6. 损伤的危险 与视力减退、视野缺损等有关。

7. 潜在并发症 脑疝、颅内高压、颅内低压、出血、感染、脑水肿、尿崩症、中枢性高热、癫痫等。

【护理目标】

（1）头痛时得到及时处理，头痛减轻。

（2）患者脑组织灌注有所改善，平稳度过水肿期。

（3）患者带管期间未发生引流不畅。

（4）患者自理能力提高，生活需求得到满足。

（5）患者有效清除呼吸道分泌物，呼吸道通畅。

（6）患者的安全得到保障，未发生跌倒、坠床受伤。

（7）患者未发生脑疝、颅内高压、颅内低压、脑水肿、尿崩症、中枢性高热、癫痫等相关并发症，或并发症发生后能得到及时治疗与处理。

【护理措施】

1. 术前护理措施 第三脑室肿瘤手术术前常规见表 13-17。

表 13-17 第三脑室肿瘤手术术前常规

项目	内容
心理护理	解释手术的必要性、手术方式、注意事项 鼓励患者表达自身感受 教会患者自我放松的方法 针对个体情况进行针对性心理护理 鼓励患者家属和朋友给予患者关心和支持
体位护理	患者取侧卧位或侧俯卧位以减轻疼痛 头部、身体避免过度活动，以免造成第三脑室内肿瘤移动阻塞室间孔或导水管引起剧烈头痛 当患者头部活动到某一位置引起剧烈头痛时，指导患者改变体位以解除梗阻，缓解头痛
颅内高压的观察	详见"第二章 颅内压增高及脑疝"
安全的护理	加强床挡保护，防止患者坠床 洗澡，如厕，外出一定要有人陪伴 对视力、视野障碍的患者，加强生活护理，防止因行动不便致外伤
饮食护理	术前禁食禁饮 8 小时
术前检查	协助完善相关术前检查：血常规、血糖、激素、尿常规、肝肾功能检查、心肺功能、磁共振、CT 等
术前准备	合血或自体采血，以备术中用血 行抗生素皮试，以备术中、术后用药 术前两日洗头膏洗头后用氯己定消毒手术部位，检查术区皮肤情况、剪指甲、术晨更换清洁病员服，在手术室用医用专用备皮器推除手术切口周围 3cm 毛发 遵医嘱带入术中用药 测生命体征，如有异常或患者发生其他情况，及时与医生联系

续表

项目	内容
术前准备	遵医嘱予术前用药 准备好病历、CT、MRI 片等以便带入手术室 准确填写手术前交接单并与手术室人员进行患者、药物核对后送入手术室

2. 术后护理措施 第三脑室肿瘤手术术后护理常规见表 13-18。

表 13-18 第三脑室肿瘤手术术后护理常规

项目	内容
全麻术后护理常规	了解麻醉和手术方式、术中情况、切口和引流情况 持续吸氧 2 ～ 3L/min 持续心电监护 严密监测意识、瞳孔、生命体征、对侧肢体活动 保持呼吸道通畅，注意观察患者氧饱和度，气管插管或置鼻咽通气管患者出现不耐管时，通知医生予以及时拔除
伤口观察及护理	观察伤口有无渗血渗液并记量，根据渗出情况及时通知医生并更换敷料 观察头部体征，有无头痛、呕吐等
各管道观察及护理	输液管保持通畅，留置针妥善固定，注意观察穿刺部位皮肤 头部引流管妥善固定于床头，高度正确，防止引流管扭曲、阻塞、折叠，注意观察引流液颜色、性质、量 尿管按照尿管护理常规进行，一般清醒患者术后第 1 日可拔除尿管，拔管后注意关注患者自行排尿情况 气管插管 / 切开按气管插管 / 切开护理常规进行
疼痛护理	评估患者疼痛情况，注意头痛的部位、性质，结合生命体征等综合判断 遵医嘱给予镇痛药物或非药物治疗 提供安静舒适的环境
癫痫的观察和护理	详见“第三十三章 癫痫的护理”

续表

项目	内容
脑疝的观察	详见“第二章 颅内压增高及脑疝”
基础护理	做好口腔护理、尿管护理、定时翻身、雾化、患者清洁等工作
饮食护理	术后6小时内禁食禁饮，清醒患者6小时后普食

3. 体位与活动 术后患者体位与活动见表13-19。

表13-19 患者体位与活动

时间	体位与活动
全麻清醒前	去枕平卧位，头偏向一侧
全麻清醒后手术当日	低半卧位或斜坡卧位，床头抬高15°～30°
术后第1～3日	半卧位为主，适当增加床上运动
3日后	半卧位为主，可在搀扶下适当屋内活动

注：①活动能力应当根据患者个体化情况，循序渐进，对于年老或体弱的患者，应当相应推后活动进度。②意识、运动、感觉、排泄等障碍者，按相应康复训练措施进行。

【并发症的处理及护理】

并发症的处理及护理见表13-20。

表13-20 并发症的处理及护理

常见并发症	临床表现	处理
出血	意识逐渐加深，一侧瞳孔逐渐散大，对侧肢体瘫痪进行性加重	严密观察意识、瞳孔、生命体征的变化
	引流液颜色呈鲜红色，量多	严密观察引流液颜色、性质及量，避免引流管扭曲、阻塞、折叠
	头痛、呕吐等颅内高压症状进行性加重	监测颅内压，颅内压值高于正常及时通知医生

续表

常见并发症	临床表现	处理
出血	生命体征逐渐改变，出现脉搏慢、呼吸慢、血压高	重视患者主诉，结合多种症状作出正确分析，及时通知、提醒医生进行必要的检查，作出正确处理
感染	发热：体温高于38.5℃ 伤口分泌培养或血培养或痰培养等显示有病原菌感染	注意监测体温 根据药敏试验选用合适的抗生素
癫痫	发作性局部或全身抽搐，或伴有相应的运动感觉内脏症状	详见“第三十三章 癫痫的护理”
颅内高压	头痛、呕吐、视盘水肿、生命体征改变等	详见“第二章 颅内压增高及脑疝”
颅内低压	头部挤压性疼痛，可伴有头昏、恶心、呕吐、乏力、虚弱、厌食、脉搏细弱、血压偏低等，严重时有精神萎靡、脱水和电解质紊乱等表现 上述表现与引流管高度有关，抬高引流管症状减轻或消失，放低引流管时症状加重 临床表现与颅内高压相似，要注意鉴别	当引流液颜色清亮或引流液过多时应适当抬高引流管高度 监测颅内压，颅内压值低于正常及时通知医生
尿崩症	24小时小便量 > 4000ml且尿比重低于1.005	准确记录出入量并测尿比重，小便量增多时及时通知医生处理 注意观察患者反应、生命体征、精神状态、皮肤弹性、电解质情况，及时发现低钠低钾/高钠高钾等电解质紊乱并通知医生及时处理

续表

常见并发症	临床表现	处理
中枢性高热	手术后短时间内出现，体温高于39℃，物理降温无效 常有意识障碍、瞳孔缩小、脉快、血压下降、呼吸急促等自主神经紊乱表现	严密观察意识、瞳孔及生命体征 及时行人工冬眠低温疗法

【特别关注】

（1）颅内压的观察和处理。

（2）正确的体位。

（3）准确记录24小时出入量，注意有无水和电解质紊乱。

【前沿进展】

上海发现世界首例脑室内原发性Burkitt淋巴瘤

上海中山医院神经外科及病理科发现了世界上首例原发于脑室内的多发Burkitt淋巴瘤。其相关文章发表于著名的SCI收录期刊《神经肿瘤杂志》（*Journal of Neuro-Oncology*），影响因子2.3分。

该病例是一位老年女性患者，因“全身乏力、时有胡言乱语伴精神错乱”而就诊，影像学检查显示其大脑第三脑室和左侧侧脑室有两个肿瘤。中山医院神经外科专家张晓彪为其进行了肿瘤切除，术后病理诊断为Burkitt淋巴瘤。

Burkitt淋巴瘤是一种高度恶性的肿瘤，该肿瘤对放化疗敏感。相关文献和报道检索显示，此前仅有16例原发性神经系统Burkitt淋巴瘤，均位于脑实质或者椎管内，而没有过脑室内淋巴瘤的相关报道。

【知识拓展】

大脑功能的探索

1848年9月的一个下午，有一名叫菲尼亚斯.盖奇的美国人身上发生了一场悲剧。一根铁杆穿过了盖奇的大脑的前部，但他的语言能力却未受影响。这一令人惊异的案例的背后的意义是，如果我们的语言能力位于大脑中，很显然不在大脑的前部。这个案例使语言学家受到启发，他们开始探索语言与大脑的关系，这就是心理语言学的研究发端。

（陈欣竹　陈茂君　崔文耀）

第六节　颅咽管瘤

【概述】

颅咽管瘤（craniopharyngioma）是一种良性的先天性颅内肿瘤，起源于原始口腔外胚层所形成的颅咽管残余上皮细胞。沿颅咽管路径生长，好发于鞍上及第三脑室内，也可发生于鞍内（图13-6）。目前认为，侵袭性生长是该肿瘤不同于蝶鞍区其他良性肿瘤的最主要特征。颅咽管瘤发病率占所有颅内肿瘤的2%～5%；占儿童颅内肿瘤的6%～13%，在儿童鞍区肿瘤中占60%以上。本病是颅内最常见的先天性肿瘤，可发生于任何年龄，发病年龄呈双峰样，好发于5～15岁和45～60岁，70%发生于15岁以下的儿童和少年。其治疗多以手术为主，由于病变位置较深，周围结构如下丘脑、垂体、视神经、视交叉等较复杂而重要，手术复杂程度高、难度大。因手术易损伤上述结构而出现严重并发症，致死、致残率高。尽管颅咽管瘤在WHO肿瘤分级中为Ⅰ级，但其生物学行为常表现为侵袭性；加之切除困难、肿瘤大小及肿瘤钙化等诸多因素影响，复发率较高，其治疗效果欠满意，总体预后不良。

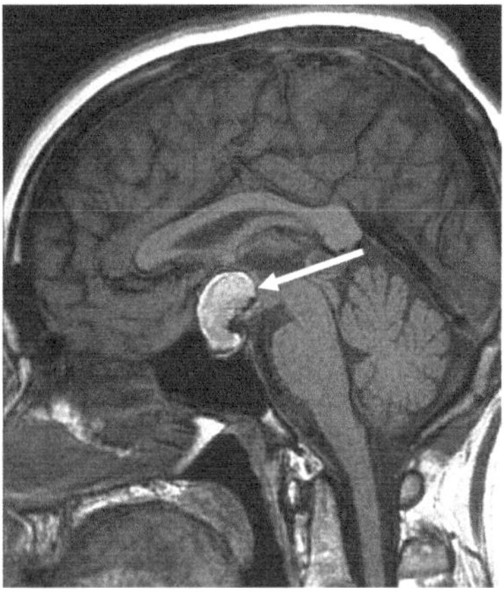

图 13-6 颅咽管瘤

【病因】

目前关于颅咽管瘤的病因及发病机制尚不完全清楚，比较认可的学说有两种：胚胎残余学说、成熟细胞化生学说，还有学者提出双元学说：

1. 胚胎残余学说 颅咽管瘤与胚胎发生过程中的腺体发育有关。

2. 成熟细胞化生学说 颅咽管瘤与腺垂体残存的鳞状上皮的化生相关。

3. 双元学说 有作者提出颅咽管瘤起源的双元理论，认为儿童及成人颅咽管瘤有截然不同的来源，胚胎残余学说解释儿童颅咽管瘤的发生，成熟细胞化生学说说明成人颅咽管瘤的形成。

【病理】

颅咽管瘤的边界清楚，其体积大小、生长范围可有较大的差别，多为球形、结节状或不规则状，肉眼可见表面光滑或呈轻度凹凸结节状。境界明确的肿瘤无包膜，囊肿可一个或多个，大小不等，多数肿瘤为囊性或部分囊性，也有无囊的实质性肿瘤。囊壁多有钙化，有时囊内的实质钙化、坚硬，是颅咽管瘤的重要特征之一。典型囊肿内容物为黄褐色“机油样囊液”，放置不凝固，囊液内可见闪烁漂浮的胆固醇结晶及坏死液化的上皮碎屑。此外，周围组织炎性反应亦是此肿瘤的特点之一。

根据组织学类型可分为：

（1）成釉质型（adamantinomatous），良性，几乎全部儿童患者和约2/3成年患者均为成釉质型。儿童颅咽管瘤几乎都有钙化，90%有囊变。

（2）鳞状乳头型（squamous papillary），良性，几乎都为成人患者，约占成人颅咽管瘤患者的1/3。钙化、“机油样囊液”和囊变少见，绝大多数为实质性。

（3）梭形细胞型，恶性，较罕见，为近年来有作者提出的新亚型。

【诊断要点】

（一）临床表现

颅咽管瘤为良性肿瘤，生长缓慢，病史较长，初期症状常不易发现。其临床表现可分为肿瘤占位效应引起的颅内压增高症状及肿瘤局部压迫引起的视力障碍、内分泌障碍及精神症状等。儿童多以内分泌紊乱、生长发育迟缓、进行性视力下降和颅内压增高为主，而成人则以视力下降为主。

1. 颅内压增高　早期患者可无明显颅内压增高症状，随着肿瘤的生长，可出现非特异性头痛症状。当肿瘤继续增长，阻塞脑脊液的循环通路引起梗阻性脑积水而致颅内压增高明显，在临床上表现为典型的头痛、恶心、呕吐、视盘水肿。颅内压增高严重者可出现昏迷甚至脑疝、死亡。

2. 肿瘤局部压迫　局部压迫症状与颅咽管瘤起源的位置及生长方向有关。颅咽管瘤的局部压迫症状见表 13-21。

表 13-21　颅咽管瘤的局部压迫症状

肿瘤压迫位置	临床表现
视神经、视交叉、视束等	视力、视野改变：位于鞍上的肿瘤常直接压迫视神经等引起视力下降及视野缺损。患者多以视力、视野障碍为首发症状，约占 18%。有 70% ～ 80% 的患者出现视力、视野障碍。初期症状往往不被注意，待症状明显时已发生器质性损害，术后视力及视野恢复多不理想
垂体	位于鞍内的肿瘤常直接压迫垂体，其分泌的激素如生长激素、促甲状腺激素、促肾上腺皮质激素及促性腺激素等减少，约 2/3 颅咽管瘤患者出现内分泌紊乱症状： (1)生长发育迟缓：表现为侏儒症，患者骨骼发育缓慢，身材矮小，但身体各部位的发育尚成比例，虽年龄较长，但貌似小儿，而智力尚好。患者表现出疲倦乏力、食欲减退、皮肤苍白细腻、基础代谢率低下等 (2)第二性征发育迟缓：男性青少年发病者，性器官可不发育，第二性征缺乏等。女性表现为从未有过月经或停经
下丘脑下部及垂体柄	(1)泌乳素异常分泌：男性表现为性欲低下、阳痿，女性表现为月经不调、闭经甚至泌乳等 (2)脂肪代谢障碍：因丘脑下部及垂体前叶与脂肪代谢有关，当受到肿瘤压迫或被破坏时，患者出现异常的脂肪分布，产生肥胖，多为向心性肥胖

续表

肿瘤压迫位置	临床表现
下丘脑	体温调节障碍、嗜睡、尿崩等，其中体温低于正常者较多。往往是肿瘤晚期表现，预后较差
邻近结构和组织	颅咽管瘤可向四周生长，引起各种邻近症状： （1）鞍旁：可产生海绵窦综合征，可引起Ⅲ、Ⅳ、Ⅵ脑神经障碍等 （2）颅前窝：可产生精神症状，如记忆力减退、定向力差、大小便不能自理等 （3）颅中窝：可产生颞叶癫痫和幻嗅、幻味等精神症状 （4）脑干、颅后窝：少数患者可向后生长产生脑干症状，甚至长到颅后窝引起小脑症状

（二）辅助检查

1. 颅骨 X 线平片　X 线平片显示鞍区有钙化灶，形态多种多样，可呈絮状、斑点状或团块状，有时沿肿瘤囊壁钙化呈蛋壳状。钙化是颅咽管瘤与垂体瘤的鉴别要点之一。肿瘤增大者平片还可见蝶鞍扩大或破坏。颅内压增高者可见颅内压增高征象，儿童多见。

2. 头颅 CT　CT 扫描可见钙化灶及低密度囊肿，亦可反映骨质、肿瘤及其他组织的密度情况，显示蝶鞍区的骨性解剖，有助于手术入路的选择。此外，还可对实性肿瘤和囊性肿瘤进行分类。

3. MRI　MRI 对周围组织关系表现较清楚，可以较好地显示肿瘤与周围结构的关系。在判断肿瘤的起源位置、囊性成分及对正常结构的影响等方面优于 CT。

4. 内分泌功能的测定　血清生长激素（GH）、促黄体生成素（LH）、促卵泡生成素（FSH）、促肾上腺皮质激素（ACTH）等均可减低，有时可见泌乳素（PRL）增高。

【治疗】

1. 手术治疗 以手术治疗为首选，颅咽管瘤为良性肿瘤，手术切除后有望治愈。由于肿瘤位置较深、周围结构复杂，全切难度大，风险高，死亡率高，术后并发症多，患者生存质量低，数年又可能复发。因此目前对于全切除术与姑息性手术孰优孰劣尚存争议。前者提倡使患者无瘤生存，降低复发可能性，后者提倡保留患者重要结构的功能，提高长期生存质量，大大降低手术难度和风险，降低围手术期死亡率，目前多以全切除术为首选。

2. 外放射治疗 颅咽管瘤对放射治疗敏感性较高，术后应进行立体放射治疗，包括术中肿瘤全切的患者。

3. 腔内放射治疗 囊性颅咽管瘤可考虑立体定向穿刺抽吸囊液后于囊内放置放疗药物，如 ^{32}P 或 ^{90}Y 等。

4. 腔内化疗 主要针对囊性颅咽管瘤，囊液抽吸后腔内注射化疗药物，目前常用的有博莱霉素和干扰素。

5. 激素替代治疗 颅咽管瘤患者多伴有垂体功能低下，激素替代治疗是保证患者安全度过围手术期和提高术后生存质量的重要措施。

【主要护理问题】

1. 感知的改变——视力障碍 与肿瘤压迫视神经、视交叉及视神经束有关。

2. 脑组织灌注不足 与疾病引起的局部压迫或颅内压增高有关。

3. 体温异常 与下丘脑损伤有关。

4. 舒适的改变 头痛与颅内压增高有关。

5. 有体液不足的危险 与呕吐、水和电解质紊乱有关。

6. 有受伤的危险 与意识程度的改变、视野障碍、共济失调等有关。

7. 自我形象的紊乱 与垂体功能障碍导致面貌及体形改变有关。

8. 焦虑/恐惧 与疾病过程致健康改变及不良预后等有关。

9. 知识缺乏 缺乏相关疾病知识、康复锻炼知识及自我护理知识。

10. 自卑 与性功能紊乱、溢乳、闭经有关。

11. 潜在并发症 术后出血、尿崩症、上消化道出血、癫痫、水和电解质紊乱等。

【护理目标】

（1）患者不发生外伤，日常生活能自理。

（2）患者生命体征稳定，平稳度过危险期。

（3）使患者体温降至38℃以下，不发生高热导致的并发症。

（4）头痛减轻，运用有效的方法使疼痛得到缓解。

（5）水、电解质紊乱得到纠正。

（6）患者安全得到保证，意外伤害得到预防。

（7）能正确认识现存的身体外表改变，能使用恰当的应对机制。

（8）患者获得精神支持，情绪改善，心理压力减轻。

（9）患者自愿继续配合治疗，正确进行康复锻炼。

（10）使患者正向认识自我存在的价值。

（11）积极预防并发症或并发症发生时能够被及时识别发现和处理。

【术前护理措施】

术前护理措施见表13-22。

表 13-22　术前护理措施

项目	内容
心理护理	1. 向患者及家属解释手术的必要性、手术方式、注意事项，提高患者手术的耐受力，维护患者的安全 2. 建立良好的护患关系，了解患者心理，树立战胜疾病的信心，鼓励患者表达自身感受，通过认知疗法，降低其恐惧程度 3. 与患者建立相互信任关系，教会患者自我放松的方法、放松训练和其他技巧指导，可减轻焦虑程度。必要时陪护患者，使之消除孤独感 4. 针对个体情况进行针对性心理护理，抑郁患者给予心理支持和适当护理，用倾听和理解的态度降低患者的失助感或敌意感 5. 使患者、家属正面面对疾病，提供其所需相关信息，鼓励亲朋好友给予患者关心和支持
饮食护理	1. 根据情况给予高蛋白、高热量、高维生素、低脂、易消化、少渣食物 2. 不能进食者遵医嘱静脉补充热量及其他营养 3. 保证充足的休息睡眠，准备患者喜爱的食物，利于增进食欲，恢复体力，增加机体抵抗力，提高手术耐受力
术前检查	协助完善相关术前检查：内分泌功能、视力及视野、血常规、尿常规、肝肾功能检查、心肺功能、X 线片、MRI、CT 等
排便训练	保持大便通畅，便秘者可给予缓泄剂，禁止大量灌肠 指导患者练习床上使用大小便器，避免术后便秘、尿潴留
呼吸道准备	嘱患者戒烟戒酒，减少对呼吸道刺激，利于手术和麻醉
术前 1 日护理	1. 合血或自体采血，以备术中用血 2. 行抗生素皮试，以备术中、术后用药 3. 常规剪指甲、洗澡、清洁头皮，检查头部是否有毛囊炎、头皮是否有损伤 4. 术前 8 小时禁食禁饮，以免麻醉中误吸 5. 术前睡眠差及心理紧张者，遵医嘱予镇静剂

续表

项目	内容
术晨常规	1. 遵医嘱带入术中用药 2. 测生命体征，如有异常或患者发生其他情况（如女性患者月经来潮），及时与医生联系 3. 术日入手术室备皮 4. 嘱患者排空大小便 5. 建立静脉通道，遵医嘱予术前用药 6. 更换清洁病员服，取下饰品、活动义齿等，嘱其妥善保管好贵重物品 7. 准备好病历、CT、MRI 片等以便带入手术室 8. 与手术室人员进行患者、药物核对后，送入手术室 9. 昏迷患者或气管切开患者去手术室之前，应先清理干净呼吸道分泌物 10. 有脑室引流者进手术室前应暂夹闭引流管。待患者卧于手术台上后再打开引流管

【术后护理措施】

（1）了解麻醉和手术方式、术中情况、切口和引流情况。

（2）病情监测和记录

1）严密观察并记录患者神志、瞳孔、语言、肢体活动情况。

2）予心电监护，低流量吸氧，每 1 ～ 2 小时监测体温、血压、呼吸、心率、血氧饱和度，并记录。

3）准确记录 24 小时输入量、尿量及引流量。

4）颅内高压的观察及护理：严密观察患者的生命体征及颅内压，有颅内压升高、疼痛、烦躁不安、意识障碍、脉搏及血压改变甚至呼吸停止者，应立即准备脑室穿刺，并遵医嘱予脱水剂。

（3）烦躁或神志不清的患者给予床挡保护防坠床，

必要时给予保护性约束。

（4）体位与活动：颅咽管瘤术后体位与活动见表13-23。

表 13-23　颅咽管瘤术后体位与活动

时间	体位与活动
全麻清醒前	去枕平卧位，头偏向一侧 较大肿瘤术后，瘤腔保持高位 婴幼儿术后，伤口应保持高位 侧卧位时需保持健侧卧位 每 2 小时翻身一次，注意头、颈、脊柱保持一条直线
全麻清醒后手术当日	低半卧位或斜坡卧位，床头抬高 15° ～ 30°，避免颈部屈曲，影响颅内静脉回流
引流管拔出前	半卧位为主，适当增加床上运动
引流管拔出后	引流管拔出后可在搀扶下适当下床活动，注意循序渐进，按照半卧位休息—床边坐位—床边活动—室内活动—室外活动等逐渐增加活动范围、时间和强度。不可突然离床活动，以免发生意外

（5）饮食护理：颅咽管瘤术后饮食护理见表 13-24。

表 13-24　颅咽管瘤术后饮食护理

类型	饮食护理
全麻未清醒的患者	禁食水，可以蘸少量温水湿润口唇
术后 6 小时后，清醒患者，无恶心呕吐者	可循序渐进进温水，如无不适，逐渐过渡至普食 不宜进豆浆等产气食物，以免引起肠胀气 饮食要规律，选用高蛋白、高热量、低脂肪、易消化食物
意识障碍或有吞咽困难、饮水呛咳者	应严禁经口进食，可遵医嘱采用鼻饲和静脉营养，保证机体的营养供给

（6）管道护理

1）引流管护理：脑部引流管护理见表 13-25。

表 13-25 脑部引流管护理

项目	内容
位置	皮下或创腔引流管早期高度与头部创腔一致。48 小时后根据引流性质决定高度，若量较多、色浅，应适当抬高引流瓶；引流物血性色深时，引流瓶低于创腔
通畅	定时挤捏管道，使之保持通畅 勿折叠、扭曲、压迫管道 及时倾倒引流液 注意引流瓶不能高于患者置管口的平面
固定	胶布注意正确粘贴，确保牢固 引流管的长度应适宜，使患者的头部有适当的活动空间 进行翻身等护理操作时必须先将引流管安置妥当，避免意外发生 告知患者及陪护人员引流管重要性，预防计划外拔管 若引流管不慎脱出，切勿自行安置，应立即通知主管医生
预防感染	搬动患者时，应先关闭引流管 根据病情较严格控制高度和引流速度，引流液超过瓶体一半时，即应倾倒，以防因液面升高所致的逆流污染 保持引流管与伤口接触部位的清洁，以防感染 每日定时按无菌操作原则更换引流装置，无需每日更换引流装置者，每日定时按无菌操作原则倾倒引流液
观察并记录	观察引流液性状、颜色、量：正常情况下手术当天引流液为暗红色，以后引流液逐渐变浅、变清。若术后 24 小时后仍有新鲜血液流出，应通知医生，遵医嘱给予止血药物，必要时再次手术止血
观察并记录	观察安置引流管处伤口敷料情况 观察患者生命体征，有无颅内压增高或降低征象
拔管	2 ～ 4 天即可拔管

2）其他管道护理

a. 输液管保持通畅，留置针妥善固定及注意留置时间，注意观察穿刺部位皮肤有无红肿。

b. 尿管按照尿管护理常规进行，一般清醒患者术后第1日可拔除尿管，拔管后注意关注患者自行排尿情况。手术患者清醒后尽早拔出尿管，能自行解出小便的可能性更大，让患者感到更舒适，也减少了感染的机会。

（7）伤口的观察及护理

1）观察伤口敷料是否妥善稳定，有无渗液渗血，切口周围皮肤有无红、肿、热、痛现象，记录并报告医生。

2）保持伤口敷料清洁干燥，嘱患者及家属保持伤口敷料固定，切勿自行为伤口涂抹药物。

3）避免伤口受压，翻身时予健侧卧位。

4）加强营养，促进切口的愈合。

5）遵循无菌原则更换伤口敷料。

（8）疼痛的护理

1）伤口疼痛

a. 评估患者疼痛的情况，注意疼痛的性质，区分伤口疼痛与颅内高压引起的疼痛。

b. 遵医嘱合理给予镇痛药物，如布桂嗪100mg肌内注射，观察药物效果。

c. 提供安静舒适的环境，光线适宜，减少刺激。

d. 运用技巧分散患者的注意力，减轻疼痛，如放松疗法、音乐疗法、想象等。

2）头痛

a. 密切观察意识、瞳孔、生命体征及头痛的性质、部位。

b. 抬高床头15°～30°，以利于颅内静脉回流。

c. 慎用止痛药，根据个体情况给予20%甘露醇125ml或250ml快速静脉滴入；或利尿剂如呋塞米20mg静脉缓推，观察用药后头痛的缓解情况。

d. 必要时行头颅CT检查。

（9）呕吐护理

1）观察呕吐的性质，呕吐物的颜色及量。注意区分麻醉引起的呕吐和颅内高压引起的呕吐。

2）遵医嘱合理给予止吐药：如甲氧氯普胺 10mg 肌内注射；颅内高压引起的呕吐，给予脱水剂 20% 甘露醇 250ml 快速静脉滴入或者利尿剂如呋塞米 20mg 静脉缓推，观察用药后呕吐症状是否缓解。

3）患者呕吐时，嘱头偏向一侧，防止呕吐物、分泌物引起误吸、窒息。必要时给予吸引、插管、气管切开，保证呼吸道的通畅。

（10）基础护理：做好晨晚间护理，口腔护理、尿管护理，每日 2 次，定时协助翻身拍背、雾化吸入、保持患者清洁等工作，使患者感到最大限度的舒适。

（11）癫痫的观察和护理：注意观察有无癫痫发作，及时给予抗癫痫药物进行预防。若发生癫痫，及时通知医生遵医嘱给药。癫痫发作时解开衣领保持呼吸道通畅，持续给氧，防止外伤、舌咬伤、窒息等。

（12）安全护理

1）加强床挡，防止患者坠床。

2）针对患者不同高危因素采取相应的措施。及时发现有精神症状的患者，予留专人陪护，对抑郁患者要防止自杀，对躁狂患者要适当约束，防止自伤或伤他人。

3）对偏瘫及视力、视野障碍的患者，生活护理要到位，防止因行动不便致外伤。

（13）健康宣教

1）加强营养，多食新鲜、高蛋白质的食物，增强体质，使病后机体早日康复。

2）劝告患者面对现实，积极配合治疗。对于虽经积极治疗仍遗留某些功能残缺的患者，应正向引导其接受事实并面对问题，建立健康人格，树立生活的信心。

3）病情稳定后指导患者配合康复训练，使患者从被动变成主动，在身体条件许可的范围内最大限度地恢复生活及劳动能力。嘱患者注意劳逸结合，提高生存和生活质量。

4）出院后随时观察全身状况，如出现原有症状加重或头痛、呕吐、抽搐等异常症状，应及时就诊，按时随访。

5）鼓励患者尽快适应社会及身体器官功能和外观的改变，学会自我照顾。

【并发症的处理及护理】

并发症的处理及护理见表 13-26。

表 13-26 颅咽管瘤术后并发症的处理及护理

常见并发症	临床表现	处理及护理
视力、视野障碍	（1）是术后常见的并发症，表现为双眼视力障碍或视野缩小 （2）术后多数能恢复有用视力，恢复情况要根据术前视神经萎缩的程度判定	（1）密切观察生命体征变化，找出视力障碍加重的原因并给予对症治疗，加强巡视，定时观察患者的视力、视野情况 （2）做好患者的心理护理，增强患者与疾病抗争的信心，使患者积极配合治疗 （3）注意安全：①为患者加床挡，防止坠床；②外出活动或检查要有专人陪伴；③病区内布局合理，物品摆放整齐，无障碍物；④房门大开或关闭，不要半开门，防止视野缺损的患者撞到房门；⑤保持病房地面干燥、清洁、无水迹，防滑、防止摔伤

续表

常见并发症	临床表现	处理及护理
尿崩症	（1）多尿（一般 4000ml 以上，甚至可达 10 000ml）、烦渴与多饮，起病常较急 （2）术后尿量 ＞ 300ml/h，持续2小时，或 24 小时尿量 ＞ 5000ml （3）尿比重常在 1.005 以下	（1）术后均留置导尿，按留置导尿常规护理，密切观察神志、瞳孔、生命体征 （2）严密观察尿量、尿色、尿比重。准确记录 24 小时出入量，特别注意记录每小时尿量，测量尿量时应使用硬性容器 （3）严密观察有无脱水指征并遵医嘱补液。禁忌摄入含糖高的食物、药物，以免使血糖升高，产生渗透性利尿，使尿量增加 （4）抗利尿剂的使用：垂体后叶素或鞣酸加压素等肌内注射，并观察用药效果 （5）遵医嘱抽血化验电解质
电解质紊乱	由尿崩症引起，常见低钾、高钠、高氯、低钠、低氯等	（1）术后遵医嘱复查电解质，根据化验结果随时调整补充液体 （2）密切观察电解质紊乱的临床表现 （3）高钠者禁止长期静滴含钠液体，低钠者补充生理盐水或缓慢滴入含浓钠液体 （4）禁止长期应用甘露醇等脱水剂 （5）鼓励低钠患者进食含钠高的食物，高钠患者多饮白开水，利于钠离子排出
上消化道出血	因丘脑下部受损反射性引起胃部糜烂、溃疡，表现为黑便、呕血或胃管内抽出咖啡色液体	（1）禁食，胃肠减压 （2）严密观察患者生命体征变化。观察排泄物、呕吐物的色、量、性质。留置胃管者，观察抽吸胃液的颜色 （3）遵医嘱静脉使用西咪替丁（泰胃美）、奥美拉唑（洛赛克）、巴曲亭（立止血），同时用冰盐水加去甲肾上腺素或凝血酶口服或者管喂，可直接收缩胃黏膜血管起止血作用 （4）待无呕血时予温凉流质，出血停止后改为半流质，饮食应营养丰富、易消化、无刺激性

续表

常见并发症	临床表现	处理及护理
垂体功能低下	激素水平低下，表现为乏力、倦怠、精神萎靡，严重时出现皮质危象，表现为昏迷、血压下降、脉搏细数	（1）严密观察，发现异常及时报告医生，配合医生进行处理 （2）根据激素水平，遵医嘱应用激素替代疗法 （3）出现皮质危象者遵照医嘱使用氢化可的松 100 mg 静脉输注，2 天或 3 天一般即可纠正 （4）护理人员掌握药物的正确使用方法并观察使用后的效果
体温失调	多表现为高热，中枢性高热可达 41℃以上	（1）术后严密观察热型及持续时间，区别中枢性高热与肺部、泌尿系统感染所致高热 （2）物理降温，必要时遵医嘱给予退热药 （3）中枢性高热往往不易控制，物理降温效果差，应及时予冬眠低温疗法（亚低温治疗）

【特别关注】

（1）围手术期护理。

（2）术后常见并发症的处理和护理。

（3）患者安全的管理。

（4）患者心理护理。

【前沿进展】

颅咽管瘤的术前综合评估治疗策略

对于颅咽管瘤的治疗，过去多数学者均认为全切术是首选治疗方法。近年来，越来越多的学者开始支持以保证颅咽管瘤周围重要结构的功能、提高生存质量为基础的综合评估治疗策略（表 13-27）。

表 13-27　不同学者的综合评估治疗策略

学者	策略
Puget 等（2007）	根据术前 MRI 显示下丘脑受累及的程度，将颅咽管瘤分为 3 个级别，以此作为选择治疗方式的依据： （1）0 级：无下丘脑损伤；全切除 （2）1 级：肿瘤邻近或挤压下丘脑；全切除 （3）2 级：下丘脑完全受累（在 MRI 上不可辨认）；次全切除，保留下丘脑部位的肿瘤，配合术后放疗
Puget 等（2012）	术前通过对患者的视力、认知、运动功能、下丘脑功能障碍及内分泌紊乱进行评分并分级。对不同级别的患者选择不同策略（肿瘤全切除术或以改善生活质量为目的的手术策略），能够改善患者预后，且并未明显增加肿瘤复发率
Mallucci 等（2012）	提出一种基于新的风险分级系统的颅咽管瘤治疗高级模式，通过术前对患者下丘脑症状、脑积水情况及肿瘤体积进行综合评估，为患者制订不同治疗策略
蒋晓帆等（2011）	术前影像资料评估关键应明确三种关系，对手术成败至关重要，包括：①肿瘤与视神经和视交叉的关系；②肿瘤与血管（Willis 环）的关系；③肿瘤与第三脑室的关系

【知识拓展】

颅咽管瘤：良性 or 恶性？

传统观点认为颅咽管瘤是一种常见的先天性良性颅内肿瘤，只要肿瘤全部切除，可有望达到治愈的效果。然而，首都医科大学神经外科系副主任，北京三博脑科医院神经外科专家石祥恩教授及其博士研究生高树梓于 2011 年报告了全球首例自发恶性变的颅咽管瘤病例，该文章发表在《神经肿瘤杂志》上。该发现改变了以往颅咽管瘤病理特征为良性的观点，为颅咽管瘤的治疗给予了新的提示，提供了新的依据。

（段丽娟　蒋　艳）

第七节 垂体瘤

【概述】

垂体位于颅底蝶鞍部的垂体窝内，与下丘脑通过垂体柄相连，是人体内重要的内分泌腺。成人垂体大小约1.2cm×1.0cm×0.5cm，平均重量为600mg，呈卵圆形，妊娠期女性垂体可呈生理性肥大。垂体可分为垂体前叶（腺垂体）和垂体后叶（神经垂体）。腺垂体具有合成、储存和分泌多种激素的功能，包括促肾上腺皮质激素（ACTH）、生长激素（GH）、泌（催）乳素（PRL）、黄体生成素（LH）、促卵泡激素（FSH）、促甲状腺激素（TSH）和黑素细胞刺激素（MSH）。神经垂体主要储存和释放下丘脑分泌的抗利尿激素（ADH）和催产素。

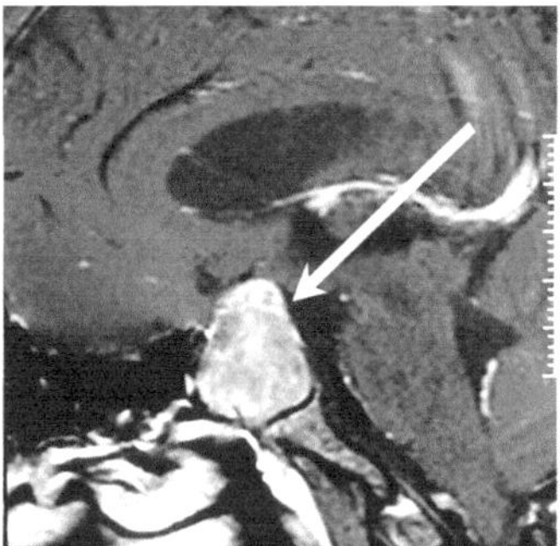

图 13-7 垂体腺瘤

垂体腺瘤（pituitary adenoma）是颅内常见的良性肿瘤，占所有原发颅内肿瘤的10%～15%，仅次于胶质瘤和脑膜瘤，从一般人群无选择性尸检发病率来看大于现发病真实率，为20%～25%（图13-7）。垂体腺瘤在各年龄组中均可出现，但高发年龄在 30 ～ 60 岁之间，无明显性别差异。小儿垂体腺瘤发病率较低，仅占所有原发小儿脑肿瘤的 2%。垂体腺瘤可引起垂体激素分泌异常，对患者的生长、发育、劳动能力、生育功能有严重的损害，并造成一系列社会心理影响。

垂体腺瘤分类金标准是免疫组织化学和电子显微镜，是依据激素成分、超微结构、细胞衍生物来形容肿瘤的。

（1）从形态上，可分为微腺瘤（直径＜ 1cm）、大腺瘤（直径＞ 1cm）和巨大腺瘤（直径＞ 3cm）。

（2）根据肿瘤在体内的分泌活性，可分为功能型和无功能型垂体腺瘤。功能型腺瘤包括泌乳素细胞腺瘤、生长激素细胞腺瘤、促肾上腺皮质激素细胞腺瘤、促甲状腺激素细胞腺瘤、促性腺激素细胞腺瘤和多分泌功能细胞腺瘤。

（3）根据生物学行为，可分为侵袭性垂体腺瘤和非侵袭性垂体腺瘤。前者主要表现为侵犯蝶鞍周围结构如海绵窦、蝶窦等。后者则未侵犯上述结构。

（4）根据光学显微镜下病理染色的不同可分为嗜酸性、嗜碱性、嫌色性、混合性四类，以嫌色性细胞垂体腺瘤最常见，占 20% ～ 35%。

【病因】

垂体腺瘤的形成涉及多种影响因素，其病因尚无确切的解释。目前关于垂体腺瘤发病机制的研究主要集中在两个方面：①由异常生理调节引起，如下丘脑激素的异常调节、生长因子及其受体的激活等；②癌基因的激活或抑癌基因的丧失。随着对垂体腺瘤相关研究的不断深入，学者们相继提出了垂体腺瘤来源于垂体本身和垂体干细胞的分化发育等观点。

【病理】

垂体是由前后叶组成的神经内分泌组织。但垂体前叶、后叶却在胚胎学、形态学及功能上有明显区别，其每一部分都可以发生肿瘤，以前叶腺瘤多见，组织学上呈良性，原发于后叶者少见。

肉眼上，正常垂体组织呈橘红色，质韧。而垂体腺瘤呈紫灰色或者灰白色，质软、鱼肉或者烂泥状，实质性，在伴有肿瘤组织坏死、出血及囊变时，可呈囊实性或者囊性。

【诊断要点】

（一）临床表现

垂体腺瘤患者的临床表现主要是由肿瘤组织的垂体激素高分泌、肿瘤压迫使其他垂体激素减少引起靶腺功能的低下和压迫周围组织结构形成，主要表现为以下几个方面：

1. 高分泌功能型垂体腺瘤的表现 ①泌乳素腺瘤中泌乳素增高和雌激素降低，表现为以闭经、溢乳、不育为特征的闭经-溢乳综合征。②生长激素腺瘤中生长激素分泌过多，青春期前表现为巨人症，成人则表现为肢端肥大。③甲状腺刺激素细胞腺瘤中TSH分泌过多导致T_3、T_4增高，患者表现为甲亢的症状和体征。④促肾上腺皮质激素腺瘤ACTH分泌过多，导致皮质醇增多，表现为库欣综合征。⑤促性腺激素细胞腺瘤，早期可无症状，晚期有性功能减低、闭经、不育、阳痿、睾丸萎缩。

2. 头痛 早期常见症状，约2/3的患者主要位于眶后、前额和双颞部，程度较轻，多为间歇性发作。多系肿瘤直接刺激或鞍内压增高，引起垂体硬膜囊及鞍膈受压所致，患者常剧烈头痛伴呕吐、视盘水肿。当肿瘤突破鞍膈，鞍内压降低，疼痛可减轻或消失。

3. 视力、视野改变 60% ～ 80% 可因压迫视通路不同部位而致不同视功能障碍。如视野缺失、视力减退，其中典型的是压迫视交叉中间部分纤维导致的双颞侧偏盲。

4. 其他神经和脑损害 肿瘤侵袭邻近结构而致。

（1）向外侧侵袭压迫或侵入海绵窦，致动眼神经、滑车神经、视神经和展神经麻痹而出现相应的症状。

（2）向前方侵袭：至额叶可产生精神症状、癫痫、嗅觉障碍等。

（3）向后方侵袭：入脚间池、斜坡压迫脑干，可出现交叉性瘫痪、昏迷等。

（4）向上方侵袭：压迫垂体柄、下丘脑或累及第三脑室脑脊液循环通路，可出现尿崩症、脑积水等。

（5）向下方侵袭：入蝶窦、鼻咽部，致鼻出血、鼻塞及脑脊液鼻漏等。

（6）向外上侵袭：可长入内囊、基底节等，致偏瘫、感觉障碍等。

（二）辅助检查

1. 激素测定 激素分泌有昼夜节律变化，所以通过多次、多时间点测定下丘脑、垂体及其靶腺激素及进行垂体功能实验，有助于垂体腺瘤的早期诊断、治疗、疗效评估和预后判断。

2. 影像学检查

（1）颅骨平片：通过了解鞍区骨质变化、是否钙化等情况有助于垂体肿瘤的诊断及鉴别诊断，同时可显示蝶窦的解剖，对考虑经蝶入路有帮助。

（2）头颅CT：诊断垂体腺瘤的重要方法之一，由于CT对骨质敏感，可了解周围骨质破坏情况及蝶窦气化程度，有助于选择手术入路。

（3）头颅MRI：垂体肿瘤首选的影像检查方法，MRI对软组织比CT有更高的密度及空间分辨率，可提高对垂体微腺瘤的诊断以及更好地显示肿瘤是否侵及周围结构，并且对选择手术方式及判断预后有重要意义。

（4）DSA或CTA：用于鉴别动脉瘤及了解肿瘤血供。

3. 视力、视野、视觉 诱发电位检查可了解肿瘤对视觉传到通路的压迫情况。

【治疗】

1. 手术治疗 是治疗垂体腺瘤的主要手段。目的是解除肿瘤对视路和其他组织的压迫，恢复肿瘤所致的激素水平紊乱和垂体功能障碍。

（1）开颅手术：经额下、额颞（翼点）和颞下入路。肿瘤及周围结构暴露充分，利于保护周围重要结构。

（2）经蝶手术：约96%的患者由经蝶窦入路，有经鼻-蝶窦入路、经上颌窦-蝶窦入路、内镜经蝶窦入路等。该方式安全性高、创伤小、并发症低、内分泌功能缓解率高等。

（3）选择性颅底入路：有颅-眶-颧截骨入路、经颈基底入路等。

2. 药物治疗 控制分泌性肿瘤的高激素水平，改善临床症状及缩小肿瘤体积，以及垂体功能低下的替代治疗。如溴隐亭治疗泌乳素腺瘤，生长抑素或雌激素治疗生长激素腺瘤，双苯二氯乙烷治疗促肾上腺皮质激素腺瘤等。

3. 放射疗法 适用于术后残留或复发的腺垂体瘤、有手术禁忌或拒绝手术、药物治疗无效的及原发腺癌或转移的病例。

4. 免疫治疗 采用微生物或合成制剂接种，促进机体的免疫力。常用的有卡介苗、淋巴素、干扰素等。

【主要护理问题】

1. 舒适的改变 头痛与颅内压增高或肿瘤压迫垂体周围组织有关。

2. 脑组织灌注改变 与肿瘤压迫、颅内水肿有关。

3. 自我形象的紊乱 与功能垂体瘤分泌过多激素有关。

4. 语言沟通障碍 与听、视神经功能减退或消失、声音嘶哑、舌肌运动障碍性萎缩等有关。

5. 感知的改变 视力障碍与肿瘤压迫视神经、视交叉及视束有关。

6. 活动无耐力 与肢体瘫痪、营养摄入不足有关。

7. 躯体移动障碍 与肿瘤压迫神经系统有关。

8. 有体液不足的危险 与呕吐、尿崩症和进食有关。

9. 有电解质失衡的危险 与多尿、尿崩等有关。

10. 潜在并发症 尿崩症、颅内出血、垂体危象、中枢性高热或体温不升、感染等。

11. 有受伤的危险 与意识程度的改变、视野障碍、共济失调等有关。

12. 有皮肤完整性受损的危险 与意识障碍、肢体活动度有关。

13. 焦虑、恐惧 与疾病过程致健康改变及不良预后有关。

14. 知识的缺乏 与缺乏相关疾病及康复锻炼知识有关。

15. 自卑 与性功能紊乱、溢乳、闭经有关。

【护理目标】

（1）头痛减轻，运用有效的方法疼痛得到缓解。

（2）患者颅内压降低，脑组织灌注量得到恢复。

（3）能正确认识现存的身体外表改变，能使用恰当的应对机制。

（4）患者的日常生活需求及治疗得到满足。

（5）患者不发生外伤，日常生活能自理。

（6）患者配合，活动耐力有所提高。

（7）患者日常生活得到满足，皮肤完好，未发生坠积性肺炎、坠床等。

（8）水、电解质代谢及酸碱平衡紊乱得到解决。

（9）患者 24 小时的尿量恢复正常水平。

（10）患者未发生并发症或并发症发生后得到及时处理。

（11）患者未发生受伤。

（12）患者未发生压疮。

（13）患者获得精神支持，情绪改善，心理压力减轻。

（14）患者掌握疾病相关知识，正确配合康复锻炼。

（15）患者正向认识自我存在的价值。

【术前护理措施】

（一）特殊手术准备

（1）经蝶窦入路术者，加强口腔及鼻腔的护理。术前 3 日开始用氯霉素或麻黄碱滴鼻液滴鼻，多贝尔液漱口，滴药时取平卧仰头位。术前 1 日剪鼻毛，清洁鼻腔，预防感染。

（2）术前指导训练张口呼吸，避免术后因呼吸方式改变而使患者产生不同程度生理心理效应，如烦躁不安、睡眠中被窒息感憋醒、口腔干燥等。

（3）有视力、视野障碍者，外出时要专人陪伴，避免发生外伤影响手术进程。

（4）预防感染用药：术前30分钟～2小时内使用头孢第一、二代等抗菌药物。

（5）术前垂体功能低下的患者予泼尼松口服3日。

（6）术前尿崩者使用药物控制小便，如垂体后叶素、去氨加压素（弥凝）。

（二）其他术前护理措施见本章第六节

【术后护理措施】

（一）外科术后护理常规

同颅咽管瘤术后护理常规（见本章第六节）。

（二）其他相关护理

引流管护理、其他管道护理、伤口观察及护理、疼痛的护理、饮食护理、颅内高压的观察及护理、呕吐护理、基础护理、癫痫观察、安全护理、健康宣教等均与颅咽管瘤术后护理相同（见本章第六节）。

（三）鼻腔护理

（1）保持鼻腔纱条清洁，一旦污染及时更换。

（2）妥善固定鼻腔内纱条，防止滑入气道引起窒息。

（3）鼻腔内纱条一般术后3～5天拔出，拔出前可滴石蜡油润湿，拔除后应观察有无脑脊液鼻漏。

（4）禁止从鼻腔内插管、吸痰等。

（四）体位与活动

1. 经颅手术患者 与颅咽管瘤术后体位活动与要求

相同（见本章第六节）。

2. 经蝶窦手术患者

（1）麻醉清醒前，去枕平卧。

（2）麻醉清醒后取半卧位，促进术后硬脑膜粘连愈合，防止脑脊液逆流引起感染。

（五）皮肤护理

（1）保持床单元的干燥清洁。

（2）适时对患者接触床面的骨突部位行轻柔按摩，促进血液循环。

（3）对极度消瘦、水肿、肢体活动障碍的患者给予预防性的皮肤保护，如压疮评分、伤口敷料的保护、气压治疗等。

（六）出入量的管理

（1）准确记录24小时总出入量、每小时尿量。

（2）定期复查尿比重、电解质、血糖等，防止电解质紊乱、中枢性尿崩症等。

（七）出院指导

（1）出院时加强健康宣教，告知随访对病情控制及提高生存质量的重要性，定期门诊复诊。

（2）避免屏气用力，如咳嗽、擤鼻等，以免脑脊液漏。若鼻腔有清凉液体流出应及时到医院就诊。

（3）给予随访卡，告知随访流程。

（4）术后激素水平持续6个月正常为治愈。

（5）出院后第6周复查内分泌学检查，3～4个月后复查MRI、视力视野，病情达到治愈标准后可每年复查1次。

【并发症的处理及护理】

并发症的处理及护理见表13-28。

表 13-28　垂体瘤术后并发症的处理及护理

常见并发症	临床表现	处理及护理
颅内出血	（1）意识逐渐加深，一侧瞳孔逐渐散大，对侧肢体瘫痪进行性加重 （2）引流液颜色呈鲜红色，量多 （3）头痛呕吐等颅内压增高症状进行性加重 （4）生命体征逐渐改变，出现脉搏慢、呼吸慢、血压高 （5）视力急剧下降	（1）严密观察意识、瞳孔、生命体征、对侧肢体活动的变化 （2）严密观察引流液颜色、性质及量，避免引流管扭曲、阻塞、折叠 （3）监测颅内压，颅内压值高于正常及时通知医生 （4）重视患者主诉，结合多种症状作出正确分析，及时通知、提醒医生进行必要的检查，作出正确处理 （5）密切观察病情，应尽早复查 CT
尿崩症、电解质紊乱、视力视野障碍、消化道出血	同颅咽管瘤章节	
脑脊液鼻漏	伤口敷料有渗湿，鼻腔有咸味的液体渗出，低头时加重，伴头痛	（1）枕上垫无菌垫巾，保持清洁、干燥，敷料如有渗湿，及时通知医生，予以更换 （2）轻度脑脊液鼻漏通过体位疗法可治愈，予半卧。也可行腰大池持续引流 （3）于鼻孔外放置干棉球，浸湿后及时更换 （4）动态监测体温，合理使用抗生素 （5）严禁做鼻道冲洗、滴药，脑脊液鼻漏者严禁经鼻插胃管 （6）嘱患者勿屏气、咳嗽、擤鼻、用力排便等，以免加重脑脊液鼻漏 （7）重度脑脊液鼻漏者可通过手术自体组织修补

续表

常见并发症	临床表现	处理及护理
垂体危象	腺垂体功能的低下： （1）高热型（＞40℃） （2）低温型（＜30℃） （3）低血糖型 （4）低血压、循环虚脱型 （5）水中毒型 （6）混合型	（1）遵医嘱静脉输入50%的葡萄糖40～60ml，抢救低血糖及失水。继而补充10%葡萄糖盐水，氢化可的松静脉滴注，以解除急性肾上腺功能减退危象 （2）循环衰竭者按休克原则治疗，有感染败血症者应积极抗感染治疗，有水中毒者主要应加强利尿 （3）低温者给予小剂量甲状腺激素，保暖复温，高温者根据具体情况选择降温方法 （4）禁用或者慎用吗啡、巴比妥类、氯丙嗪等各种镇静药，以防诱发昏迷
感染： （1）颅内感染 （2）切口感染 （3）泌尿系统感染 （4）肺部感染 （5）腰穿部位感染 （6）蝶窦炎	（1）发热：体温高于38.5℃ （2）局部红肿热痛及脓性分泌物 （3）肺部分泌物增多，颜色、性状符合相应病原体感染的表现 （4）脑脊液渗出、脑脊液中带沉淀物、血性液等 （5）鼻腔内形成黏液囊肿	（1）遵医嘱使用抗生素 （2）脑脊液漏、伤口敷料、导尿管护理等按相应要求护理，注意无菌原则，预防感染 （3）定时翻身拍背、吸痰、雾化吸入 （4）腰穿处敷料保持干燥，避免感染伤口，有脑脊液渗出应及时处理及时更换敷料 （5）鼻腔内脓肿必要时行脓肿切开引流
颅内压增高	（1）头痛、呕吐、视盘水肿等 （2）生命体征两慢一高表现：呼吸慢、脉搏慢、血压高	（1）术后3日内不可用力排便，对尿潴留或尿失禁的患者给予留置尿管 （2）其他详见“第二章颅内压增高及脑疝”

续表

常见并发症	临床表现	处理及护理
中枢性高热或体温不升	（1）肢体远端皮肤冷，躯干体表灼热，呼吸、脉搏增快，白细胞不增多 （2）使用一般退热剂作用不明显等	（1）应尽快降温。采取物理降温措施，头枕冰帽，用50%乙醇温水擦浴；亚低温治疗效果更佳 （2）体温不升者，均采用物理升温的方法维持正常或治疗所要求的体温，如用热水袋保温，或增加盖被，让患者喝热饮料等。升温过程中应密切观察，避免烫伤，及时测量体温，避免人为因素造成高热
鼻部出血	术腔出血	术后取纱条时应提前加滴石蜡油润湿纱条
嗅觉障碍	嗅觉丧失或减弱	术后认真评估嗅觉功能，及早发现及早治疗
窒息	呼吸困难、咽喉部异物感	防止鼻部填塞止血纱条松懈滑入气道，应严密观察口腔内情况
组织缺氧	胸闷、头胀	鼻腔填塞纱条致呼吸受限，呼吸模式改变，应严密监测生命体征、血氧饱和度，适当给予经口吸氧

【特别关注】

（1）视觉障碍。
（2）脑脊液鼻漏。
（3）水和电解质紊乱。

【前沿进展】

肢端肥大症的药物治疗最新进展

肢端肥大症（以下简称肢大症）是一种起病隐匿的慢性进展性疾病，体内产生过量的生长激素（GH）是肢端肥大的主要病因。长期 GH 高分泌状态导致全身软组织、软骨和骨过度增生，从而导致手足肥大、面容改变、骨关节病变及睡眠呼吸暂停综合征等。

GH 腺瘤患者的首选治疗方法是手术切除肿瘤。生长抑素类似物是药物治疗中首选治疗方法，常用于术后疾病未缓解患者的辅助治疗。对无法完全切除的大腺瘤且无压迫症状的患者，不适合手术的患者，也可以首选药物治疗。

有多种方法通过抑制生长激素（GH）和胰岛素样生长因子 1（IGF-1）过度分泌来缩小肿瘤体积，减少相关症状和并发症。尽管有这些治疗方法的存在并且具有一定的疗效，但大多数肢大症患者仍处于活动期。一项对帕瑞肽进行的单剂量、概念验证性研究表明，帕瑞肽可增加对奥曲肽反应不良患者的 GH 抑制作用。

2014 年，Colao 及同事报道了一项为期 12 个月、多中心随机临床研究的结果。该研究评价和比较了帕瑞肽长效抑制剂（LAR）和奥曲肽 LAR 分别治疗肢大症初治患者和手术失败患者的有效性和安全性。该研究中，31.3% 的帕瑞肽 LAR 治疗组患者实现了年龄标准化 IGF-1 水平和 GH 水平＜ 2.5μg/L，而仅 19.2% 奥曲肽 LAR 治疗组患者达标。帕瑞肽 LAR 比奥曲肽 LAR 在治疗组术后和初治患者中生物化学控制率都高。两组患者肿瘤体积明显缩小、改善了肢大症症状和生活质量。两组患者耐受性相当，帕瑞肽 LAR 治疗组高血糖不良事件常见，奥曲肽 LAR 治疗组胃肠道不良反应略常见。一项对健康人群进行的机制研究显示，帕瑞肽诱导的高血糖可降低胰岛素分泌和肠促胰岛素反应，对肝脏或外周胰岛素的敏感性没有改变。

综上所述，2014 年的研究进展证明了新旧生长抑素类似物作为肢大症一线或二线疗法的有效性和安全性。似乎能够用常规糖尿病治疗方法使帕瑞肽诱导的高血糖得到控制，而在停用帕瑞肽后高血糖现象则会消失。所以，帕瑞肽 LAR 治疗肢大症初治患者和手术失败患者疗效优于奥曲肽 LAR。

【知识拓展】

垂体腺瘤手术的历史回顾

1892 年英国医师 F. T. Paul 对一例肢端肥大症患者实施了颞下减压术，这被多数人认为是垂体瘤手术的开始。接着 Horsely 详细报道了经颞和额下入路治疗的 10 例垂体腺瘤患者。第一例经扩大外侧鼻切开入路到达蝶鞍由 Schloffer 完成，后经过许多外科医师的不断完善和修改，Cushing 使用改良的 Schloffer 法完成了 1 例肢端肥大症患者的手术，即后来的唇下入路手术。

在 20 世纪 20 年代，尤其在北美神经外科领域，人们几乎热衷于经颅手术入路，而忘却了经蝶入路。不过 Cushing 的学生 Dott 则不断实践、更新并传授经蝶入路。后在 Dott 的学生 Gerard Guiot 努力下，经蝶入路在法国成为主流，Guiot 又将此入路传授给 Jules Hardy，他经过改良后又使其在北美成为主流手术方式。Hardy 在手术操作中融入显微镜技术，第一次阐述并提出了显微外科术、垂体微腺瘤的概念以及保护正常垂体组织的可能性。

正是在 Guiot 和 Hardy 的不断努力下，人们逐渐接受了经蝶入路显微外科治疗垂体腺瘤的方式，他们所提出及建立的手术理论和方法，一直沿用至今。

（宋雅婷 蒋 艳 段丽娟）

参 考 文 献

百度百科. 2010. 菲尼亚斯·盖奇. http://baike.baidu.com/view/3777346.htm

暴银素. 2013. 经鼻蝶窦切除垂体瘤围手术期观察及护理. 中国实用神经疾病杂志, 16(15): 108

陈忠平. 2009. 神经系统肿瘤. 北京: 北京大学医学出版社

段国升, 朱诚. 2004. 神经外科手术学. 北京: 人民军医出版社

龚丽俐. 2014. 临床护理路径应用于经蝶垂体瘤切除术效果的Meta分析. 中华现代护理杂志, (28): 3566～3569

蒋晓帆, 李侠, 高大宽, 等. 2011. 颅咽管瘤手术治疗策略. 中国微侵袭神经外科杂志, 16: 15

李婵祺. 2008. 垂体瘤术后并发症的观察及护理. 护理与康复, 7(5): 342～344

李明洙, 张定祥, 秦元. 1987. 侧脑室肿瘤. 内蒙古医学杂志, 7(1): 10

漆世蓉, 陈茂君, 黄景晞. 2000. 22例侧脑室内肿瘤患者的护理. 黑龙江护理杂志, 6(4): 13

齐春晓, 王宁. 2014. 颅咽管瘤的综合治疗现状. 中国微侵袭神经外科杂志, 7: 331～333

秦尚振. 2013. 颅咽管瘤的诊断和治疗. 中国临床神经外科杂志, 11: 641, 642

舒凯, 郭东生, 游超. 2008. 颅咽管瘤的显微外科治疗. 华中医学杂志, 32(2): 93～95

王红霞. 2013. 认知心理干预对垂体瘤患者心理障碍影响的研究. 护士进修杂志, 28(2): 101

王小飞, 王志刚. 2013. 颅咽管瘤手术治疗现状及进展. 中国临床神经外科杂志, 10: 316, 317

王忠诚. 2005. 神经外科学. 武汉: 湖北科学技术出版社, 509，510
吴若飞, 郝淑煜, 高之宪. 2014. 颅咽管瘤的治疗现状. 国际神经病学神经外科学杂志, 6: 570～573
杨荔. 2014. 垂体瘤合并视功能损害患者生存质量现状的调查. 中华现代护理杂志, (29) 3711，3712
袁卓, 颜红. 2015. 小胶质细胞活化及中药干预机制的研究进展, 42(2): 425～428
赵继宗. 2004. 颅脑肿瘤外科学. 北京: 人民卫生出版社
中国新闻网. 2010. 上海发现世界首例脑室内原发性Burkitt淋巴瘤. [2015-3-20]. http://www.Chinanews.com.cn/jk/news/2010/04-02/2206428. shtml
周杰, 潘军, 漆松涛. 2010. 颅咽管瘤相关基础研究现状. 国际神经病学神经外科学杂志, 5: 426～429
周良学, 游潮. 2009. 颅咽管瘤基础研究进展. 中国临床神经外科杂志, 14(3): 188～190
Winn HR, Spetzlen RF, Meyer FB, et al. 尤曼斯神经外科学. 5版. 王任直译. 2009. 北京: 人民卫生出版社
Aaron, J C, Tene, A C, Derick A, et al. 2013. A systematic review of the results of surgery and radiotherapy on tumor control for pediatric craniopharyngioma. Childs Nervous System, 29(2): 231～238
Colao A. 2015, Treatment of pituitary tumours in 2014: Advances in therapy of adenomas secreting, GH, ACTH and TSH. Nat Rev Endocrinol, 11(2): 73, 74
Fukuoka H, Takahashi Y. 2014. The role of genetic and epigenetic changes inpituitarytumorigenesis. Neurol Med Chir (Tokyo), 54(12): 943～957
Garni B, Edward R L. 2013. Craniopharyngioma: history. Pituitary, 16(1): 1～8
Larkin, S J, Ansorge O. 2013. Pathology and pathogenesis of craniopharyngiomas. Pituitary, 16(1): 9～17
Liubinas S V. 2011. Management of recurrent craniopharyngioma. Journal of Clinical Neuroscience, 18(4): 451～457

Mallucci C, Pizer B, Blair J, et al. 2012. Management of craniopharyngioma: the Liverpool experience following the introduction of the CCLG guidelines. Introducing a new risk assessment grading system. Childs Nerv Syst, 28(8): 1181～1192

ME S. 2011. Endocrinologic, neurologic, and visual morbidity after treatment for craniopharyngioma. J Neurooncol, 101(3): 463～476

Puget S, Garnett M, Wray A. 2007. Pediatric craniopharyngiomas: classification and treatment according to the degree of hypothalamic involvement. J Neurosurg, 106: 3

Puget S. 2012. Treatment strategies in childhood craniopharyngioma. Front Endocrinol(Lausanne), 3: 64

第十四章　幕下肿瘤的护理

第一节　第四脑室肿瘤

【概述】

第四脑室肿瘤是颅内常见的肿瘤，主要以室管膜瘤多见，占颅内肿瘤的 2% ～ 9%，常见于儿童及青年人。肿瘤位于脑室内，起始于第四脑室的底部，可侵入小脑和小脑蚓部（图 14-1）。随着肿瘤的长大堵塞第四脑室的正中孔，造成梗阻性脑积水。

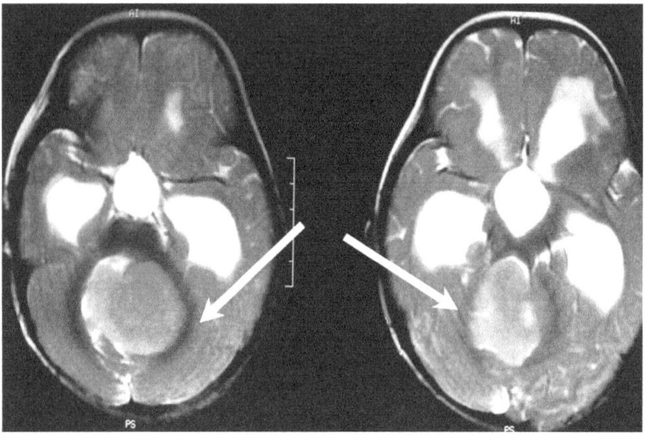

图 14-1　第四脑室肿瘤

【病因】

发生原因尚不清楚，目前认为肿瘤与病毒感染、生物因素、化学因素、放射因素及外伤有关。

【病理】

1. 组织学分型　WHO 分为室管膜瘤和间变性室管膜瘤。

2. 室管膜瘤的转移方式　脑、脊髓、蛛网膜下隙种植转移。

【诊断要点】

1. 临床表现

（1）颅内压增高症状：剧烈的头痛，呕吐，视盘水肿伴有意识丧失，常因体位改变而诱发或加重。

（2）小脑压迫症状：肿瘤向背侧生长，压迫小脑角，表现为走路不稳，肢体共济失调，肌张力减低。

（3）脑干损害症状：肿瘤向脑干浸润生长时可出现相应的脑神经核损害。临床表现为脑神经受损的症状。

2. 辅助检查

（1）CT 检查：脑室扩大，因肿瘤阻塞正中孔及室间孔所致。

（2）MRI 检查：室管膜瘤显示肿瘤多为分叶状，边界不规则。在 T_1 加权像上呈低或等信号，在 T_2 加权像呈明显的高信号。

【治疗】

1. 手术治疗　以手术切除肿瘤为主。

2. 放射治疗　控制肿瘤的复发，改善患者的预后。

3. 化学治疗

【主要护理问题】

1. 脑组织灌注量改变　与颅内压增高致脑组织血流量减少有关。

2. 头痛 与颅内压增高及手术创伤有关。

3. 有引流不畅的危险 与术后安置引流管有关。

4. 清理呼吸道低效 与后组脑神经受损，导致咳嗽反射减弱有关。

5. 营养失调：低于机体需要量 与术中机体消耗、术后禁食、营养摄入不足有关。

6. 自理能力部分缺陷 与头痛、呕吐、术后安置各种引流管、心电监护、强迫体位有关。

7. 有受伤的危险 与走路不稳、肢体共济失调有关。

8. 焦虑 与疾病引起的不适及担心预后有关。

9. 舒适的改变 与头痛、尿管、引流管刺激、活动受限有关。

10. 知识缺乏 缺乏疾病相关知识。

11. 潜在并发症 颅内出血、后组脑神经损害、感染等。

【护理目标】

（1）患者脑组织灌注量恢复正常，平稳度过水肿期。

（2）患者头痛有所缓解，掌握缓解疼痛的方法。

（3）患者带管期间未发生引流不畅。

（4）有效清除呼吸道分泌物，患者呼吸道通畅，未发生呼吸道梗阻。

（5）营养摄入符合机体需要量，患者营养状态良好。

（6）患者自理能力提高，生活需求得到满足。

（7）患者住院期间安全得到保障。

（8）患者或家属焦虑程度减轻，积极配合治疗及护理。

（9）患者舒适度增加。

（10）患者或家属能掌握相关疾病知识及相关注意事项。

（11）患者平稳度过水肿期，术后未发生颅内出血、感染等并发症，或并发症发生后能得到及时治疗及处理。

【术前护理措施】

第四脑室肿瘤术前护理见表 14-1。

表 14-1 第四脑室肿瘤术前护理

时间	内容
心理护理	解释手术的必要性、手术方式、注意事项 鼓励患者表达自身感受 教会患者自我放松的方法 针对个体情况进行针对性心理护理，介绍成功案例，树立战胜疾病的信心 鼓励患者家属和朋友给予患者关心和支持
饮食护理	根据情况给予高蛋白、高热量、高维生素、低脂、易消化、少渣食物 不能进食者遵医嘱静脉补充热量及其他营养 术前 8 小时禁食禁饮，以免麻醉中误吸
病情观察及护理	严密观察病情变化，注意意识、瞳孔及生命体征 患者出现头痛呕吐时，立即通知医生给予及时处理 患者咳嗽无力时，应鼓励患者深呼吸，及时吸出口鼻腔分泌物，必要时行气管切开 患者眩晕走路不稳，则应注意患者安全，防止跌倒 告知患者及家属避免突然改变体位，防止突发颅内压增高
术前检查	协助完善相关术前检查：血常规、尿常规、肝肾功能检查、心肺功能、磁共振、CT 等
排便训练	术前指导患者练习床上使用大小便器
呼吸道准备	吸烟患者戒烟，减少对呼吸道刺激
皮肤准备	术前 2 日洗头膏洗头后氯己定消毒手术部位，检查术区皮肤情况、剪指甲，在手术室用医用专用备皮器推除手术切口周围 3cm 毛发
术前 1 日	交叉配血或自体采血，以备术中用血 行抗生素皮试，以备术中、术后用药

续表

时间	内容
术前1日	测量生命体征，如有异常或患者发生其他情况，及时与医生联系 建立静脉通道，遵医嘱予术前用药
术晨	术晨遵医嘱带入术中用药 术晨更换清洁病员服，取下饰品、活动义齿等 准备好病历、CT、MRI片等以便带入手术室 填好并打印手术患者术前评估与交接单，与手术室人员进行患者、患者腕带、药物核对后，送患者入手术室

【术后护理措施】

1. 术后护理 第四脑室肿瘤术后护理见表14-2。

表14-2 第四脑室肿瘤术后护理

项目	内容
全麻术后护理	了解麻醉和手术方式、术中情况、切口和引流情况 持续低流量吸氧 持续心电监护 严密监测患者的意识、瞳孔、生命体征及神经系统体征 保持呼吸道的通畅，有口咽通气道或鼻咽通气道的患者，应注意观察患者的氧饱和度、呼吸频率等 予以双侧床挡保护防坠床
伤口观察及护理	观察伤口有无渗血渗液，若有，应及时更换敷料 观察头部体征，有无头痛、呕吐等
各管道观察及护理	静脉输液管应保持通畅，留置针妥善固定，穿刺部位无红肿、渗液等 尿管按照尿管护理常规进行，一般清醒患者术后第1天可拔除尿管，拔管后注意关注患者自行排尿情况

续表

项目	内容
各管道观察及护理	引流管的护理见表 14-3 气管插管 / 切开按气管插管 / 切开护理常规进行，保持气道通畅
疼痛护理	评估患者疼痛情况 遵医嘱给予镇痛药物 提供安静舒适的环境
高颅内压的观察	有头痛、呕吐、烦躁不安、意识障碍者，应立即通知主管医生，并遵医嘱予脱水剂
后组脑神经损伤的观察	观察患者有无声音嘶哑 观察患者有无咳嗽反射减弱，保持呼吸道通畅 观察患者进食有无呛咳，防误吸
基础护理	做好口腔护理、尿管护理、定时翻身、雾化、患者清洁等工作

2. 引流管的护理　引流管的护理见表 14-3。

表 14-3　引流管的护理

项目	内容
置放高度	脑室引流管应高于侧脑室 10 ～ 15cm，以维持正常的颅内压；创腔引流管术后早期高度与头部创腔一致，以保持创腔内一定的液体压力，以免脑组织移位，48 小时后可略微放低引流瓶，以引流出创腔内残留的液体，减少局部残腔
通畅	定时检查，使之保持通畅 勿折叠、扭曲、压迫管道
固定	胶布注意正确粘贴，确保牢固 引流管的长度应适宜，使患者的头部有适当的活动空间 进行翻身等护理操作时必须先将引流管安置妥当，避免意外发生 告知患者及陪护人员引流管重要性，预防计划外拔管 若引流管不慎脱出，切勿自行安置，应立即通知主管医生

续表

项目	内容
预防感染	搬动患者时，应先夹住引流管 根据病情较严格控制高度和引流速度，引流液超过瓶体一半时即应倾倒，以防因液面升高所致的逆流污染 每日定时按无菌操作原则更换引流装置，保持引流管与伤口或黏膜接触部位的洁净，以防感染 遵医嘱合理使用抗生素
观察并记录	观察引流液性状、颜色、量；正常情况下手术当天引流液为暗红色，以后引流液逐渐变浅、变清。若术后24小时后仍有新鲜血液流出，应通知医生，遵医嘱给予止血药物，必要时再次手术止血 观察安置引流管处伤口敷料情况 观察患者生命体征，有无颅内压增高或降低征象
拔管	脑室引流管一般术后3～4天可拔管，在使用抗生素的情况下可适当延长至10～14天，拔管前一天应试行抬高或夹闭引流管24小时，观察有无颅内压增高的表现；创腔引流管术后2～4天即可拔管 拔管后注意观察病情变化及置管处有无脑脊液漏

3. 饮食护理　第四脑室肿瘤术后饮食见表14-4。

表14-4　第四脑室肿瘤术后饮食

时间	进食内容	进食量
术后6小时内	禁食禁饮	6小时以后少量温开水
术后1～2天	流质饮食	如有后组脑神经损害者遵医嘱给予管喂流质
3天后	半流质和软食	少食多餐

4. 体位与活动　第四脑室肿瘤术后体位和活动见表14-5。

表 14-5　第四脑室肿瘤术后体位和活动

时间	体位与活动
全麻清醒前	去枕平卧头偏向一侧，防止胃内容物误入气道引起窒息
全麻清醒后	抬高床头 15° ～ 30° 以利于颅内静脉回流减轻脑水肿
术后 1 ～ 5 天	抬高床头 15° ～ 30°，可适当给予床上活动，循序渐进，以促进神经功能恢复

5. 健康宣教　第四脑室肿瘤术后出院宣教见表 14-6。

表 14-6　第四脑室肿瘤术后出院宣教

项目	内容
饮食	四要：要饮食规律、要少食多餐、要营养丰富、要容易消化 四忌：忌刺激性食物、忌坚硬食物、忌易胀气食物、忌烟酒
活动	根据体力，适当活动
用药	遵医嘱按时按量服用抗癫痫药物，不得自行减量或停药
复查	术后放化疗期间定期门诊随访，检查肝功能、血常规等 术后每 3 个月复查 1 次，半年后每半年复查 1 次，至少复查 5 年

6. 安全护理

（1）治疗和护理过程中遵守操作规程。

（2）遵医嘱准确及时给予药物治疗。

（3）如患者有烦躁倾向者应预见性地给予护理，防止各种管道的脱落。

（4）有跌倒 / 坠床高风险的患者，应在患者腕带、床旁设置跌倒 / 坠床高风险标识，予以床挡保护，并向家属讲解注意事项。

【并发症的处理及护理】

并发症的处理及护理见表 14-7。

表 14-7 第四脑室肿瘤术后并发症的处理及护理

并发症	临床表现	处理及护理
颅内出血	引流液的颜色短期内颜色加深，引流量多 患者出现意识障碍，瞳孔不等大	严密观察意识、瞳孔、呼吸的变化 注意引流管的颜色、性质、量 观察伤口有无渗血渗液，保持伤口敷料清洁干燥 一旦怀疑有出血的表现应立即通知医生行急诊 CT 必要时再次手术止血
后组脑神经损害	吞咽困难、呛咳等	给予半流质状饮食，进食时抬高床头卧向健侧，必要时给予管喂流质
感染	体温高于 38.5℃ 伤口周围疼痛，局部有明显红肿压痛及脓性分泌物，脑膜刺激征阳性	严密监测体温，当患者体温高时，遵医嘱给予物理或药物降温 注意保持伤口敷料清洁干燥 搬动患者时注意夹闭引流管，避免引流液倒流引起逆行感染 遵医嘱合理使用抗生素 定时翻身拍背，适时吸痰，保持呼吸道的通畅，预防肺部感染

【特别关注】

（1）体位护理。

（2）术后出血的观察和处理。

（3）脑干功能受损的观察和处理。

【前沿进展】

内镜光学系统的发展

目前，国外有这样一种手术方法新突破，有研究成功地将内镜图像和显微镜图像同步地显示在术者的头戴式液晶显示屏上，这样一来，术者的视线就完全脱离了内镜监视器和显微镜的束缚，能够同时观察神经内镜、显微镜下图像和诊断影像，从而获得最佳视野图像。

Balmer 采用这种方法治疗了 2 例复杂脑室囊肿，效果较好。此外，还有术者努力尝试在脑室壁增生肿瘤内镜手术中应用视频示波器，使室管膜下壁隐藏的血管通过窄波影像技术完美显现出来，可以避免术中损伤到直视下无法看到的膜下血管，从而减少手术并发症。

【知识拓展】

第四脑室孔闭塞综合征

第四脑室孔闭塞综合征（非交通性脑积），又称 Dandy-Walker 畸形、Dandy-Walker 综合征。第四脑室中间孔或侧孔为先天性纤维网、纤维带或囊肿所闭塞；枕大池被先天性脑脊膜膨出、小脑异位或脑膜感染粘连所阻塞，以及颅后窝中线肿瘤可造成程度不同的脑积水。

Dandy-Walker 畸形多于生后 6 个月内出现脑积水和颅压增高，亦可伴有小脑性共济失调和脑神经麻痹。后天梗阻性多见于颅后窝肿瘤，表现为进行性颅压增高、小脑性共济失调和脑神经损害症状。CT 可见第四脑室以上脑室系统对称性扩大、脑水肿和颅后窝占位征象。

（张　悦　陈茂君　崔文耀）

第二节　小脑肿瘤患者

【概述】

小脑位于颅后窝，由两侧小脑半球和小脑蚓部组成，覆盖于菱形窝之上。小脑肿瘤包括小脑半球和小脑蚓部肿瘤，占颅内肿瘤的 10%，可发生于任何年龄段（图 14-2）。

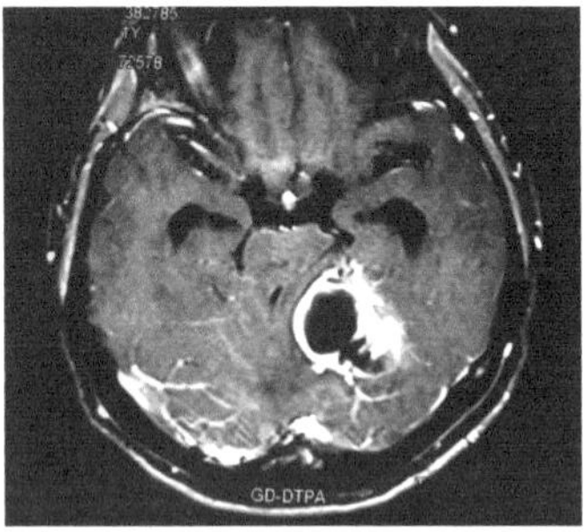

图 14-2　小脑肿瘤

【病因】

确切病因不清楚，但大多学者认为肿瘤与病毒感染、化学因素、放射因素等有关。

【病理】

小脑肿瘤的病理分型：

1. 星型细胞瘤　肿瘤多位于小脑半球，5 ～ 10 岁儿童多见。

2. 血管网状细胞瘤

3. 室管膜瘤

4. 小脑髓母细胞瘤　常见于小脑蚓部，儿童多见。

小脑星型细胞瘤恶性程度较低，组织学分类：Russell 和 Rubinstein 分类为纤维细胞型和弥漫型。

小脑蚓部髓母细胞瘤是一种极度恶性肿瘤，生长迅速。瘤细胞易脱落，可随脑脊液在蛛网膜下隙播散种植，文献报道还可发生颅外转移，包括腹腔、淋巴结、骨骼系统等。

【诊断要点】

1. 临床表现

（1）颅内压增高：早期出现间歇性头痛、恶心、呕吐、颈项强直等慢性颅内压增高症状，晚期可出现视力障碍。

（2）小脑症状：共济失调，平衡不稳，肌张力减低，腱反射减弱或强迫头位，严重者出现小脑危象。

2. 辅助检查

（1）CT 检查肿瘤表现为混杂密度，实性均匀一致，肿瘤可见钙化。髓母细胞瘤边界清楚，呈高密度影。

（2）MIR 示 T_1 像成低信号或等信号。

【治疗】

1. 手术治疗　对术前呕吐频繁、甚至意识障碍的患者可先行脑室穿刺外引流术，以降低颅内压再行手术切除肿瘤。

2. 放射治疗　手术后可采取放射治疗，可提高治愈率和生存率。

3. 伽马刀治疗、化疗等

【主要护理问题】

1. 脑组织灌注量改变　与颅内压增高致脑组织血流量减少有关。

2. 头痛　与颅内压增高及手术创伤有关。

3. 营养失调：低于机体需要量　与呕吐、术中机体消耗、术后禁食、营养摄入不足有关。

4. 自理能力部分缺陷　与头痛、呕吐、强迫体位有关。

5. 有跌倒的危险　与平衡不稳、共济失调有关。

6. 恐惧焦虑　与担心预后有关。

7. 舒适的改变 与头痛、尿管、引流管刺激、活动受限有关。

8. 知识缺乏 缺乏疾病相关知识。

9. 潜在并发症 颅内出血、脑积水、感染，引流管不畅、小脑缄默症等。

【护理目标】

（1）患者脑组织灌注量恢复正常，平稳度过水肿期。

（2）患者自述头痛等不适感减轻。

（3）营养摄入符合机体需要量，患者营养状态良好。

（4）患者自理能力提高，生活需求得到满足。

（5）患者住院期间安全得到保障，未发生跌倒。

（6）患者或家属焦虑程度减轻，积极配合治疗及护理。

（7）患者舒适度增加。

（8）患者或家属能掌握相关疾病知识及相关注意事项。

（9）患者术后未发生颅内出血、脑积水、感染等并发症，或并发症发生后能得到及时治疗及处理。

【术前护理措施】

1. 心理护理

（1）解释小脑肿瘤手术的必要性、重要性及手术方式，注意事项，对患者应建立良好护患关系，取得患者的信任。同时应与患者家长沟通，共同完成患者住院期间的整个治疗与护理。

（2）教会患者自我放松的方法，如看小说、听音乐、多做深呼吸等分散其注意力，针对个体情况进行针对性的心理护理。

（3）鼓励患者家属、朋友、同学等给予患者关心和支持。

2. 营养

（1）对不能进食或呕吐患者遵医嘱给予静脉补充营养。

（2）给予高蛋白、高热量、高维生素、低脂易消化的饮食。

3. 病情观察及护理

（1）严密观察病情变化、意识、瞳孔、呼吸。遵医嘱给予低流量的吸氧，保证氧饱和度95%以上。

（2）对有头痛呕吐患者，应观察头痛的性质。予卧床休息，抬高床头15°～30°。遵医嘱给予脱水剂和激素，同时安慰患者，给予心理支持。

4. 术前常规准备　小脑肿瘤术前常规见表14-8。

表14-8　小脑肿瘤术前常规

时间	内容
术前检查	协助完善相关术前检查：血常规、尿常规、肝肾功能检查、心肺功能、磁共振、CT等
安全护理	加床挡，防止患者坠床 洗澡、如厕、外出一定要有人陪伴 生活护理要到位，防止因行动不便致外伤
排便训练	术前指导患者练习床上使用大小便器
皮肤准备	术前2日洗头膏洗头后氯己定消毒手术部位，检查术区皮肤情况、剪指甲，在手术室用医用专用备皮器推除手术切口周围3cm毛发
术前1日	交叉配血或自体采血，以备术中用血 遵医嘱行抗生素皮试，以备术中、术后用药 做好手术部位标记、行术前健康指导，完成患者术前双核查表 术前8小时禁食禁饮，以免麻醉中误吸 术前睡眠差及心理紧张者，遵医嘱予镇静剂
术晨	协助患者更换清洁病员服 测生命体征，如有异常或患者发生其他情况，及时与医生联系

续表

时间	内容
术晨	遵医嘱予术前用药 遵医嘱带入术中用药 准备好病历、CT、MRI 片等以便带入手术室 填写并打印手术患者术前评估与交接单 与手术室人员进行患者、患者腕带、药物核对后，送入手术室

【术后护理措施】

1. 术后护理常规 小脑肿瘤术后常规见表 14-9。

表 14-9 小脑肿瘤术后常规

项目	内容
全麻术后护理常规	了解麻醉和手术方式、术中情况、切口和引流情况 持续低流量吸氧 持续心电监护 予以床挡保护防坠床，必要时行四肢约束 严密监测生命体征 观察有无小脑功能受损的表现
伤口观察及护理	观察伤口有无渗血渗液，若有应及时通知医生并更换敷料 观察头部体征，有无头痛、呕吐等
各管道观察及护理	输液管保持通畅，留置针妥善固定，注意观察穿刺部位皮肤 尿管按照尿管护理常规进行，一般清醒患者术后 1 天可拔除尿管，拔管后注意关注患者自行排尿情况 引流管的护理见表 14-10
疼痛护理	评估患者疼痛情况 遵医嘱给予镇痛药物 提供安静舒适的环境
高颅内压的观察	有头痛、呕吐、烦躁不安、意识障碍者，应立即通知医生，并遵医嘱予脱水剂
基础护理	做好口腔护理、尿管护理、定时翻身、雾化、患者清洁等工作

2. 引流管护理　引流管护理见表 14-10。

表 14-10　引流管护理

项目	内容
通畅	定时挤捏管道，使之保持通畅 勿折叠、扭曲、压迫管道 每日倾倒引流液 术后引流瓶的放置高度根据引流液的性状及量适时调整
固定	胶布注意正确粘贴，确保牢固 引流管的长度应适宜，使患者的头部有适当的活动空间 进行翻身等护理操作时必须先将引流管安置妥当，避免意外发生 告知患者及陪护人员引流管重要性，预防计划外拔管 若引流管不慎脱出，切勿自行安置，应立即通知主管医生
预防感染	搬动患者时，应先夹闭引流管 根据病情较严格控制高度和引流速度，引流液超过瓶体一半时，即应倾倒，以防因液面升高所致的逆流污染 每日定时按无菌操作原则更换引流装置，保持引流管与伤口或黏膜接触部位的洁净，以防感染
观察并记录	观察引流液性状、颜色、量；正常情况下手术当天引流液为暗红色，24 小时量＜ 200ml，以后引流液逐渐变浅、变清。若术后 24 小时后仍有新鲜血液流出，应通知医生，遵医嘱给予止血药物，必要时再次手术止血 观察安置引流管处伤口敷料情况 观察患者生命体征，有无颅内压增高或降低征象
拔管	2 ～ 4 天后即可拔管

3. 饮食护理　小脑肿瘤术后饮食见表 14-11。

表 14-11　小脑肿瘤术后饮食

时间	进食内容	进食量
术后 6 小时内	禁食禁饮	6 小时后饮少许温开水

续表

时间	进食内容	进食量
术后 1～2 天	流质饮食	每次 100～200ml，3～4 小时一次
3 天后	给予半流质或软食	少食多餐

注：若患者有后组脑神经损害，术后第 1 天禁食禁饮。第 2 天后抬高床头，卧向健侧，给予半流质饮食，若呛咳严重遵医嘱给予管喂流质。

4. 体位与活动 小脑肿瘤术后体位与活动见表 14-12。

表 14-12 小脑肿瘤术后体位与活动

时间	体位与活动
全麻清醒前	去枕平卧位，头偏向一侧，防止呕吐物误入气道，引起窒息
全麻清醒后手术当日	抬高床头 15°～30°，保持头、枕、肩在一条水平线上，防止颈部扭曲
术后第 1～5 日	给予抬高床头 15°～30°，有利于颅内静脉回流减轻脑水肿，鼓励患者床上活动

5. 健康宣教 小脑肿瘤手术后患者的出院宣教见表 14-13。

表 14-13 小脑肿瘤手术后患者的出院宣教

项目	内容
饮食	四要：要饮食规律、要少食多餐、要营养丰富、要容易消化 四忌：忌刺激性食物、忌坚硬食物、忌易胀气食物、忌烟酒
活动	根据体力，适当活动
用药	遵医嘱按时按量服用抗癫痫药物，不得自行减量或停药
复查	术后放化疗期间定期门诊随访，检查肝功能、血常规等 术后每 3 个月复查 1 次，半年后每半年复查 1 次，至少复查 5 年

【并发症的处理及护理】

并发症的处理及护理见表 14-14。

表 14-14　小脑肿瘤术后并发症的处理及护理

并发症	临床表现	处理及护理
颅内出血	引流液的颜色短期内颜色加深，引流量多 患者出现意识障碍，瞳孔不等大	严密观察意识、瞳孔、呼吸的变化 注意引流管的颜色、性质、量 观察伤口有无渗血渗液，保持伤口敷料清洁干燥 一旦怀疑有出血的表现应立即通知医生行急诊 CT 必要时再次进行手术止血
脑积水	患者可出现头痛、呕吐 CT 检查显示脑室扩大	遵医嘱使用脱水剂 可行脑室腹腔分流术
小脑缄默症	小脑蚓部肿瘤易出现 常发生于术后 24 ～ 48 小时 表现患者突然停止说话，伴有情绪不稳和小脑共济失调等 通常意识水平不受影响，语言理解正常	加强术后观察，早期发现小脑缄默症 针对患者语言、智力及行为检测特点，设计个体化治疗方案 心理护理和语言功能训练 患者家属培训

【特别关注】

（1）术后出血的观察和处理。

（2）小脑功能受损的观察和护理。

（3）有无枕骨大孔疝的先兆症状。

【前沿进展】

ATP 生物荧光肿瘤体外药敏检测技术

化学治疗是肿瘤的三大治疗手段之一。近 30 年来，虽然某些恶性肿瘤的化学治疗有明显改善，但多数肿瘤，特别是实体瘤疗效仍不理想。这与肿瘤存在个体差异性，以及多重耐药性等因素有关。

因此如何选择有效药物，进行有的放矢的治疗早已成为化疗界所关注的问题。荧光酶在有氧条件下，可以和荧光素结合后催化 ATP 转变成 AMP，并且释放出荧光（波长为 562nm）。ATP-TCA 通过荧光酶 - 荧光素催化反应测定细胞内 ATP 含量来反映活细胞的数量。比较药物系列浓度对培养细胞的不同抑制率，参照相应判断指标，从而可以评估该化疗药物对肿瘤细胞的杀伤效果。

【知识拓展】

小脑缄默症

缄默症在医学上解释为“语言功能的沉默阶段和器官功能丧失”，这是在神经内外科常可以遇见的疾病。小脑缄默症（cerebellar mutism）是构音障碍的最严重状态，是以不语为主要特点的语言缺陷（器质性或功能性）、口咽运动障碍和精神改变为主的一组临床症状。颅后窝肿瘤手术，尤其是小儿的颅后窝手术常可以并发小脑缄默症。该病多见于 2 ～ 11 岁的患儿。典型症状为手术清醒后患儿言语正常，18 ～ 72 小时后逐渐变得表情冷漠，无反应，但意识水平不受影响，语言理解正常。对这种疾病的认识有助于我们及时发现和诊断小脑性缄默。

（张　悦　陈茂君　崔文耀）

第三节 脑干肿瘤

【概述】

脑干位于颅后窝，由中脑、脑桥、延脑三部分组成，是生命中枢的所在地。主管呼吸、心跳、意识、运动、感觉等。曾经脑干被视为手术禁区，近年来随着显微外科手术的发展，发现脑干有很大的可塑性，包括形态和功能（图 14-3）。

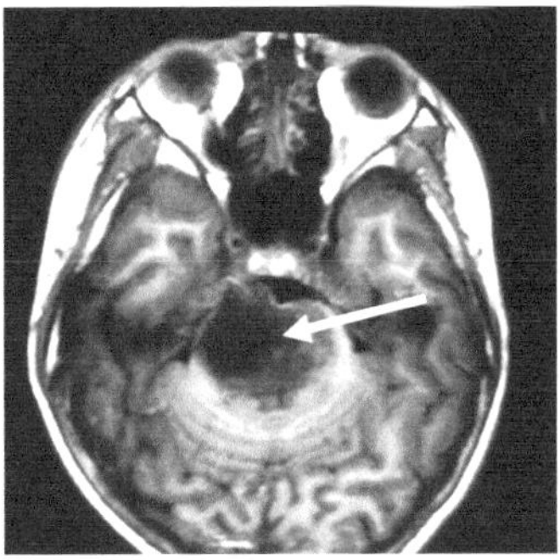

图 14-3　脑干肿瘤

【病因】

发生的原因尚不清楚，目前认为肿瘤与病毒感染、化学因素、放射因素有关。

【病理】

脑干肿瘤分类如下：

1. 脑干星型细胞瘤　多见于儿童青年人，可发生于脑干的任何部位。肿瘤可向脑干任何方向生长。

2. 脑干网状血管瘤　多见于成年人，好发于脑桥。

3. 室管膜瘤　多见于成年人，多发生于第四脑室底部或发生颈髓中央管向延髓发展。

4. 血管网织细胞瘤　发生于成年人，向延髓背侧生长，向第四脑室发展。

脑干肿瘤可发生于任何部位。Epstein 等把脑干肿瘤分为弥散型、局限型和颈脊髓型三种。前者多为恶性，如星型细胞瘤，在脑干内呈浸润性生长，恶性程度高，生长快。局限型多为良性，如脑干海绵状血管瘤、血管网织细胞瘤等。

【诊断要点】

1. 临床表现

（1）早期多为头痛、头昏，病情发展出现脑神经的损害，小脑和锥体束征。

（2）交叉性瘫痪：据肿瘤所在的脑干位置不同，出现相应的脑神经损害，如肿瘤位于延髓可出现后组脑神经损害及对侧肢体瘫痪。如肿瘤位于脑桥可出现外展麻痹和面神经瘫痪等对侧肢体瘫痪。

（3）小脑症状：肿瘤浸润小脑可出现共济失调，眼球震颤。

（4）颅内压增高：肿瘤位于第四脑室底，阻塞中脑导水管，导致脑积液通路受阻，引起幕上脑积水及颅内压增高。

2. 辅助检查

（1）CT 检查：脑干增粗，第四脑室受压变形，肿瘤为低密度，等密度或混杂密度。

（2）MRI 检查：表现为脑干增粗，其内有长 T_1、T_2 不均信号，肿瘤可突向第四脑室。

（3）脑血管造影：可见基底动脉移位。

（4）头颅 X 线平片。

【治疗】

（1）手术治疗为主。

（2）化疗和放疗：可延长脑干肿瘤复发的时间，提高存活率。

【主要护理问题】

1. 脑组织灌注量改变　与颅内压增高、脑组织水肿有关。

2. 清理呼吸道低效　与后组脑神经受损、咳嗽反射减弱有关。

3. 疼痛　与颅内压增高及手术创伤有关。

4. 有引流不畅的危险　与安置引流管有关。

5. 营养失调：低于机体需要量　与术中机体消耗、术后禁食、营养摄入不足有关。

6. 焦虑恐惧　与疾病引起的不适、患者担心预后、害怕手术有关。

7. 自理能力部分缺陷　与头痛、头晕、交叉性瘫痪、术后安置各种引流管、活动受限有关。

8. 有受伤的危险　与走路不稳、肢体共济失调有关。

9. 有皮肤完整性受损的危险　与肢体瘫痪有关。

10. 舒适的改变　与头痛、尿管及引流管刺激、活动受限有关。

11. 知识缺乏　缺乏疾病相关知识。

12. 潜在并发症　颅内出血、呼吸障碍、消化道出血、高热、后组脑神经受损、意识障碍等。

【护理目标】

（1）患者脑组织灌注量恢复正常，平稳度过水肿期。

（2）有效清除呼吸道分泌物，患者呼吸道通畅，未发生呼吸道梗阻或发生后得到及时治疗或护理。

（3）患者头痛时得到及时处理，疼痛有所缓解，掌握缓解疼痛的方法。

（4）患者在带管期间未发生引流不畅。

（5）营养摄入符合机体需要量，患者精神状态可，营养状态良好。

（6）患者或家属焦虑程度减轻，积极配合治疗及护理。

（7）患者自理能力提高，生活需求得到满足。

（8）患者住院期间安全得到保障。

（9）患者皮肤完整，未发生压疮。

（10）患者舒适度增加。

（11）患者或家属能掌握相关疾病知识及相关注意事项。

（12）患者术后未发生颅内出血、呼吸障碍、消化道出血、高热等并发症，或并发症发生后能得到及时治疗及处理。

【术前护理措施】

1. 心理护理

（1）解释手术的必要性、重要性，手术方式及注意事项。

（2）多关心患者并与其交谈，做好家属的解释工作。

（3）培养良好的情绪，避免不良刺激，运用语言技巧进行疏导、解释，推举同种病例恢复好的患者与之交流，使其树立战胜疾病的信心，并配合治疗。

（4）教会患者自我放松的方法如听音乐，分散注意力。

（5）鼓励患者家属和朋友给予患者关心和支持，打消患者的顾虑。

2. 营养支持

（1）给予高蛋白、高热量、高维生素、低脂、易消化的少渣饮食。

（2）肿瘤压迫后组脑神经，导致吞咽功能障碍者，可遵医嘱安置保留胃管，给予鼻饲肠内营养，或者遵医嘱静脉输注营养液以保证营养供应，提高患者对手术的耐受力。

3. 病情观察及护理

（1）密切观察病情变化，注意有无颅内压增高的表现。

（2）肿瘤位于中脑应注意观察患者意识变化，有无颅内压增高症状、有无复视等，观察患者的吞咽反射，防误吸，有肌无力者应注意观察肢体活动。

（3）肿瘤位于延髓呼吸随时有停止的危险，严密观察呼吸的变化；同时应注意观察有无后组脑神经损害，进食有无呛咳，声音有无嘶哑，必要时遵医嘱给予流质管喂及气管切开，并给予相应的护理。

4. 术前常规准备　见表 14-15。

表 14-15　脑干肿瘤术前常规

时间	内容
术前检查	协助完善相关术前检查：血常规、尿常规、肝肾功能检查、心肺功能、磁共振、CT 等
排便训练	术前指导患者练习床上使用大小便器
呼吸道准备	吸烟患者戒烟，减少对呼吸道刺激
皮肤准备	术前 2 日洗头膏洗头后氯己定消毒手术部位，检查术区皮肤情况、剪指甲，在手术室用医用专用备皮器推除手术切口周围 3cm 毛发
术前 1 日	交叉配血或自体采血，以备术中用血 遵医嘱行抗生素皮试，以备术中、术后用药 做好手术部位标记、行术前健康指导、完成患者术前双核查表 术前禁食禁饮，以免麻醉中误吸 术前睡眠差及心理紧张者，遵医嘱予镇静剂

续表

时间	内容
术晨	术晨遵医嘱带入术中用药 测生命体征，如有异常或患者发生其他情况（如女患者月经来潮），及时与医生联系 遵医嘱予术前用药 更换清洁病员服 准备好病历、CT、MRI 片等以便带入手术室 填写并打印手术患者术前评估及交接单 与手术室人员进行患者、患者腕带、药物核对后，送入手术室

【术后护理措施】

1. 外科护理常规 见表 14-16。

表 14-16 脑干肿瘤术后护理常规

项目	内容
全麻术后护理常规	了解麻醉和手术方式、术中情况、切口和引流情况 保持呼吸道通畅，持续低流量吸氧，维持氧饱和度 95% 以上 持续心电监护 予以床挡保护防坠床，必要时行四肢约束 严密监测生命体征。注意生命体征骤然改变：呼吸骤停。高热患者给予物理降温或亚低温治疗 有肢体活动障碍者加强肢体功能锻炼，防止废用综合征的发生
伤口观察及护理	观察伤口有无渗血渗液，若有，应及时通知医生并更换敷料 观察头部体征，有无头痛、呕吐等
各管道观察及护理	输液管保持通畅，留置针妥善固定，注意观察穿刺部位皮肤 尿管按照尿管护理常规进行，一般清醒患者术后排尿功能恢复，可拔除尿管，拔管后注意关注患者自行排尿情况

续表

项目	内容
各管道观察及护理	气管插管 / 切开按气管插管 / 切开护理常规进行，注意保持呼吸道通畅 引流管护理见表 14-17
疼痛护理	评估患者疼痛情况 遵医嘱给予镇痛药物 提供安静舒适的环境
高颅内压的观察	有头痛、烦躁不安、意识障碍、脉搏及血压改变甚至呼吸停止者，应立即通知医生，调整引流位置，并遵医嘱予脱水剂
基础护理	做好口腔护理、尿管护理、定时翻身、雾化、患者清洁等工作

2. 引流管护理　见表 14-17。

表 14-17　引流管护理

项目	内容
通畅	定时挤捏管道，使之保持通畅 勿折叠、扭曲、压迫管道 每日倾倒引流液 术后引流瓶的放置高度根据引流液的性状及量适时调整
固定	胶布注意正确粘贴，确保牢固 引流管的长度应适宜，使患者的头部有适当的活动空间 进行翻身等护理操作时必须先将引流管安置妥当，避免意外发生 告知患者及陪护人员引流管的重要性，预防计划外拔管 若引流管不慎脱出，切勿自行安置，应立即通知主管医生
预防感染	搬动患者时，应先夹住引流管 根据病情较严格控制高度和引流速度，引流液超过瓶体一半时即应倾倒，以防因液面升高所致的逆流污染

续表

项目	内容
预防感染	每日定时按无菌操作原则更换引流装置，保持引流管与伤口或黏膜接触部位的洁净，以防感染
观察并记录	观察引流液性状、颜色、量；正常情况下手术当天引流液为暗红色，以后引流液逐渐变浅、变清。若术后 24 小时后仍有新鲜血液流出，应通知医生，遵医嘱给予止血药物，必要时再次手术止血
	观察安置引流管处伤口敷料情况
	观察患者生命体征，有无颅内压增高或降低征象
拔管	2～4 天后即可拔管

3. 饮食护理 见表 14-18。

表 14-18 脑干术后饮食护理

时间	进食内容
术后 6 小时内	禁食禁饮
术后 6 小时后	清醒患者进食无呛咳者予流质饮食；有吞咽困难者，应给予半流质、糊状无渣饮食；昏迷患者暂禁食，遵医嘱安置胃管，给予鼻饲流质饮食

4. 体位与活动 见表 14-19。

表 14-19 脑干肿瘤术后体位与活动

时间	体位与活动
全麻清醒前	去枕平卧头偏向一侧，防止胃内容物误入气道引起窒息
清醒后手术当日	床头抬高 15°～30°，枕下垫一软枕，保持头、枕、肩在一条水平线上，防止颈部扭曲
术后 1～5 天	抬高床头 15°～30° 以利于颅内静脉回流减轻脑水肿，给予床上活动，循序渐进，促进神经功能恢复。若患者有肢体活动障碍，定时协助患者翻身拍背，防止皮肤破损，指导患者进行肢体功能锻炼，做到主动锻炼与被动锻炼相结合，循序渐进

5. 健康宣教　见表 14-20。

表 14-20　脑干肿瘤术后健康宣教

项目	内容
饮食	四要：要饮食规律、要少食多餐、要营养丰富、要容易消化 四忌：忌刺激性食物、忌坚硬食物、忌易胀气食物、忌烟酒
活动	根据体力，适当活动
复查	术后放化疗期间定期门诊随访，检查肝功能、血常规等 术后每 3 个月复查 1 次，半年后每半年复查 1 次，至少复查 5 年

【并发症的处理及护理】

并发症的处理及护理见表 14-21。

表 14-21　脑干肿瘤术后并发症的处理及护理

并发症	临床表现	处理及护理
颅内出血	多发生在手术后 24～48 小时，表现为精神不振、呼吸深慢、脉搏慢、血压升高、肢体活动差等	严密观察患者的意识、瞳孔、生命体征及肢体活动情况，如有异常及时通知医生处理，可行急诊 CT，严重者行急诊手术
脑神经损害	患者咳嗽反射差、吞咽困难、饮水呛咳，重者可出现呼吸困难，氧饱和度小于 90%	可行气管切开及鼻饲，以防止感染并维持营养 适时吸痰，保持气道通畅 加强翻身拍背，遵医嘱予雾化吸入 严密监测心率及血氧饱和度的变化
胃肠道出血	患者呕吐出或胃管内抽吸出咖啡色或红色胃内容物	禁食，胃肠减压 遵医嘱予止血药物
呼吸障碍	呼吸变慢或变浅，血氧分压降低	人工同步呼吸机加以辅助呼吸，保持正常氧分压
术后意识障碍	常为术后脑干水肿所致	遵医嘱予脱水剂、激素治疗

【特别关注】

（1）术后出血的观察和处理。

（2）脑神经损害的观察。

（3）生命体征骤然变化的处理，如呼吸骤停、高热等。

【前沿进展】

伽马刀剂量分割治疗颅内恶性肿瘤

“伽马刀剂量分割治疗”（split-dose fractionated gamma knife treatment）是一种新的治疗方法，适合于颅内恶性肿瘤，尤其是体积较大的恶性肿瘤的治疗，“剂量分割”可以提高伽马刀对肿瘤的控制率，降低其对正常脑组织的损害，是伽马刀治疗的一大新进展。

“剂量分割”就是将肿瘤致死剂量分成若干份，进行多次重复照射。它在常规放射治疗中被普遍采用，但是在头部伽马刀中却没有先例。胡泽勇医师在总结多年应用伽马刀的经验后，最早将两者联系起来，提出“伽马刀剂量分割治疗”概念，为脑内较大恶性肿瘤的伽马刀治疗带来了新的希望，实践证明这具有划时代的意义。

“伽马刀剂量分割治疗”是颅内恶性肿瘤综合治疗的手段之一，有时作为首选治疗方案，有时作为辅助治疗手段，但应注意与其他治疗手段相结合。

【知识拓展】

脑干听觉诱发电位

脑干听觉诱发电位（brainstem auditory evoked potentials，BAEP）是一项脑干受损较为敏感的客观指标，是近30年发展起来的诊断新技术。BAEP能够全面准确记录声刺激引起的神经冲动在脑干听觉传导通路上的电活动，能够客观敏感地反映耳蜗至脑干相关结构的功能状况，从而反映出中枢神经系统的功能，凡是累及听神经传导通路的任何病变或损伤都会影响 BAEP。

听觉系统所产生的电位极小，该技术应用计算机采集信号标本，通过若干次滤波、叠加、放大，清晰地以曲线波形方式记录出听神经传导通路中从耳蜗神经核经脑干直至皮层各个中转点的神经电位，往往脑干轻微受损而临床无症状和体征时，BAEP 已有改变。故而 BAEP 很快在神经内外科得到广泛应用，具有较高的临床实用价值。

（张　悦　陈茂君　崔文耀）

第四节　桥小脑角区肿瘤

【概述】

桥小脑区位于颅后窝的前外侧，上界位于天幕，下界由脑桥延髓外侧膜与小脑延髓池相隔，位于前庭蜗神经与舌咽神经之间。此区的重要性在于集中了听神经、面神经、三叉神经及岩静脉、小脑前上动脉等，若出现肿瘤，便会逐渐损害上述组织而产生桥小脑角区综合征。

桥小脑角区肿瘤多为良性，最常见的是听神经瘤（图 14-4），约占该区肿瘤的 76%，其次是脑膜瘤和表皮样囊肿。

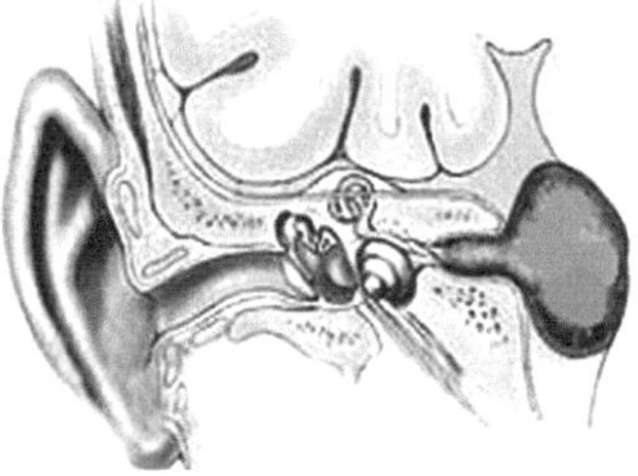

图 14-4　听神经瘤

【病因】

病因尚不明确，可能诱因有：遗传因素、物理和化学因素及生物因素等。

【病理】

桥小脑角区肿瘤大体上有清楚的包膜，与神经的分支相连，神经干或其他分支多被肿瘤推移到瘤包膜下。肿瘤可实质性、囊变、脂肪变或出血。显微镜下有两种结构：①致密性、束状型或 Antoni A 型。②网状型或 Antoni B 型。一般认为①型代表瘤的生长期，②型代表瘤的退变期。

【诊断要点】

1. 临床表现 最常见的症状为肿瘤压迫前庭神经的耳蜗部造成缓慢进展的单侧感觉性听力丧失。典型的临床表现特点：①耳鸣或发作性眩晕。耳鸣多为首发症状，继而出现一侧听力进行性减退、失聪。②同侧角膜反射减退或消失。继听力减退之后，常伴一侧面部麻木和角膜反射减退或消失。③小脑症状。眼球水平震颤，向病侧注视更为明显，肢体肌张力减低，共济障碍。④后组脑神经麻痹。进食呛咳、咽反射消失、声音嘶哑等。⑤锥体束征。常为病变同侧肢体无力、反射亢进和病理征。⑥高颅内压症状。⑦面瘫。

2. 辅助检查 诊断首选 MRI 或 CT 等影像学检查，如患侧残留有用听力时，可行听力测定及耳科学检查。

【治疗】

1. 随访观察 对于年龄较大（＞70 岁）或寿命有限者，或有同侧听力丧失但没有脑干压迫或脑积水症状的患者，可定期行 CT 或 MRI 随访，并密切观察症状，反复神经系统查体。症状和体征因肿瘤增大加重或肿瘤生长每年＞ 2mm 的患者需要积极治疗。

2. 外科手术治疗　桥小脑角区的肿瘤多为良性肿瘤，治疗的主要方法为手术治疗，尽可能安全彻底地切除肿瘤。近年来，随着电生理学的发展，术中电生理学的监测对桥小脑角区肿瘤切除术中面神经的解剖学及功能保留有重要指导意义。

3. 放射治疗　可单独治疗或作为外科手术的辅助性治疗。多用于直径小于 3cm 的肿瘤，还可用于不愿意行显微手术、一般状况不稳定、有症状的老年患者、显微手术切除后复发和手术次全切除后有残余病变的患者。

【主要护理问题】

1. 舒适的改变　与耳鸣或发作性眩晕有关。

2. 潜在并发症　角膜溃疡，角膜反射减退或消失。

3. 知识缺乏　缺乏疾病相关知识。

4. 有窒息的危险　与疾病引起的呕吐、饮水呛咳有关。

5. 焦虑 / 恐惧　与患者担心疾病预后有关。

6. 自我形象紊乱　与面肌瘫痪、口角歪斜有关。

【护理目标】

（1）患者的舒适得到最大程度的改善。

（2）患者未发生角膜溃疡及窒息。

（3）患者能掌握相关疾病知识及相关注意事项。

（4）患者焦虑 / 恐惧程度减轻，配合治疗及护理。

【护理措施】

1. 术前护理措施 见表 14-22。

表 14-22 桥小脑角区术前常规

项目	内容
心理护理	劝慰患者面对现实，正确对待疾病 针对个体情况进行针对性心理护理 鼓励患者家属和朋友给予患者关心和支持
饮食护理	尽量选择患者喜爱的食物 提供良好的进食环境，促进患者的食欲 给予营养丰富、易消化吸收、不易误咽的糊状食物 术前 8 小时禁食禁饮
病情观察及护理	观察患者有无头昏、眩晕及平衡障碍。嘱患者尽量卧床休息，不单独外出，病房设置简洁，保持地面干燥，避免大幅度摆动头部 观察患者有无耳鸣及听力下降。保持环境安静，与患者交谈时应有耐心，尽量靠近患者，并站在健侧；关心、安慰患者，主动与其进行交流 观察患者有无颅内压增高。注意密切观察患者的病情动态变化，监测意识、瞳孔、生命体征，如有变化报告医生及时处理；合理使用脱水剂；避免剧烈咳嗽，防止便秘等一切使颅内压增高的因素
术前准备	合血或自体采血，以备术中用血 行抗生素皮试，以备术中、术后用药 术前 2 日洗头膏洗头后氯己定消毒手术部位，检查术区皮肤情况、剪指甲、术晨更换清洁病员服，在手术室用医用专用备皮器推除手术切口周围 3cm 毛发 遵医嘱带入术中用药 测生命体征，如有异常或患者发生其他情况，及时与医生联系 遵医嘱予术前用药 准备好病历、CT、MRI 片等以便带入手术室 与手术室人员进行患者、药物核对后，送入手术室

2. 术后护理措施　见表 14-23。

表 14-23　桥小脑角区肿瘤术后护理常规

项目	内容
全麻术后护理常规	了解麻醉和手术方式、术中情况、切口和引流情况 持续吸氧 2 ～ 3L/min 持续心电监护 床挡保护防坠床，必要时行四肢约束 严密监测生命体征
引流管的护理	引流管的高度：创腔引流管术后 24 ～ 48 小时内与创腔位置一致，手术 48 小时后可将引流袋逐渐放低，以充分引流创腔内液体，若是与脑室相通，则应适当提高引流袋 10 ～ 15cm，以免脑脊液引流过快、过多 保持引流管通畅，避免扭曲、受压、脱落，躁动的患者适当约束四肢 观察并记录引流的量、性状 搬动患者或拔管时应夹毕引流管，以免引起颅内感染 早期禁忌引流过快，必要时适当挂高引流瓶，以免引起硬膜下或硬膜外血肿、瘤腔出血形成脑疝 拔管前应夹闭引流管，并密切观察病情，若出现颅内压增高症状，立即通知医生开放引流管
饮食护理	术后暂禁食，待患者完全清醒后 6 小时，检查无后组脑神经损伤后分次少量缓慢进食流质，若无呛咳再逐渐过渡到普食 若有吞咽困难者给予鼻饲流质，并注意观察胃液，以便及时发现应激性溃疡 若有轻微呛咳者，应选择健侧进食，并给予糊状食物
体位与活动	全麻清醒前去枕平卧位，头偏向一侧 全麻清醒后抬高床头 15° ～ 30°
健康宣教	嘱患者加强营养，进食高热量、高蛋白富含纤维素、维生素饮食，避免食用过硬或易致误咽的食物，不用吸管进食、饮水，以免误入气管引起呛咳、窒息 合并神经功能缺损的患者，术后半年至一年可有部分恢复，可选择必要的辅助治疗，如针灸、理疗、中医药等

续表

项目	内容
健康宣教	听力障碍的患者尽量不单独外出，以免发生意外，必要时可配备助听器 步态不稳者行平衡功能训练，外出需有人陪同，以防止摔伤 眼睑闭合不全者外出时需佩戴墨镜或眼罩保护，夜间睡觉时用干净湿毛巾覆盖或涂眼膏，以免眼睛干燥 有面瘫、声音嘶哑而产生悲观心理者，家人及朋友应安慰、开导患者，鼓励参加社会活动 术后 3 ～ 6 个月门诊复查

【并发症的处理及护理】

并发症的处理和护理见表 14-24。

表 14-24　并发症的处理及护理

常见并发症	临床表现	处理
角膜炎、角膜溃疡	怕光、流泪、疼痛，重者有眼睑痉挛等刺激症状 球结膜水肿 角膜缘周围睫状前血管网扩张和充血	眼睑闭合不全者用眼罩保护患侧眼睛，或用胶布将上下眼睑粘合在一起 白天按时用氯霉素眼药水滴眼，夜间睡前涂眼膏 指导患者减少用眼，外出戴墨镜
肺部感染	患者常有发热、痰多，血象增高，肺部出现干湿啰音，胸部 X 线有助于诊断	鼓励咳嗽排痰，协助患者定时翻身、扣背 不能有效清除呼吸道分泌物者，应给予负压抽吸，必要时可行气管插管或气管切开，有利于保持呼吸道通畅 痰液黏稠者可行雾化吸入 加强口腔护理，以免口咽部细菌误吸入下呼吸道造成感染
颅内高压	详见“第二章 颅内压增高及脑疝”	详见“第二章 颅内压增高及脑疝”

续表

常见并发症	临床表现	处理
后组脑神经受损	患者进食易引起吞咽困难、呛咳，咳嗽反射减弱或消失	观察患者咳嗽反射有无减弱或消失，声音有无嘶哑，进食有无呛咳 进食时取坐位或半坐位，选择不易误吸的糊状食物 出现呛咳时，患者应腰、颈弯曲，身体前倾，下颌抵向前胸，以防止残渣再次侵入气管
脑脊液漏	伤口敷料有渗湿，外耳道或鼻腔有液体渗出	枕上垫无菌垫巾，保持清洁、干燥，敷料如有渗湿，及时通知医生，予以更换 患者卧床休息时抬高床头15°～30°，耳漏患者头偏向患侧 于鼻孔或外耳道安放干棉球，浸湿后及时更换 动态监测体温，合理使用抗生素 严禁做耳鼻道填塞、冲洗、滴药，脑脊液鼻漏者严禁经鼻插胃管或鼻导管 嘱患者勿屏气、咳嗽、擤鼻、用力排便等，以免加重脑脊液鼻漏

【特别关注】

（1）术后出血的观察和处理。

（2）有无枕骨大孔疝的先兆症状。

（3）面瘫、后组脑神经损害的护理。

【前沿进展】

听觉脑干植入技术

听神经瘤位置深在，术后听力缺失是常见并发症之一，尽管近几年显微手术在听神经瘤切除中起着重要的辅助作用，仍旧有部分病例术后未能保留听力。

近年来，人工听觉技术的研发取得了巨大成果。人工耳蜗植入（cochlear implant，CI）的发展日趋完善，而听觉脑干植入技术（auditory brainstem implant，ABI）是该领域的又一重大突破，是目前国外听觉研究的热点。ABI的工作原理与人工耳蜗类似，都是由电极序列构成，不同的是人工耳蜗通过刺激耳蜗内的听神经纤维而获得听觉，而ABI则将电极植入到第四脑室外侧隐窝内，越过耳蜗和听神经直接刺激脑干耳蜗核复合体的听神经元产生听觉（Edgerton等，1982）。

据2009年统计，全世界多导ABI的使用病例已超过500例，主要集中于美国、德国和意大利等国，波兰、日本等也有零散报道。根据国外报道，总的来说ABI利大于弊，然而目前我国仍未有ABI成功的相关报道，所以期待着我国能尽早引入并应用这一技术。

【知识拓展】

听神经瘤外科治疗的历史沿革

听神经瘤的外科治疗已有100余年的历史，1890年Von Bergmann首次尝试经枕下入路切除听神经瘤，当时用手指剥离肿瘤，且出血难以控制，手术死亡率高达100%。1917年Cushing写下了听神经瘤手术治疗的新篇章，他报告其治疗的一组听神经瘤患者，手术死亡率为15.4%，使当时总的平均手术死亡率降至33.9%。

1925～1960年，抗生素开始广泛应用于临床，手术器械不断改进，麻醉技术的发展，听神经瘤的治疗进入了真正的手术治疗阶段。有学者开始报告听神经瘤全切除术，且死亡率已降至10%。

1961年，显微外科技术被引入神经瘤手术，使听神经瘤手术治疗进入面神经保留阶段。而CT的问世，更使神经影像学发生了革命性的变化。此时，听神经瘤不仅可以全部切除，而且面神经还能够被保留，手术死亡率降至8%，面神经保留率达79.3%。

1975年至今，听神经瘤的手术进入了听力保留阶段。由于高分辨率的CT、MRI广泛应用于临床，使得许多小型肿瘤能得以早期诊断。特别是近10年来，三维影像技术、术中导航设备、内镜等高科技技术的应用，使听神经瘤手术平均死亡率降至1.8%，面神经解剖保留达87.5%，听力保留率达23.7%。

（崔文耀　陈茂君　吴孟航）

第五节　岩骨斜坡区脑膜瘤

【概述】

岩骨斜坡区脑膜瘤（petroclival meningioma）主要包括斜坡脑膜瘤和岩尖脑膜瘤，解剖学上认为岩骨斜坡区是指由蝶骨、颞骨和枕骨所围成的区域，这些骨构成了颅底的颅中、后窝。国内作者普遍认为岩骨-斜坡型脑膜瘤是指发生于上2/3斜坡以内及内听道以内的岩骨嵴脑膜瘤，因其位置较深，常累及多条脑神经及血管结构。

【病因】

岩骨斜坡区脑膜瘤的发生可能与一定的内环境改变和基因变异有关，例如脑外伤、辐射、病毒感染等，这些因素共同特点是使染色体变异或使细胞加速分裂。

【发病机制】

根据肿瘤的发生部位、生长方向及临床表现，该区肿瘤可分成上斜坡型、海绵窦型、岩尖型及小脑幕型四型。

【诊断要点】

1. 临床表现 岩骨斜坡脑膜瘤多为良性肿瘤，病史多在2年以上。因肿瘤紧靠后组脑神经、基底动脉及其分支、小脑半球、脑干等重要结构，其临床表现较复杂，神经系统损害症状根据肿瘤的发生部位、生长方向不同而有所不同，主要表现如下。

（1）头痛：大多数患者有头痛症状出现，头痛多见于枕顶部及头顶部，常为首发症状。

（2）颅内压增高：颅内压增高多不明显，因肿瘤生长缓慢，晚期才出现颅内压轻度及中度增高症状。

（3）神经系统损害症状：易受累神经有动眼神经、三叉神经、面神经、听神经及展神经，常表现为上睑下垂、听力下降、面部麻木、三叉神经痛及复视等。

（4）小脑受损症状：步态蹒跚、共济失调和眼球水平性震颤等。

（5）椎动脉及基底动脉受累：可表现为癫痫发作。

2. 辅助检查

（1）头颅X线平片：有助于了解颅骨的增生或损害程度。

（2）CT和MRI检查：诊断该区脑膜瘤最有效的方法，CT检查主要表现为岩骨斜坡区均匀高密度或等密度占位性病变，受累部位颅骨可见增生或破坏，少数肿瘤混有大小不等的低密度灶。MRI可清楚地显示肿瘤的位置、大小，肿瘤的侵犯方向，有无基底动脉及分支受累（图14-5）。

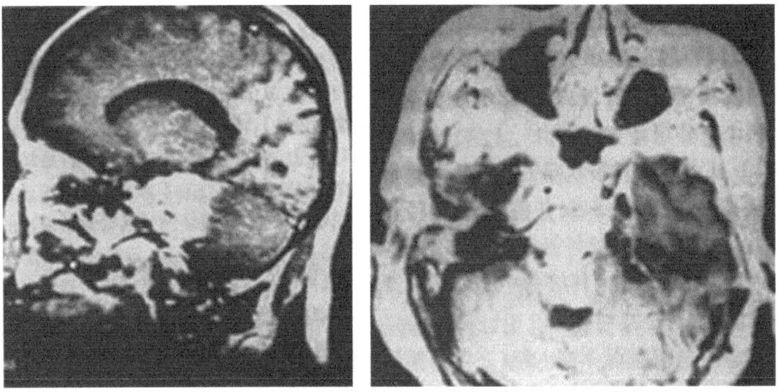

图 14-5　斜坡脑膜瘤的 MRI 表现

（3）脑血管造影：可观察肿瘤的血供情况，便于术中阻断供血动脉。

【治疗】

本病的治疗主要以手术治疗为主。其他治疗包括放疗、激素治疗等，一般作为辅助治疗。Subach 等根据肿瘤大小，制订了治疗原则（图 14-6）。

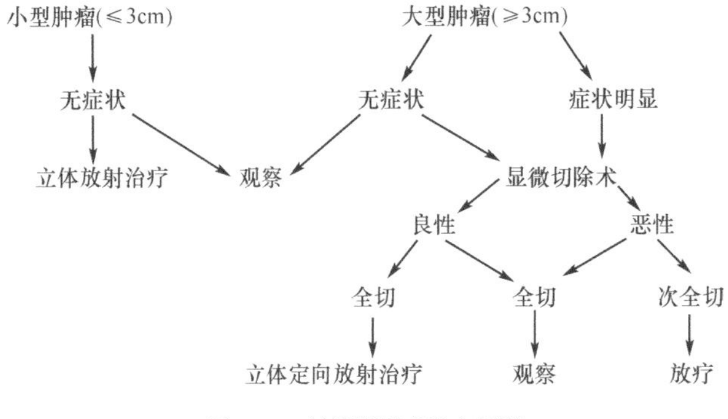

图 14-6　斜坡脑膜瘤治疗原则

【主要护理问题】

1. 疼痛 与手术创伤有关。

2. 清理呼吸道无效 与咳嗽反射减弱或消失及呼吸道梗阻导致呼吸道分物积聚有关。

3. 潜在并发症 癫痫、脑脊液耳漏、肺部感染等。

4. 有受伤的危险 与平衡失调、视物呈双影有关。

5. 营养失调：低于机体需要量 与术中机体消耗及术后禁食有关。

6. 有皮肤完整性受损的危险 与患者意识障碍或肢体活动障碍长期卧床有关。

7. 有下肢深静脉血栓的危险 与长期卧床有关。

8. 恐惧 与疾病引起的不适及担心预后有关。

9. 自理缺陷 与疾病引起的头痛、呕吐、肢体运动障碍有关。

10. 知识缺乏 缺乏疾病相关知识。

【护理目标】

（1）患者疼痛有所缓解，能掌握缓解疼痛的方法。

（2）患者气道能够保持通畅。

（3）患者未发生癫痫、脑脊液耳漏、失语、感染、深静脉血栓、皮肤完整性受损等相关并发症，或并发症发生后能得到及时治疗与处理。

（4）患者入院期间营养摄入能够满足机体需要量。

（5）患者情绪稳定，舒适感增加，配合治疗及护理。

（6）患者住院期间生活需求得到满足。

（7）患者能掌握相关疾病知识及相关注意事项。

（8）患者住院期间安全得到保障。

【术前护理措施】

1. 术前访视

（1）术前1日由手术室护士对择期手术患者进行访视，了解患者一般资料，包括姓名、性别、年龄、体重等，收集患者临床资料，包括术前诊断、手术名称、手术方式、麻醉方式、过敏史等，告知患者术中体位摆放的配合方法及注意事项。

（2）护理记录单详细记录访视内容。

2. 术前准备

（1）主管护士确认患者腕带佩戴正确，查对患者身份，告知术前注意事项，如禁食时间、去掉活动义齿、取首饰，更换手术衣裤等。

（2）遵医嘱为患者做抗生素皮试、合血、备皮，行术前健康宣教，为患者准备好术中带药。

（3）遵医嘱对症治疗，提高手术耐受力。

（4）护理观察记录上详细记录术前准备及健康宣教内容，并进行效果评价。

（5）与医生共同完善术前双核表内容，再次确认手术相关资料及文书是否齐全，手术部位标记是否清楚，如有缺项，及时整改。

3. 心理护理

（1）介绍手术须知，告知其目的及重要性，如告诉患者术前备皮避免术后伤口的感染，禁饮禁食防止全麻未醒后误吸，尽量从对患者有利的角度出发，让患者更容易理解配合。

（2）主动询问患者有无特殊要求，与其建立良好的护患关系，取得患者的信任和合作。

（3）给予合理的解释，消除焦虑心理以满足患者的要求。

（4）家庭及社会支持：如其他患者、家属及医生，让患者知道大家都很关心他，树立战胜疾病的信心。

4. 安全的护理

（1）加强床挡，防止患者坠床。

（2）针对行走不稳、癫痫症状的患者采取相应的措施。洗澡、如厕、外出一定要有人陪伴。

（3）对听力、视力障碍的患者，生活护理要到位，防止因行动不便致外伤。

（4）根据患者具体情况进行压疮、跌倒/坠床危险因素及生活自理能力评估，高危患者应在腕带及床头卡进行标识，向家属及清醒患者行相关知识及注意事项宣教，取得其理解配合，根据评估结果提供相应的护理措施。

5. 对症处理 对颅内压增高有症状的患者需绝对卧床，协助日常生活护理，及时发现病情变化，遵医嘱对症处理。

6. 术前检查 完善相关术前检查：血常规、尿常规、肝肾功能检查、心肺功能、CT、磁共振等，及时关注检查结果报告，如有异常通知主管医生，了解有无手术禁忌证。

7. 术前准备 合血、术前2日洗头膏洗头后氯己定消毒手术部位，检查术区皮肤情况、剪指甲、术晨更换清洁病员服，在手术室用医用专用备皮器推除手术切口周围3cm毛发、行抗生素皮试、遵医嘱术前用药及准备术前手术带药等。

【术后护理措施】

（1）注意观察患者神志、瞳孔、生命体征的变化，及时发现颅内出血、脑水肿及神经损害情况，观察疼痛性质、持续时间及部位，及时报告医生给予对症处理，提供安静舒适的治疗环境。

（2）保持呼吸道通畅，防止窒息，特别是全麻未清醒及后组脑神经损伤患者，严密观察呼吸的节律、深浅，备好气管切开包，必要时行气管切开，甚至呼吸机辅助呼吸。后组神经损伤可导致咳嗽反射减弱，造成排痰能力下降，应加强翻身拍背、遵医嘱给予雾化治疗，及时吸痰，防止肺部感染。

（3）注意观察伤口有无渗血渗液，渗出液的量及颜色，是否有脑脊液漏；保持引流通畅，避免引流管弯曲、打折；妥善置引流管于床头；观察并记录引流液颜色、性状及量，根据引流的情况及时遵医嘱调整引流管的高度；更换引流装置严格无菌操作。

（4）预防并发症，见表14-25。

（5）加强基础护理，术后全麻清醒后应每2小时翻身1次，保持皮肤清洁干燥，每日用温水擦洗2次，对肢体瘫痪患者，应协助患者在床上做肢体被动运动；术后第2天应协助患者做瘫痪肢体按摩并教会家属出院后瘫痪肢体按摩方法，有条件者可行神经功能重建仪器理疗或针灸理疗，为保持双足于功能位，防止垂足，可在床尾放置沙袋或木条。做好晨晚间护理、尿管护理、雾化吸入治疗等。

（6）饮食：术后因后组脑神经功能障碍，吞咽、咳嗽反射可减弱，易引起呛咳、误吸。手术清醒6小时后应先喂少量温开水，如患者无呛咳、吞咽困难，可让患者经口进食。饮食搭配应由稀到稠，量由少到多，少量多餐，营养均衡。如患者有上述症状行鼻饲饮食。鼻饲置管期间注意管腔清洁，做好口腔护理，保持管道通畅，食物卫生。必要时给予静脉营养。

（7）加强肢体活动和按摩，可抬高双下肢或应用医用弹力袜，降低下肢深静脉血栓的发生率。

（8）掌握术后用药的药理作用，用药后副作用发生时的症状表现，告知患者有异常情况及时告诉医护人员。遵医嘱按时给药，并观察效果。

（9）讲解疾病相关知识，教会患者观察自身病情变化，学会紧急处理，消除患者担心预后不佳的顾虑，早日回归社会生活。

【健康教育】

做好患者及家属的健康教育宣教工作。护理人员要做好术后检查、治疗及护理的健康宣教，告知其检查及治疗的目的、方法及配合的注意事项，知道患者家属术后按时探视，防止术后交叉感染，告知术后饮食方面的注意事项。根据患者术后的恢复情况进行功能锻炼，术后多与患者交谈，鼓励患者，促进患者身心早日康复。

【出院指导】

（1）告知门诊复查时间、复查时所需携带资料、复查流程与注意事项。出院后在家属的密切配合下，主动适应术后生活，进行心理调整，保持积极、乐观的心态，积极自理个人生活。

（2）饮食注意事项：进食高热量、高蛋白、富含纤维素、维生素、低脂肪、低胆固醇的饮食，限制烟酒、浓茶、咖啡、辛辣等刺激性食物。

（3）告知出院带药相关药物名称、药物知识与注意事项。遵医嘱按时、按量服药，不可突然停药、改药及增减药量，以免加重病情。

【并发症的处理及护理】

并发症的处理及护理见表 14-25。

表 14-25　岩骨斜坡区脑膜瘤术后并发症的护理

常见并发症	临床表现	处理
动眼神经及面神经损伤	病侧眼睑下垂、眼球活动受限、瞳孔散大和对光反射消失 注意与脑疝相区别	应严密观察患者的神志、血压、脉搏、肢体活动等变化，脑干损伤时，瞳孔变化多样且不规则，应正确判断 遵医嘱做好角膜护理，滴眼药水或涂抹眼药膏，戴眼罩，必要时眼睑缝合
三叉神经损伤	面部麻木、痛觉减退或消失和舌感觉异常等三叉神经感觉受损伤症状 病侧下颌运动障碍，不能咀嚼及流口水等三叉神经运动支损伤症状	三叉神经运动支损伤者进食后常有残留物在口中，进食后应加强口腔护理，餐后协助患者漱口，做好口腔清洁，防止口腔感染，教会患者从健侧咀嚼食物 口周溃疡也与神经损伤有关，应遵医嘱予神经营养药物
后组脑神经损伤	出现吞咽困难、声音嘶哑、咳嗽反射消失，应考虑后组脑神经损伤	根据损伤程度，遵医嘱给予饮食。术后遵医嘱严格禁食禁水，后给予少量水，观察有无呛咳或吞咽困难后，才可遵医嘱给予流食、半流食 嘱患者进食时应抬高床头，以半坐位或后组脑神经健侧卧位，进食速度应慢，防止呛咳或误吸 对不能进食者，应静脉补充营养和水分 吞咽困难，呛咳严重者应遵医嘱安置胃管予肠道营养，按鼻饲护理常规护理

续表

常见并发症	临床表现	处理
脑脊液耳漏	外耳道有液体渗出	取患侧卧位，维持特定的体位至停止漏液。注意长期受压部位给予软枕避免发生压疮 在患者枕上垫以无菌巾并及时更换，定时以盐水擦洗外耳道分泌物，乙醇消毒，防止逆行感染 在外耳道口放置无菌干棉球，待棉球被脑脊液浸湿后及时更换并记录，24 小时计数估计漏出量

【特别关注】

（1）脑神经损伤情况。
（2）术后颅内有否出血及脑水肿。
（3）瘫痪肢体的功能锻炼。

（方　丹　陈茂君　崔文耀）

第六节　颈静脉球瘤

【概述】

颈静脉球瘤（glomus jugulare tumors）是指发生在颅底颈静脉孔内及其附近的肿瘤，10 岁以上任何年龄组均可发病，病程从 1 个月到 28 年不等，女性多于男性，以后组脑神经受累为主（图 14-7）。该区肿瘤血运丰富，局部解剖结构较复杂，容易损伤枕骨大孔区的重要神经及血管。近年来，多用放射治疗和栓塞治疗结合手术切除肿瘤的方法，提高了肿瘤切除率，减少了并发症。

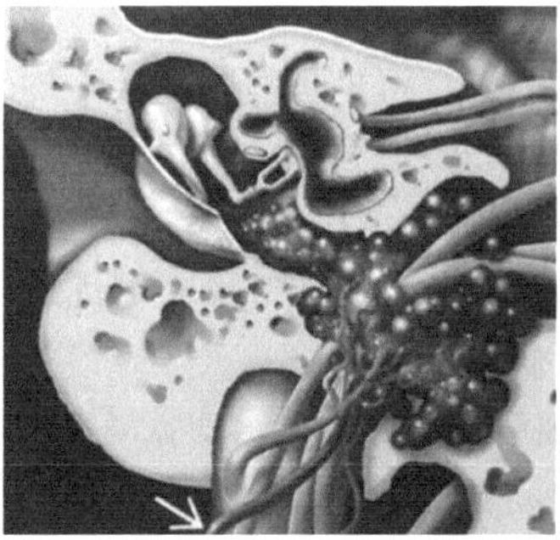

图 14-7 颈静脉球瘤

【解剖与病理】

颈静脉孔位于外耳道后方，骨管向前下外开口，为颅后窝到颅外主要神经血管的通道，内有颈静脉球、舌咽神经、迷走神经和副神经通过，颈静脉球瘤是富血管性肿瘤，多为浸润性生长，转移少见。

【诊断要点】

1. 临床表现

（1）临床上以单侧为主，偶可见双侧发病。

（2）早期患者多有头晕，眩晕等症状，随后可有外耳道反复出血、耳鸣、进行性耳聋，后期有耳部疼痛、面瘫、面部麻木、复视等。晚期可出现 Horner 综合征，即单侧性瞳孔缩小、眼睑下垂及眼球内陷。

（3）肿瘤位于颈静脉孔附近者，后组脑神经损害症状有声音嘶哑、饮水呛咳、患侧软腭麻痹、咽反射消失。

2. 影像学检查

（1）头颅 X 线平片：颈静脉孔像可见骨孔扩大，骨质破坏，当肿瘤较大时，可有岩尖、颅中窝、枕骨大孔及内听道骨质改变。

（2）头颅 CT：可见颈静脉孔区不均匀高密度影边界不清。

（3）MRI 成像：可从矢、冠、轴三维方向观察肿瘤形态与相邻结构关系，较 CT 诊断更优越，如有流空现象，提示血管病变。

（4）脑血管造影：可显示动脉早期肿瘤异常染色，如果再行颈内动脉、颈外动脉和椎动脉选择性肿瘤供血动脉造影更能见到血管染色的肿瘤轮廓。

【治疗】

术前栓塞对于这类复杂的肿瘤手术具有重要意义，可减少术中肿瘤出血，利于肿瘤全切除。

1. 栓塞治疗 经颈动脉插管至肿瘤供血动脉，注入栓塞剂。

术前栓塞可减少肿瘤术中出血；对不能耐受手术患者通过栓塞肿瘤血管，延缓肿瘤生长。

2. 手术治疗 颈静脉球瘤的手术入路有外侧颅底入路、颞下窝入路，前者主要适用于小至中等大小肿瘤，虽向上发展，但未超过颈内动脉的岩部；后者主要用于大型肿瘤切除。术后并发症包括脑脊液漏、脑膜炎、吞咽困难和面瘫。

3. 放射治疗 有单纯放射治疗、术前放射治疗和术后放射治疗三种。单纯放射治疗适用于年老体弱不能承受手术者。术前放射治疗适用于较大肿瘤、估计术中出血较多及单纯手术切除困难者。术后放射治疗适用于肿瘤术后残留、手术切除困难者。

【主要护理问题】

1. 疼痛　与手术创伤有关。

2. 清理呼吸道无效　与咳嗽反射减弱或消失及呼吸道梗阻导致呼吸道分泌物积聚有关。

3. 潜在并发症　脑膜炎、脑脊液漏、面瘫等。

4. 自理缺陷　与疾病引起的头痛、呕吐有关。

5. 营养失调：低于机体需要量　与术中机体消耗及术后禁食有关。

6. 有皮肤完整性受损的危险　与术后长期卧床有关。

7. 有引流不畅的危险　与术后安置引流管有关。

8. 恐惧　与疾病引起的不适及担心预后有关。

9. 知识缺乏　缺乏疾病相关知识。

【护理目标】

（1）严密观察病情变化，及早发现异常情况并通知医生及时处理。

（2）住院期间保证患者安全，减少术后并发症的发生。

（3）加强心理护理，引导患者建立战胜疾病的信心，缓解患者焦虑紧张的心理状态，做好沟通与宣教工作，取得患者和家属配合。

（4）严格遵医嘱给药，确保治疗效果，加强基础护理，满足患者基本生活需要。

【术前护理措施】

1. 心理护理

（1）由于术前检查较多，等待时间长，患者与家属可能产生急躁心理，应适时向其解释各种检查的目的及必要性以消除其急躁心理。

（2）由于颈静脉球瘤所在部位较深，血供丰富，彻底切除肿瘤可能发生严重手术并发症，如出血、脑神经损伤、脑脊液漏等。这些都会使患者和家属增加恐惧和焦虑心理。医护人员应主动向患者和家属用通俗易懂的语言讲解疾病相关知识，如手术方式、麻醉方式、护理及治疗配合等，使患者能正确认识疾病并积极配合手术。

（3）鼓励患者表达自我感受，教会患者自我放松的方式，鼓励患者家属和朋友给予患者关心和支持。

2. 血压控制 不具分泌功能的颈静脉球瘤一般不引起高血压。嗜铬性的颈静脉球瘤可阵发性或持续性分泌大量的去甲肾上腺素，临床上表现为阵发性或持续性高血压，伴头痛、多汗、心悸、面色苍白、代谢紊乱等症状。必须使用 α 和 β 血管受体阻断剂，护理人员需要密切监测血压变化和用药后反应。指导患者避免便秘、情绪激动、剧烈运动等一系列使血压升高的行为。

3. 术前检查 生化检查、头颅 X 线平片、头颅 CT、MRI 成像及血管造影等。

4. 术前准备

（1）遵医嘱合血，以备术中用血。

（2）遵医嘱行抗生素皮试，以备术中、术后用药，向清醒患者及家属行术前健康宣教。

（3）与医生共同完善术前双核表内容，再次确认与手术相关资料及文书是否齐全，如有缺项，及时整改。

（4）术前 2 日洗头膏洗头后氯己定消毒手术部位，检查术区皮肤情况、剪指甲、术晨更换清洁病员服，在手术室用医用专用备皮器推除手术切口周围 3cm 毛发。

（5）遵医嘱带入术中用药。

（6）测生命体征，如有异常或患者发生其他情况，及时与医生联系。

（7）遵医嘱予术前用药。

（8）准备好病历、CT、MRI 片等以便带入手术室。

（9）与手术室人员进行患者姓名、床号、药物等核对后，再次确认患者腕带佩戴正确，手术部位标记正确，填写并打印术前评估交接单，送患者入手术室。

【术后护理措施】

1. 一般护理

（1）注意观察患者的神志、瞳孔、生命体征的变化，持续心电监护，给予持续吸氧 2L/min，及早发现颅内出血、脑水肿。

（2）血压控制：如果病变具有嗜铬性，肿瘤摘除后血循环中儿茶酚胺的浓度锐减，使血压陡降，对此类患者术后密切监测患者血压变化，有无低血压反应，及时通知医生对症处理。

（3）对有脑脊液漏的患者应取患侧卧位至停止漏液，术后可抬高床头 30°，拔除头部引流管后逐渐下床活动。

（4）注意观察伤口有无渗血渗液，渗出液的量及颜色，是否有脑脊液漏。保持引流通畅，避免引流管弯曲、打折，妥善置引流管于床头，观察并记录引流液颜色、性状及量，根据引流的情况及时遵医嘱调整引流管的高度，更换引流装置严格无菌操作。

（5）患者因后组脑神经损伤导致咳嗽反射减弱或消失，排痰能力下降，加强翻身拍背，必要时行雾化吸入帮助稀释痰液，易于分泌物排出。出现咳嗽咳痰无力时，加强吸痰，必要时通知医生行气管切开，防止肺部感染。

（6）加强基础护理，尿管按尿管护理常规进行，长期安置尿管的患者每周更换尿袋，超过 1 个月者每月重置尿管，严密观察尿液性状及颜色，以便早期发现尿路感染及时处理。一般术后患者清醒后 1 日即可拔除尿管，拔管后严密观察患者自行排尿情况，直至患者排出小便。

（7）保持病室清洁、安静，减少探视人员。术后卧床期间，保持床单清洁、干燥、平整，每日温水擦浴 2 次，根据患者情况每 1 ～ 2 小时协助翻身，教会患者床上活动及肢体按摩，加强翻身拍背协助排痰，防止压疮、坠积性肺炎及深静脉血栓发生。术后常规行压疮风险评估，对高危患者家属行相关知识及注意事项宣教并进行效果评价。

（8）掌握术后用药的药理作用、用药后副作用发生时的症状表现，做好解释工作缓解患者紧张情绪，告知患者及家属用药名称及副作用，告知患者有异常情况及时告诉医护人员。遵医嘱按时给药，并观察效果。

（9）讲解疾病相关知识，教会患者观察自身病情变化，学会紧急处理，消除患者担心预后不佳顾虑，早日回归社会生活。

2. 健康教育　做好患者及家属的健康教育宣教工作。护理人员要做好术后检查、治疗及护理的健康宣教，告知其检查及治疗的目的、方法及配合的注意事项，指导患者家属术后按时探视，减少探视人员，防止术后交叉感染，告知术后饮食方面的注意事项。根据患者术后的恢复情况进行功能锻炼，术后多与患者交谈，鼓励患者，促进患者身心的早日康复。

【并发症的处理及护理】

并发症的处理及护理见表 14-26。

表 14-26　颈静脉球瘤术后并发症的护理

常见并发症	临床表现	处理
神经麻痹	可出现Ⅸ、Ⅹ、Ⅺ、Ⅻ对脑神经麻痹，如声音嘶哑、进食呛咳、吞咽困难、患侧额纹、鼻唇沟变浅、鼓腮漏气、闭目不全等表现	观察并评估患者的后组脑神经损伤程度 遵医嘱给予合理饮食。术后先少量饮水，观察无呛咳及吞咽困难后，才可遵医嘱予流食、半流食 嘱患者进食时抬高床头，应半坐位或后组脑神经健侧卧位，进食应缓慢，防止呛咳或误吸 吞咽困难、呛咳严重者遵医嘱予鼻饲饮食 面瘫患者进食时应注意防止口腔黏膜烫伤，进食后加强口腔护理，餐后协助患者漱口，保持口腔清洁，防止口腔感染
脑脊液漏	伤口敷料浸湿患者鼻部或耳道有液体渗出	将床头抬高 15° ～ 30°，①避免脑脊液逆流引起颅内感染；②借重力作用使脑组织移向颅底贴附在硬膜漏孔区，促进漏口愈合，将此体位维持到脑脊液漏停止后 3 ～ 5 天 观察脑脊液外漏的颜色及漏出量，按无菌原则处理，头部垫无菌巾和无菌棉垫，并随时更换。 做好宣传解释工作，告诫患者禁止用手抠挖、堵塞鼻腔和耳道，有脑脊液漏的患者应尽量减少用力咳嗽、打喷嚏等动作，防止发生颅内感染和积气 有脑脊液鼻漏者禁止鼻饲、鼻内滴药和经鼻腔吸痰等操作，以免引起颅内感染 遵医嘱按时给予抗生素治疗

【出院指导】

（1）告知门诊复查时间、复查时所需携带资料、复查的流程与注意事项。

（2）告知出院带药相关药物名称、药物知识、用药指导与注意事项。

（3）适当休息注意劳逸结合，保持情绪稳定、心情愉快。

（4）饮食注意事项：宜食高营养易消化饮食，忌烟酒及辛辣食品，防止便秘。

【特别关注】

（1）后组脑神经受损情况。

（2）注意血压控制。

（方　丹　陈茂君　崔文耀）

第七节　枕骨大孔区脑膜瘤

【概述】

枕骨大孔区脑膜瘤（meningioma of foramen magnum）是指发生于枕骨大孔周围的脑膜瘤，一半发生于枕骨大孔前缘，常对延髓造成压迫。肿瘤可向下延伸到第 2 颈椎，可按解剖位置将枕骨大孔区脑膜瘤分为颅脊髓型（craniospinal）和脊髓颅型（spinocranial）。

枕骨大孔区脑膜瘤并不常见，据文献报道约占颅后窝脑膜瘤的 7%，多见于成年女性，约为男性发病的 3 倍。

【病因】

枕骨大孔区脑膜瘤的病因尚不明确，可能与内环境改变或基因变异有关。

【诊断要点】

1. 临床表现　该病临床发展较缓慢，早期表现常为一侧颈部疼痛，随病情发展逐渐出现肢体麻木，多见于上肢，逐渐累及下肢，手和上肢麻木较常见。肿瘤压迫延髓及高颈髓，患者出现双上肢乏力，占 1/3，严重者可出现肢体肌肉萎缩，腱反射减弱。肿瘤累及小脑患者出现步态不稳、平衡功能障碍。神经系统检查出现浅感觉减弱或消失，后期肿瘤压迫形成梗阻性脑积水时，患者出现头痛、呕吐及视盘水肿等颅内压增高表现。

2. 辅助检查　①早期诊断主要依靠脊髓碘油造影，在仰卧或俯卧位上可以显示枕骨大孔区边界清楚的充盈缺损。② CT 和 MRI 扫描可确定肿瘤的部位和大小，绝大多数可作出定性诊断。MRI 是诊断颅后窝和上颈段肿瘤的最佳手段（图 14-8）。③颅骨 X 线平片。④脑血管造影。

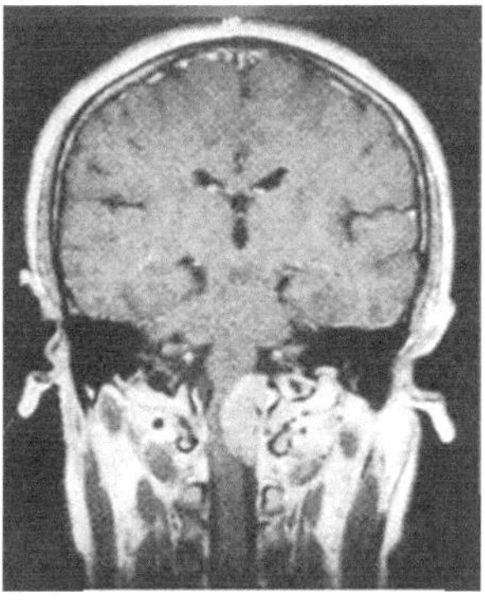

图 14-8　枕骨大孔脑膜瘤 MRI 图像

【治疗】

枕骨大孔区脑膜瘤一经确诊应考虑手术治疗，根据肿瘤的位置而异，可采取不同手术入路。

（1）肿瘤位于枕骨大孔后或侧方者，可采用颅后窝正中开颅。若手术未能全切除肿瘤，患者又同时合并脑积水，可行脑室腹腔分流术。

（2）肿瘤位于枕骨大孔前方时，目前国内外均采用经口腔入路。此入路术后易合并脑脊液漏，故切除肿瘤后应严密修补硬脑膜。

【主要护理问题】

1. 清理呼吸道无效或低效 与咳嗽反射减弱或消失有关。

2. 疼痛 与手术创伤有关。

3. 潜在并发症： 癫痫、脑脊液漏、肺部感染等。

4. 自理缺陷 与疾病引起的头痛、呕吐、肢体运动障碍有关。

5. 营养失调：低于机体需要量 与术中机体消耗及术后禁食有关。

6. 有皮肤完整性受损的危险 与术后卧床有关。

7. 恐惧 与疾病引起的不适及担心预后有关。

8. 有受伤的危险 与患者行走无力、吞咽困难等有关。

9. 知识缺乏： 缺乏疾病相关知识。

【护理目标】

（1）患者气道能够保持通畅。

（2）患者疼痛得到缓解或能够掌握缓解疼痛的方法。

（3）患者未发生癫痫、脑脊液漏、感染等相关并发症，或并发症发生后能得到及时治疗与处理。

（4）患者住院期间自理需求得到满足。

（5）患者营养摄入能够满足机体需要量。

（6）患者皮肤能够保持完整。

（7）患者情绪稳定，舒适感增加，配合治疗及护理。

（8）患者能掌握相关疾病知识及相关注意事项。

（9）患者住院期间未发生意外。

【护理措施】

1. 术前护理

（1）心理护理：向患者做好解释和宣教工作，消除患者恐惧心理，建立信心配合医护人员共同达到治好疾病的目标。告知术前禁饮禁食及备皮的时间，使患者有所准备。

（2）对术前有头痛、头晕及反复呕吐、头颈强直、强迫体位的患者应及时发现并通知医生处理。有的患者表现为行走不稳或一侧肢体麻木、无力；有的患者表现为吞咽困难、呼吸困难等，术前的安全护理很重要。告知家属至少留一名家属 24 小时陪伴患者，患者下床活动时注意防止摔倒，吞咽困难者尽量留置胃管行鼻饲饮食，呼吸困难者及早行气管切开，密切观察由肿瘤压迫所致的颅内高压症状及不适，及时处置，以防脑疝的发生。

（3）术前检查：生化检查、头颅 X 线平片、头颅 CT、MRI 成像及血管造影等。

（4）术前准备

1）遵医嘱合血，以备术中用血。

2）遵医嘱行抗生素皮试，以备术中、术后用药，向清醒患者及家属行术前健康宣教。

3）与医生共同完善术前双核表内容，再次确认与手术相关资料及文书是否齐全，如有缺项，及时整改。

4）术前 2 日洗头膏洗头后氯己定消毒手术部位，检查术区皮肤情况、剪指甲、术晨更换清洁病员服，在手术室用医用专用备皮器推除手术切口周围 3cm 毛发。

5）遵医嘱带入术中用药。

6）测生命体征，如有异常或患者发生其他情况，及时与医生联系。

7）遵医嘱予术前用药。

8）准备好病历、CT、MRI 片等以便带入手术室。

9）与手术室人员进行患者姓名、床号、药物等核对后，再次确认患者腕带佩戴正确，手术部位标记正确，填写并打印术前评估交接单，送患者入手术室。

2. 术后护理

（1）体位：术后采取平卧位，头偏向健侧，全麻清醒后生命体征平稳者可抬高床头 15° ～ 30°，利于颅内静脉回流，减轻脑水肿，预防颅内出血。头部的高度不能很快降低而要逐渐放低，翻身时注意头、颈、胸的轴线，防止颈部过度扭转，屈曲或过伸，以免出现呼吸困难或突然停止。

（2）引流管的护理：应密切观察伤口敷料情况，如有大量血性渗出，同时伴有血压下降需警惕有颅内出血，或切口活动性出血，及时更换敷料，以便于观察和诊断，减少感染机会。观察引流管是否通畅，固定妥善，避免引流管弯曲、打折、脱落。观察引流液颜色、性状及量，根据引流的情况及时遵医嘱调整引流管的高度，如有大量鲜红色引流液流出应警惕颅内出血。

（3）饮食：术后由于后组脑神经障碍，吞咽、咳嗽反射可消失，易引起呛咳，误吸。手术清醒 6 小时后应先喂少量温开水，如患者无呛咳、吞咽困难，即可让患者经口进食。如患者有上述症状则应行鼻饲饮食。鼻饲置管期间注意管腔清洁，食物无污染。饮食由稀到稠，量由少到多，少量多餐，营养均衡。

（4）口腔及皮肤护理：根据患者口腔清洁情况每日做口腔护理 2 ～ 3 次，保持床单清洁及平整，每日用温水擦浴 2 次，保持皮肤清洁。根据病情每 1 ～ 2 小时翻身 1 次。术后常规行压疮风险评估，如患者消瘦或某处极易出现压疮，缩短翻身的间隔时间。严格交接班，避免压疮发生。

（5）保持肢体于功能位，防止肢体挛缩畸形和足下垂，并注意加强恢复期功能锻炼。

（6）讲解疾病相关知识，教会患者观察自身病情变化，学会紧急处理，消除患者担心预后不佳顾虑，早日回归社会生活。

（7）预防并发症，见表 14-27。

表 14-27　枕骨大孔脑膜瘤并发症的预防及护理

常见并发症	处理
中枢性高热	高颈髓手术常会出现中枢性高热，一旦出现，应及时采取有效的降温措施，如去除被盖、冰块置于腋下、腹股沟及腘窝等大血管流经处行物理降温，应用冰枕、冰毯等，或用酒精擦浴。一般不予冬眠药物降温，减少对呼吸的影响
呼吸障碍	由于枕骨大孔区是延髓和上段颈髓的重要解剖部位，肿瘤位于延髓和颈髓交界处，接近于脑干，与脑干粘连，在手术过程中可有不同程度的损伤，出现脑干反应。枕骨大孔区患者呼吸特征性表现为呼吸减慢、不规则，继之停止；或先浅促，转为不规则而后停止。应注意呼吸频率和幅度变化，注意观察患者口唇及甲床颜色，给予间断吸氧，提高血氧饱和度，减少脑干损伤程度。出现上述特征表现时，应立即气管插管，人工呼吸或呼吸机辅助呼吸
脑脊液耳鼻漏	指导患者取患侧卧位，维持特定的体位至停止漏液，告知不可自行堵住漏出口
	在患者枕上垫以无菌巾并及时更换，定时以盐水擦洗外耳道分泌物，酒精消毒，防止逆行感染
	在外耳道口放置无菌干棉球，待棉球被脑脊液浸湿后及时更换并记录，24 小时计数估计漏出量，指导患者不可用力咳嗽、打喷嚏及排便
	有鼻漏者禁止鼻饲、鼻内滴药及鼻腔吸痰

续表

常见并发症	处理
肺部感染	因术后脑神经麻痹和损伤导致吞咽及咳嗽反射减弱，肺部分泌物不易咳出 应保持呼吸道通畅，协助翻身拍背利于排痰，加强有效的吸痰可减少肺部感染、脑组织缺氧及脑水肿，必要时应行气管切开，加强吸痰

【健康教育】

（1）针对患者心理、精神状态，指导患者学会自我调节、自我控制，保持良好心态。

（2）帮助患者制订功能恢复训练计划，使患者按照计划逐步恢复身体各部位正常功能。

（3）指导患者按医嘱正确服药。

（4）帮助患者安排活动计划，不宜过劳、参加重体力劳动，起居规律。

【出院指导】

（1）向患者说明病情或肢体功能完全恢复尚需一定时间，嘱患者继续卧硬板床，早戴颈套，颈部勿用力过猛和减少颈部转动，防止颈部外伤和承受压力。

（2）多饮水，多食蔬菜和水果。

（3）继续加强瘫痪肢体功能锻炼。教会其家属帮助患者做肢体主动或被动运动和肌肉按摩。

（4）告知患者按时复查。

【特别关注】

（1）术后呼吸频率、幅度等变化。

（2）中枢性高热。

【前沿进展】

脑肿瘤基础研究进展

目前脑部肿瘤的治疗以基础研究较多，主要有以下几个方向：

（1）应用自杀基因或反义基因治疗；

（2）免疫增强基因治疗和淋巴因子基因治疗；

（3）应用反义寡核苷酸治疗。

其中自杀基因（如 *HSV tk* 基因）治疗胶质瘤取得了一定进展，国内已将肿瘤的基因治疗作为 863 国家高技术发展规划中的课题。人们在研究中也发现了许多亟待克服的问题，如载体导入的靶向、效能、可控性等。

【知识拓展】

射 波 刀

射波刀，又称“立体定位射波手术平台”，或“网络刀”或“电脑刀”，是全球最新型的全身立体定位放射外科治疗设备。它可治疗全身各部位的肿瘤，只需 3 ～ 5 次的照射，即可杀死肿瘤组织，是唯一综合“无伤口、无痛苦、无流血、无麻醉、恢复期短”等优势的全身放射手术形式，患者术后即可回家。

多年来，Accuray 不断利用创新的技术和更快速的计算机系统来改进射波刀，为放射外科手术提供最佳的设备。2005 年 11 月，Accuray 推出了第四代射波刀，该系统较历代射波刀更快速和灵活，令颅外肿瘤放射外科手术更加便捷。据统计，截至 2006 年 9 月 30 日第三季度末，射波刀在美国已有超过 50% 的案例是应用在颅外肿瘤治疗，包括脊柱、肺、前列腺、肝脏及胰腺等部位的肿瘤。

Accuray 一直带领着放射外科手术系统的发展，其研发的射波刀机器人放射外科手术系统，已为全世界超过 90 000 名癌症患者提供卓越的治疗。随着第一代射波刀的诞生，Accuray 一直积极提升射波刀，以协助临床医生以最高精确度治疗患者身体任何部位的肿瘤。并有大量同行评议的论文支持射波刀机器人放射外科手术系统的临床应用。时至今天，Accuray 不仅致力于延续其在机器人放射外科界的领导地位，亦为癌症患者提供更高水平的设备以对抗癌症。

（方　丹　陈茂君　崔文耀）

参考文献

百度百科. 2010. 听神经瘤. [2015-04-20]. http://baike.baidu.com/view/81340.htm?fr=ala0_1_1

丁淑贞, 白雅君. 2008. 临床神经外科护理细节. 北京: 人民卫生出版社

丁玉兰, 金颖, 段杰. 2008. 实用神经外科护理及技术. 北京: 科学出版社

段杰, 王庆珍, 金颖. 2001. 神经外科护理. 北京: 科学技术文献出版社

段杰, 王庆珍. 2001. 神经外科护理学. 北京: 科学技术文献出版社

高会宁, 孔孟琼, 路艳英, 等. 2000. 枕骨大孔区脑膜瘤术后护理体会. 哈尔滨医药, 20(3): 87, 88

郭翠翠, 夏寅. 2009. 听觉脑干植入进展. 临床耳鼻喉头颅外科杂志, 23(13): 620～622

好搜百科. 2014. 第四脑室孔闭塞综合证. [2015-03-20]. http://baike.haosou.com/doc/5981891-6194856.html

胡新华, 张岩松, 刘翔, 等. 2006. 荧光导航辅助下切除功能区恶性胶质瘤. 中国微侵袭神经外科杂志, 11(8): 343, 344

胡泽勇, 夏廷毅, 周文静, 等. 2005. 伽玛刀剂量分割治疗胶质瘤

的初步研究. 空军总医院学报, 21(1): 7～9
李韬. 2005. 颈静脉球瘤围手术期护理5例. 中国实用护理杂志, 21(11): 35, 36
李彤, 林霓阳. 2010. 新生儿脑干听觉诱发电位的应用及其研究进展. 35(1): 103～105
刘洛同, 黄昌仁, 陈礼刚. 2009. 神经内镜的应用现状及展望. 泸州医学院学报, 32(6): 676～678
刘琰, 张莉. 2007. 后颅窝占位开颅术后小脑缄默症患者的护理. 护理研究, 21(12): 3245, 3246
马廉亭. 1999. 微侵袭神经外科学. 北京: 人民军医出版社
王小梅. 2001. 16例岩尖斜坡区脑膜瘤术后并发症的观察与护理. 现代护理, 7(3): 23
王忠诚, 张亚卓. 2006. 现代神经外科进展. 健康大视野: 医术人生, 3: 39, 40
王忠诚. 1998. 神经外科学. 武汉: 湖北科学技术出版社
吴承远, 刘玉刚. 2007. 临床神经外科学. 北京: 人民卫生出版社
苑洪玉. 2008. 脑干肿瘤的外科治疗术后的观察与护理. 首席医学网. [2015-04-20]. http://www.9med.net/seminar
赵继宗. 2007. 神经外科学. 北京: 人民卫生出版社
赵继宗. 2004. 颅脑肿瘤外科学. 北京: 人民卫生出版社

第四篇 脑血管疾病护理

第十五章　颅内动脉瘤的护理

【概述】

颅内动脉瘤是由多种原因造成的脑动脉血管壁上的异常膨出，是发生蛛网膜下隙出血最常见的原因（图15-1）。颅内动脉瘤主要发生在颅底 Willis 环附近，多位于动脉的分叉部位。发生率最高者为前交通动脉瘤（25% ～ 28%），其次为后交通动脉瘤（25%），再次为大脑中动脉瘤（15% ～ 20%）。颅内动脉瘤主要见于成年人（30 ～ 60 岁），青年人较少。

动脉瘤破裂出血死亡率很高，初次出血死亡率为15%，再次出血死亡率为 40% ～ 65%，再次出血最常出现在 3 天之内。

【病因】

目前认为主要与以下因素有关：①感染因素；②先天性因素；③动脉硬化；④其他，如创伤、肿瘤、颅内合并动静脉畸形。

【病理】

组织学检查发现动脉瘤壁仅存一层内膜，缺乏中层平滑肌组织，弹性纤维断裂或消失。瘤壁内有炎性细胞浸润。动脉瘤为囊性，呈球形或浆果状，外观紫红色，瘤壁极薄，98% 的动脉瘤出血位于瘤顶。破裂的动脉瘤周围被血肿包裹，瘤顶破口处与周围组织粘连。

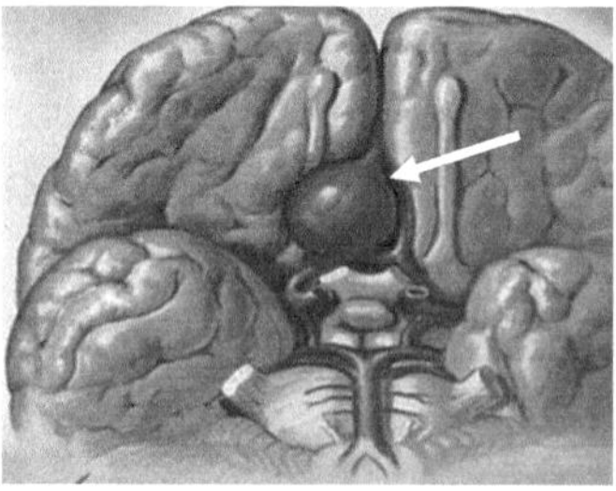

图 15-1　颅内动脉瘤

【诊断要点】

1. 临床表现

（1）颅内动脉瘤最常见的临床表现为蛛网膜下隙出血（SAH），表现为突发头痛、呕吐、意识障碍、癫痫样发作及脑膜刺激征。

（2）局灶体征：巨大动脉瘤常产生压迫症状，可出现偏瘫、动眼神经麻痹及梗阻性脑积水。

（3）脑缺血及脑血管痉挛：脑血管痉挛是颅内动脉瘤破裂后造成缺血性脑损伤的重要原因，患者可出现不同程度的神经功能障碍、偏瘫、失语、深浅感觉减退、失明、精神症状等。

（4）全身性症状：破裂出血后可出现一系列的全身性症状。

1）血压升高：起病后患者血压多突然升高，常为暂时性的，一般于数天到 3 周后恢复正常。

2）体温升高：多数患者不超过39℃，多在38℃左右，体温升高常发生在起病后24～96小时，一般于5天～2周内恢复正常。

3）脑心综合征：临床表现为发病后1～2天内，一过性高血压、意识障碍、呼吸困难、急性肺水肿、癫痫，严重者可出现急性心肌梗死（多在发病后第1周内发生）。意识障碍越重，出现心电图异常的概率越高。

4）胃肠出血：少数患者可出现上消化道出血征象，表现为呕吐咖啡样物或柏油样便。

2. 辅助检查

（1）CT：可明确有无SAH，确诊SAH首选。

（2）腰穿：可能诱发动脉瘤破裂出血，故不再作为确诊SAH的首选。

（3）MRI：见图15-2。对于大或巨大的动脉瘤，MRI可以进一步了解动脉瘤瘤腔的大小及与周围结构的关系。

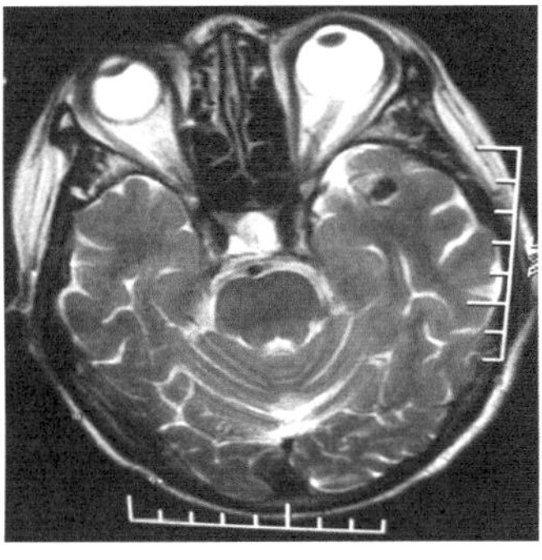

图15-2　MRI显示左侧颞叶动脉瘤

（4）CT血管造影（CTA）：随着影像技术的进步，高质量CTA已经逐渐取代传统的DSA，成为诊断颅内动脉瘤的首选（图 15-3）。如果 CTA 查出动脉瘤，该检查可以指导动脉瘤治疗方式的选择，如果 CTA 未能查出，建议行 DSA 检查。

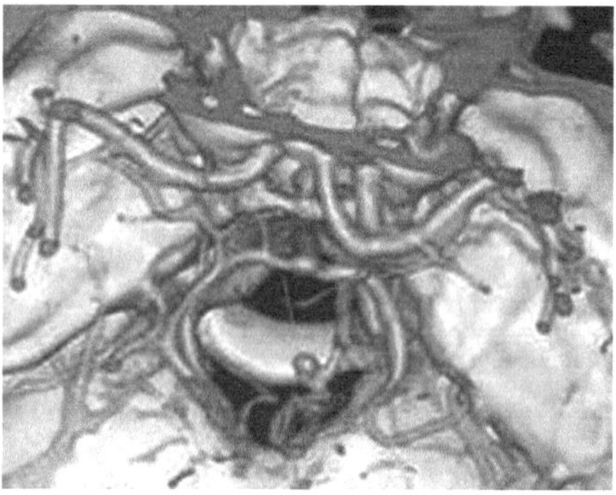

图 15-3 左小脑后下动脉瘤 CTA

（5）DSA：是确诊颅内动脉瘤的金标准，对判明动脉瘤的准确位置、形态、内径、数目、血管痉挛和确定手术方案都十分重要（图 15-4）。

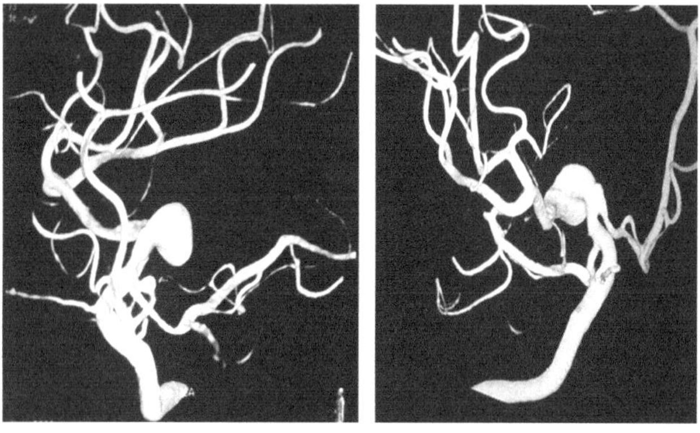

图 15-4 3D-DSA 显示右侧大脑中动脉 M1 段梭形动脉瘤

（6）其他：TCD、MRA 等。

3. 鉴别诊断

（1）星形细胞瘤：下丘脑或视交叉星形细胞瘤为鞍上占位，但形态不像动脉瘤规则，而且强化不如动脉瘤明显。

（2）垂体瘤：向鞍上生长，常呈葫芦状，动脉瘤可有类似表现。但动脉瘤一般无鞍底下陷，正常垂体结构亦保存。

（3）颅咽管瘤：以青少年多见。当为实质性肿块时，与动脉瘤可有类似改变，但其钙化多见，强化常不及动脉瘤明显。

【治疗】

1. 非手术治疗

（1）绝对卧床休息，抬高床头 30°。

（2）止血。

（3）降低颅内压。

（4）控制血压：预防和减少动脉瘤再次出血。

（5）控制及预防癫痫的发作。

（6）镇静镇痛。

（7）保持大便通畅。

（8）脑血管痉挛的防治：① 3H 治疗。扩容、升压、血液稀释。②钙离子拮抗剂。尼莫地平使用时，注意输注速度。③一氧化氮（NO）。它能拮抗内皮素 -1，而内皮素是脑血管痉挛和延迟性脑缺血的主要原因。④重组组织纤维蛋白酶原激活剂。

2. 手术治疗

（1）开颅夹闭术：开颅夹闭动脉瘤颈是最理想的方法，为首选（图 15-5）。

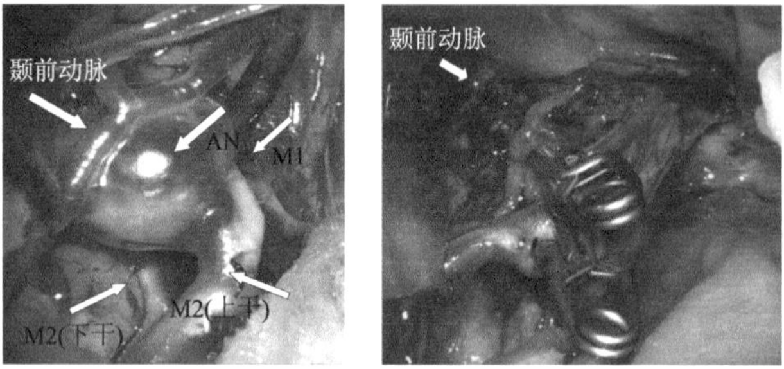

图 15-5 开颅夹闭动脉瘤

（2）血管内栓塞术（图 15-6）。

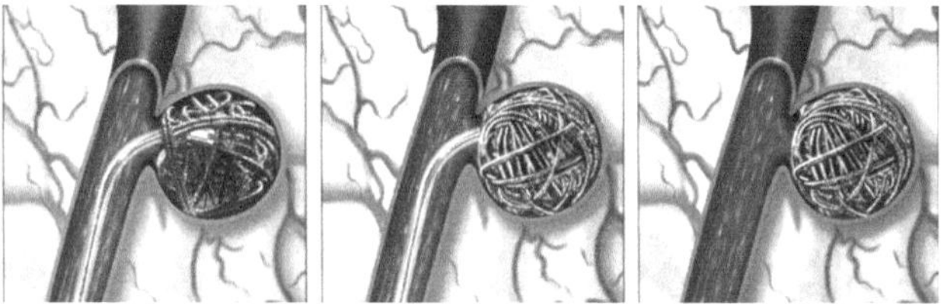

图 15-6 动脉瘤栓塞术

（3）孤立术（侧支循环充分时采用）等。

（4）杂交手术（针对颅内复杂动脉瘤）。

【主要护理问题】

1. 舒适的改变 与疼痛有关。

2. 焦虑 / 恐惧 与患者对疾病的恐惧、担心预后有关。

3. 知识缺乏： 缺乏疾病相关知识。

4. 潜在并发症： 颅内再出血、感染。

【护理目标】

（1）患者疼痛减轻，主诉不适感减轻或消失。

（2）患者焦虑/恐惧程度减轻，配合治疗及护理。

（3）患者及家属了解相关知识。

（4）术后未发生相关并发症，或并发症发生后能得到及时治疗与处理。

【术前护理措施】

1. 心理护理

（1）向患者或家属解释手术的必要性、手术方式、注意事项。

（2）鼓励患者表达自身感受。

（3）对个体情况进行有针对性的心理护理。

（4）鼓励患者家属和朋友给予患者关心和支持。

2. 营养

（1）根据情况给予高蛋白、高维生素、低脂、清淡易消化食物。

（2）不能进食者遵医嘱静脉补充热量及管喂营养。

（3）针对患者的具体情况，如合并糖尿病、心功能不全、肾功能不全等，给予相应的饮食。

3. 胃肠道准备 术前8小时禁食禁饮。

4. 病情观察及护理

（1）观察并记录患者血压情况。

（2）观察患者意识、瞳孔、生命体征、尿量和肢体活动情况。

（3）昏迷患者注意观察皮肤状况并加强护理。

（4）绝对卧床休息，保持病室安静，减少探视，尽量减少不良的声、光刺激。

（5）避免各种不良刺激，如用力排便、咳嗽、情绪激动、烦躁等易引起再出血的诱因。

（6）保持大便通畅；保证充分的睡眠和休息；保持情绪稳定。

（7）脑血管造影后的护理

1）严密观察股动脉伤口敷料情况。

2）拔管后按压局部伤口 4 ～ 6 小时，先用手压 2 小时，再用沙袋压 4 小时，压力要适度，以不影响下肢血液循环为宜，或者用动脉压迫器压迫穿刺点，压迫 2 小时后逆时针松解一圈，再压迫 6 小时后拔除压迫器。

3）注意观察双侧足背动脉搏动。

4）密切观察患侧足背皮肤温度及末梢血运情况。

5）嘱患者穿刺侧肢体伸直，24 小时制动，不可弯曲。

5. 术前常规准备

（1）术前行抗生素皮试，术晨遵医嘱带入术中用药。

（2）协助完善相关术前检查：心电图、B 超、出凝血试验等。

（3）术晨更换清洁病员服。

（4）术前 2 日洗发剂洗头后氯己定消毒手术部位，检查术区皮肤情况、剪指甲，在手术室用医用专用备皮器推除手术切口周围 3cm 毛发。

（5）术晨建立静脉通道。

（6）术晨与手术室人员进行患者、药物核对后，送入手术室。

（7）麻醉后置尿管。

【术后护理措施】

1. 神经外科术后护理常规（表 15-1）

表 15-1　神经外科术后护理常规

项目	内容
全麻术后护理常规	了解麻醉和手术方式、术中情况、切口和引流情况 持续低流量吸氧 持续心电监护 床挡保护防坠床 严密监测生命体征
伤口观察及护理	观察伤口有无渗血渗液，若有，应及时通知医生并更换敷料
各管道观察及护理	输液管保持通畅，留置针妥善固定，注意观察穿刺部位皮肤 尿管按照尿管护理常规进行，一般术后第 2 日可拔除尿管，拔管后注意观察患者自行排尿情况 创腔、硬膜外、硬膜下、皮下、脑室、腰穿持续引流等引流管参照引流管护理相关要求
疼痛护理	评估患者疼痛情况：伤口、颅内高压 遵医嘱给予镇痛药物或降压药物 提供安静舒适的环境
基础护理	做好口腔护理、尿管护理、定时翻身、雾化、患者清洁等工作

2. 神经外科引流管护理（表 15-2）

表 15-2　神经外科引流管护理内容

项目	内容
保持通畅	勿折叠、扭曲、压迫管道
妥善固定	颅内引流管与外接引流瓶或引流袋接头应连接牢固，外用纱布包裹，胶布分别将纱布两端与引流管固定，避免纱布滑落 躁动患者在征得家属同意后适当约束四肢 告知患者及家属引流管的重要性，切勿自行拔出 根据引流管的种类和安置目的调整放置高度 引流管不慎脱出，应检查引流管头端是否完整拔出，并立即通知主管医生处理

续表

项目	内容
观察并记录	严密观察引流液性状、颜色、量 正常情况下手术后 1～2 天引流液为淡血性液，颜色逐渐变淡，若引流出大量新鲜血液或术后血性液逐渐加深，常提示有出血，应通知医生积极处理 引流量过少应考虑引流管阻塞的可能，采用自近端向远端轻轻挤压、旋转引流管方向、适当降低引流管高度等方法进行处理 采用以上方法处理后引流管仍未通畅时应严密观察患者意识或瞳孔变化，警惕颅内再出血的发生 观察患者伤口敷料情况
拔管	根据引流量的多少、引流液的颜色、颅内压、引流目的等考虑拔管时间

3. 饮食护理 术后清醒后 6 小时可进温开水及流质，第 2 天可进半流质饮食，以后逐渐过渡到普食；昏迷患者则于第 2 天安置保留胃管，给予管喂流质饮食。饮食以高蛋白、高维生素、低糖、清淡易消化为宜。

4. 体位与活动 患者清醒后抬高床头 30°，能改善颈静脉回流和降低 ICP，头部应处于中间位，避免转向两侧。患者术后活动应循序渐进，首先在床上坐，后在床边坐，再在陪护搀扶下下地活动，避免突然改变体位引起脑部供血不足致头晕或昏倒。

5. 健康宣教（表 15-3）

表 15-3 颅内动脉瘤患者的出院宣教

项目	内容
饮食	清淡易消化饮食
复查	3 个月后复查
功能锻炼	肢体瘫痪者，保持肢体功能位，由被动锻炼到主动锻炼 失语者，教患者锻炼发音，由简单的字到词组，再到简单的句子

续表

项目	内容
自我保健	保持稳定的情绪 保持大便通畅 保持良好的生活习惯：活动规律，睡眠充足，劳逸结合等
心理护理	根据患者不同的心理情况进行不同的心理护理

【并发症的处理及护理】

并发症的处理及护理见表 15-4。

表 15-4 并发症的处理及护理

常见并发症	临床表现	处理
术后颅内出血	患者意识障碍 双瞳不等大 引流液颜色逐渐加深 伤口敷料有新鲜血液渗出 神经功能废损加重	保守治疗：使用脱水药、止血药 保守治疗无效者应及时行再次手术
脑血管痉挛	意识障碍 神经功能废损加重	使用钙离子拮抗剂：如尼莫地平 3H 疗法：扩容、升压、血液稀释
颅内感染	术后 3 天体温持续性高热 腰穿脑脊液白细胞增加 脑膜刺激征阳性	行药敏试验 调整抗生素使用 行物理降温 持续腰穿引流脑脊液

【特别关注】

（1）出血的观察、急救与护理。

（2）癫痫发作的预防和处理。

【前沿进展】

CT 血管造影

CT 血管造影（CT angiography，CTA）是将 CT 增强技术与薄层、大范围、快速扫描技术相结合，通过合理的后处理，清晰显示全身各部位血管细节，具有无创和操作简便的特点，对于血管变异、血管疾病及显示病变和血管关系有重要价值。在医学上又叫非创伤性血管成像技术（简称 CT 血管造影即 CTA），血管造影是一种介入检测方法，显影剂被注入血管里，因为 X 线穿不透显影剂，血管造影正是利用这一特性，通过显影剂在 X 线下所显示影像来诊断血管病变的。普遍使用的血管造影剂为碘试剂，在少见的有使用碘试剂禁忌证的病例中，会使用二氧化碳作为造影剂。CTA 指静脉注射含碘造影剂后，经计算机对图像进行处理后，可以三维显示颅内血管系统，可以取代部分 DSA 检查。CTA 可清楚显示大脑动脉环（Willis 环），以及大脑前、中、后动脉及其主要分支，对闭塞性血管病变可提供重要的诊断依据。可以将缺血性脑血管病的诊断提早到发病后 2 小时。

随着介入放射学的发展，血管造影已经成为临床的一种重要的诊断方法，尤其在介入治疗中起着不可替代的作用。血管造影在头颈部及中枢神经系统疾病、心脏大血管疾病及肿瘤和外周血管疾病的诊断和治疗中都发挥着重要作用。

【知识拓展】

介 入 治 疗

介入治疗（interventional treatment），是介于外科、内科治疗之间的新兴治疗方法，包括血管内介入和非血管介入治疗。经过 30 多年的发展，现在已和外科、内科一道称为三大支柱性学科。简单地讲，介入治疗就是不开刀暴露病灶的情况下，在血管、皮肤上做直径几毫米的微小通道，或经人体原有的管道，在影像设备（血管造影机、透视机、CT 机、MR 仪、B 超机）的引导下对病灶局部进行治疗的创伤最小的治疗方法。简便、安全、有效、微创和并发症少。在一定程度上，介入治疗 = 不用开刀的手术。介入治疗相对于传统的外科手术，优点在于：①它无需开刀，术后恢复快，介入治疗采用微创治疗方式，仅在大腿根部处有一个 2 ～ 3mm 的穿刺创口。②损伤小、恢复快、效果好，对身体的干扰不大，在最大程度上保护正常器官。③对于治疗难度大的恶性肿瘤，介入治疗能尽量把药物局限在病变的部位，而减少对身体和其他器官的副作用。部分肿瘤在介入治疗后相当于外科切除。④介入治疗只需要局部麻醉，不良反应小，更加适合年老、体弱的患者。⑤手术成功率高，死亡率低，根据相关统计，介入治疗的成功率高达 90% 而死亡率几乎为零。正由于以上诸多优点，许多介入治疗方法成为某些疾病（例如，肝癌、肺癌、腰椎间盘突出症、动脉瘤、血管畸形、子宫肌瘤等）最主要的治疗方法之一，甚至取代或淘汰了原来的外科手术。

（樊朝凤　蒋　艳　段丽娟）

参 考 文 献

段杰, 王庆珍, 金颖. 2001. 神经外科护理. 北京: 科学技术文献出版社

高立达. 1993. 神经疾病临床剖析. 成都: 四川科学技术出版社

周良辅. 2001. 现代神经外科学. 上海: 复旦大学出版社

第十六章 颅内血管畸形的护理

颅内血管畸形是指由血管发育障碍引起的脑局部血管数量和结构异常，并对正常脑血流产生影响。分为动静脉畸形、海绵状血管瘤、毛细血管扩张及静脉畸形。其中脑动静脉畸形占 90% 以上。

第一节 脑动静脉畸形

【概述】

脑动静脉畸形（arteriovenous malformation，AVM），亦称脑血管瘤，是脑血管畸形中最为常见的一种，是先天性发育异常，其动脉与静脉之间没有毛细血管网，动脉血管与静脉血管直接沟通，形成本质为动静脉短路的血管团块（图 16-1）。

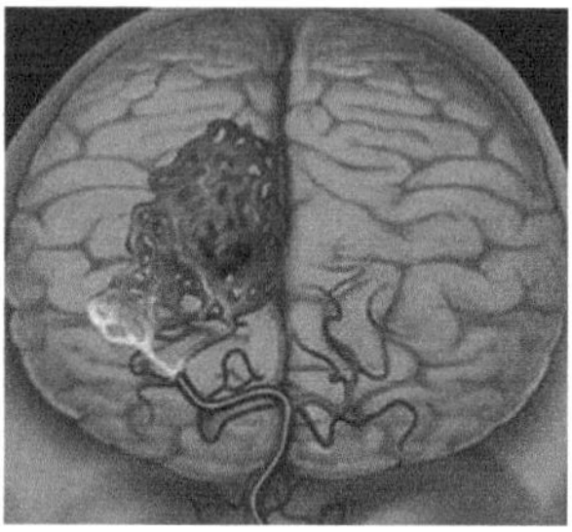

图 16-1 脑动静脉畸形

【病因】

脑动静脉畸形是一种先天性疾病，是胚胎第 4 ～ 8 周胚胎发育过程中脑血管发生异常分化而形成。

【病理】

脑动静脉畸形大小不等，小的呈粟粒状，直径仅几毫米，大的直径可至10cm。因为动脉血没有经过毛细血管床而直接进入静脉，因而引流静脉通常较粗大，同时颜色偏红，压力较高。由于高流量、低阻力，AVM分流“盗”走周围组织的血供，病灶周围可见明显神经胶质增生。

【诊断要点】

1. 临床表现　可见于任何年龄，约72%的患者在40岁以前发病，男性多于女性。其临床表现与部位、大小、是否破裂有关。

（1）出血：一般多发生于青年人。患者剧烈头痛、呕吐。严重者出现意识障碍，脑膜刺激征阳性。深部的脑血管瘤出血可有压迫症状，出现偏瘫、言语障碍、痴呆等。

（2）癫痫：为脑血管畸形的常见症状，占40%～50%，可为单纯部分性发作，也可为全面性发作。患者可有发作性局部肢体的抽动、发作性肢体麻木或发作性视觉障碍，额顶叶的脑血管畸形患者中86%有癫痫发作。可作为首发症状，也可发生于出血或伴有脑积水时。

（3）头痛：半数以上患者有长期头痛史。疼痛性质类似偏头痛，疼痛部位多位于病变处。如果头痛伴视盘水肿，要考虑颅内压增高，亦为本病的常见症状，约占26%，这是因为动静脉畸形有一定的扩张能力，引起脑脊液流通阻塞。出血时头痛较平时剧烈，多伴呕吐。

（4）进行性神经障碍：病变对侧的偏瘫多见，也可有偏身感觉障碍。痴呆多见于较大的动静脉畸形，这是由脑发育障碍及脑部弥漫性缺血所致。

（5）颅内杂音：10%～15% 的患者会出现颅内杂音。如果病变较大并且位于脑表浅部位，可在病变处听到杂音。

2. 辅助检查

（1）DSA：对诊断有重要价值，可清晰显示异常的血管团，可显示供血动脉及引流静脉（图 16-2）。但并非所有的 AVM 在血管造影上都可以显影，隐匿性血管畸形 DSA 为阴性。

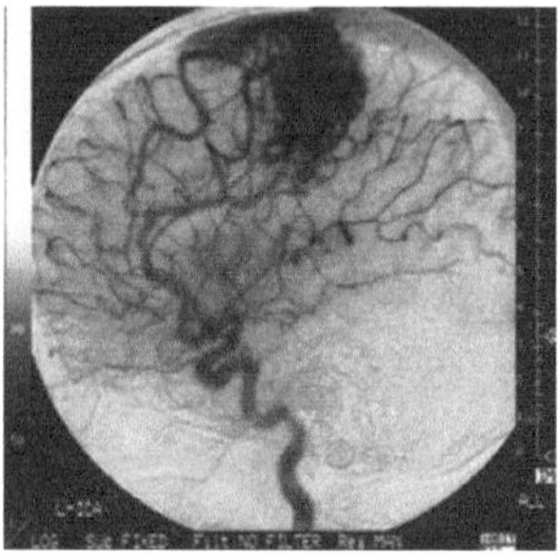

图 16-2　脑血管造影显示动静脉畸形

（2）头颅 CT：显示多数有脑内及脑室内出血，或蛛网膜下隙出血。

（3）头颅 MRI：显示蜂窝状或葡萄状血管流空低信号影。

（4）经颅多普勒超声：供血动脉的血流速度加快。

【治疗】

治疗目的是完全闭塞异常的动静脉连接和恢复正常的脑血流，防止和杜绝病灶破裂出血，减轻或纠正“脑盗血”现象，改善脑组织的血供，缓解神经功能障碍，减少癫痫的发作，提高患者的生活质量。

1. 手术　是最根本的治疗方法。手术基本原则是在保护正常脑组织和血管的前提下，尽可能完整切除脑AVM血管团。常见手术方式有两种：①动静脉畸形切除术；②供血动脉结扎术。目前动静脉畸形血管切除术仍是最可靠的治疗方法。

2. 介入治疗　对血流丰富体积较大者可行血管内栓塞术。Onyx液态栓塞剂的出现使单独应用血管内介入栓塞治愈脑动静脉畸形的可能性及比率增加。现在常用人工栓塞作为切除术前的辅助手段。

3. 放射治疗　其主要适用于：

（1）病灶直径＜3cm或体积＜10ml。

（2）病灶位于脑深部或功能区。

（3）手术切除术后或血管内栓塞治疗后病灶残余。

（4）全身情况不能耐受开颅手术者，也用于手术后残留病灶的补充治疗。

4. 综合治疗　对于大型、高级别、位于功能区及结构复杂的脑AVM，综合治疗可结合各种治疗方案的优点，避开单一治疗方案的缺点，扩展了可治疗病例的范围，明显提高治愈率，降低致残率和病死率。

【主要护理问题】

1. 舒适的改变　与头痛有关。

2. 有受伤的危险　与癫痫发作有关。

3. 潜在并发症： 颅内出血、颅内压增高、意识障碍、脑疝、癫痫发作、术后血肿。

【护理目标】

（1）患者头痛及伴随症状能缓解或去除。

（2）癫痫发作时能做好安全防护，避免受伤。

（3）预防并发症，以及并发症发生时能及时发现和处理。

【护理措施】

1. 常见症状护理 见表 16-1。

表 16-1 常见症状护理

症状	护理
癫痫	（1）保持良好的环境：安静，光线柔和，适宜的温度和湿度 （2）保持呼吸道通畅：立即松解衣领、裤带，取下义齿。取头低侧卧或平卧头侧位，必要时置口咽通气道或气管插管 / 切开 （3）病情观察：应注意观察发作类型，记录发作时间与频率，以及患者发作停止后意识的恢复、有无头痛乏力行为异常等 （4）作好安全防护：告知患者有前驱症状时立即平卧，发作时应注意防舌咬伤、防骨折、防关节脱臼、防坠床或跌伤 （5）遵医嘱予以抗癫痫药物的使用 （6）健康指导：指导患者建立良好的生活习惯，注意劳逸结合，保持睡眠充足，减少精神刺激，禁止从事危险工作，如高空作业或驾驶，忌游泳、蒸汽浴等。按时服药，禁止随意增减药物剂量或停药。避免诱因，如疲劳、饥饿、便秘、经期、饮酒等。定期复查
颅内压增高	（1）体位：抬高床头 15° ～ 30° （2）给氧：持续或间断给氧，使脑血管收缩，降低脑血流量 （3）维持正常体温：高热可使机体代谢率增高，加重脑缺氧 （4）防止颅内压骤然增高：避免情绪激动；保持呼吸道通畅；避免剧烈咳嗽和便秘；处理躁动
头痛	（1）头痛的观察：应观察患者头痛部位、性质、持续时间及发作频率，以及有无伴随症状。并做好详细的观察记录 （2）健康教育：指导患者写头痛日记，包括头痛时间、部位、诱因等，教育患者配合规范治疗的重要性，指导正确给药，讲解过量和经常使用某些药物可能产生的不良反应

2. 术前准备常规

（1）心理护理

1）解释手术的必要性、手术方式、注意事项。

2）了解患者的心理状态，鼓励患者表达自身感受。

3）根据患者心理状态进行针对性心理护理。

4）鼓励患者家属和朋友给予患者关心和支持。

（2）营养及胃肠道准备

1）鼓励患者进食高蛋白、高热量、高维生素、易消化食物。

2）不能进食者遵医嘱静脉补充热量及其他营养。

3）术前 8 小时禁食禁饮。

（3）病情观察及护理：观察并记录患者生命体征、神志、瞳孔、肌力、肌张力等情况，以及患者有无癫痫发作，发作类型等。

（4）术前常规准备

1）术前行抗生素皮试，术晨遵医嘱带入术中用药。

2）协助完善相关术前检查：心电图、CT、MRI、DSA、出凝血试验等。

3）术前医护共同核查术前准备是否完善并书面记录，如有遗漏及时通知医生整改。

4）术晨更换清洁病员服。

5）备皮：术前 2 日用洗发剂洗头待干后，用氯己定揉搓头皮 5 分钟，手术当日入手术室后，根据手术标记推剪去手术部位头发。

6）术晨建立静脉通道。

7）术晨与手术室人员进行患者、药物核对后，送入手术室。

8）麻醉后置尿管。

3. 术后护理措施 见表16-2。

表16-2 神经外科术后护理常规

项目	内容
全麻术后护理常规	了解麻醉和手术方式、术中情况、切口和引流情况 持续低流量吸氧 持续心电监护 床挡保护防坠床 严密监测生命体征
伤口观察及护理	观察伤口有无渗血渗液，若有，应及时通知医生并更换敷料
各管道观察及护理	输液管保持通畅，留置针妥善固定，注意观察穿刺部位皮肤 尿管按照尿管护理常规进行，一般术后第1日可拔除尿管。拔管后注意关注患者自行排尿情况 保持引流管通畅，观察引流量及颜色、性状
疼痛护理	评估患者疼痛情况 遵医嘱给予镇痛药物 提供安静舒适的环境
基础护理	做好口腔护理、尿管护理、定时翻身、雾化、患者清洁等工作

4. 介入手术护理 见表16-3。

表16-3 介入手术前、后护理

项目	内容
术前护理	评估患者心理状态，做好心理护理及术前健康宣教 术前禁饮禁食8小时 术区备皮（腹股沟及会阴部） 术前1～2天要让患者练习在床上大小便，防止患者因为术后不习惯在床上解小便而导致充盈性尿失禁 术晨建立静脉通道时最好能选择左侧上肢，以免影响医生术中操作 术前应记录患者肌力和足背动脉搏动情况，作为术后观察对照，便于及早判断是否有并发症发生

续表

项目	内容
术后护理	术后观察：神志、瞳孔、生命体征、四肢活动度，以及穿刺点出血征象 术后患者需平卧 24 小时。穿刺肢体伸直，避免术肢屈曲，防止活动过早引起局部血肿。制动期间避免喝牛奶，以免引发腹胀 穿刺部位护理：术中全身肝素化会导致穿刺点和全身出血风险的增加，局部加压是防止穿刺部位出血最为简便有效的方法。可选择用术后 2 小时手指强压，术后 2 小时后用 2kg 盐袋 / 沙袋压迫 6 小时（压迫期间前 2 小时每 15 分钟扪足背动脉 1 次，压迫期间每 2 小时测血压，记录生命体征）或术后即用动脉压迫止血器压迫穿刺处，2 小时后逆时针旋转 360° 放松压迫器，继续压迫 6 小时后去除压迫器 注意观察穿刺肢体动脉搏动及色泽，询问患者有无下肢疼痛、麻木现象。若术侧足背动脉搏动较对侧明显减弱和（或）下肢疼痛明显，皮肤色泽发绀，提示有下肢栓塞可能。穿刺点加压包扎过度也可致动脉血运不良，应迅速松解加压包扎绷带 嘱清醒患者多饮水，昏迷患者适当加快输液速度，利于造影剂排出，观察小便量的变化 术后使用抗凝药物的患者应观察有无出血倾向：皮下出血点、牙龈出血、胃溃疡等，加强凝血机制及血生化的检测

【并发症的处理及护理】

并发症的处理及护理见表 16-4。

表 16-4　并发症的处理及护理

并发症	处理
脑血管痉挛	（1）尼莫地平的应用：术后通常会应用尼莫地平以防止脑血管痉挛。尼莫地平为乙醇溶媒，使用前首先询问患者有无过敏史。输注时应注意速度（常规微量泵泵入）并随时观察血压，防止出现低血压甚至休克。并应避光输注

续表

并发症	处理
脑血管痉挛	（2）密切警惕有无肢体瘫痪程度加重和出现新的瘫痪，注意患者有无头痛、呕吐、失语及癫痫等神经系统症状 （3）血压调控：血压变化可引起脑灌注流量改变，从而诱发脑血管痉挛，术后应根据患者情况调控血压于稳定、适中水平
再出血	（1）术后动态观察患者的意识、瞳孔、生命体征，观察有无新增神经功能缺损表现或原有神经症状的恶化 （2）应注意保护头部，防止外力作用引起出血 （3）头部引流管一般于术后 24 ～ 48 小时拔除，在此期间，应密切观察并记录引流液的颜色、性质及量。如引流液颜色由浅变深，提示有再出血的可能，需及时报告医生 （4）遵医嘱应用镇静剂和抗癫痫药物，防止患者躁动和癫痫发作 （5）采用护理干预手段，避免一切引起血压和颅内压增高的因素，如用力咳嗽、排便、情绪激动等
神经功能障碍：偏瘫	（1）术后严密观察患者肢体活动情况，及时汇报医生、及时处理 （2）做好晨晚间护理，保持床单元整洁 （3）防压疮、跌倒 / 坠床的发生 （4）保持肢体功能位 （5）病情稳定后根据肢体功能状况循序渐进性功能锻炼

【前沿进展】

脑动静脉畸形治疗进展

治疗脑动静脉畸形（AVM）的原则，主要是根据患者的自身特点和脑 AVM 的结构特点，以最有效和最安全为目标来确定治疗的方式。了解 AVM 的详细具体结构，对制订最有效的治疗方案是至关重要的。目前磁共振成像（MRI） 和三维数字减影血管造影（3D-DSA）常常被用于获取详细的术前血管造影分型，包括 AVM 的解剖、结构和是否与动脉瘤相关等。最近3D-DSA和MRI图像融合技术，即DSA-MRI融合，已经开始进入临床使用。这种目前最新的图像融合有望弥补3D-DSA和MRI图像各自的缺点并增加它们的优势。也就是说，它可以同时显示DSA提供的脉管结构和磁共振提供的软组织信息。DSA-MRI图像融合可以得到的额外信息包括：①AVM供血动脉、引流静脉或周围动脉的走行模式；②AVM内供血动脉、引流静脉和周围正常组织供血动脉、血肿和脑组织的空间关系。前者被认为可预测外科手术或血管内治疗难以预料的血管损伤所导致的功能损伤风险。后者可用于划分脑AVM的边界，以便放射外科治疗计划的制订。此外，DSA-MRI融合图像有助于神经外科医生术前了解外科解剖及外科手术计划的制订。神经外科医生也可以在阻断引流静脉前很容易地阻断供血动脉。对于外科术前治疗计划来说，DSA-MRI融合图像是非常有用的。AVM手术需要首先确定畸形，然后清除表面供血血管及通向瘤巢的结构，最后完全切除瘤巢结构。其术前评估的主要内容包括病灶血管的显示，动脉、静脉的区分，血管与瘤巢之间的关系及瘤巢与大脑表面的位置关系。大脑表面和表面血管的显示非常有助于对病灶的定位。同时神经外科医生还必须了解供应AVM的动脉是否同时供应周围脑组织。而DSA-MRI融合图像可以为神经外科医生提供所有需要的信息，故在今后逐渐将在临床治疗AVM上获得更多的应用。

【知识拓展】

颅内AVM栓塞简史

第一篇栓塞脑AVM的文章出现在1960年。一名左侧侧裂区大型AVM的患者接受了手术显露颈段颈动脉，4枚直径在2.5～4.2mm的甲基丙烯酸树脂球被送入血管栓塞病变。造影显示病变几乎全部被闭塞，正常血管充盈良好。在20世纪60年代，AVM栓塞几乎没有任何进步，很大一部分原因是缺乏可用的导管和栓塞剂。到了70年代，出现了血流导向的颗粒栓塞、球囊栓塞、经刺破的微球囊释放栓塞材料等技术的报道。

20世纪80年代，导管设计大大进步，可以选择插管AVM的供血动脉。一系列的栓塞材料在那个年代进入应用，包括丝线线段、聚乙烯乙醇（PVA）。isobutyl-2-cyanoacrylate在那时也开始应用，但动物实验提示有毒性和致癌性。该材料最终从市场上撤出，并引入了*N*-isobutyl-2-cyanoacrylate（NBCA）。

在20世纪90年代，NBCA和PVA是最常用于栓塞AVM的材料。与PVA（有再通倾向）相比，NBCA的主要优势在于不会再通，但是NBCA的黏性使得术者在注射时一定要小心以防止黏管。一项随机试验比较NBCA和PVA用于术前AVM栓塞，发现无差异，在血管巢闭塞率方面、供血动脉闭塞支数方面无差异。有趣的是虽然两组总的手术并发症率相似，但PVA组的切除后出血率显著高于NBCA组（17.8% VS 4.8%）。

最近使用的Onyx胶在1990年投入使用。虽然开始时认为Onyx是用于颅内动脉瘤的栓塞剂，在一项北美的动脉瘤栓塞材料的随机试验中，Onyx的结果不是那么令人满意，但是随后将之用于AVM的初步结果却令人鼓舞。在2005年，Onyx获得FDA的批准，用于AVM的术前栓塞。

第二节　硬脑膜动静脉畸形

【概述】

硬脑膜动静脉畸形（dural arteriovenous malformation，DAVM）是硬脑膜内的动静脉沟通或动静脉瘘，由硬脑膜动脉或颅内动脉的硬脑膜支供血，并回流至静脉窦或动脉化的脑膜静脉。占颅内血管畸形的5%～20%，约占颅内动静脉畸形的12%。以横窦乙状窦区最为常见。

【病因】

硬脑膜动静脉畸形的确切病因不清。

（1）获得性：常见诱因有头外伤、医源性颅脑手术创伤、体内激素水平的改变和临床可致高凝状态的疾病，如怀孕、感染和口服避孕药等。

（2）先天性：少数患者年幼起病，同时伴有包括血管肌纤维发育不良等其他复杂的先天畸形。

（3）原发性：部分患者病因不明，多为45岁以上的中老年妇女。一般认为可能与以前发生的静脉窦炎及静脉窦血栓有关。

【病理】

本病的自然病程变化较大，难以预测。硬脑膜动静脉畸形一类是自皮质向静脉窦引流，称为顺流；一类是因静脉窦高压，血流由静脉窦逆流至皮质，称为逆流，可致局部静脉压增高，皮质静脉反流而引起静脉迂曲或囊性扩张。另外，颅内动静脉交通开放可引起盗血症状及静脉阻塞症状。

【诊断要点】

1. 临床表现 主要取决于引流静脉的部位、大小，而与供血动脉的来源无关，绝大部分 DAVM 没有症状或仅有颅内杂音，头痛常是患者的主诉。

（1）搏动性耳鸣及颅内血管杂音：约 70% 患者有搏动性颅内血管杂音，杂音可在病变部位，也可遍及整个头部，多数 DAVM 伴有动静脉瘘，瘘口的存在是颅内杂音的基础，杂音高低取决于瘘口的情况，若血流量大，瘘口小，则可闻及高调杂音，反之，杂音较小或无杂音。

（2）头痛：约 50% 患者出现头痛，可在病变局部，也可遍及整个头部，可呈持续性、搏动性剧烈头痛，活动、体位变化或血压高时加重。海绵窦后下方的 DAVM 可引起三叉神经痛。

（3）颅内压增高：各种因素引起静脉窦阻塞，静脉回流受阻，甚至逆流至软脑膜静脉，影响脑脊液吸收，引起颅内压增高。患者会出现头痛、呕吐和视盘水肿等高颅压症。

（4）颅内出血：约有 20% 的患者在病程中出现颅内出血，可表现为蛛网膜下隙出血，硬膜下出血或血肿，脑内出血或血肿。

（5）脑盗血症状：大量动脉血直接回流静脉窦，脑组织血供减少，造成脑缺血。主要有癫痫和局灶性神经功能障碍症状。和 AVM 引起的盗血症状相似。

（6）其他症状：不同部位的 DAVM，静脉回流不同，出现相应定位症状。如海绵窦内 DAVM 由于静脉高压，眼静脉回流减少，出现复视及视力减退、突眼、结膜充血水肿等症状。

2. 辅助检查

（1）脑血管造影：是目前确诊和研究本病唯一可靠手段，是 DAVM 诊断和分型的最重要手段，可以清楚地显示畸形血管自动脉期至静脉期各阶段表现，对治疗方案的设计具有决定作用。

（2）磁共振动脉造影 / 静脉造影（MRA/MRV）：能无创显示硬膜动静脉的解剖结构。但分辨率较差，目前仅作为筛选和随访 DAVM 的手段之一。

（3）CT 扫描：有助于发现病变和颅内出血。

（4）磁共振成像（MRI）：可作为 DAVM 筛选和鉴别诊断的手段。DAVM 显示畸形血管团紧邻硬膜窦，并有“流空现象”，但对治疗方法的选择和预后判断帮助不大。

【治疗】

应根据患者过去的临床表现、目前的临床状况和血管造影表现，选择和制订治疗方案。

1. 内科治疗　对于发病早期，症状较轻，畸形血管团较小的患者，可保守观察一段时间，也可使用颈动脉压迫法。

2. 外科手术治疗　外科治疗仍是目前治疗 DAVM 的最有效的方法。手术适应证为以下几点。

（1）合并颅内血肿，有占位效应。

（2）引流静脉呈静脉瘤样扩张，有破裂可能。适用于有皮质引流静脉或近期内出现进行性神经功能障碍的病变。由于手术操作难度较大，术中止血较困难，据统计横窦乙状窦区 DAVM 的手术死亡率和严重病残率约为 15%，因此术前要进行详尽的血管造影检查和周到的术前准备。

3. 血管内介入治疗　随着介入放射血管内治疗的不断发展，血管内栓塞治疗 DAVM 逐渐成为主要的治疗途径，包括：

（1）经动脉血管内栓塞治疗。

（2）经静脉血管内栓塞治疗。

4. 放射治疗 DAVM的畸形血管团一般较小，放射治疗可取得一定效果，且不良反应小，总剂量为30～50Gy。

【主要护理问题】

1. 舒适的改变 与头痛有关。

2. 有受伤的危险 与癫痫发作有关。

3. 潜在并发症： 颅内出血、颅内压增高、脑疝、癫痫发作、球结膜溃疡。

【护理目标】

（1）患者头痛及伴随症状能缓解或去除。

（2）癫痫发作时能做好安全防护，避免受伤。

（3）预防并发症，以及并发症发生时能及时发现和处理。

【护理措施】

1. 头痛的护理 多数患者存在头痛，且头痛与劳累、紧张、睡眠、血压等有关，嘱患者注意劳逸结合、生活规律，避免情绪激动，有高血压的患者应注意控制血压。头痛发作时应保持环境安静，观察头痛性质、部位、时间，必要时遵医嘱服用止痛药。

2. 眼部护理 部分患者因海绵窦内DAVM向眼静脉回反流，会出现突眼、结膜充血等症状，易导致眼球干燥，继发感染，而可能出现球结膜溃疡。可涂上抗生素眼膏或滴入甲基纤维素滴眼液，可用手协助患者眼睑闭合后以塑胶带封眼睑，或以生理盐水纱布覆盖眼睑。

3. 癫痫和颅内高压护理 详见本章第一节。

【前沿进展】

硬脑膜动静脉畸形病因进展

硬脑膜动静脉畸形的病因尚不十分明确， 部分学者认为是脑血管先天发育不良。近年有许多儿童或新生儿患硬脑膜动静脉畸形的报道。Aminoff 等曾报道 1 例新生儿因心衰，经脑血管造影证实为硬脑膜动静脉畸形，病变由左颈外动脉、左椎动脉供血，畸形以管引流至左横窦，分两期手术切除畸形血管，术后随访 4 年，患儿发育良好。Godersky 等报道 7 例生后 1 周～ 7 个月的心衰和脑积水患儿，有 2 例是颅后窝硬脑膜动静脉畸形。在成人患者中，许多学者认为头部外伤、静脉窦血栓、开颅手术创伤，可能是本病的诱因。Malik 等认为，正常情况下，靠近静脉窦的硬脑膜动脉与静脉之间存在着微小的血管交通，由于上述诱因发展成为硬脑膜动静脉畸形。在形成本病过程中，血流动力学作用和患者体内的激素水平等因素都起一定的作用。

【知识拓展】

硬脑膜动静脉畸形的病理组织学分类

硬脑膜动静脉畸形的引流静脉的引流方式大致可分为两类。一类是血流自皮质引向静脉窦。另一类是因静脉窦高压，血流由静脉逆流至皮质。出血来源于暴露在硬膜外的静脉。颅内硬脑膜动静脉畸形可分为两组。与海绵窦相沟通者称为前下组，血流供应来自硬脑膜动脉及眼动脉分支。如病变位于颅中窝，供应动脉可能来自脑膜中动脉、咽升动脉、脑膜垂体干前侧支。另一组硬脑膜动静脉畸形，其病变与乙状窦或横窦相通，称为后上组。供应动脉来自脑膜垂体干、椎动脉硬脑膜分支、枕动脉及咽升动脉。

第三节　海绵状血管瘤

【概述】

海绵状血管瘤（CA）是一种常见病，在普通人群中的发病率约为 0.5%，其是由众多薄壁血管组成的海绵状异常血管团，这些畸形血管紧密相贴，血管间没有或极少有正常脑实质组织。它们并非真性肿瘤，按组织学分类属于脑血管畸形。脑海绵状血管瘤多见于 20 ～ 50 岁青壮年，儿童少见。

【病因】

海绵状血管瘤的病因迄今不清楚，有下列学说：

1. 先天性学说　婴儿患者和家族史支持先天性来源的假说。

2. 后天性学说　认为常规放疗、病毒感染、外伤、手术、出血后血管性反应均可诱发海绵状血管瘤。

【病理】

病灶外观为紫红色，表面呈桑球状，剖面呈海绵状或蜂窝状。可发生在中枢神经系统的任何部位。典型的脑内海绵状血管瘤多被认为是起自脑内毛细血管水平的血管畸形，由丛状薄壁的血管窦样结构组成，管壁由菲薄的内皮细胞和成纤维细胞组成，缺乏弹力纤维和肌层，窦内血流慢，压力低，没有明显的供血动脉和引流静脉。国内报道病灶常位于硬脑膜外颅中窝底，占 70% ～ 80%，少部分位于脑内。国外报道脑内病灶最常见脑内病变常有自发性反复小量出血的倾向，瘤内有含铁血黄素沉积和钙化点，脑外病变常以占位效应为主。

【诊断要点】

1. 临床表现

（1）无症状：占总数的 11% ～ 44%。轻微头痛可能是唯一主诉，常因此主诉或体检做影像学检查而发现本病。

（2）癫痫：占 40% ～ 100%。见于大多数幕上脑内海绵状血管瘤，表现为各种形式的癫痫。其中约 40% 为难治性癫痫。一般多认为是由于病灶反复出血、栓塞和红细胞溶解造成周围脑实质内含铁血黄素沉积和胶质增生，正常脑组织受到机械性或化学性刺激形成癫痫灶。

（3）出血：一般发生在病灶周围脑组织内，较少进入蛛网膜下隙或脑室。女性患者，尤其是怀孕的女性海绵状血管瘤患者的出血率较高，位于大脑半球深部的更易出血，出血一般发生在病灶周围的脑组织内，较少进入到蛛网膜下隙或脑室内，出血量常较少。反复出血可引起病灶增大并加重局部神经功能障碍。

（4）局部神经功能缺失：占 15.4% ～ 46.6%。急性及进行性局部神经功能缺失常继发于病灶出血，症状取决于病灶部位与体积。可表现为静止性、进行性或混合性。大量出血引起严重急性神经功能症状加重较少见。

2. 辅助检查

（1）CT 扫描：诊断海绵状血管瘤的敏感度为 70% ～ 100%，但特异度小于 50%。

（2）MRI 扫描：MRI 检查是诊断海绵状血管瘤最敏感的方法。其与病理符合率达 80% ～ 100%。无水肿的高信号病灶伴其周围低信号环是海绵状血管瘤最常见、最典型的 MRI 表现（图 16-3）。CA 影像学表现与病灶反复少量出血，血栓形成、钙化、胶质增生等病理成分相关。

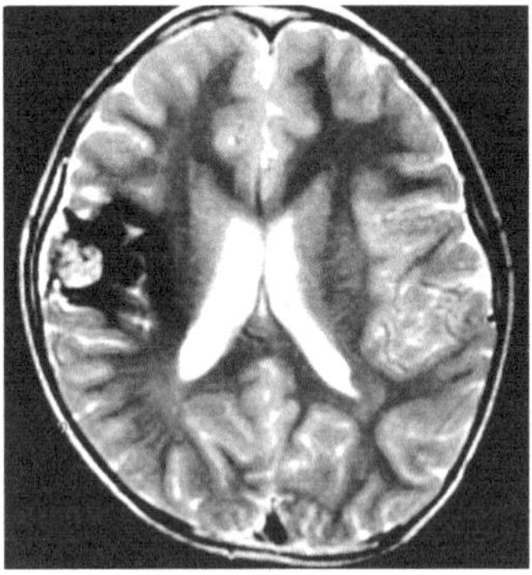

图 16-3　T_2 加权显示典型的海绵状血管瘤的 MRI 特征

（3）颅骨 X 线检查。

（4）正电子发射断层扫描（PET）。

【治疗】

1. 保守治疗　对无症状的或仅有轻微头痛的海绵状血管瘤可保守治疗，并定期随访。

2. 手术治疗　显微手术全切病变是治疗海绵状血管瘤的主要手段。有明显症状如神经功能缺失、显性出血（即使仅有 1 次）、难治性癫痫、病灶增大或有高颅压者均应手术治疗。

3. 放射治疗　治疗的目的是使病灶完全闭塞，防止再出血，控制癫痫和改善神经功能。目前尚无微创检查手段来证实术后血管闭塞的程度以评价疗效。

【主要护理问题】

1. 舒适的改变　与头痛有关。

2. 有受伤的危险　与癫痫发作有关。

3. 潜在并发症：颅内出血、脑积水、颅内压增高、脑疝、癫痫发作。

【护理目标】

（1）患者头痛及伴随症状能缓解或去除。

（2）癫痫发作时能做好安全防护，避免受伤。

（3）预防并发症，以及并发症发生时能及时发现和处理。

【护理措施】

护理措施详见本章第一节。

【前沿进展】

脑海绵状血管瘤致病机制的研究

脑海绵状血管瘤在临床上可分为两类：一类是以家族性常染色体不完全显性的方式遗传的，脑内常有多个病灶；另一类为散发性的，脑内以单个病灶为主。目前研究以前者为主，特别是对于来自拉美等高发人群中的患病家系（affected kindreds）。应用第二代遗传标记——微卫星标记（microsatellite marker）对家族性脑海绵状血管瘤进行连锁分析和短串联重复多态性方法研究拉美人群中的一个大的患病家系，Dubovsky 等 1995 年将致病基因定位到 7q11—q22。接着，Gunel 等也利用连锁分析，进一步将致病基因更精细地定位到 7q11.2—q21，随后这个小组在分析了大量的拉美患病家系之后发现这些人群拥有相同的突变，暗示他们可能是来自于一个共同的祖先，即“始祖效应”。对更多人群中的患病家系的研究显示仍存在着其他一些基因座与脑海绵状血管瘤的发病相关。

【知识拓展】

脑出血性海绵状血管瘤

颅内海绵状血管瘤临床表现多为癫痫、颅内出血及神经功能障碍等。但颅内出血性海绵状血管瘤的临床特征未见大宗病例报道，有学者认为几乎所有颅内海绵状血管瘤病灶均伴有亚临床型微出血，但有明显临床症状的出血则相对较少。根据 Maraire 等提出的颅内海绵状血管瘤出血的诊断标准：① MR 显示病灶出血征象；②腰穿为血性脑脊液；③术后病理提示新鲜或陈旧性出血；④有出血性卒中病史。MRI 是术前诊断颅内出血性海绵状血管瘤的较佳方法，如果患者以大出血为首发症状时，为排除动脉瘤及动静脉畸形进行 DSA 检查还是必要的。颅内海绵状血管瘤出血多为病灶反复多次少量出血，大出血少见，致命性大出血则罕见。颅内海绵状血管瘤的出血原因与患者的性别无关，但与病变所在的部位明确相关，脑内深部海绵状血管瘤更易出血，出血年龄常见于 10 ～ 50 岁，显微外科手术治疗效果佳。

（周小莉　曹　华　蒋　艳）

第四节　脑静脉畸形

【概述】

脑静脉畸形也称脑静脉瘤，是先天性正常局部脑引流静脉的异常扩张，其外形异常，但生理功能上为引流静脉。目前，“脑静脉畸形”及“脑静脉血管瘤”已统称为脑发育性静脉异常。该病多见于 30 ～ 40 岁成人，男性稍多于女性。其中，癫痫大发作是最常见的临床表现。静脉畸形可分为浅表型和深部型。浅表型指深部髓静脉区域通过浅表髓静脉引流入皮质静脉；深部型指皮质下区域引流入深部静脉系。

【病因】

多数认为脑静脉畸形源于正常胚胎发育障碍。有研究认为，该疾病是继发于妊娠期胎儿脑静脉栓塞的一种代偿性发育结构，也可能与人类第 9 对染色体短臂的基因突变有关，其确切病因还有待进一步研究。

【病理】

脑静脉畸形病变主要位于皮质下的白质，常可合并有 AVM、海绵状血管瘤或面部血管瘤。脑静脉畸形是由许多异常扩张的髓样静脉和由其汇集而成的一中央引流静脉干两部分组成，外形呈蜘蛛样。复杂的脑静脉畸形可以有多支引流静脉，同时向浅部及深部引流。

【诊断要点】

1. 临床表现　大多数患者临床上很少有症状或出血表现，症状的发生依其部位而定，脑静脉畸形发生的出血主要为脑内和脑室内出血。主要临床表现如下：

（1）癫痫。是最常见的临床表现，主要为癫痫大发作和局灶性癫痫。

（2）局限性神经功能障碍。表现为单侧肢体轻瘫，可伴有感觉障碍。

（3）头痛常为持续性、反复发作性头痛。

（4）颅内出血。一般认为脑静脉畸形出血率在 15% ～ 20%，幕下病灶特别是小脑病灶比幕上病灶更易于出血，患者突然剧烈头痛、呕吐，昏迷或出现偏瘫、语言障碍等。

2. 辅助检查

（1）脑血管造影：诊断脑静脉畸形的金标准，见图16-4。

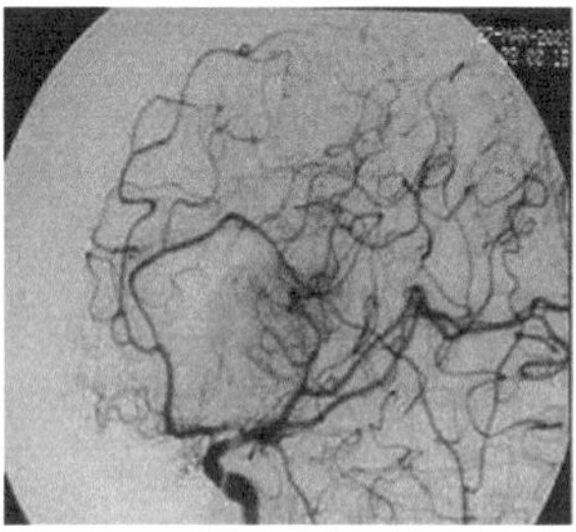

图 16-4　DSA 示脑静脉畸形

（2）CT 扫描：增强 CT 能提高脑静脉畸形检出率，但特异性较差。

（3）MRI 扫描：可以呈现出“海蛇头”的特异性表现，见图 16-5。

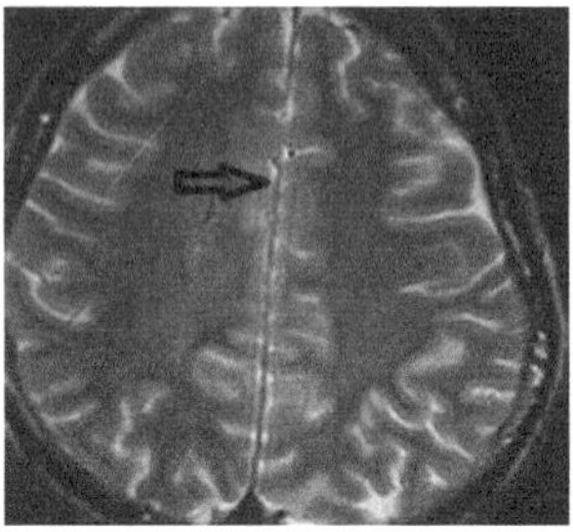

图 16-5　MRI 示脑静脉畸形

【治疗】

（1）对有癫痫的脑静脉畸形患者，给予抗癫痫治疗效果良好。

（2）一般的对症支持治疗。

（3）手术治疗：可采取血管内栓塞、外科手术阻断等措施。对有出血者，可做开颅血肿清除或脑室内血肿清除引流术，术后患者多能得到较好的恢复。

（4）放射治疗。

【主要护理问题】

1. 舒适的改变　与头痛有关。

2. 知识缺乏　与患者对病情不熟悉有关。

3. 有受伤的危险　与癫痫发作有关。

4. 有窒息的危险　与呕吐有关。

【护理目标】

（1）患者头痛及伴随症状能缓解或去除。

（2）患者对疾病有一定的了解，并配合治疗及护理。

（3）癫痫发作时能做好安全防护，避免受伤。

（4）癫痫发作时保持呼吸道通畅，避免误吸，防止脑缺氧。

【护理措施】

护理措施同本章第一节。

【并发症的处理及护理】

并发症的处理及护理见表 16-5。

表 16-5　并发症的处理及护理

常见并发症	临床表现	处理
颅内出血	是最严重的并发症，患者意识障碍、恶心、呕吐，肢体活动异常	严格控制血压，避免一切引起血压骤升因素，如发现异常及时通知医生，同时嘱患者绝对卧床 3 天

续表

常见并发症	临床表现	处理
脑血管痉挛	剧烈头痛，肢体麻木瘫痪等	术后遵医嘱用尼莫地平扩张血管，严格控制尼莫地平输液速度，掌握尼莫地平在使用中的注意事项及不良反应
穿刺部位皮下血肿	皮下渗血、青紫，疼痛	术后24小时内冷敷，24小时后热敷，指导患者咳嗽，排便时需用手紧压穿刺口，避免出血，必要时使用止血药、抗生素
脑梗死	意识障碍、偏瘫、失语、偏盲，感觉障碍	严密观察意识、瞳孔、生命体征，以及评定四肢肌力，如发现异常及时通知医生，并协助处理
脑血栓	足背动脉搏动消失，感觉迟钝，肢体皮温下降伴小腿剧烈疼痛，趾端发白	鼓励患者多饮水，血栓形成立即进行下肢动脉彩超或血管造影，必要时实施急诊溶栓术

【特别关注】

（1）观察头痛性质、部位、时间。

（2）出血的观察、急救与护理。

（3）癫痫发作的预防和处理。

（4）减少并发症的发生。

（5）发生呕吐时护理。

（6）出院患者的健康教育。

【前沿进展】

脑静脉畸形的影像学检查

当前的CT及MRI都能很好地诊断脑静脉畸形，有“海蛇头”为其典型的影像学表现。在CT平扫中，脑静脉畸形的中心静脉表现为等密度或稍高密度的线状或点状影，如有畸形静脉血栓形成，则为高密度表现。但CT平扫敏感性低，难以清楚显示较细的髓静脉，小脑的静脉畸形更因骨伪影的存在而不易显示。在增强CT中，脑静脉畸形的中心静脉表现为自白质的线状或曲线状的增强影，向皮质静脉或深部静脉或静脉窦引流，增强CT能提高脑静脉畸形的检出率，但特异性较差。在MR成像中，细小扩张的髓静脉呈网状、树枝状的长T_1、长T_2信号，穿越大脑半球的流空影（中心引流静脉）为脑静脉畸形的典型表现。应用增强剂后，由于脑静脉畸形的血流缓慢，可以呈现出“海蛇头”的典型表现。MR特有的磁敏感加权成像（susceptibility weighted imaging，SWI）技术对于慢速血流的敏感性、高空间分辨率及血氧水平依赖，使其成为筛查低流速血管畸形的优选方法。但对于脑静脉畸形伴少量出血，MR则不及CT。DSA很少用来诊断脑静脉畸形，但其被认为是诊断脑静脉畸形的金标准。脑静脉畸形典型的DSA表现为在静脉期早期或中期，呈“海蛇头”表现的穿髓静脉，向中心静脉引流，汇入浅表或深部的静脉。DSA在显示脑静脉畸形的血流动力学方面具有明显优势。

【知识拓展】

脑静脉畸形的流行性病学与病因学

脑静脉畸形在儿童及成人均可发生，其中男性多见。脑静脉畸形曾被认为是一种罕见的颅内血管畸形。随着对本病认识的深入，目前认为脑静脉畸形是脑内最常见的血管畸形。Ostertun等在4069例尸检中发现105例脑静脉畸形，发病率为25.8%，占所有血管畸形的63%。Garner等在对8200例颅脑MRI的回顾性研究中发现，脑静脉畸形占颅内血管畸形的 50%。脑静脉畸形的发生机制尚不清楚，目前多数学者认为脑静脉畸形是在胚胎时期动脉发育成熟后，髓静脉或其附支的形成过程中，由宫内血栓性事件或其他原因导致侧支引流静脉通道的开放而形成的一种先天性静脉发育异常。由于脑静脉畸形是在胚胎发育的不同时期出现，所以脑静脉畸形可能伴有其他发育异常，包括脑血管和脑实质的异常。Boukobza 等报道在 40 例头颈部血管畸形患者中共检出 8 例 18 个脑静脉畸形。Bisdorff 等报道在 33 例眼眶周围淋巴或淋巴静脉血管畸形中，70% 的患者有颅内血管畸形，其中脑静脉畸形占 61%。

（罗 针 曹 华 蒋 艳）

参 考 文 献

曹相军. 2005. 颅内出血性海绵状血管瘤的临床特征. 中风与神经疾病杂志, 12(22): 517～519

崔新, 辛绍伟, 孙秀娥. 1999. 介入治疗脑动静脉畸形的护理. 齐鲁护理杂志, 5(5): 115～117

丁菊凤. 2001. 手术治疗脑动静脉畸形的护理体会. 护士进修杂志, 1(16): 72, 73

段传志, 李铁林, 刘连红. 1998. 硬脑膜动静脉畸形. 中华微侵袭神经外科杂志, 9(3): 213～216

纪宝虎, 王玉炯. 2004. 脑海绵状血管瘤的研究进展. 国外医学遗传学分册, 27(6): 384～387

李克, 刘永晟, 王峰. 2010. 脑发育性静脉异常的研究进展. 中国脑血管病杂志, 7(5): 270～273

梁学军, 王辉, 刘党奇, 等. 2013. 颅内动静脉畸形的治疗选择. 临床和实验医学杂志, 12(1): 36～38

刘海, 王忠诚, 张伟, 等. 2005. 幕上脑内海绵状血管瘤与癫痫(46 例报告). 中华神经外科杂志, 21(8): 461～ 463

刘玉光. 2010. 简明神经外科学. 济南: 山东科学技术出版社
罗艳萍, 周晶. 2009. 脑动静脉畸形的护理. 吉林医学, 30(16): 1807
牛玉洁. 2003. 脑动静脉畸形血管内栓塞术的护理. 齐鲁护理杂志, 9(7): 527, 528
史玉泉. 1994. 实用神经病学. 2版. 上海: 上海科学技术出版社
王忠诚. 2005. 神经外科学. 武汉: 湖北科学技术出版社
王作华, 张丽萍, 孔晓霞, 等. 2006. 伽玛刀治疗580例脑动静脉畸形的护理. 吉林医学, 27(10): 1256
吴有志, 李英斌, 张健, 等. 2009. 脑动静脉畸形破裂出血的诊断及手术治疗(附21例报告). 山东医药, 19(30): 47, 48
于月艳.2014. 1例脑动静脉畸形伴动脉瘤围手术期护理. 中国医师杂志, (22): 264, 265
赵继宗. 1992. 颅内硬脑膜动静脉畸形. 中华神经外科杂志, 8(3): 221～223
赵鹏来. 2010. 脑动静脉畸形的研究进展. 临床神经外科杂志, 9(7): 221～223

第十七章　颈动脉海绵窦瘘的护理

【概述】

颈动脉海绵窦瘘（CCF）是指颅内海绵窦段的颈内动脉本身或其在海绵窦段内的分支破裂，与海绵窦之间形成异常的动、静脉沟通，导致海绵窦内的压力增高而出现一系列表现，少数颈动脉海绵窦瘘由颈外动脉供血，特称颈外动脉海绵窦瘘。颈动脉海绵窦瘘按发生原因分为外伤性、自发性和先天性 3 种情况；按血流动力学分为直接型和间接型；按瘘口流速分为高流速和低流速。

【病因】

直接型颈动脉海绵窦瘘最多见的原因是外伤，外伤引起者占 3/4，颅底骨折时可引起颈内动脉窦内段及其分支的撕裂或横断；少数直接型颈动脉海绵窦瘘是自发性的，多为颈内动脉海绵窦段的动脉瘤破裂所致，少数由动脉血管壁异常（肌纤维发育不良）引起。间接型的病因和发病机制仍不清楚。

【病理】

由于高压动脉血直接注入窦内，导致海绵窦内压剧增，向眼静脉引流，眶区静脉回流不畅，也可使动静脉瘘远端的动脉血流减少。CCF 向皮质静脉引流时，皮质静脉淤血，皮质静脉高压还可以造成脑出血或蛛网膜下隙出血。

【诊断要点】

1. 临床表现

（1）搏动性突眼：患侧眼球向前突出，指压患侧颈总动脉，搏动减弱或消失。

（2）震颤与杂音：夜晚及安静时尤为明显，指压患侧颈总动脉，杂音减弱或消失。

（3）球结膜水肿和充血。

（4）眼球运动受限（不多见）：第Ⅲ、第Ⅳ、第Ⅵ脑神经麻痹。

（5）视力障碍：患侧视力下降甚至失明。

（6）神经功能障碍及蛛网膜下隙出血。

（7）鼻出血，可能与假性动脉瘤有关。

（8）头痛：多见于早期，位于眼眶部位。

（9）眼底征象：视盘水肿，视网膜出血。

（10）三叉神经第一支受侵犯：额部、眼部疼痛和角膜感觉减退。

2. 辅助检查

（1）DSA：诊断颈动脉海绵窦瘘最可靠的方法（图 17-1）。

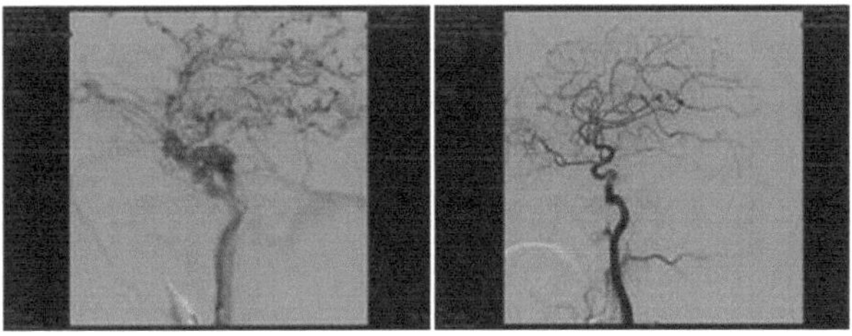

图 17-1　DSA 示颈动脉海绵窦瘘术前和术后

（2）CT 检查：眼肌肥大、眼静脉和海绵窦扩张；可发现颅内出血。

（3）MRI 检查。

（4）超声波检查。

（5）经颅多普勒检查：了解颈动脉海绵窦瘘的血流

动力学参数。

【治疗】

（1）若瘘孔不大，行颈动脉压迫疗法可能自愈。

（2）血管内介入治疗：首选治疗。

（3）手术治疗：多数需结扎颈总动脉颈内动脉或颈外动脉，堵塞瘘口，消除颅内杂音，保存视力，改善血供。

（4）放射治疗。

【主要护理问题】

1. 自我形象紊乱 与眼球突出有关。

2. 焦虑/恐惧 与患者担心疾病预后有关。

3. 舒适的改变 与搏动性头痛有关。

4. 知识缺乏 与患者和家属对相关疾病不了解有关。

5. 潜在并发症： 出血、感染。

【护理目标】

（1）患者眼球突出得到改善。

（2）患者焦虑/恐惧程度减轻，配合治疗及护理。

（3）患者主诉不适感减轻或消失。

（4）患者及家属对相关疾病有一定的了解，对战胜疾病有一定的信心。

（5）术后未发生相关并发症，或并发症发生后能得到及时治疗与处理。

【术前护理措施】

1. 心理护理

（1）解释颈动脉海绵窦瘘手术的必要性、手术方式、注意事项。

（2）鼓励患者表达自身感受。

（3）教会患者自我放松的方法。

（4）对个体情况进行有针对性的心理护理。

（5）鼓励患者家属和朋友给予患者关心和支持。

2. 营养　根据情况给予高蛋白、高热量、高维生素低脂、易消化食物，患者在手术前后都应该以清淡饮食为主，可以多食用对眼部有益的食材，如富含维生素 A 的食材是胡萝卜和动物肝脏，多吃新鲜蔬菜也具有保护眼睛的功效。

3. 胃肠道准备　术前 8 小时禁食禁饮。

4. 眼部护理

（1）观察并记录患者眼部体征：眼球突出情况；球结膜充血；眼球活动。

（2）观察视力情况，如有视力下降或失明，要加强安全护理。

（3）加强眼部护理，以防角膜溃疡和结膜炎。白天用眼药水滴眼，晚上涂红霉素眼药膏并覆盖湿盐水纱布，用消毒棉签擦拭眼内分泌物。对眼结膜感染患者，先用生理盐水清洗眼内分泌物，然后再滴药。

（4）球结膜充血水肿严重者可请眼科医师给予眼睑缝合。

（5）Matas 试验：其目的是评估患者对脑缺血的耐受力，在刚开始治疗前，患者需要行心电监护，以防因压迫而出现心动过缓，一定要告诉患者，如果出现肢体无力、感觉异常或精神状态异常等脑缺血症状则迅速停止压迫。

5. 脑血管造影后的护理

（1）严密观察股动脉伤口敷料有无渗血情况。

（2）拔管后按压局部伤口 4 ～ 6 小时，先用手压 2 小时，再用沙袋压 4 小时，压力要适度，也可采用动脉压迫器压迫穿刺点，2 小时后逆时针松压迫器一圈，再过 6 小时后取下压迫器，以不影响下肢血液循环为宜。

（3）注意观察双侧足背动脉搏动情况。

（4）密切观察患侧足背皮肤温度及末梢血运情况。

（5）嘱患者尽量避免穿刺侧肢体弯曲，卧床休息 24 小时。

（6）密切观察患者有无头痛、有无恶心呕吐、有无尿潴留。

6. 术前常规准备

（1）术前行抗生素皮试，术晨遵医嘱带入手术室以备术中用药。

（2）协助完善相关术前检查：心电图、B 超、出凝血试验、合血等。

（3）术前医护共同核查术前准备是否完善并书面记录，如有遗漏及时通知医生整改。

（4）术前 2 日用洗发剂洗头吹干后用氯己定揉搓头皮 5 分钟，手术当日入手术室后根据手术标记推剪去手术部头发。

（5）术晨更换清洁病员服。

（6）术晨建立静脉通道。

（7）术晨与手术室人员进行患者、CT、MRI 和药物核对后，送入手术室。

（8）送患者入手术室前，打印手术患者术前护理评估及交接记录单，核对无误后签字送入手术室。

（9）麻醉后置尿管。

【术后护理措施】

1. 外科术后护理常规 见表 17-1。

表 17-1 常规护理内容

项目	内容
全麻术后护理常规	了解麻醉和手术方式、术中情况、切口和引流情况 持续低流量吸氧 2 ～ 3L/min 持续心电监护 全麻未清醒者，予去枕平卧位，头偏向一侧。床挡保护防坠床，必要时行保护性约束
病情观察	动态观察患者的意识、瞳孔、生命体征、神经系统体征等，有异常变化，应高度重视，随时 CT 复查，排除颅内出血
伤口观察及护理	观察伤口或穿刺点敷料有无渗血渗液，若有，应及时通知医生并更换敷料
各管道观察及护理	输液管保持通畅，留置针妥善固定，注意观察穿刺部位皮肤有无红肿、渗液 尿管按照尿管护理常规进行，开颅术后患者清醒后，一般术后第 2 日可拔除尿管，拔管后注意观察患者自行排尿情况
疼痛护理	观察头部体征，有无头痛、呕吐等 手术后患者如诉头痛，应分析头痛的原因。切口疼痛：发生在手术后 24 小时内。颅内压增高引起头痛：发生在脑水肿高潮期，即术后 2 ～ 4 日 遵医嘱给予镇痛药物或降压药物（颅脑手术后不论何种原因引起的头痛都不宜使用吗啡及哌替啶） 提供安静舒适的环境
基础护理	做好口腔护理、尿管护理，定时翻身、拍背及雾化，加强患者晨晚间护理等工作

2. 饮食护理 清醒患者术后 6 小时进食，第 2 天可进半流质饮食，以后逐渐过渡到普食；昏迷患者则于第 2 天安置保留胃管，给予管喂流质饮食。饮食以高蛋白、高维生素、低糖、清淡易消化的为宜。

3. 体位与活动 患者清醒后抬高床头 15° ～ 30°，能改善颈静脉回流和降低颅内压，头部应处于中间位，避免转向两侧。患者术后活动应循序渐进，首先在床上坐，后在床边坐，再在陪护搀扶下下地活动，避免突然改变体位引起脑部供血不足致头晕或昏倒。

4. 健康宣教 见表 17-2。

表 17-2 颈动脉海绵窦瘘患者的出院宣教

项目	内容
饮食	以高蛋白、高维生素、低糖、清淡易消化的为宜
眼睛护理	用 3% 硼酸湿纱布覆盖，直至眼球充血、水肿完全消失。做好健康宣教，保持眼部卫生，洗脸用清洁柔软毛巾，勿揉眼部 日间戴太阳镜或眼罩保护 夜间用干净湿纱布覆盖 眼睛干燥时可用眼药水
用药指导	坚持术后抗凝和抗血小板治疗
复查	3 个月、6 个月、1 年分别复查
自我保健	保持稳定的情绪 保持大便通畅 保持良好的生活习惯：活动规律；睡眠充足；劳逸结合等
心理护理	根据患者不同的心理情况进行不同的心理护理，解释病情；介绍相关疾病知识；给予社会支持

【并发症的处理及护理】

并发症的处理及护理见表 17-3。

表 17-3 并发症的处理及护理

常见并发症	临床表现	处理
术后颅内出血	是最严重的并发症，患者意识障碍。双瞳不等大 伤口敷料有新鲜血液渗出等 神经功能废损加重	保守治疗：遵医嘱合理使用脱水药、止血药 及时更换敷料 保守治疗无效者应及时行再次手术

续表

常见并发症	临床表现	处理
穿刺部位血肿	皮下渗血、青紫，疼痛	术后24小时内冷敷，24小时后热敷
脑过度灌注	患者剧烈头痛 眼胀	使用脱水药 观察意识、瞳孔、生命体征
脑梗死	失语 肢体麻木	严密观察意识、瞳孔、生命体征、肢体感觉与运动、语言功能 如有变化，及时通知医生，随时CT复查
术后感染	切口感染：局部有明显红肿压痛及脓性分泌物 颅内感染：头痛、呕吐及发热，白细胞增加并可查见脓球	保持伤口敷料清洁、干燥，保持呼吸道通畅，遵医嘱合理使用抗生素，遵医嘱予物理降温及药物降温
下肢动脉血栓	足背动脉搏动消失，感觉迟钝，肢体皮温下降伴小腿剧烈疼痛，趾端发白	鼓励患者多饮水，血栓形成立即进行下肢动脉彩超或血管造影，必要时实施急诊溶栓术

【特别关注】

（1）注意观察眼部体征。

（2）加强对眼睛的护理。

（3）视力下降或失眠时的安全护理。

（4）加强防跌倒、坠床的健康宣教。

（5）术后并发症的早期观察及处理。

（6）出院患者的随访。

（7）规律生活，避免暴饮暴食、酗酒。

【前沿进展】

血管内治疗

对于直接型，治疗目的是闭塞颈内动脉与海绵窦之间的瘘口，同时保持颈内动脉的通畅性。根据治疗目的我们可以选择经动脉途径可脱球囊闭塞、经动脉或静脉途径弹簧圈或其他栓塞材料（NBCA、Onyx）闭塞，或者使用覆膜支架封闭瘘口。此疗法以其简便、安全、创伤小、效果显著已得到公认。也可根据术中需要单独或联合应用。瘘口较大并且无法修复时需要牺牲颈内动脉。

【知识拓展】

颈动脉海绵窦瘘的影像学检查

颈动脉海绵窦瘘发病隐匿，伴随外伤或眼部症状出现，易漏诊或误诊，早期诊断的关键是提高对颈动脉海绵窦瘘的认识，对球结膜充血水肿或搏动性突眼、颅内杂音及耳鸣等患者应提高警惕。影像检查分析对颈动脉海绵窦瘘的诊断具有重要价值，彩超可以显示眶内粗大血管和血流方向及速度，CT 平扫及增强扫描可以显示扩张的眼上静脉全程，引流侧的海绵窦扩大，以及颅骨骨折线，但均不能准确观察供血动脉的来源及海绵窦的情况。DSA 可提供动脉的来源及瘘口的位置和大小、静脉方向及脑动脉的盗血情况和对侧脑动脉的代偿情况信息，被认为是最有价值的检查方法，但由于其具有创伤性、危险性而受限。MRI 平扫及 MRA 扫描不需造影剂，排除了过敏反应，无放射损伤，通过显示海绵窦区血管改变及典型属支静脉扩张，可独立完成对颈动脉海绵窦瘘的诊断。

（罗　针　曹　华　蒋　艳）

参考文献

韩冰, 崔霞, 曹箐箐, 等. 2010. 颈动脉海绵窦瘘57例围术期护理. 齐鲁护理杂志, 16(4): 29

谭李红, 龙先喻. 2011. 实用脑血管病介入诊断治疗学. 北京: 科学技术文献出版社

游潮, 黄思庆. 2014. 颅脑损伤. 北京: 人民卫生出版社

游潮, 毛伯镛. 2012. 脑脊髓血管外科学. 北京: 人民卫生出版社

Bora K, Burak K, Ercan T, et al. 2013. Endovascular treatment of carotid cavernous sinus fistula: A systematic review. World J Radiol, 5(4): 143～155

第十八章　缺血性脑卒中的护理

【概述】

脑梗死（cerebral infarction）是最常见的缺血性脑卒中（cerebral ischemic stroke）类型，占全部脑卒中的60%～80%，是指各种原因引起的脑部血液供应障碍，使局部脑组织发生不可逆性损伤，导致脑组织缺血、缺氧性坏死。脑梗死包括脑血栓形成和脑栓塞。脑血栓形成指脑动脉的主干或其皮质支因动脉粥样硬化及各类动脉炎等血管病变导致血管的管腔狭窄或闭塞，并进而发生血栓形成，造成脑局部供血区血流中断，发生脑组织缺血、缺氧，软化坏死，出现相应的神经系统症状和体征。脑栓塞是指各种栓子随血流进入颅内动脉系统使血管腔急性闭塞引起相应供血区脑组织缺血坏死及脑功能障碍。

【病因】

最常见的病因为动脉粥样硬化，高血压、高脂血症和糖尿病等可加速脑动脉粥样硬化的发展。其他病因有非特异性脑动脉炎、高同型半胱氨酸血症、动脉瘤、脑淀粉样血管病、烟雾病等。血液学异常引起者较少见。

【病理】

脑组织对缺血、缺氧损害非常敏感，脑动脉闭塞致供血区缺血超过5分钟后即可出现脑梗死。急性脑梗死病灶由中心坏死区及其周围的缺血半暗带组成。中心坏死区由于严重的完全性缺血致脑细胞死亡；而缺血半暗带内仍有侧支循环存在。

【诊断要点】

（一）临床表现

本病多见于 50 ～ 60 岁或以上有动脉粥样硬化的老年人。根据受累部位的不同、侧支循环形成情况的差异等，会出现相应的神经系统的局灶性症状与体征。

1. 颈内动脉系统（前循环）脑梗死　对侧肢体瘫痪、感觉障碍及双眼对侧同向偏盲，优势半球受累尚可出现不同程度的失语、失用和失认。非优势半球受损可有体象障碍。当眼动脉受累时，可出现单眼一过性黑矇。

2. 椎 - 基底动脉系统（后循环）脑梗死　表现为眩晕、恶心、呕吐、眼球震颤、吞咽困难。优势半球受累可见失语、失读、失认、失写等症状；非主侧半球受累可出现体象障碍。

（二）辅助检查

（1）血液化验：血常规、血糖、血沉、血脂、凝血功能检查等。

（2）心电图。

（3）影像学检查

1）平扫 CT：平扫 CT 可准确识别绝大多数颅内出血，并帮助鉴别非血管性病变（如脑肿瘤），是疑似脑卒中患者首选的影像学检查方法（图 18-1）。

2）多模式 CT：灌注 CT 可区别可逆性与不可逆性缺血，因此可识别缺血半暗带。

3）标准 MRI：标准 MRI（T_1 加权、T_2 加权及质子相）在识别急性小梗死灶及颅后窝梗死方面明显优于平扫 CT。可识别亚临床缺血灶，无电离辐射，不需碘造影剂。

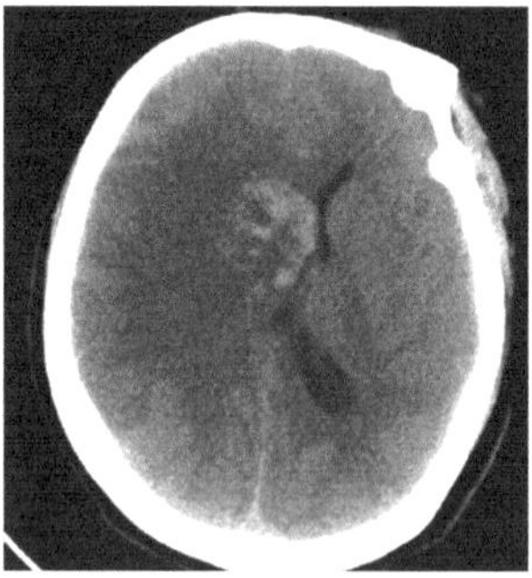

图 18-1　CT 显示右侧颞叶脑梗死

4）多模式 MRI：包括弥散加权成像（DWI）、灌注加权成像（PWI）、水抑制成像（FLAIR）和梯度回波（GRE）等。DWI 在症状出现数分钟内就可发现缺血灶并可早期确定大小、部位与时间，对早期发现小梗死灶较标准 MRI 更敏感。PWI 可显示脑血流动力学状态。弥散-灌注不匹配（PWI 显示低灌注区而无与之相应大小的弥散异常）提示可能存在缺血半暗带。梯度回波序列可发现 CT 不能显示的无症状性微出血，但对溶栓或抗栓治疗的意义尚不明确。

（4）脑血管检查：MRA 和 CTA 可提供有关血管闭塞或狭窄的信息。以 DSA 为参考标准，MRA 发现椎动脉及颅外动脉狭窄的敏感度和特异度为 70% ～ 100%。MRA 可显示颅内大血管近端闭塞或狭窄，但对远端或分支显示不清。DSA 的准确性最高，仍是当前血管病变检查的金标准，但主要缺点是有创性和有一定风险。

（5）颅外血管检查：颈动脉双功能超声对发现颅外颈部血管病变，特别是狭窄和斑块很有帮助；TCD 可检查颅内血流、微栓子及监测治疗效果，但其局限是受操作技术水平和骨窗影响较大。

【治疗】

治疗包括内科治疗、外科治疗和介入治疗。

（一）内科治疗

1. 原则　超早期治疗、个体化治疗、防治并发症、整体化治疗。

2. 治疗方法

（1）卒中单元（stroke unit）：是组织化管理住院脑卒中患者的医疗模式，把传统治疗脑卒中的各种独立方法，如药物治疗、肢体康复、语言训练、心理康复、健康教育等组合成一种综合的治疗系统，明显降低了脑卒中患者的病死率和残疾率。

（2）超早期溶栓治疗：溶栓应在 4.5 小时内的治疗时间窗内进行才可能挽救缺血半暗带。

（3）抗血小板治疗：不符合溶栓适应证且无禁忌证的缺血性脑卒中患者应在发病后尽早给予口服阿司匹林 150～300mg/d。急性期后可改为预防剂量（50～150mg/d）；溶栓治疗者，阿司匹林等抗血小板药物应在溶栓 24 小时后开始使用；对不能耐受阿司匹林者，可考虑选用氯吡格雷等抗血小板治疗。

（4）调控血压：准备溶栓者，血压应控制在收缩压＜180mmHg、舒张压＜100mmHg；血压持续升高，收缩压≥200mmHg 或舒张压≥110mmHg，或伴有严重心功能不全、主动脉夹层、高血压脑病，可予缓慢降压治疗，并严密观察血压变化，必要时可静脉使用短效药物（如拉贝洛尔、尼卡地平等），最好应用微量输液泵，避免血压降得过低；有高血压病史且正在服用降压药者，如病情平稳，可于卒中 24 小时后开始恢复使用降压药物。

（5）抗凝治疗：对大多数急性缺血性脑卒中患者，

不推荐无选择地早期进行抗凝治疗；关于少数特殊患者的抗凝治疗，可在谨慎评估风险效益比后慎重选择，治疗期间应监测凝血功能。

（6）调控血糖：血糖超过 11.1mmol/L 时给予胰岛素治疗。

（7）控制脑水肿：卧床，避免和处理引起颅内压增高的因素，如头颈部过度扭曲、激动、用力、发热、癫痫、呼吸道不通畅、咳嗽、便秘等；可使用甘露醇静脉滴注；必要时也可用甘油果糖或呋塞米等。

（8）降纤治疗：对不适合溶栓并经过严格筛选的脑梗死患者，特别是高纤维蛋白血症者可选用降纤治疗。

（9）神经保护：使用神经保护剂、亚低温治疗、高压氧治疗可能减少细胞损伤、加强溶栓效果，或者改善脑代谢。

（10）营养支持：卒中后由于呕吐、吞咽困难可引起脱水及营养不良，可发生神经功能恢复减慢。正常经口进食者无需额外补充营养；不能正常经口进食者可鼻饲，持续时间长者经本人或家属同意可行胃造口（PEG）管饲补充营养。

（二）外科治疗

对于发病 48 小时内，60 岁以下的恶性大脑中动脉梗死伴严重颅内压增高、内科治疗不满意且无禁忌证者，以及压迫脑干的大面积小脑梗死患者，可行去骨瓣减压术，挽救患者生命。

（三）介入治疗

介入治疗有动脉溶栓术、血管内支架成形术、经皮血管扩张成形术。

【主要护理问题】

1. 脑组织灌注异常 与脑水肿有关。

2. 躯体移动障碍　与偏瘫或平衡能力降低有关。

3. 语言沟通障碍　与意识障碍或大脑语言中枢功能受损、气管切开有关。

4. 有窒息的危险　与意识障碍或延髓麻痹有关。

5. 有皮肤完整性受损的危险　与意识障碍、偏瘫、感知改变、大小便失禁有关。

6. 生活自理缺陷　与偏瘫、认知障碍、体力不支有关。

7. 吞咽困难　与意识障碍或延髓麻痹有关。

8. 有受伤的危险　与偏瘫或躁动有关。

9. 排便模式的改变　与意识障碍、感知改变、大小便失禁有关。

10. 清理呼吸道低效 / 无效　与痰液黏稠、排痰无力有关。

11. 焦虑 / 抑郁　与偏瘫、失语或缺乏社会支持等有关。

12. 有废用综合征的危险　与意识障碍、偏瘫所致长期卧床有关。

13. 知识缺乏：缺乏疾病、药物及护理等相关知识。

14. 潜在并发症：尿路感染、肺部感染、深静脉血栓形成、肢体挛缩、颅内压增高等。

【护理目标】

（1）合理用药，改善脑组织灌注。

（2）患者掌握移动躯体的正确方法，在帮助下可进行活动。

（3）患者语言功能恢复或能采取各种沟通方式表达自己的需要。

（4）患者或家属能采取有效防止误吸的方法、未发生窒息。

（5）患者卧床期间感到清洁舒适，生活需要得到满足。

（6）患者皮肤完好，未发生压疮。

（7）患者能进行自理活动，如梳头、洗脸、如厕、穿衣等。

（8）患者恢复到原来的日常生活自理水平。

（9）患者能够进食或能够依赖胃管/造瘘管提供所需营养。

（10）患者排便恢复正常或未发生相关并发症。

（11）患者痰液能够排出，呼吸道通畅。

（12）患者有适当的社会交流，有应对焦虑的有效措施，情绪稳定。

（13）患者或家属了解疾病、药物及护理等相关知识。

（14）患者未发生并发症或早发现、早处理、及早控制病情进展和变化。

【护理措施】

1. 一般护理（表 18-1）

表 18-1　常规护理内容

项目	内容
病情观察	（1）严密监测生命体征 （2）观察神志瞳孔变化情况 （3）观察患者肌力、肌张力恢复情况 （4）观察患者皮肤情况
更换衣物	（1）指导患者穿衣时先穿患侧，后穿健侧；脱衣时先脱健侧，后脱患侧 （2）鼓励患者选择穿脱方便的较宽松柔软的棉质衣服，避免穿套头衫 （3）穿不用系带大小合适的鞋，最好穿防滑鞋

续表

项目	内容
舒适卧位	（1）根据患者瘫痪情况，选取适宜的良肢卧位（图 18-2） （2）头部适当抬高，应避免头颈部过度歪曲、用力
呼吸道护理	（1）低氧血症患者给予吸氧 （2）定时翻身拍背，促进痰液排出，可使用排痰机协助排痰 （3）痰液黏稠者，可以雾化吸入，帮助稀释痰液 （4）不能自行咳出痰液者，及时给予吸痰，保持呼吸道通畅 （5）气道功能严重受损者，及时给予气管插管 / 气管切开，必要时给予机械辅助通气
大便失禁护理	（1）尽量掌握患者排便规律，适时给予便盆排便 （2）饮食调节，增加食物中膳食纤维的含量，有助于恢复肠道功能，形成排便的规律性，能改善大便失禁状况 （3）患者臀下垫清洁、柔软的尿布，保持尿布平整，如有粪便浸渍需立即更换，并且要随时更换污染的衣物和被单 （4）腹泻严重时可使用 1 次性气囊导管插入直肠 15 ～ 20cm，气囊充气，使导管固定，粪便引流出来，减轻粪便对皮肤的刺激；也有报道称可使用造口袋粘贴于肛周以保护肛周皮肤 （5）保持肛周皮肤的清洁干燥，每次大便结束后用温水清洗肛周皮肤，皮肤未破损时可以外擦紫草油或使用透明薄膜保护肛周皮肤；已经破损的皮肤在清洗干净后可以用溃疡贴保护或局部喷洒溃疡粉促进皮肤的愈合
小便失禁护理	（1）女性患者可使用柔软、干净的尿布，有尿液后及时更换并且用温水清洗会阴，保持局部清洁干燥 （2）男性患者可使用假性尿袋，减少尿液对皮肤的浸渍 （3）必要时安置保留尿管
防止受伤	（1）感觉减退或障碍的患者防止烫伤或冻伤，忌用热水袋 （2）行走不稳的患者，取用适宜的辅助用具，教会患者正确移动躯体的方法 （3）躁动的患者专人守护，床挡保护，防止受伤、坠床，必要时给予保护性约束
防止误吸	（1）床旁备吸引装置 （2）昏迷患者取下义齿 （3）及时清除口腔中的分泌物及食物残渣

续表

项目	内容
防止误吸	（4）进食时采取端坐位或半坐卧位、健侧卧位 （5）根据吞咽功能的评定选取适宜的食物及进食方法 （6）必要时安置保留胃管 （7）保持气道通畅
维持水和电解质平衡	（1）准确记录出入量，注意液体出入平衡 （2）监测电解质并纠正其紊乱，使其维持在正常水平 （3）通过血气分析纠正酸碱平衡的失调
有效沟通	（1）在患者面前讲话时要尊重患者，语气自然，用词慎重 （2）用多种形式与患者沟通交流，如打手势、实物图片、书写或绘画等 （3）在康复及语言治疗师的帮助下，逐渐恢复语言功能
心理护理	（1）建立优良的环境，使患者心情舒畅，取得患者的信任 （2）向患者及家属介绍疾病的相关知识，了解疾病病程及预后 （3）重视患者的主诉，鼓励其表达自身感受、耐心解答患者的疑问 （4）与患者建立各种形式的有效沟通方式 （5）鼓励患者参与康复及掌握自我护理方法，增强自信心 （6）指导家属照顾患者，使患者感到来自家庭的支持关心 （7）根据患者的各类型心理特点，进行针对性心理护理 （8）重视对患者精神情绪变化的监控，及时干预

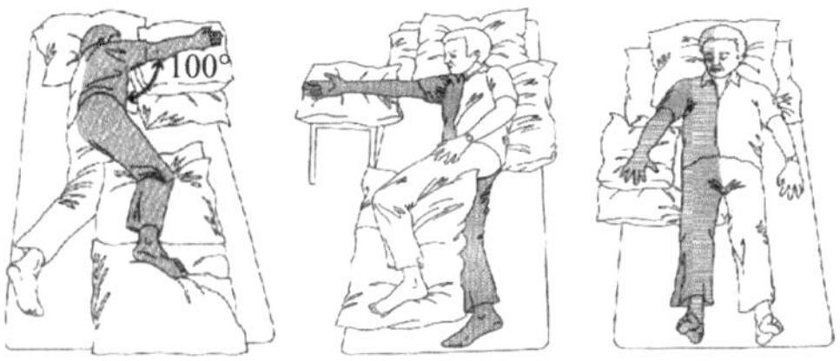

图 18-2　偏瘫患者良肢位摆放

A. 患者的健侧卧位睡姿；B. 患者的偏瘫侧卧位睡姿；C. 患者的仰卧位睡姿

2. 并发症的处理及护理　见表 18-2。

表 18-2　并发症的预处理及护理

并发症	预防	护理
下肢深静脉血栓	（1）积极控制高血压、糖尿病、高血脂、血液高凝状态等危险因素 （2）注意患肢早期的被动及主动功能训练 （3）定时翻身拍背、防止瘫痪肢体受压过久，适当抬高患肢；避免在膝下垫硬枕、过度屈髋 （4）避免在患肢穿刺，减少血管刺激性药物的输入 （5）保持大便通畅，以免增加腹内压，影响下肢静脉回流 （6）患肢可穿弹力袜、使用间歇性充气压力装置 （7）观察患肢有无肿胀、疼痛、皮温改变等体征	（1）一旦发生下肢静脉血栓，患肢抬高制动，高出心脏平面 20 ～ 30cm （2）患肢禁止挤压、按摩、热敷，严格制动，避免发生血栓脱落，形成肺栓塞 （3）严密观察患肢皮温、色泽、水肿、弹性及肢端动脉搏动情况，每天在同一部位测量 2 次肢体周径并记录 （4）严禁在患侧股静脉穿刺，注意保护患侧足背浅静脉及下肢浅静脉，禁忌输注溶栓、抗凝药以外的药物 （5）抗凝及溶栓的护理：严格按医嘱用药，准确计算输入药量及时间控制；密切监测患者凝血功能的变化，观察有无其他部位的出血，防止发生脑出血
颅内压增高		详见第二章

3. 介入手术护理　见表 18-3。

表 18-3　介入手术术前、术后护理

项目	内容
术前护理	术前禁饮禁食 8 小时 术区备皮（腹股沟及会阴部） 术前 1 ～ 2 天要让患者练习在床上大小便，防止患者因为术后不习惯在床上解小便而导致充盈性尿失禁

续表

项目	内容
术前护理	建立静脉通道时最好能选择左侧上肢，以免影响医生术中操作 术前应记录患者肌力和足背动脉搏动情况，作为术后观察对照，便于及早判断是否有并发症发生
术后护理	术后观察：神志、瞳孔、生命体征、四肢活动度，以及穿刺点出血征象 术后患者需平卧 24 小时。穿刺肢体伸直，禁止蜷曲 如为动脉溶栓术，则动脉鞘需保留 4 ～ 6 小时方可拔除 穿刺部位护理：术中全身肝素化会导致穿刺点和全身出血风险的增加，防止穿刺部位出血的方法有沙袋压迫止血、压迫器压迫止血、血管内缝合。注意观察局部穿刺处有无渗血、瘀斑、血肿。注意观察穿刺肢体动脉搏动及色泽，询问患者有无下肢疼痛、麻木现象，若术侧足背动脉搏动较对侧明显减弱和（或）下肢疼痛明显，皮肤发绀，提示有下肢栓塞可能。穿刺点加压包扎过度也可致动脉血运不良，应迅速松解加压包扎绷带 加强凝血机制及血生化的检测

【特别关注】

（1）血压管理。

（2）把握溶栓治疗的时间窗，溶栓治疗后出血的预防、观察和护理。

（3）早期康复护理干预。

（4）脑卒中患者家属照护能力的培养。

【前沿进展】

机 械 取 栓

近年来随着介入材料和技术的发展，血管内治疗显著提高了闭塞血管再通率，延长了治疗时间窗。对于某些类型的动脉闭塞，如颈动脉的“T”形闭塞、大脑中动脉 M1 段闭塞、后循环常见的粥样硬化斑块导致的血管闭塞，单纯药物溶栓，血管再通率较低。机械取栓作为急性缺血性脑卒中患者血管再通的一个重要手段，可以单独使用，也可与动脉溶栓药物联合应用来增加血管再通率。机械取栓治疗急性缺血性脑卒中有以下优点：①可减少甚至不用溶栓药物，从而降低颅内出血的风险；②治疗时间窗可能延长；③使血栓破裂，增加溶栓药物接触面积，加速溶栓；④直接清除血栓，加速血管再通。但机械取栓需要专门取栓设备和有经验的神经介入专家。同时，机械取栓会带来一些副损伤，如血管夹层、血管痉挛、颅内出血等。除此之外，还有可能造成远端的小血管或者其他血管区域的血栓栓塞事件发生。目前，美国 FDA 已批准 Merci 取栓器（2004 年）和 Penumbra 系统（2008 年）solitaire 血流重建设备（2012）和 Trevo 取栓装置（2012）用于急性缺血性脑卒中的机械取栓治疗。

【知识拓展】

卒 中 单 元

卒中单元是由英文 stroke unit 一词翻译而来。各国的模式不同，但其并不是一个特殊的病房或机构，更不是一个独立的实体，而是一个 team（一组人）负责医院内主要是急性期脑血管患者的治疗。这一组人由急诊室医师、神经科医师、康复医师、各种康复师（语言、心理及肢体康复等）、理疗师、专业护士及社会工作者等组成。在美国，急性脑血管病患者如病情稳定 3 ～ 7 天就转到康复病房治疗，但这一治疗小组仍定期在一起讨论病情和治疗方案。脑卒中是急性脑循环障碍迅速导致局限性或弥漫性脑功能缺损的临床事件，是引起人类死亡的前三位原因之一。生存的患者至少有一半遗留有不同程度残疾，因此脑卒中也成为最重要的致残疾病。如何减少残疾程度，成为广大神经科学医务工作者多年来苦苦探索的目标。由此而产生了新的治疗卒中模式——卒中单元。卒中单元起源于半个世纪前的欧洲，并且在欧洲逐渐发展和成熟。国内第一个标准的联合卒中单元于2001 年 5 月在北京天坛医院神经内科建立。在治疗脑卒中有效的四种方法中（卒中单元、溶栓治疗、抗血小板治疗和抗凝治疗）最有效的方法是卒中单元，因此建立卒中单元是脑卒中医学发展的必然趋势和方向。卒中单元是一种针对脑卒中患者建立的新的病房管理模式、提高疗效的系统。它为脑卒中患者提供药物治疗、肢体康复、语言训练、心理康复和健康教育。卒中单元体现了对患者的人文关怀，体现以人为本，把患者的功能预后及患者和家属的满意度作为主要的临床目标。卒中单元是现代医学理论的集中表现，即多元医疗和循证医学，它把传统的治疗方法重新组合，构成新的治疗系统。

（聂诚丽　曹　华　蒋　艳）

参 考 文 献

蔡毅, 龙发青. 2013. 缺血性脑卒中二级预防中高血压防治的现状及其影响因素. 山东大学学报(医学版), 51(3): 76～79

冯军, 超俊杰. 2008. 急性脑梗死rt-PA静脉溶栓后的护理. 现代中西医结合杂志, 17(10): 1572, 1573

郭娟, 顾立学. 2014. 缺血性脑卒中的规范化二级预防. 中国老年学杂志, 35(4): 920～922

陆练军, 白青科. 2013. MRI界定的超急性缺血性脑卒中溶栓与发病时间窗的研究. 中国医学计算机成像杂志, 19(5): 398～402

覃爱芳, 黄玮. 2009. 脑卒中偏瘫患者康复训练期间下肢静脉血

栓形成原因及预防. 临床护理杂志, 8(2): 40, 41
王维治. 2006. 神经病学. 2版. 北京: 人民卫生出版社
杨勇, 余时智. 2014. 卒中单元护理模式在脑卒中患者中的运用及效果评价. 激光杂志, 35(6): 94, 95
中华医学会神经病学分会脑血管病学组急性缺血性脑卒中诊治指南撰写组. 2010. 中国急性缺血性脑卒中诊治指南. 中华神经科杂志, 43(2): 1～8
Hacke W, Kaste M, Bluhmki E, et al. 2008. Thrombolysis with alteplase 3 to 4.5 hours after acute ischemic stroke. N Engl J Med, 359(3): 1317～1329
Moonis M. 2002. Thrombolytic Therapy for Acute Ischemic Stroke: Issues and Answers. Neurol India, 50: S50～S56
The National Institute of Neurological Disorders and Stroke rt-PA Stroke Study Group. 1995. Tissue plasminogen activator for acute ischemic stroke. N Engl J Med, 333(24): 1581～1587
Treib J, Grauer MT, Woessner R, et al. 2000. Treatment of stroke on an intensive stroke unit: a novel concept. Intensive Care Med, 26: 1598～1611
Wardlaw JM, del Zoppo GJ, Yamaguchi T, et al. 2003. Thrombolysis for acute ischacmic stroke. Cochrane Database Syst Rev, CD000213

第十九章 高血压脑出血的护理

【概述】

脑出血（intracerebral hemorrhage，ICH）是神经内外科最常见的难治性疾病之一，亚洲国家 ICH 占脑卒中患者的 25% ～ 55%，而欧美国家 ICH 仅占脑卒中患者的 10% ～ 15%。ICH 1 个月死亡率高达 35% ～ 52%，6 个月末仍有 80% 左右的存活患者遗留残疾，是中国居民死亡和残疾的主要原因之一。

脑出血的危险因素以高血压、脑淀粉样血管病（cerebral amyloid angiopathy，CAA）、脑动静脉畸形、脑动脉瘤、肿瘤卒中、凝血功能障碍等多见。目前国际上尚无公认的分类，欧洲将 ICH 分为原发性脑出血（primary intracerebral hemorrhage）、继发性脑出血（secondary intracerebral hemorrhage）和原因不明性脑出血；美国有学者将 ICH 命名为非动脉瘤性、非 AVM 性、非肿瘤性自发性脑出血。原发性脑出血与继发性脑出血的分类，目前得到较多认可。

原发性脑出血指无明确病因的脑出血，多数合并有高血压。在我国，虽未进行大样本流行病学调查，但就现有文献资料分析，原发性脑出血合并高血压者可高达 70% ～ 80%，所以我国一直沿用“高血压脑出血”命名。

【病因】

ICH 发病原因复杂，受环境因素和遗传因素共同影响。目前认为高血压和脑淀粉样血管病是 ICH 的最重要危险因素。

（1）环境因素：如精神压力、不良饮食习惯、高血压、高血糖、吸烟等。

（2）遗传因素。

（3）其他：如血小板活化因子、凝血因子等。

【病理】

长期高血压伴发脑小动脉病变，小动脉管壁发生玻璃样或纤维样变性和局灶性出血、缺血和坏死，使血管壁强度降低，局限性扩张，并可形成微小动脉瘤。在情绪激动、过度劳累等情况下引起血压急剧升高，导致病变血管破裂出血。血肿造成周围组织受压、缺血、脑梗死、坏死，伴脑水肿，见图 19-1。

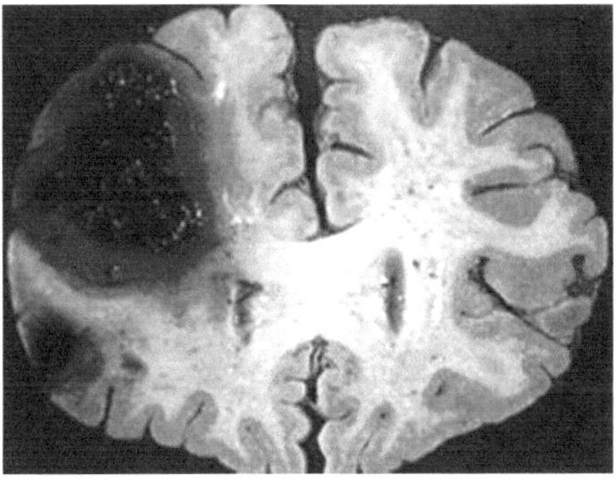

图 19-1　脑出血标本切片

【诊断要点】

1. 临床表现　突然的剧烈头痛、恶心、呕吐，偶有癫痫样发作，继之出现不同程度的意识障碍（小量出血可无），破入脑室的出血或侵入脑干的出血常在发病后立即昏迷，大脑半球内的出血，可因颅内压升高而出现进行性意识障碍，神经系统体征随出血部位而异。

（1）基底节出血：常累及内囊而出现三偏症状：对侧偏瘫、偏身感觉障碍和对侧同向性偏盲，这些体征进行性加重，短时间内达到高峰，病情进一步发展，可出现脑干受压征象。

（2）丘脑出血：常侵犯丘脑底部和中脑出现双侧瞳孔缩小或大小不等，光反应消失，因累及内囊而出现症状。

（3）脑桥出血：严重者可出现深昏迷，四肢瘫痪，针尖样瞳孔，中枢性高热，病情常迅速恶化，患者在几小时内死亡。

（4）小脑出血：枕部剧痛，频繁呕吐，眩晕，坐立困难等。

2. 辅助检查

（1）头颅 CT 平扫：首选检查，可迅速明确脑内出血部位、范围和血肿量，以及血肿是否破入脑室等（图 19-2）。可根据多田公式粗略计算血肿体积：血肿体积 T（ml）= $\pi/6 \times L \times S \times$ Slice，式中 L 为血肿的长轴，S 为短轴，Slice 为所含血肿层面的厚度（cm）。

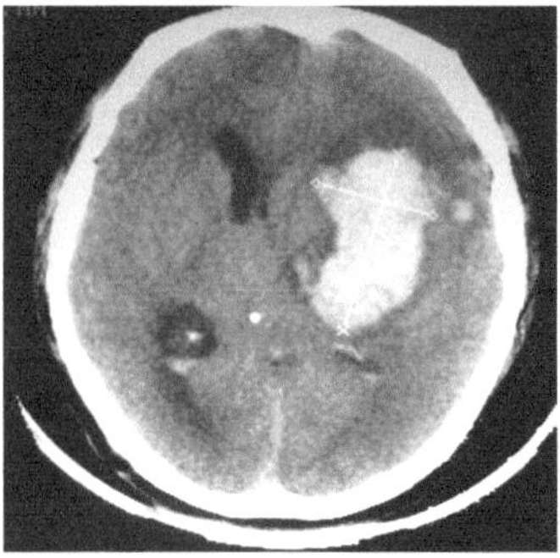

图 19-2　CT 示左侧基底节区出血

（2）MRI：可鉴别诊断脑血管畸形、肿瘤、颅内巨大动脉瘤等。

（3）脑血管检查：脑血管检查有助于了解ICH病因和排除继发性脑出血，指导制订治疗方案。常用检查包括CTA、MRA、CTV、MRV（又称低场强磁共振脑静脉窦血管成像）、DSA等。CTA、MRA、CTV、MRV是快速、无创性评价颅内外动脉血管、静脉血管及静脉窦的常用方法，可用于筛查可能存在的脑血管畸形、动脉瘤、动静脉瘘等继发性脑出血，但阴性结果不能完全排除继发病变的存在。DSA：能清晰显示脑血管各级分支，可以明确有无动脉瘤、AVM及其他脑血管病变，并可清楚显示病变位置、大小、形态及分布，目前仍是血管病变检查的重要方法和金标准。

【治疗】

1. 内科治疗　ICH患者在发病的最初数天内病情往往不稳定，应常规持续生命体征监测（包括血压监测、心电监测、氧饱和度监测）和定时神经系统评估，密切观察病情及血肿变化，定时复查头部CT，尤其是发病3小时内行首次头部CT患者，应于发病后8小时、最迟24小时内再次复查头部CT。

ICH治疗的首要原则是保持安静，稳定血压，防止继续出血；根据情况，适当降低颅内压，防治脑水肿，维持水、电解质、血糖、体温平衡；同时加强呼吸道管理及护理，预防各种颅内及全身并发症。

2. 外科治疗　外科治疗ICH在国际上尚无公认的结论，我国目前外科治疗的主要目标在于及时清除血肿、解除脑压迫、缓解严重颅内高压及脑疝、挽救患者生命，并尽可能减少由血肿压迫导致的继发性脑损伤和残疾。

【主要护理问题】

1. 清理呼吸道无效 与意识障碍有关。

2. 低效性呼吸型态 与出血压迫呼吸中枢有关。

3. 意识形态的改变 与脑组织损害有关。

4. 脑组织灌注不足 与出血致脑组织肿胀有关。

5. 潜在并发症： 脑疝、颅内再出血、消化道出血、感染、深静脉血栓等。

【护理目标】

（1）呼吸道通畅，患者不发生组织缺氧或二氧化碳潴留。

（2）呼吸型态得到改善。

（3）患者不发生外伤和误吸，患者显示稳定的生命体征，意识逐渐好转。

（4）脑水肿减轻。

（5）术后未发生相关并发症，或并发症发生后能得到及时治疗与处理。

【术前护理措施】

（一）内科治疗的护理

1. 控制血压 急性脑出血患者常伴有明显血压升高，且血压升高的幅度通常超过缺血性脑卒中患者，这增加了 ICH 患者残疾、死亡等风险。脑出血早期及血肿清除术后应立即使用药物迅速控制血压，但也要避免长期严重高血压患者血压下降过快、过低可能产生的脑血流量下降。如因 Cushing 反应或中枢性原因引起的异常血压升高，则要针对病因进行治疗，不宜单纯盲目降压。

2. 降低颅内压，控制脑水肿 抬高床头约 30°，头位于中线上，以增加颈静脉回流，降低颅内压；对需要气管插管或其他类似操作的患者，需要静脉应用镇静剂。镇静剂应逐渐加量，尽可能减少疼痛或躁动引起颅内压升高。常用的镇静药物有丙泊酚（二异丙酚）、依托咪酯、咪达唑仑等；镇痛药有吗啡、阿芬太尼等；若患者具有颅内压增高的临床或影像学表现，和（或）实测 ICP ＞ 20mmHg，可应用脱水剂，如 20% 甘露醇 [1 ～ 3g/(kg · d)]、甘油果糖、高渗盐水、白蛋白、利尿剂等，应用上述药物均应监测肾功能、电解质，维持内环境稳定；必要时可行颅内压监护。

3. 血糖管理　无论既往是否有糖尿病，入院时的高血糖均预示 ICH 患者的死亡和转归不良风险增高。然而，低血糖可导致脑缺血性损伤及脑水肿，故也需及时纠正。因此，应监测血糖，控制血糖在正常范围内。

4. 呼吸道管理　若意识障碍程度重，排痰不良或肺部感染者可考虑气管插管或尽早气管切开，排痰防治肺部感染。怀疑肺部感染患者，应早期做痰培养及药敏试验，选用有效抗生素治疗。

5. 神经保护剂　有临床报道显示神经保护剂是安全、可耐受的，对临床预后有改善作用。

6. 体温控制　一般控制体温在正常范围，尚无确切的证据支持低温治疗。

7. 预防应激性溃疡　脑出血早期可使用质子泵抑制剂预防应激性溃疡。

8. 维持水和电解质平衡　定期检查血生化，监测及纠正电解质紊乱。

9. 抗癫痫治疗　若出现临床痫性发作应进行抗癫痫药物治疗。

10. 下肢深静脉血栓和肺栓塞的预防　ICH 患者发生

深静脉血栓形成和肺栓塞的风险较高，应鼓励患者尽早活动、腿抬高；尽可能避免穿刺下肢静脉输液，特别是瘫痪侧肢体；可联合使用弹力袜和间歇性空气压缩装置预防下肢深静脉血栓及相关栓塞事件。

（二）外科治疗的护理

1. 术前常规准备心理护理

（1）向患者或家属解释手术的必要性、手术方式、注意事项。

（2）鼓励清醒患者表达自身感受。

（3）针对个体情况进行针对性心理护理。

（4）鼓励患者家属和朋友给予患者关心和支持。

2. 营养

（1）根据情况给予高维生素、低盐、低脂、易消化食物。

（2）不能进食者遵医嘱静脉补充热量及管喂营养。

3. 胃肠道准备

（1）饮食：术前禁食禁饮 8 小时。急诊手术例外。

（2）尿管：急诊手术患者安置保留尿管。

4. 病情观察及护理

（1）保持环境安静，减少不必要的搬动。

（2）保持呼吸道通畅，持续低流量吸氧。

（3）观察并记录患者血压情况，维持收缩压在 180mmHg 以下。

（4）严密观察患者意识、瞳孔、生命体征、尿量和肢体活动情况。

（5）昏迷患者注意观察皮肤状况并加强护理。

（6）避免各种不良刺激，如咳嗽、情绪激动、烦躁、过度兴奋、屏气用力、精神紧张等易引起再出血的诱因。

5. 术前常规准备

（1）术前行抗生素皮试，遵医嘱带入术中用药。

（2）协助完善相关术前检查：心电图、B 超、出凝血试验等。

（3）更换清洁病员服。

（4）术前 2 日用洗发剂洗头吹干后用氯己定揉搓头皮 5 分钟，手术当日入手术室后根据手术标记推剪去手术部头发。

（5）建立静脉通道。

（6）与手术室人员进行患者、药物核对后，送入手术室。

（7）麻醉后置尿管。

【术后护理措施】

1. 神经外科术后护理常规（表 19-1）

表 19-1　常规护理内容

项目	内容
全麻术后护理常规	了解麻醉和手术方式、术中情况、切口和引流情况 持续低流量吸氧 持续心电监护 床挡保护防坠床 严密监测生命体征
伤口观察及护理	观察伤口有无渗血渗液，若有，应及时通知医生并更换敷料
各管道观察及护理	输液管保持通畅，留置针妥善固定，注意观察穿刺部位皮肤 尿管按照尿管护理常规进行，一般术后第 2 日可拔除尿管，拔管后注意观察患者自行排尿情况 创腔、硬膜外、硬膜下、皮下、脑室、腰穿持续引流等引流管参照引流管护理相关要求

续表

项目	内容
疼痛护理	评估患者疼痛情况：伤口、颅内高压、颅内低压 遵医嘱给予镇痛药物或降压药物 提供安静舒适的环境
基础护理	做好口腔护理、尿管护理、定时翻身、雾化、患者清洁等工作

2. 血压管理 血压监测和护理是高血压脑出血患者护理的重点，具体监测和护理内容见表 19-2。

表 19-2 血压管理

项目	内容
严密监测血压	行心电监护，每 15 ～ 30 分钟测血压，必要时每 5 分钟测血压，并做好相应记录
血压控制标准	血压在 180/100mmHg 以内原则上不行药物降压处理 行药物降压应注意避免血压下降过快、过低 有高血压病史的患者，降压幅度应控制在基础血压的 15% ～ 20% 以内，以不超过 20% 为宜 颅内压（ICP）升高的患者，其血压控制标准应相应提高，至少保证脑灌注压（CPP）=（MAP−ICP）在 60 ～ 80mmHg
病情观察	无高血压病史的患者，血压升高要高度警惕急性颅内高压（Cushing 反应：血压升高、脉搏减慢、脉压增大、呼吸深而慢）的可能

3. 神经外科引流管护理（表 19-3）

表 19-3 神经外科引流管护理内容

项目	内容
保持通畅	勿折叠、扭曲、压迫管道
妥善固定	颅内引流管与外接引流瓶或引流袋接头应连接牢固，外用纱布包裹，胶布分别将纱布两端与引流管固定，避免纱布滑落

续表

项目	内容
妥善固定	躁动患者在征得家属同意后适当约束四肢 告知患者及家属引流管的重要性，切勿自行拔出 根据引流管的种类和安置目的调整放置高度 引流管不慎脱出，应检查引流管头端是否完整拔出，并立即通知主管医生处理
观察并记录	严密观察引流液性状、颜色、量 正常情况下手术后 1 ～ 2 天引流液为淡血性液，颜色逐渐变淡，若为引流出大量新鲜血液或术后血性液逐渐加深，常提示有出血，应通知医生积极处理 引流量过少应考虑引流管阻塞的可能，采用自近端向远端轻轻挤压、旋转引流管方向、适当降低引流管高度等方法进行处理 采用以上方法处理后引流管仍未通畅时应严密观察患者意识或瞳孔变化，警惕颅内再出血的发生 观察患者伤口敷料情况
拔管	根据引流量的多少、引流液的颜色、颅内压、引流目的等决定拔管时间

4. 饮食护理　清醒患者术后 6 小时后可进流质饮食，如无不适可逐渐过渡到普食；昏迷患者则于第 2 天安置保留胃管，给予管喂流质饮食。

5. 体位与活动　患者清醒后抬高床头 30°，能改善颈静脉回流和降低 ICP，头部应处于中间位，避免转向两侧。患者术后活动应循序渐进，首先在床上坐，后在床边做，再在陪护搀扶下下地活动，避免突然改变体位引起脑部供血不足致头晕或昏倒。

6. 健康宣教（表 19-4）

表 19-4　高血压脑出血患者的出院宣教

项目	内容
饮食	低盐（低于 5g/d）、低脂、低胆固醇、低热量
药物指导	根据医嘱用药 准时服药 不能突然停药 如有副作用，及时看医生
功能锻炼	肢体瘫痪者，保持肢体在功能位，由被动锻炼到主动锻炼 失语者，教患者锻炼发音，由简单的字到词组，再到简单的句子
自我保健	减轻体重，坚持适当的运动 戒烟 保持稳定的情绪 保持良好的生活习惯：活动规律；睡眠充足；服药定时；劳逸结合等 定期监测血压，维持血压的稳定
心理护理	进行个体化心理护理

【并发症的处理及护理】

并发症的处理及护理见表 19-5。

表 19-5　并发症的处理及护理

常见并发症	临床表现	处理
术后颅内出血	患者意识障碍 双瞳不等大 引流液颜色逐渐加深 伤口敷料有新鲜血液渗出 神经功能受损加重	保守治疗：使用脱水药、止血药 保守治疗无效者应及时行再次手术
颅内感染	术后 3 天体温持续性高热 腰穿脑脊液白细胞升高 脑膜刺激征阳性	调整抗生素使用 行物理降温 持续腰穿引流脑脊液 早期行药敏试验

续表

常见并发症	临床表现	处理
肺部感染	体温持续性高热 气道痰多 肺部湿啰音	应早期痰培养及药敏实验 运用有效抗生素治疗 加强全身营养支持 加强翻身、拍背、有效排痰 气管切开，吸痰
应激性溃疡（消化道出血）	胃管内有血性液或咖啡色液体	抗胃酸药物的使用，质子泵抑制剂：洛赛克、耐信等 持续胃肠减压 管喂止血药

【特别关注】

（1）血压监测与护理。
（2）引流管的护理。
（3）呼吸系统感染的观察与护理。
（4）中枢性高热的护理。
（5）应激性溃疡的观察及护理。

【前沿进展】

2014 年美国高血压指南（JNC8）推荐意见见表 19-6。

表 19-6　2014 年美国高血压指南（JNC8）推荐意见表

推荐	内容	推荐等级
推荐一	在 ≥ 60 岁的一般人群中，在收缩压（SBP）≥ 150mmHg 或舒张压（DBP）≥ 90mmHg 时起始药物治疗，将血压降至 SBP ＜ 150mmHg 和 DBP ＜ 90mmHg 的目标值	强烈推荐——A 级
推荐二	在 ＜ 60 岁的一般人群中，在 DBP ≥ 90mmHg 时起始药物治疗，将血压降至 DBP ＜ 90mmHg 的目标值	30 ～ 59 岁，强烈推荐——A 级 18 ～ 29 岁，专家意见——E 级

续表

推荐	内容	推荐等级
推荐三	在 < 60 岁的一般人群中，在 SBP ≥ 140mmHg 时起始药物治疗，将血压降至 SBP < 140mmHg 的目标值	专家意见——E 级
推荐四	在 ≥ 18 岁的慢性肾脏病（CKD）患者中，在 SBP ≥ 140mmHg 或 DBP ≥ 90mmHg 时起始药物治疗，将血压降至 SBP < 140mmHg 和 DBP < 90mmHg 的目标值	专家意见——E 级
推荐五	在 ≥ 18 岁糖尿病患者中，在 SBP ≥ 140mmHg 或 DBP ≥ 90mmHg 时起始药物治疗，将血压降至 SBP < 140mmHg 和 DBP < 90mmHg 的目标值	专家意见——E 级
推荐六	对除黑种人外的一般人群（包括糖尿病患者）；初始降压治疗应包括噻嗪类利尿剂、钙通道阻滞剂（CCB）、血管紧张素转换酶抑制剂（ACEI）或血管紧张素受体拮抗剂（ARB）	中等推荐——B 级
推荐七	对一般黑种人（包括糖尿病患者），初始降压治疗包括噻嗪类利尿剂或 CCB	一般黑种人：中等推荐——B 级；黑种人糖尿病患者：轻度推荐——C 级
推荐八	在 1～8 岁的 CKD 患者中，初始（或增加）降压治疗应包括 ACEI 或 ARB，以改善肾脏预后。该推荐适用于所有伴高血压的 CKD 患者，无论其人种及是否伴糖尿病	中等推荐——B 级
推荐九	降压治疗主要目标是达到并维持目标血压。如治疗 1 个月仍未达目标血压，应增大初始药物剂量，或加用推荐六中另一种药物。医生应继续评估血压并调整治疗策略，直至血压达标	专家意见——E 级

续表

推荐	内容	推荐等级
	如应用 2 种药物血压仍未达标，自推荐药物列表中选择加用第 3 种药物并调整剂量。患者不能同时应用 ACEI 和 ARB。如患者由于有禁忌证仅用推荐六中的药物不能使血压达标，或者是须应用超过 3 种药物使血压达标，可选择其他类降压药。对经上述策略治疗血压仍不能达标的患者，或者是需要临床会诊的病情复杂者，可转诊至高血压专科医生	专家意见——E 级

【知识拓展】

高血压脑出血的手术适应证

（1）大脑半球中等至大量出血，通常皮质下、壳核出血＞ 30ml。

（2）CT 提示中线结构移位≥ 1cm。

（3）小脑血肿＞ 10ml，伴有脑积水或存在脑干压迫的患者。

（4）脑叶中等量出血，经内科治疗后仍意识障碍进行性加重，应积极手术治疗，挽救生命。

（5）年龄不作为考虑手术的主要因素，但年轻患者适应证可适当放宽。

（6）脑室出血或出血破入脑室的，易伴发脑积水，适应证也应适当放宽。

（樊朝风　蒋　艳　段丽娟）

参 考 文 献

段杰, 王庆珍, 金颖. 2001. 神经外科护理. 北京: 科学技术文献出

版社
高立达. 1993. 神经疾病临床剖析. 成都: 四川科学技术出版社
李浩, 刘文科, 王昆, 等. 2011. 高血压丘脑出血的治疗探讨及疗效分析. 中华神经外科杂志, 27: 764～767
李浩, 张帆, 刘文科, 等. 2011. 高血压脑出血手术适应证分析及疗效探讨. 中华神经外科杂志, 27: 240～243
游潮, 蔡博文, 易章超, 等. 1998. 小骨窗微创伤手术治疗高血压脑出血. 华西医科大学学报, 29: 113, 114
游潮, 李浩. 2011. 进一步重视和规范高血压脑出血的外科治疗. 中华神经外科杂志, 27: 757, 758
游潮, 刘鸣, 李浩. 2011. 高血压脑出血诊治中的若干问题. 中国脑血管病杂志, 8: 169～171
周良辅. 2001. 现代神经外科学. 上海: 复旦大学出版社
周良学, 游潮, 罗林丽, 等. 2006. 超早期小骨窗微侵袭手术治疗高血压脑出血. 中国临床神经外科杂志, 11: 385～388
Winn HR, Spetzler RF, Meyer FB, et al. 2009. 尤曼斯神经外科学. 5版. 王任直, 译. 北京: 人民卫生出版社
Anderson CS, Heeley E, Huang Y, et al. 2013. Rapid blood-pressure lowering in patients with acute intracerebral hemorrhage. N Eng J Med, 368(25): 2355～2365
Anderson CS, Huang Y, Wang JG, et al. 2008. Intensive blood pressure reduction in acute cerebral haemorrhage trial (interact): a randomised pilot trial. Lancet Neurol, 7(5): 391～399
Broderick J, Connolly S, Feldmann E, et al. 2007. Guidelines for the management of spontaneous intracerebral hemorrhage in adults: 2007 update: A guideline from the American Heart Association/American Stroke Association Stroke Council, High Blood Pressure Research Council, and the Quality of Care and Outcomes in Research Interdisciplinary Working Group. Stroke, 38(6): 2001～2023
Chalela JA, Kidwell CS, Nentwich LM, et al. 2007. Magnetic resonance imaging and computed tomography in emergency

assessment of patients with suspected acute stroke: a prospective comparison. Lancet, 369: 293～298

Steiner T, Kaste M, Forsting M, et al. 2006.Recommendations for the management of intracranial haemorrhage-part Ⅰ: Spontaneous intracerebral haemorrhage. The European Stroke Initiative Writing Committee and the Writing Committee for the EUSI Executive Committee. Cerebrovasc Dis, 22(4): 294～316

Fewel ME, Thompson BG Jr, Hoff JT. 2003. Spontaneous intracerebral hemorrhage: a review. Neurosurg Focus, 15(4): E1

Fiebach JB, Schellinger PD, Gass A, et al. 2004. Stroke magnetic resonance imaging is accurate in hyperacute intracerebral hemorrhage: A multicenter study on the validity of stroke imaging. Stroke, 35(2): 502～506

Kidwell CS, Wintermark M. 2008. Imaging of intracranial haemorrhage. Lancet Neurol, 7: 256～267

Liu M, Wu B, Wang WZ, et al. 2007. Stroke in china: Epidemiology, prevention, and management strategies. Lancet Neurol, 6: 456～464

Mayer SA,Rincon F. 2005. Treatment of intracerebral haemorrhage. Lancet Neurol, 4: 662～672

Morgenstern LB, Hemphill JC, Anderson C, et al. 2010. Guidelines for the management of spontaneous intracerebral hemorrhage: A guideline for healthcare professionals from the American Heart Association/American Stroke Association. Stroke, 41: 2108～2129

Nussel F, Wegmuller H, Huber P.1991.Comparison of magnetic resonance angiography, magnetic resonance imaging and conventional angiography in cerebral arteriovenous malformation. Neuroradiology, 33: 56～61

Qureshi A, Palesch Y, Investigators AI. 2012. Expansion of recruitment time window in antihypertensive treatment of acute cerebral hemorrhage (ATACH) Ⅱ trial. Journal of Vascular and Interventional Neurology, 5: 6～9

Qureshi AI, Tuhrim S, Broderick JP, et al. 2001. Spontaneous intracerebral hemorrhage. The New England Journal of Medicine, 344: 1450～1460

Singer OC, Sitzer M, du Mesnil de Rochemont R, et al. 2004. Practical limitations of acute stroke MRI due to patient-related problems. Neurology, 62: 1848, 1849

Steiner T, Al-Shahi Salman R, Beer R, et al. 2014. European Stroke Organisation (ESO) guidelines for the management of spontaneous intracerebral hemorrhage. International Journal of Stroke, 9: 840～855

Steiner T, Bosel J. 2010. Options to restrict hematoma expansion after spontaneous intracerebral hemorrhage. Stroke, 41: 402～409

Yoon HK, Shin HJ, Lee M, et al. 2000. Mr angiography of moyamoya disease before and after encephaloduroarteriosynangiosis. AJR American Journal of Roentgenology, 174: 195～200

Zhao D, Liu J, Wang W, et al. 2008. Epidemiological transition of stroke in China: twenty-one-year observational study from the Sino-MONICA-Beijing Project. Stroke, 39:1668～1674

第二十章　Hybrid 手术及护理

【概述】

Hybrid 手术（Hybrid operation），又名杂交手术、复合手术、联合手术，是指在进行常规神经外科开颅手术的基础上，手术室内整合造影、介入手术设备，同时进行造影、介入治疗的一种手术方式。“Hybrid”翻译为中文为“杂交”、“复合”、“镶嵌”、“混合”，表示了手术方式是开放手术和介入治疗的有机整合。Hybrid 手术以神经外科医生为主导，整合造影、介入方式，将开放手术微创化，也将微创手术外科化，是一种“内外兼修”的新型外科治疗方式，也将是当代微创外科的发展趋势。它是传统外科技术、血管微创技术、现代影像科学和现代工程技术的完美结合，是对传统的血管微创治疗和外科技术的改进和完善。

由于 Hybrid 手术的特殊性，其手术的人员构成也具有特殊性。其人员构成见表 20-1。在 Hybrid 手术进行过程中，不稳定因素增多，各项操作需要穿插进行，这要求参与人员，除了在术中各司其职，还需要相互协作、灵活多变，从而共同完成手术。

表 20-1　Hybrid 手术人员构成

参与人员	职能
神经外科医师	领导其他人员完成整台手术 完成 Hybrid 手术中的开颅手术部分 协助其他成员完成手术的其他部分

续表

参与人员	职能
麻醉师	完成整个手术中包括造影、介入、开颅手术的全部麻醉工作 协助其他成员完成手术的其他步骤
造影、介入治疗师	完成 Hybrid 手术中造影、介入治疗部分 为开颅手术部分提供建议
影像学技师	承担 Hybrid 手术过程中影像设备的操作 承担术中的影像诊治 完成术中影像资料的存储
器械、巡回护士	行环境准备，保证手术顺利进行 协助其他成员工作的顺利进行 保障术中物资的准备，保证各设备在工作状态

Hybrid 手术包括了造影、介入治疗和常规开放手术，以及术中情况的多变性，也使得其手术流程具有一定的特点，见图 20-1。常规介入治疗、开颅手术流程步骤穿插进行，并可根据术中情况随时做出调整。因而 Hybrid 手术流程在保证基本步骤的情况下，增加了灵活性。

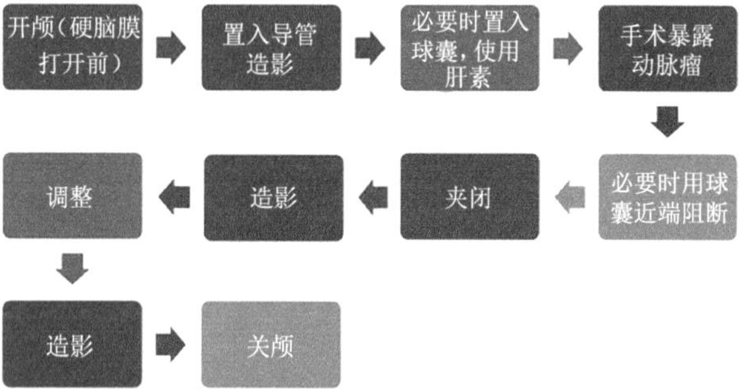

图 20-1　Hybrid 手术流程图

【适应证】

（1）颅内复杂动脉瘤

1）直径超过 2.5cm 的巨大动脉瘤。

2）多发动脉瘤。

3）宽颈、夹层、梭形等形状不规则及形状特别的动脉瘤。

4）位于颅底或脑内不易定位的小动脉瘤。

5）特殊部位的动脉瘤，如位于海绵窦、基底动脉顶端等。

（2）巨大脑血管畸形。

（3）复杂硬脑膜动静脉瘘。

（4）各种脊髓血管病。

【主要护理问题】

1. 脑组织灌注改变 与疾病及手术造成的脑组织肿胀有关。

2. 舒适的改变 与疼痛及体位的改变有关。

3. 焦虑/恐惧 与不了解疾病及手术、担心预后有关。

4. 知识缺乏 缺乏 Hybrid 手术及疾病相关知识。

5. 潜在并发症： 再出血、脑血管痉挛、深静脉血栓，以及水和电解质紊乱等。

【护理目标】

（1）脑水肿减轻。

（2）患者疼痛感减轻，主诉不适感减轻或消失。

（3）患者焦虑/恐惧感减轻，能配合治疗和护理。

（4）患者及家属了解 Hybrid 手术及疾病相关知识。

（5）术后未发生相关并发症，或并发症发生后能得到及时治疗与处理。

【术前护理措施】

1. 介入治疗的术前护理 见第三十六章。

2. 常规开颅手术的术前护理 同第十五章。

3. 体外颈动脉压迫试验（Matas test） 见表20-2。

表20-2 体外颈动脉压迫试验操作方法

步骤	操作方法
操作前准备	与需行颈动脉压迫试验的患者进行沟通解释，并告知其操作方法及注意事项，并得到患者的理解和配合。协助患者取仰卧位
行颈动脉压迫试验	操作者为神经外科专科护士 具体方法为压迫患者患侧颈总动脉，直到颞浅动脉搏动消失，可用特制的颈动脉压迫装置或者使用手指压迫 压迫时间视试验对象情况而定。开始每次压迫5分钟，后逐渐延长压迫时间，直至持续压迫20～30分钟患者仍能耐受 能耐受的判断方法：不出现头晕、眼黑、对侧肢体无力发麻等表现时，方可实施手术治疗 整个压迫过程严密观察患者生命体征，严密观察患者有无头晕、头痛等症状，以及患者的肢体活动度

【术后护理措施】

1. 介入治疗的术后护理 见第三十六章。

2. 术后护理常规 见表20-3。

表20-3 术后护理常规

项目	内容
全麻术后护理常规	（1）了解麻醉方式、手术方式和术中情况 （2）严密观察生命体征及意识、瞳孔、肢体活动等神经系统体征，及时发现病情变化。应特别注意血压的变化，防止颅内高压或低压的发生

续表

项目	内容
全麻术后护理常规	（3）保持呼吸道的通畅，持续低流量吸氧 （4）常规安置心电监护 （5）床挡保护防坠床 （6）观察并记录尿液的量、性状、颜色
伤口观察及护理	（1）观察伤口是否有渗血渗液，若有，及时告知医生，明确原因并及时对症处理 （2）造影、介入治疗患者的伤口护理参照第三十六章
管道的观察及护理	（1）引流管的护理参照“第四章神经外科围手术期护理” （2）尿管的护理按照尿管护理常规进行。患者病情允许可拔除尿管，拔管后需关注患者自行排尿情况 （3）输液管保持通畅，留置针妥善固定，应观察穿刺部位的皮肤情况
疼痛护理	（1）评估患者疼痛情况，鼓励其表达疼痛的感受 （2）遵医嘱给予止痛药、脱水剂或激素等对症支持治疗 （3）提供安静舒适的环境，避免声光刺激
基础护理	做好晨晚间护理、口腔护理、尿管护理、生活护理等
用药的护理	（1）用药前严格评估患者的过敏史、用药史，遵医嘱用药，并观察患者用药后的情况，如药物不良反应情况。全程严格遵循用药的查对制度 （2）抗生素的使用按照《抗菌药物临床应用指导原则》（卫医发〔2004〕285号）选择用药
体位与活动	（1）全麻清醒前，去枕平卧位4～6小时，头偏向一侧 （2）全麻清醒后手术当日，可适当抬高床头到10°，睡枕，可侧卧位 （3）术后1～2日，抬高床头15°～30°侧卧位，以利静脉回流减轻脑水肿 （4）术后第2～6日，可根据患者病情进行床上或床旁预活动，预活动良好则可下床活动（无头部引流管的患者）
饮食护理	意识不清者，应安置胃管行流质饮食。对于意识清醒患者可行以下护理： （1）术后6小时内，禁食禁饮

续表

项目	内容
饮食护理	（2）清醒患者术后6小时后可进流质饮食，如无不适可逐渐过渡到普食，进食高蛋白、高维生素易消化食物，忌生冷、产气、刺激性食物；昏迷患者则于第2天安置保留胃管，给予管喂流质饮食
水和电解质的管理	（1）严密观察患者生命体征、意识和肢体活动，及时判断病情 （2）记录24小时出入量、每小时尿量 （3）监测血生化常规，及时发现异常值，关注水和电解质的平衡情况 （4）监测血容量的变化，注意鉴别脑性耗盐综合征、SIADH（利尿激素分泌异常综合征）与尿崩的区别

3. 特殊药物的护理 见表20-4。

表 20-4 特殊药物的护理

类别	护理措施
控制血压的药物	（1）根据患者情况遵医嘱选择用药 （2）药物的选择一般为硝酸甘油、乌拉地尔、尼卡地平等药物 （3）血压控制范围：血压波动范围不超过30mmHg，收缩压维持在90～160mmHg （4）用药期间严密观察血压情况、患者有无不良反应 （5）严格药物的配制：一般选择生理盐水为溶媒，遵医嘱配制药物浓度 （6）严格药物的剂量使用：使用注射泵控制用药的剂量，并根据血压情况及时做出调整 （7）建立单独的静脉通道，并观察穿刺部位的皮肤状况，适时做出处理
尼莫地平	（1）为钙通道阻滞剂，是Hybrid术后患者防止血管痉挛的有效药物，术后患者常规使用 （2）严格用药剂量

续表

类别	护理措施
尼莫地平	（3）控制用药速度。采用注射泵进行静脉给药，或是利用可调式精密输液器严格控制滴速，注射速度或滴速根据患者情况遵医嘱 （4）采用避光式特殊材质空针或输液器 （5）建立尼莫地平输注的单独静脉通道，宜选择中心静脉，条件允许可安置 CVC 或 PICC 管 （6）评估药物使用期间穿刺部位的皮肤血管情况，如发生渗液、静脉炎等情况，必须立即停止输注，更换输液部位，并对出现的皮肤血管问题做出及时的处理 （7）严密观察患者用药期间的不良反应，如脸红、心率加快等，正确识别不良反应症状，并做出及时的处理
抗凝药物	一般使用低分子肝素钙，术后 3 小时内使用第 1 次，皮下注射。剂量及用药时间根据患者情况遵医嘱执行

4. 健康宣教 见表 20-5。

表 20-5 Hybrid 术后患者的出院宣教

项目	内容
饮食	三要：高蛋白、高能量、高维生素 二忌：忌刺激性食物、忌烟酒 一宜：宜清淡
活动	根据体力，适当活动
用药	遵医嘱服用尼莫地平等药物
良好生活习惯	讲究卫生、防止感染 避免过度劳累和情绪抑郁，保持心情舒畅，避免情绪激动 适当行有氧运动
复查	定期门诊随访 出院后每 3 个月复查 1 次，半年后每半年复查 1 次，至少复查 2 年

【并发症的处理及护理】

并发症的处理及护理见表 20-6。

表 20-6　并发症的处理及护理

常见并发症	临床表现	处理
术后再出血	术后数小时内出现头痛伴视力急剧下降 可有意识障碍、高热或尿崩等下丘脑功能紊乱症状 瞳孔不等大 引流液颜色逐渐加深 伤口敷料有新鲜血液渗出 神经功能受损加重	观察病情变化，包括意识、瞳孔、病理反射及肢体活动 积极实施抗凝治疗 遵医嘱使用脱水药、止血药 立即复查 CT，并行积极治疗 必要时及时行二次手术 行管道护理，记录引流液的量、颜色和性状
脑血管痉挛	头痛加重、反应迟钝为先兆症状 眩晕，呈持续性或发作性，伴或不伴恶心呕吐 持续性头痛，常有“紧箍感” 突发血压升高	维持足够的血容量 术后应用钙通道阻滞剂如尼莫地平，防止痉挛 调整控制收缩压在 120～160mmHg，维持高灌注压 遵医嘱使用抗凝剂，进行血液稀释疗法及扩容疗法
血栓或栓塞	局部肿胀 皮肤颜色发紫或发白 皮温低 感觉麻木 足背动脉扪及搏动减弱或消失	穿刺侧肢体或全身制动 平卧，忌过猛翻身 忌抬高患侧肢体 遵医嘱进行溶栓治疗，必要时进行手术治疗
穿刺点出血或血肿	穿刺局部有新鲜血液流出 穿刺局部肿胀 穿刺局部颜色发紫 穿刺局部皮温高	加压包扎 穿刺侧下肢严格制动 卧床休息
水和电解质紊乱	意识水平下降 局部神经缺损症状出现或加重 抽搐发作或扑翼样震颤	补充足够的水 低钠时补充足够的盐。监测生化指标和尿比重 记录 24 小时出入量

续表

常见并发症	临床表现	处理
水和电解质紊乱	生化检查显示：低钠、高钠、低钾 尿量＞3L/d	

【特别关注】

（1）血压的管理。

（2）水和电解质的管理。

（3）抗凝药物的使用。

（4）体外颈动脉压迫试验。

【前沿进展】

颅内复杂动脉瘤治疗方案进展

血管介入治疗和开颅动脉瘤夹闭术一直以来是治疗颅内动脉瘤的两大方案。但是对于颅内复杂动脉瘤，这两种方式都存在缺陷，因此有学者提出了将两种治疗方式有机结合，探索杂交手术的开展，即 Hybrid 手术。

近年来，各位学者不断对血管介入治疗和开颅手术的优势和缺点进行研究，并对于动脉瘤治疗方案的选择争论不休。McDougall 等在对几千例动脉瘤患者的随访研究中指出，术后 3 年开颅手术组动脉瘤的闭塞率更高、更不容易复发。但是，开颅手术创伤大，风险高，其术后并发症发生率高，直接影响患者的致死率和致残率。而介入治疗则创伤小，并发症发生率较低。在一项针对 1664 例动脉瘤患者的随机对照研究中，Molyneux 认为，同开颅手术相比，介入治疗再出血发生率更低，且 10 年后死亡率和致残率的概率均较开颅手术治疗组更低。如何选择治疗方式，还需要综合考虑各种因素。

由此可看出，开颅手术和介入治疗任何一种治疗方式都无法对颅内复杂动脉瘤进行满意的治疗。因此，各国学者在20世纪90年代提出了将两者相互结合的新型的治疗方式，即Hybrid手术。1995年，Stanford大学的治疗中心最初报道了以开颅手术及介入治疗两种方式联合治疗颅内复杂动脉瘤。1998年，Calligaro等对手术间内加入血管内治疗的设备价值进行分析报道。近年来，对于Hybrid手术的报道研究越来越多，已形成了相对一致的说法，认为Hybrid手术提高了手术和血管内治疗的安全性。Hybrid手术将开颅手术和介入治疗有机结合，优势互补，逐渐成为治疗复杂动脉瘤的趋势。除此之外，Hybrid手术的构成复杂，需要外科、介入、麻醉、影像、护理等多学科的合理协作，手术程序繁复，术中不稳定因素多，这对参与人员的专业技能及配合默契度提出了更高的要求，且对手术室的布局有严格的要求。

Hybrid手术室

俗话说，“工欲善其事，必先利其器”，Hybrid手术的顺利进行，手术间的合理布局至关重要。Hybrid手术间在常规手术间的基础上，有了很大的变化。首先，Hybrid手术床为碳纤维材料床板，并与成像设备连成一体，成为可全方向移动的手术床，还应配备操作系统和电子控制手柄。其次，加入了移动造影机等成像设备和其他的辅助设备。在辅助设备中，除了常规手术室的设备外，还应配备额外的信息系统站，如HIS、RIS、PACS，以及视频显示设备，用以显示各种术中的信息。最后，还可配备影音录制设备，用以对手术进程进行拍摄。

在手术室设计方面，为了提高手术效率，减少手术对患者、医护人员的辐射量，需要手术间的整体规划和建造。这就需要在手术室设计、建造时就应充分考虑到所需设备的运动轨迹，保证各设备的运作空间，避免相撞影响手术进行或发生事故。同时，应对患者和医护人员做好放射防护工作，如运用铅衣、铅屏风。

对于 Hybrid 手术间，其最大特色即数字化的整合。数字化的整合主要包括设备控制、图像切换、远程实施和存储。Hybrid 手术间实现了各种设备的整合，如造影机、手术灯摄像、B 超、监护仪、麻醉机、手术导航等，将不同的图像输出显示于手术室的显示屏上。其内容几乎涵盖了患者的所有信息，为 Hybrid 手术参与人员提供了全方位的信息。可移动 DSA 机集资料记录、存储、管理于一身，可实时播放术中情况，并与医院影像系统相连为一个整体。并且，手术室内的多媒体通信系统可对手术的数据、视频等资料进行保存，并可进行数据传输，有利于教学、远程医疗、会诊等的进行。医护人员将可通过无线触摸屏来控制手术室之间、办公室、影像及辅助检查科室和院内任何一个地方的影像文件及画面的配置与传送。

【知识拓展】

外科界的“达·芬奇”

此“达·芬奇”非彼达·芬奇，全名为达·芬奇手术机器人。事实上它是一种高级机器人平台，其本质为高级的腹腔镜系统。它主要由外科医生控制台、床旁机械臂系统（patient cart）及成像系统三个部分组成。其工作原理则是通过微创的方法，实施复杂的外科手术。当前，“达·芬奇”机器人已被 FDA 认证，主要用于普通外科、胸外科、泌尿外科、妇产科、头颈外科及心脏手术。“达·芬奇”的横空出世，带来了外科手术革命性的飞跃，更成为微创外科界的翘楚。期待“达·芬奇”机器人可用于神经微创外科。

（韩　慧　蒋　艳　段丽娟）

参考文献

程华, 郑静, 徐新, 等. 2013. 神经外科杂交手术的护理配合. 华西医学, 28(4): 585～588

蒋艳, 韩慧, 樊朝凤, 等. 2013. Hybrid手术治疗颅内复杂动脉瘤的围术期护理. 护士进修杂志, 28(10): 893～895

许百男, 周定标, 余新光, 等. 2001. 颅内复杂动脉瘤的手术治疗. 中华神经外科杂志, 17(2): 72～74

张丹芬, 翟云霞. 2013. 前交通动脉瘤介入栓塞术后的血压调控分析. 护士进修杂志, 28(22): 2084, 2085

Calligaro KD, Dougherty MJ, Patterson DE, et al.1998. Value of an endovascular suite in the operating room. Ann Vasc Surg, 12(3): 296～298

McDougall CG, Spetzler RF, Zabramski JM. et al.2012.The barrow ruptured aneurysm trial. J Neurosurg, 116(1): 135～144

Molyneux AJ, Birks J, Clarke A, et al. 2014. The durability of endovascular coiling versus neurosurgical clipping of ruptured cerebral aneurysms: 18 year follow-up of the UK cohort of the International Subarachnoid Aneurysm Trial (ISAT). Lancet, S0140-6736(14): 60975～60982

第五篇　头皮和颅骨疾病护理

第二十一章　头皮肿瘤的护理

【概述】

头皮肿瘤可来源于其各层组织。有些肿瘤为头皮所特有的，有些与身体其他部位的皮肤肿瘤相同。由于皮肤暴露在外，肿瘤容易早发现早治疗，即使是恶性肿瘤，也有相当高的治愈率。但头皮有头发遮挡，相对而言肿瘤不容易被发现，头皮肿瘤切除后，头皮缺损需要进行修复（图 21-1）。

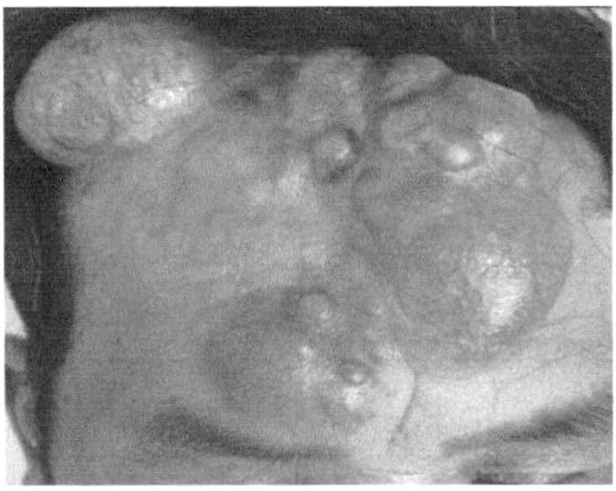

图 21-1　头皮肿瘤

【病因】

头皮肿瘤的病因十分复杂，包括外界因素和机体内在因素两个方面。

【病理】

头皮的神经主要有来自枕区的枕神经，属周围神经，和颞区、额区的耳颞神经末梢分支至真皮乳突、真皮网状层及皮下组织，而运动神经末梢则支配毛囊周围的立毛肌和大、小汗腺。肿瘤可发生在头皮各部位。

【诊断要点】

1. 临床表现

（1）早期：毛细血管瘤，多见于女婴，一般在出生后数天出现。

（2）进展期：海绵状血管瘤，随小儿成长而增长。

（3）晚期：蔓状血管瘤，常发生在皮下或肌肉内。

2. 辅助检查 ①头皮B超；②CT检查；③MRI检查。

3. 诊断的金标准 组织活检或手术切除行组织病理学检查（诊断的金标准）。

【治疗】

一般治疗方法均为手术切除。

【主要护理问题】

1. 焦虑/恐惧 与头皮肿瘤造成的头皮缺损、头发缺失有关。

2. 疼痛 与头部手术创伤有关。

3. 潜在并发症： 出血、感染。

【护理目标】

（1）患者焦虑/恐惧程度减轻，配合治疗及护理。

（2）患者主诉不适感、疼痛感减轻或消失。

（3）术后未发生相关并发症，或并发症发生后能得到及时治疗与处理。

【术前护理措施】

1. 心理护理

（1）解释头皮肿瘤手术的必要性、手术方式、注意事项。

（2）鼓励患者表达自身感受。

（3）针对个体情况进行针对性心理护理。

（4）鼓励患者家属和朋友给予患者关心和支持。

2. 病情观察及护理　观察并记录患者神志、瞳孔及生命体征。

3. 术前常规准备

（1）术前行抗生素皮试，若肿瘤较大，预计术中出血较多，则需备血，术晨遵医嘱带入术中用药。

（2）协助完善相关术前检查：心电图、影像学检查、出凝血试验、肝肾功能、血常规、输血全套、血型等。

（3）术前 8 小时禁食禁饮。

（4）术晨更换清洁病员服。

（5）术前 2 日洗头膏洗头后氯己定消毒手术部位，检查术区皮肤情况、剪指甲，在手术室用医用专用备皮器推除手术切口周围 3cm 毛发。

（6）术晨建立静脉通道。

（7）术晨与手术室人员进行患者、药物核对后，送入手术室。

【术后护理措施】

术后护理措施见表 21-1。

表 21-1 头皮肿瘤术后护理常规

项目	内容
全麻术后护理常规	了解麻醉和手术方式、术中情况、切口和引流情况 持续低流量吸氧 持续心电监护 床挡保护防坠床 严密监测生命体征
伤口观察及护理	观察伤口有无渗血渗液，若有，应及时通知医生并更换敷料。注意保护伤口部位，特别对于后枕部手术，避免伤口长时间受压影响愈合
疼痛护理	评估患者疼痛情况 遵医嘱给予镇痛药物 提供安静舒适的环境
生活护理与功能锻炼	若患者年龄较大，卧床时间较长，需预防压疮及防止深静脉血栓形成，鼓励并指导患者进行功能锻炼
基础护理	做好口腔护理、患者清洁等工作

【并发症的处理及护理】

并发症的处理及护理见表 21-2。

表 21-2 头皮肿瘤术后并发症的处理及护理

常见并发症	临床表现	处理
出血	伤口敷料持续有新鲜血液渗出	保守治疗：用止血药 局部用收缩血管药物 保守治疗无效者应及时行再次手术
感染	伤口红肿，局部有脓性分泌物溢出，伤口分泌物涂片及培养证实有细菌感染	伤口换药，根据药敏试验选择敏感抗生素，若伤口感染持续无改善，则需要再次手术清除伤口失活组织及脓液

【特别关注】

术后病情观察及护理。

【前沿进展】

头皮巨大肿瘤术后巨大缺损修复

头皮巨大肿瘤在临床上并不少见，但肿瘤切除后形成的巨大缺损的修复一直是整形外科面临的难题。按照肿瘤外科学原则，依照病理学检查结果结合病史明确诊断，区分良性或恶性肿瘤，确定肿瘤切除范围和深度，如为恶性肿瘤，手术后还需根据肿瘤病理性质选择放疗或化疗。头皮巨大良性肿瘤由于大面积病变切除形成头皮巨大缺损，植皮、皮瓣移植手术后会继发性产生秃发，因此选择头皮扩张术应为治疗修复头皮良性肿瘤的首选。但传统的常规头皮扩张术修复头皮面积有限。近年来，采用超量注水扩张术，修复头皮巨大肿瘤切除后的大范围缺损效果十分显著，通过延长扩张时间，增加注水量，注水总量最后往往可达到扩张器额定量的2～5倍，使最终扩张后可提供的多余皮瓣面积显著增加。在放置扩张器时尽可能在设计上能考虑到第二期手术时扩张皮瓣可利用颞浅动脉顶支或枕动脉形成轴型扩张皮瓣。利用扩张器周围形成的纤维包膜，缝合固定至头皮下减张，使头皮瘢痕纤细，减少对毛发的损伤，达到头皮毛发的美容修复。

（帅小芳　陈茂君　崔文耀）

参考文献

毕守敏. 2010. 头皮恶性肿瘤术后缺损行带蒂皮瓣一期修复与重建26例围术期护理. 齐鲁护理杂志, 16(2): 25, 26

卿勇, 岑瑛, 王怀胜, 等. 2008. 头皮恶性肿瘤外科切除后的修复. 中国修复重建外科杂志, 22(1): 59～62
汪洪源, 王明刚, 杜晓扬, 等. 2010. 改进的游离背阔肌皮瓣修复巨大头皮恶性肿瘤切除后软组织缺损. 安徽医学, 31(12): 1432, 1433
王明刚, 汪洪源, 水庆付, 等. 2008. 头皮巨大肿瘤的外科修复与重建. 安徽医学, 29(3): 227, 228
周良辅. 2001. 现代神经外科学. 上海: 复旦大学出版社

第二十二章　颅骨肿瘤的护理

【概述】

颅骨肿瘤是一种常见的肿瘤。因许多肿瘤较小，又没有明显的症状，易于忽略，故很难有确切的发病率。颅骨骨瘤多生长在额骨和顶骨，其他颅骨及颅底少见，有一部分生长在额窦和筛窦内，枕外粗隆亦可见到，个别与外伤有关。

【病理】

骨瘤可分为骨密质性骨瘤和骨松质性骨瘤。骨密质性骨瘤多起源于骨外板，内板多保持完整。显微镜下与正常骨质相似，有的可见成骨性结缔组织，内有新骨组织。骨松质性骨瘤起源于板障，在其中含有较多的纤维组织，有时也含有红骨髓或脂肪性骨髓。

【诊断要点】

1. 临床表现　好发于 20 ～ 30 岁青壮年额顶部，局部隆起与头皮无粘连、无压痛，可引起颅内压增高和相应的局部受压等神经系统体征。

2. 辅助检查　①颅骨 CT 检查；②颅骨 X 线检查。

【治疗】

治疗以手术治疗为主：

（1）对生长快、影响美容及有症状的骨瘤应手术切除。

（2）大的特别是发生于内板的骨瘤，通过开颅术将病变的颅骨全层切除，同时做颅骨修补术。

【主要护理问题】

1. 焦虑/恐惧 与患者对病情不了解的恐惧、担心预后有关。

2. 舒适的改变 与疼痛有关。

3. 自我形象紊乱 与影响外观美观有关。

4. 潜在并发症：颅内血肿、感染。

【护理目标】

（1）患者焦虑/恐惧程度减轻，配合治疗及护理。

（2）患者主诉不适感减轻或消失。

（3）患者对手术能改变自我形象而充满自信心。

（4）术后未发生相关并发症，或并发症发生后能得到及时治疗与处理。

【术前护理措施】

1. 心理护理

（1）解释颅骨肿瘤手术的必要性、手术方式、注意事项。

（2）鼓励患者表达自身感受。

（3）教会患者自我放松的方法。

（4）针对个体情况进行针对性心理护理。

（5）鼓励患者家属和朋友给予患者关心和支持。

2. 病情观察及护理

（1）观察并记录患者神志、瞳孔及生命体征。

（2）观察颅内高压的征象和患者肢体活动。

3. 术前常规准备

（1）术前行抗生素皮试，若肿瘤较大，预计术中出血较多，则需备血，术晨遵医嘱带入术中用药。

（2）协助完善相关术前检查：心电图、影像学检查、出凝血试验、肝肾功能、血常规、输血全套、血型等。

（3）术前2日洗头膏洗头后氯己定消毒手术部位，检查术区皮肤情况、剪指甲，在手术室用医用专用备皮器推除手术切口周围3cm毛发。

（4）术前8小时禁食禁饮。

（5）术晨更换清洁病员服。

（6）术晨建立静脉通道。

（7）术晨与手术室人员进行患者、药物核对后，送入手术室。

【术后护理措施】

术后护理措施见表22-1。

表22-1　颅骨肿瘤的护理

项目	内容
全麻术后护理常规	了解麻醉和手术方式、术中情况、切口情况 持续低流量吸氧 持续心电监护 床挡保护防坠床 严密观察神志、瞳孔变化，监测生命体征
伤口观察及护理	观察伤口有无渗血渗液，若有，应及时通知医生并更换敷料 有无头痛加剧等
各管道观察及护理	输液管保持通畅，留置针妥善固定，注意观察穿刺部位皮肤 尿管引流通畅，注意观察尿液的颜色、性状和量
疼痛护理	评估患者疼痛情况 遵医嘱给予镇痛药物 提供安静舒适的环境
基础护理	做好口腔护理、尿管护理、定时翻身、雾化、患者清洁等工作

【并发症的处理及护理】

并发症的处理及护理见表 22-2。

表 22-2　颅骨肿瘤术后并发症的处理及护理

并发症	临床表现	处理
出血	伤口持续有新鲜血液流出，2 小时内引出鲜红色血液＞10ml 或 24 小时＞50ml 伤口敷料持续有新鲜血液渗出	保守治疗：用止血药 保守治疗无效者应及时行再次手术
感染	伤口红肿，局部有脓性分泌物溢出，伤口分泌物涂片及培养证实有细菌感染	伤口换药，根据药敏试验选择敏感抗生素，若伤口感染持续无改善，则需要再次手术清除伤口失活组织及脓液

【特别关注】

1. 术前颅内高压的观察。
2. 术后并发症的早期观察及处理。

【知识拓展】

数字化成型时如何进行颅骨修补

采用数字制造技术制备颅骨修复体，首先对患者的缺损颅骨进行三维 CT 扫描，完成 CT 数据的三维重建，然后进行患者颅骨缺损修复体的数字设计，完成修复体虚拟装配校验，然后根据模型的缺损区域的数据（包括缺损区的形状、曲度等）设计出塑形计划，而后根据计算机三维重建拟合的颅骨修复体数据传输至数字化成形设备，只要将医用的钛网板放入其中，即可制造出符合患者形状特征的钛网修复体。

（帅小芳　李　欢　陈茂君）

参考文献

罗国才, 姚远, 吴明灿, 等. 2006. 颅骨肿瘤的诊断与治疗(附21例临床分析). 中国临床神经外科杂志, 11(12): 757, 758

孟国路, 赵继宗, 吕刚, 等. 2002. 颅骨肿瘤119例临床分析. 中华肿瘤杂志, 24(01): 90, 91

许尚文, 陈自谦, 成官迅, 等. 2007. 颅骨良性骨肿瘤及肿瘤样病变的影像学诊断. 临床放射学杂志, 26(7): 735～737

周良辅. 2001. 现代神经外科学. 上海: 复旦大学出版社

第二十三章　颅骨缺损的护理

【概述】

颅骨缺损是颅脑外伤、颅脑手术后常见的后遗症。脑组织因失去了正常颅骨的保护作用，并且影响美观，大面积颅骨缺损后引起颅骨缺损综合征，表现为头晕、恶心、焦虑易怒等，常需行颅骨修补成形术（图 23-1）。

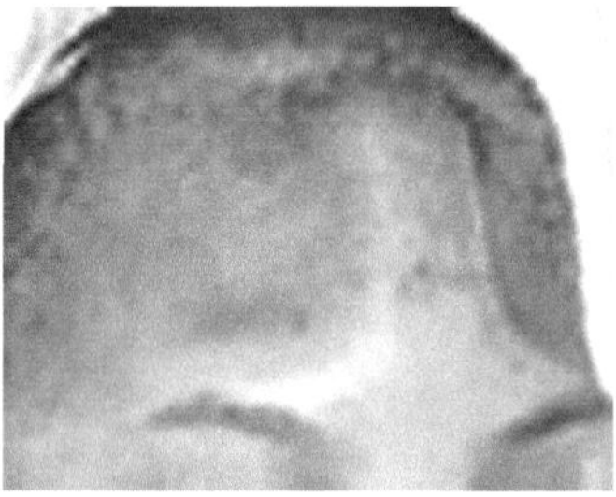

图 23-1　颅骨缺损

【病因】

颅骨缺损的病因主要有：①外伤，如车祸伤、高坠伤等均可导致颅骨断裂和塌陷，形成颅骨缺损。②手术，颅脑损伤、颅脑手术后颅内压增高，行去骨瓣减压术；③肿瘤，颅骨肿瘤或脑组织肿瘤侵犯颅骨均会造成骨质破坏，在肿瘤切除时将受累骨组织一同去除而形成颅骨缺损。

【病理】

大片颅骨缺失时患者头颅严重畸形，直接影响颅内压生理性平衡，表现为直立时塌陷、平卧时膨隆，早上凹入、晚上凸出，久而久之则可导致局部脑萎缩，引起神经功能障碍，并使患侧脑室逐渐向缺损区扩张膨出或变形。小儿颅骨缺损可随着脑的发育而变大，缺损边缘向外翻，凸出的脑组织也逐渐呈进行性萎缩和囊变。

【诊断要点】

1. 临床表现

（1）颅骨缺损处局部表现：缺损部高位时，头皮向颅内陷入；缺损部低位时，头皮甚至合并部分脑组织、脑室向外膨出。患者感觉局部胀痛，缺损边缘疼痛。

（2）颅骨缺损综合征：主要表现为头痛、眩晕，由于患者对缺损区的膨隆、塌陷及搏动感到恐惧、害怕，常表现为易疲劳、易激惹、记忆力下降、抑郁、对震动及声响耐受力下降等。

（3）长期颅骨缺损有脑膨出或突出时，脑组织可萎缩及囊变。小儿颅骨缺损随脑组织发育而变大，影响正常脑发育而出现智力偏低；成年人可出现反应迟钝、记忆力下降甚至局灶性神经系统症状、体征；脑膜-脑瘢痕形成时可伴癫痫。

2. 辅助检查　① X 线检查；② CT 扫描。

【治疗】

施行颅骨修补成形术。目前可供颅骨成形使用的修补材料有自体组织和异体材料两种，前者系用患者自身的肋骨、髂骨或颅骨，后者则属高分子聚合物及金属等植入材料（图 23-2）。随着三维打印技术的发展，未来三维打印人造颅骨将会发挥巨大作用。

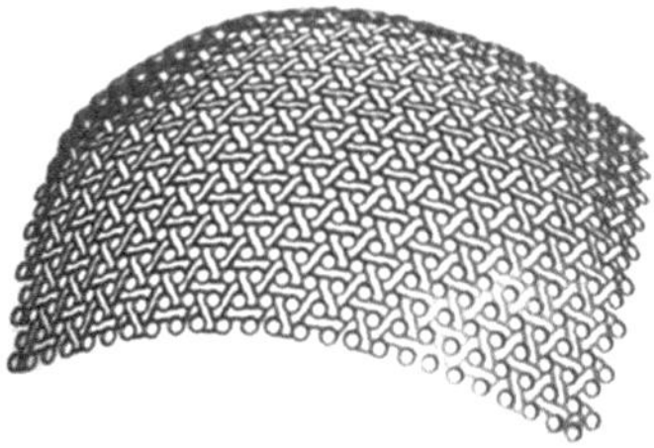

图 23-2 颅骨缺损修复三维钛网

【主要护理问题】

1. 焦虑/恐惧 与患者对手术的恐惧、担心预后有关。

2. 舒适的改变 与疼痛、安置保留尿管等有关。

3. 潜在并发症： 感染、癫痫。

【护理目标】

（1）患者焦虑/恐惧程度减轻，配合治疗及护理。

（2）患者主诉不适感减轻或消失。

（3）术后未发生相关并发症，或并发症发生后能得到及时治疗与处理。

【术前护理措施】

1. 心理护理

（1）向患者及家属介绍手术的目的、麻醉和手术方式、颅骨修复体材料的特点及可能的不适等，以消除或减少患者和家属的紧张和恐惧心理。

（2）鼓励患者表达自身感受。

（3）教会患者自我放松的方法。

（4）针对个体情况进行针对性心理护理。

（5）鼓励患者家属和朋友给予患者关心和支持。

2. 健康教育

（1）安全：骨窗部位常常会发生膨隆或塌陷，应戴上松紧适度的帽子保护脑组织，外出时还要有人陪护和照料，避免缺损的部位再次受伤。

（2）活动：平时避免劳累，活动时强度不宜过大，速度不宜过快，以避免脑组织移位。

（3）卧位：宜采取健侧卧位，防止脑组织受压。

3. 病情观察及护理

（1）观察颅骨缺损区情况，如脑组织膨出时的大小、硬度等，观察中如触摸感觉张力高，应结合意识、瞳孔变化，及时报告医生给予紧急处理。

（2）观察有无头痛、呕吐等颅内压增高的表现，必要时遵医嘱给予脱水剂。

4. 术前常规准备

（1）术前行抗生素皮试，术晨遵医嘱带入术中用药。

（2）协助完善相关术前检查：心电图、影像学检查、出凝血试验、肝肾功能、血常规、输血全套、血型等。

（3）术晨更换清洁病员服。

（4）术晨备皮：颅骨缺损形成的凹陷和手术后的瘢痕组织容易积存污垢，让患者做吹气动作或让患者将颅骨凹陷处朝下，尽量使凹陷的皮肤隆起，术前 2 日洗头膏洗头后氯己定消毒手术部位，检查术区皮肤情况、剪指甲，在手术室用医用专用备皮器推除手术切口周围 3cm 毛发，防止刮破头皮及压迫脑组织。同时做好瘢痕的清洁护理，擦拭瘢痕周围的污垢时动作要轻柔，防止擦破皮肤。

（5）术晨与手术室人员进行患者、药物核对后，送入手术室。

（6）麻醉后置尿管。

【术后护理措施】

1. 神经外科术后护理常规 见表 23-1。

表 23-1 常规护理内容

项目	内容
全麻术后护理常规	了解麻醉和手术方式、术中情况、切口和引流情况 持续低流量吸氧 持续心电监护 床挡保护防坠床 严密监测生命体征，特别注意血压变化，警惕颅内高压的发生
病情观察	严密观察神志、瞳孔变化，并注意术后肢体活动的观察，发现异常及时通知医生，给予初步处置后急查 CT，确定病因及时治疗
伤口观察及护理	注意观察伤口有无肿胀、压痛及植片有无浮动，注意有无排斥反应等情况 注意敷料有无松动，防止植片与硬脑膜之间存在腔隙发生积液，如少量积液应加压包扎，量多应做好积液抽吸的配合工作
各管道观察及护理	输液管保持通畅，留置针妥善固定，注意观察穿刺部位皮肤 尿管按照尿管护理常规进行 头部引流管护理详见表 23-2
疼痛护理	评估患者疼痛情况，警惕颅内高压的发生 遵医嘱给予脱水剂或镇痛药 提供安静舒适的环境
饮食护理	手术清醒 6 小时后应先给予少量温开水，如患者无呛咳、吞咽困难，可让患者经口进食，鼓励患者进食高蛋白、高维生素易消化食物，避免辛辣、刺激性和硬果类的食物并限制张口咀嚼活动
基础护理	做好口腔护理、尿管护理、定时翻身、雾化、患者清洁等工作

2. 引流管护理　见表 23-2。

表 23-2　神经外科引流管护理内容

项目	内容
保持通畅	勿折叠、扭曲、压迫管道
妥善固定	颅内引流管与外接引流瓶或引流袋接头应连接牢固
	躁动患者在征得家属同意后适当约束四肢
	告知患者及家属引流管的重要性，切勿自行拔出
	根据引流管的种类和安置目的调整放置高度
	引流管不慎脱出，应检查引流管头端是否完整拔出，并立即通知主管医生处理
观察并记录	严密观察引流液性状、颜色、量
	正常情况下手术后 1 ～ 2 天引流液为淡血性液，颜色逐渐变淡，若为引流出大量新鲜血液或术后血性液逐渐加深，常提示有出血，应通知医生积极处理
	引流量过少应考虑引流管阻塞的可能，采用自近心端向远心端轻轻挤压、旋转引流管方向、适当降低引流管高度等方法进行处理
	采用以上方法处理后引流管仍未通畅时应严密观察患者意识或瞳孔变化，警惕颅内再出血的发生
	观察患者伤口敷料情况
更换引流	严格遵守无菌操作，防止引流液倒流
拔管	根据引流量的多少、引流液的颜色、颅内压、引流目的等综合考虑拔管时间

3. 体位与活动　见表 23-3。

表 23-3　患者体位与活动

时间	体位与活动
全麻清醒前	去枕平卧位，头偏向一侧
全麻清醒后	抬高床头 15° ～ 30°，以利于颅内静脉回流减轻脑水肿
病情稳定后	早期进行康复锻炼

4. 健康宣教 见表 23-4。

表 23-4 颅骨修补术后患者的出院宣教

项目	内容
头部保护	拆线后 3 周内不能洗头，避免抓破修补部位皮肤发生感染 在未达骨性愈合之前，注意局部保护，外出时可佩戴帽子保护伤口 避免头顶重物，避免碰撞头部以防骨瓣错位及骨折
休息与活动	避免用脑过度，保证睡眠，生活规律，饮食营养全面 合并肢体功能障碍的患者教会其功能锻炼的方法，回家后继续坚持锻炼 钛是一种轻金属，可导热，告知患者不应在高温环境下长期工作，夏天外出应戴遮阳帽，头部不可长时间暴晒
癫痫预防	合并癫痫的患者，嘱出院后继续按医嘱服用抗癫痫药物，切不可突然停药，以免诱发癫痫发作 教会家属在患者癫痫大发作时采取的急救方法
复查	术后 1 个月、半年、1 年分别复查 CT，查看植入后的颅骨瓣有无异常及生长情况

【并发症的处理及护理】

并发症的处理及护理见表 23-5。

表 23-5 并发症的处理及护理

常见并发症	临床表现	处理
皮下积液	轻触头皮有波动感 穿刺抽液为红色或淡红色 患者出现低热	嘱患者勿抓摸头部，保持敷料干燥、清洁，防止伤口感染 若发现敷料松动、渗出应及时更换，并注意无菌操作 观察伤口有无红肿及头皮波动感，如有报告医生及时处理

续表

常见并发症	临床表现	处理
头皮感染	局部红、肿、热、痛 耳前、后或枕下淋巴结肿大及压痛 可伴全身畏寒、发热等中毒症状 严重时感染可侵入颅内	密切观察感染征象，遵医嘱正确使用抗菌药物 协助医生及时处理，严格无菌操作。若怀疑颅内感染早期需行脑脊液检查，避免严重的并发症 必要时手术取出植入骨瓣
癫痫	肢体突然抽动或全身抽搐、意识丧失 可伴有患者的肢体运动功能、语言功能及精神障碍	立即报告医生予以紧急处理，癫痫持续大发作时保持患者呼吸道通畅，遵医嘱静脉注射地西泮，待癫痫控制后予以常规抗癫痫药物如丙戊酸钠静脉注入，做好心理指导，缓解患者紧张情绪 术后常规给予吸氧及床边配备吸痰装置，以防窒息发生，确保呼吸道通畅
硬膜外血肿	颅内高压表现：头痛、恶心、呕吐 意识状态改变：由清醒逐渐向昏迷	密切观察患者生命体征及瞳孔变化情况，出现脑疝表现立即静脉给予脱水药物 立即行头部CT检查，根据血肿量决定保守观察或手术清除血肿

【特别关注】

（1）颅骨缺损患者手术前后的病情观察。

（2）术后引流管的护理。

（3）术后并发症的早期观察及处理。

【前沿进展】

近年来发展的骨组织工程为颅骨缺损的完全修复提供了新方法，其主要是应用细胞外基质复合扩增培养的种子细胞，回植入缺损部位，在细胞外基质逐步降解的同时，种植的细胞不断增殖，达到修复颅骨缺损的目的。随着研究的深入和科学技术的发展，无论是应用自体颅骨，还是应用人工材料，方法会更趋合理，材料会不断完善，并发症进一步减少，外形会越加美观，将有利于改善患者的症状和提高生活质量。三维技术的发展使得三维打印颅骨成为可能，未来将会给颅骨缺损的患者带来福音。

【知识拓展】

颅骨修补材料发展史

如同其他学科一样，颅骨成形术和颅骨修补材料的发展进步经历了一个曲折而漫长的过程，开始时颅骨修补材料的寻找是盲目的，随着实践的深入，人们对自身、外界及二者关系的认识逐渐加深，这种寻找变成有目的、有方向性了。颅骨修补材料相伴于颅骨成形术出现，其历史可追溯到公元前3000年的古秘鲁，我国宋代即出现了颅骨以外部位同种异体骨移植术，记载于洪迈的《夷志坚·甲志》邢氏补颐一节。Ollier于1859年最先利用动物颅骨行骨移植及再生研究，Wather于1821年首次用自体颅骨修补以来，相继有用胫骨、肋骨、肩胛骨、髂骨及胸骨行颅骨修补者，金属材料由Booth等首倡于1893年，轻磷灰石及磷酸钙骨水泥等，以后两者具有传导成骨活性，目前研究较多，生物活性因子与之结合可望开发出具有生物活性的材料，是最具应用前景的修补材料。

（帅小芳　陈茂君　崔文耀）

参 考 文 献

郭文龙, 林晓风, 李昭杰, 等. 2013. 数字化三维颅骨成形技术Ⅰ期颅骨修补的临床分析.中国临床神经外科杂志, 18(2): 109～111

刘生华, 李香迎. 2009. 颅骨修补的研究进展和现状. 中华临床医师杂志(电子版), 3(11): 1896～1903
王文学, 徐毓林, 李爱民. 2004. 颅骨成形术的历史及进展. 中华神经外科疾病研究杂志, 3(5): 479, 480
王煜, 陈红, 陈劲草, 等. 2008 .早期颅骨缺损修补术对神经功能康复的影响. 中国临床神经外科杂志, 13(6): 327, 328
张美琼, 邓洁英. 2009. 27例颅骨修补术围手术期护理体会. 中国实用神经疾病杂志, 12(22): 58, 59

第二十四章　先天性颅骨疾病的护理

第一节　寰枕部畸形

【概述】

寰枕畸形也称枕骨大孔区畸形，主要是枕骨底部及第一、第二颈椎发生发育异常，此病包括多种多样的畸形，除骨骼为主的发育异常外还合并有神经系统和软组织发育异常。其中包括有扁平颅底、颅底陷入、寰枕融合、颈椎分节不全（Klippel-Feil 综合征）、寰枢椎脱位及小脑扁桃体下疝畸形（Arnold-Chiari 畸形）。

【病因】

从组织胚胎学中了解到，枕骨和第一、第二颈椎都是在胚胎第 4 周时由中胚叶巩板转化而来，而后再由每块巩板的头端疏松细胞、尾端致密细胞，分别同其上、下巩板结合，组成一个椎体，环椎较特殊，其原始巩板头端疏松细胞不与其上枕骨巩板相结合，而是逐渐形成枕骨裸和枕骨大孔边缘。在胚胎第 7 周时出现软骨化中心，但寰枢椎的骨化中心出现最晚，大约出现于第 10 周，且在生长过程中愈合亦最晚。故在胚胎发育或生长发育过程中出现异常，则易有各种骨畸形。

【病理】

扁平颅底是指颅后窝发育位置较高，即由蝶鞍中心至枕骨大孔前缘与鼻根至蝶鞍两线交角的基底角增大，导致整个颅底平坦。正常成人为132°～140°。颅底陷入是由于寰枢椎不同程度向上移位，突入颅腔，从而压迫脑、脊髓及神经。寰枕融合是胚胎期枕骨和寰椎发育异常，使寰椎的一部分或全部与枕骨融合在一起。枢椎齿状突发育障碍和寰椎横韧带发育不全是先天性寰枢椎脱位的基础。脑发育过程中，颅后窝容积小，脑组织发育过度以致部分脑组织疝出枕骨大孔，小脑扁桃体下疝的同时延髓也有不同程度地下移，严重者延髓可完全移到枕骨大孔外。这样就造成了延髓背侧屈曲，脑神经、颈神经受牵拉，脊髓受压变扁，疝出的脑组织与脊髓及周围结构粘连，枕大池闭塞，中脑导水管或第四脑室中孔粘连闭塞，形成梗阻性脑积水，又可加重小脑扁桃体下疝。

【诊断要点】

1. 临床表现

（1）颈神经根的刺激症状：一般可见头颈部偏斜、面部不对称、颈短、后发际低及脊柱侧凹，常见有颈神经根的刺激症状，出现颈项疼痛、活动受限及强迫头位，部分患者可出现上肢麻木、疼痛、肌萎缩及腱反射减低等。在第Ⅸ～Ⅻ对脑神经受累时，表现为声音嘶哑、吞咽困难、进食发呛、舌肌萎缩等，严重者可以累及第Ⅴ、Ⅶ、Ⅷ脑神经，出现面部感觉减退、眩晕、听力下降等症状。

（2）颈部脑组织受累：可以出现颈髓、延髓及小脑受压迫、牵拉。此多合并有小脑扁桃体下疝。可出现四肢乏力或瘫痪、感觉障碍、呼吸和吞咽困难、尿潴留、眩晕、共济失调、眼球震颤、步态蹒跚，指鼻试验及跟膝试验不准。晚期可出现颅内压增高，表现为头痛、恶心、呕吐、眼底水肿，甚至发生枕骨大孔疝，突然呼吸停止而死亡。

2. 辅助检查

（1）颅颈部 X 线检查。

（2）CT 扫描（图 24-1）。

（3）MRI 检查。

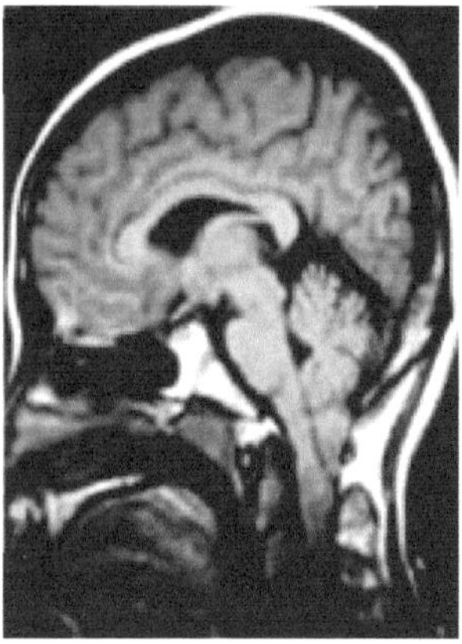

图 24-1　小脑扁桃体下疝畸形 CT 图像

【治疗】

单纯扁平颅底、颅底陷入、寰枕融合和颈椎分节不全如没有明显神经系统症状和体征，无需特殊治疗；如多种畸形同时存在，产生压迫症状时则应行相应的手术治疗；寰枢椎轻度半脱位的患者，多无神经系统体征或有轻微的体征，可行颈椎牵引，一般可使用颌枕带牵引。对有先天性齿状突分离或发育不全的患者应采用颅骨牵引，病情严重者则需手术治疗。小脑扁桃体下疝畸形以手术治疗为主要手段。

【主要护理问题】

1. 焦虑/恐惧　与患者对手术的恐惧、担心预后有关。

2. 舒适的改变　与头痛、眩晕、恶心、呕吐等有关。

3. 生活自理缺陷　与乏力、瘫痪等有关。

4. 潜在并发症：脑疝、出血、感染等。

5. 有误吸的危险　与饮水呛咳、吞咽困难有关。

6. 有皮肤完整性受损的危险　与瘫痪有关。

【护理目标】

（1）患者焦虑/恐惧程度减轻，配合治疗及护理。

（2）患者主诉不适感减轻或消失。

（3）协助患者完成生活护理。

（4）术后未发生相关并发症，或并发症发生后能得到及时治疗与处理。

（5）患者未发生误吸，呼吸道通畅。

（6）患者皮肤完好，没有压疮发生。

【术前护理措施】

1. 心理护理

（1）解释手术的必要性、手术方式、注意事项。

（2）鼓励患者表达自身感受。

（3）教会患者自我放松的方法。

（4）针对个体情况进行针对性心理护理。

（5）鼓励患者家属和朋友给予患者关心和支持。

2. 营养

（1）应给予患者高蛋白、高热量、高维生素、易消化饮食。

（2）有水、电解质紊乱者应静脉给予补充液体和电解质，增强体质，提高对手术创伤的耐受力。

（3）对术前有排便功能障碍者，若 3 ～ 5 天未排便，则采用开塞露刺激排便，注意增加水分和粗纤维摄入，预防粪便干硬。

3. 病情观察及护理

（1）观察患者的神志、瞳孔和生命体征的变化。

（2）观察有无颅内高压的征象，遵医嘱定时使用脱水剂。

（3）嘱患者避免剧烈咳嗽、打喷嚏，避免情绪激动。

（4）尤其注意观察患者的呼吸情况，及时吸痰保持呼吸道通畅，必要时协助医生行气管插管或气管切开，使用呼吸机辅助呼吸。

（5）定时翻身、拍背，预防肺部感染、压疮等并发症的发生。

4. 术前适应性训练 帮助患者进行头、颈、脊柱一条线的翻身训练，使患者逐步适应术后的体位要求，并向患者说明其重要性，取得良好配合。

具体方法：护士一手扶患者头颈部，另一手扶患者腰骶部，保持患者的头、颈、脊柱在一条线，慢慢使患者翻转。

5. 颈托准备 根据患者颈部的长短、粗细，定做合适的颈托，以备术后使用（图 24-2）。

6. 牵引护理 对齿状突严重脱位，延髓受压明显有呼吸困难、吞咽呛咳的患者，为防止脱位突然加重危及患者生命安全，需行持续颅骨牵引，以减轻症状。对行颅骨牵引患者，应做好牵引装置管理：每日检查牵引轴线、牵引力、反牵引力是否适当，每日检查牵引弓的松紧度并及时调整。

7. 术前常规准备

（1）术前行抗生素皮试，术晨遵医嘱带入术中用药。

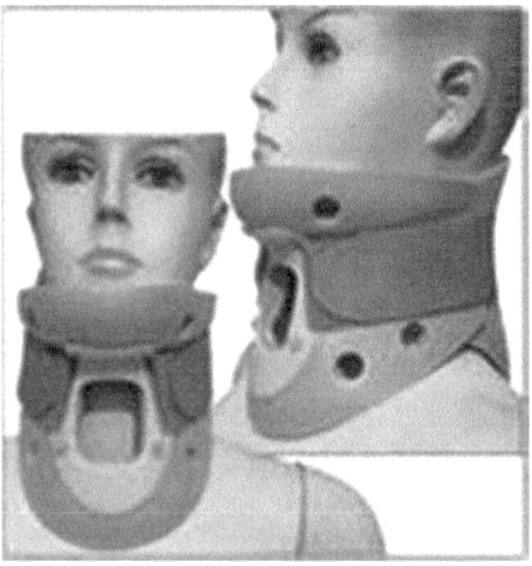

图 24-2 颈托制动

（2）协助完善相关术前检查：心电图、B 超、出凝血试验等。

（3）术前 8 小时禁食禁饮。

（4）术晨更换清洁病员服。

（5）备皮：根据手术区域确定备皮范围，术前 2 天清洁皮肤并用皮肤消毒剂进行皮肤消毒。

（6）术晨与手术室人员进行患者、药物核对并填写术前交接单后，送入手术室。

（7）麻醉后置尿管。

【术后护理措施】

1. 神经外科术后护理常规（表 24-1）

表 24-1 神经外科术后护理常规

项目	内容
全麻术后护理常规	了解麻醉和手术方式、术中情况、切口和引流情况
	持续低流量吸氧
	持续心电监护
	床挡保护防坠床，必要时在取得家属同意后约束患者四肢
	严密监测生命体征，警惕颅内高压的发生

续表

项目	内容
病情观察	密切观察意识、瞳孔、生命体征及有无颅内压增高症状 术后患者床旁备好吸引器、吸氧装置、心电监护、气管导管、牙垫、喉镜、呼吸机及急救药品 如出现意识障碍、头痛剧烈、呕吐频繁、血压升高、体温骤高、脉搏缓慢，应通知医生及时救治 严密观察四肢感觉和运动功能，如有感觉缺失或肌力下降等神经功能障碍应立刻报告医生
呼吸道护理	严密观察呼吸变化，注意有无呼吸困难，给予持续低流量吸氧，必要时应用呼吸机正压辅助呼吸 患者如咳嗽无力、痰液黏稠应充分吸痰，必要时及早行气管插管或气管切开 呼吸困难时按医嘱注射呼吸兴奋剂，禁用对呼吸中枢有抑制作用的药物
伤口和引流的观察及护理	引流袋妥善固定在床边，保持引流管通畅，防止引流管受压，弯曲，折叠，随时观察引流液的量及颜色。如出现大量鲜红色引流液时及时通知医生 患者翻身及外出检查时应夹闭引流管，防止血液倒流，预防逆行感染 记录引流量，当发现引流管无引流液引出时，要观察敷料渗血情况，如创口有渗血，周边皮下组织有瘀斑，要警惕颈深部血肿的发生，应及时通知医生处理
其他管道的观察及护理	输液管保持通畅，留置针妥善固定，注意观察穿刺部位皮肤 尿管按照尿管护理常规进行，一般术后第 1 日可拔除尿管，拔管后注意关注患者自行排尿情况
疼痛护理	评估患者疼痛情况，警惕颅内高压的发生 遵医嘱给予脱水剂或镇痛药 提供安静舒适的环境
基础护理	做好口腔护理、尿管护理、定时翻身、雾化、患者清洁等工作 由于患者痛温觉减退或消失，应注意洗漱用水、饮食、饮水的温度，热敷时注意温度，尽量避免使用热水袋等取暖工具，可加盖被子或调高房间空调温度来取暖，冰敷时冰袋外要包裹毛巾，防止烫伤、冻伤

2. 牵引护理（表 24-2）

表 24-2　牵引护理内容

项目	内容
头部制动	用 Crutchfield 钳行颅骨牵引或用 Glisson 枕颌带行颈托牵引或带颈围领
防止受压	颈托牵引者注意患者下颌部、两耳郭、头部两侧有无受压情况
预防感染	颅骨牵引者牵引针眼处用 75% 乙醇消毒（每日 2 次） 观察牵引处有无红肿、皮肤发黑等皮肤受损现象，及时发现和处理
牵引有效	注意牵引的方向必须与脊柱在同一水平位置 砝码的重量不能随意增减 牵引绳不能脱出牵引槽内
观察	注意倾听患者主诉，有无不适感及呼吸困难

3. 饮食护理　手术清醒 6 小时后应先喂少量温开水，如患者无呛咳、吞咽困难，可让患者经口进食普食。吞咽反射迟钝者，应首先选择糊状或均质胶冻状食物（如米粉、蛋羹、藕粉、面糊等），防止呛咳引起窒息，必要时留置胃管给予鼻饲饮食。

4. 体位与活动

（1）部分患者有后组脑神经损伤，吞咽及咳嗽反射迟钝，术后应采取侧卧位，防止口咽部分泌物误吸导致窒息。

（2）头部不宜过高或过低，应保持头、颈、肩在同一水平。

（3）术后颈椎稳定性差者，要避免头部急剧变动或突然抬高，采用颈托保护固定头颈部制动。头部活动时应保持轴位转动，以保证颅颈区术后稳定性的建立，同时应避免患者下颌、耳廓、头部皮肤受损。

（4）术后第 2 天可协助患者在床上进行四肢功能锻炼，以促进血液循环，防止静脉血栓及肌萎缩。

5. 健康宣教（表 24-3）

表 24-3　环枕畸形术后患者的出院宣教

项目	内容
活动	对无寰枢椎脱位者 8 ～ 10 天拆线后给予颈托固定即可下床活动，并维持固定 3 个月 有寰枢椎脱位已行植骨融合者，拆线后以头、颈、胸石膏或塑料固定后下床活动
复查	3 个月后摄片，植骨融合好者拆除固定

【并发症的处理及护理】

并发症的处理及护理见表 24-4。

表 24-4　并发症的处理及护理

常见并发症	临床表现	处理
硬膜外血肿	颈部软组织肿胀 伤口渗血 四肢麻木无力加重	密切观察患者颈部肿胀情况 观察伤口渗血情况 协助医生及时处理
脑脊液漏	患者表现烦躁 出现不自主的吞咽动作 稀薄痰液突然增多	术后及时了解术中有无硬膜破裂，以便有目的地观察 抬高床头 15° ～ 30° 行腰大池外引流，引流期间防止感染
肺部感染	咳嗽、咳痰、胸痛、呼吸困难、畏寒、发热等	术后减少探视 及时吸痰并雾化吸入 气管插管或切开患者有拔管指征者早期拔管 监测患者体温变化 遵医嘱按时使用抗生素

续表

常见并发症	临床表现	处理
压疮	淤血红润期：局部皮肤受压，出现暂时血液循环障碍，表现为红肿、热、麻木或触痛 炎性浸润期：红肿部位继续受压，血液循环得不到改善，静脉回流受阻，受压部位因淤血而呈现紫红色，有皮下硬节和（或）有水疱形成 溃疡期：轻者表皮水疱破溃后出现真皮层组织感染，浅层组织坏死，溃疡形成；重者坏死组织发黑，脓性分泌物增多，有臭味，可向深部扩散，甚至到达骨骼，更严重者还可出现脓毒败血症	耐心地向患者讲明翻身在预防压疮中的重要性 翻身时，动作应轻柔，两人协同翻身，动作要协调一致，保持头，颈及脊柱成一条线，防止扭曲 翻身可取左右侧卧位及平卧位，每2小时翻身1次，翻身时注意观察骨突部位的受压情况，保持床单的干燥平整及患者皮肤的清洁 同时鼓励患者进食营养丰富易消化的饮食，以增强机体的抗病及修复能力
便秘	大便次数减少 大便干结 排出困难或不尽	增加饮食中纤维素的含量 多食含粗纤维的水果和蔬菜 进行腹部顺时针环形按摩 遵医嘱使用治疗便秘的药物

【特别关注】

（1）手术后体位与活动护理。

（2）术后牵引护理。

（3）术后并发症的早期观察及处理。

【前沿进展】

寰枢椎脱位的外科治疗

对于寰枢椎脱位与不稳的外科治疗方法虽然取得一些进展，但各种术式都存在或多或少的弊端。单纯的减压术和或复位术不能纠正或更加加重寰枢关节不稳；而内固定术和（或）融合术虽然能稳定寰枢关节，但又丧失了寰枢关节的运动功能，导致术后患者头颈活动特别是旋转明显受限，其上下关节易继发退变和不稳。既要恢复寰枢关节的稳定性又要保留其运动功能，除了齿状突螺钉内固定术仅适用于没有移位或能复位的新鲜齿状突骨折引起的寰枢关节脱位与不稳外，对于其他类型和（或）原因的寰枢关节脱位与不稳，尚缺乏适当的内植物和方法。

【知识拓展】

寰枕部畸形

本病也称枕骨大孔区畸形，主要是指枕骨底部及第一、第二颈椎先天发育异常，最早被解剖学家发现，Schiiller首先在人体X线摄影中将其显示出来(1991年)，Chamberlain对此有过专门的研究和阐述（1938年）。以后人们又用气脑造影、血管造影、CT及MRI检查研究过此病，发现此病包括多种多样的畸形，除骨骼为主的发育异常外还合并有神经系统和软组织发育异常。

第二节　颅裂及脑膜脑膨出

【概述】

颅裂系先天性颅骨发育异常，表现为颅缝闭合不全而遗留一个缺口。颅裂一般发生在颅骨中线部位，少数可偏于一侧，颅穹隆部、颅底部均可发生。发生于颅穹隆部者，可自枕、后囟、顶骨间、前囟、额骨间或颞部膨出。发生于颅底部者，可自鼻根部、鼻腔、鼻咽腔或眼眶等部位膨出。有颅内组织从缺损处膨出则称为囊性或显性颅裂，为较常见的先天畸形（图 24-3）。

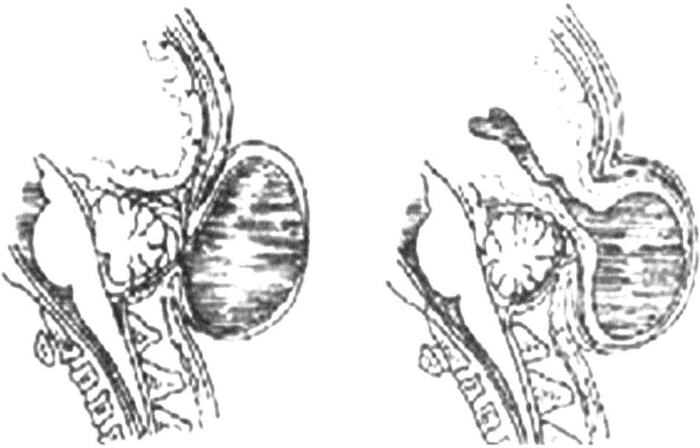

图 24-3　颅裂及脑膜脑膨出示意图

【病因】

颅裂及脑膜脑膨出的病因目前尚不清楚，可能与胚胎时期神经管发育不良有关。

【病理】

按其临床病理改变，可分三型：

1. 隐形颅裂　此型比较少见，在临床上多无症状，很少就医。仅有部分病例达到一定年龄后才出现症状。在 X 线检查时发现有颅骨缺损，颅缝闭合不全而确诊，除了合并有皮肤瘘管及较大的脂肪瘤外，真正住院治疗的病例罕见。

2. 囊性颅裂 此类型临床上较多见，神经组织及被膜经裂孔膨出。囊膨出内容物仅为脑脊液者称为脑膜膨出；囊内容物含有脑组织者称脑膜脑膨出；膨出的脑组织中含有部分脑室者称脑膜脑室膨出。

3. 露脑畸形 此型罕见，常于出生后数小时内死亡。主要是颅骨大片缺损及发育不全的脑组织外露，没有头皮等软组织，仅有不完整的包膜。颅骨缺损的大小、形状各异，一般的裂孔均较小，膨出物内为脑脊液。如裂孔较大者，其囊内多含有脑组织。膨出的囊状物多为圆形或椭圆形，其大小相差较大。

【诊断要点】

1. 临床表现 隐形颅裂多无明显症状和体征。少数病例到达一定年龄后，可能有相应的局部及神经、脑的受损表现。囊性颅裂的临床表现如下。

（1）局部症状：可见头颅某处囊性膨出包块，大小各异，包块表面软组织厚薄相差悬殊。薄者可透明甚至破溃，引起脑脊液漏，反复感染。厚者软组织丰满，触之软而有弹性，其基底部蒂状或广阔基底；有的可触及骨缺损边缘。

（2）神经系统症状：轻者无明显症状。重者可出现智力低下、抽搐、不同程度瘫痪，腱反射亢进，不恒定的病理反射。另外视发生部位，可出现该处脑神经受累表现。

（3）邻近器官的受压表现：膨出发生的部位不同，可有头形的不同改变。如发生在鼻根部出现颜面畸形、鼻根扁宽，眼距加大，眶腔变小，有时出现“三角眼”。

2. 辅助检查　①颅骨 X 线检查；②颅脑 CT 检查；③颅脑 MRI 检查。

【治疗】

（1）单纯颅裂一般无需特殊治疗。

（2）合并膨出者一般均需手术治疗，手术目的是切除膨出囊，还纳膨出的脑组织等内容物，修复不同层次的裂孔，一般应在出生 6 ～ 12 个月内施行修补术。

（3）如膨出的囊壁菲薄欲破或者已破裂有脑脊液溢出而无感染者，需急诊手术。

（4）如巨型脑膜脑膨出或脑膜脑室膨出，合并神经系统症状，智力低下及明显的脑积水者，无需手术治疗。

【主要护理问题】

1. 焦虑 / 恐惧　与患者对手术的恐惧、担心预后有关。

2. 生活自理缺陷　与瘫痪有关。

3. 自我形象紊乱　与头形改变、颜面部畸形有关。

4. 体温过高　与脑脊液漏、颅内感染有关。

5. 疼痛　与手术伤口有关。

6. 皮肤完整性受损的危险　与术后无法自主翻身有关。

【护理目标】

（1）患者焦虑 / 恐惧程度减轻，配合治疗及护理。

（2）患者生活需要得到满足。

（3）患者对手术能改变自我形象而充满自信心。

（4）体温保持正常。

（5）疼痛得到有效缓解。

（6）患者皮肤完好未发生压疮。

【术前护理措施】

1. 心理护理

（1）解释手术的必要性、手术方式、注意事项。

（2）鼓励患者表达自身感受。

（3）教会患者自我放松的方法。

（4）针对个体情况进行针对性心理护理。

（5）鼓励患者家属和朋友给予患者关心和支持。

2. 病情观察及护理

（1）观察并记录患者的神志、瞳孔和生命体征。

（2）观察发热、头痛、颈强直等颅内感染的症状和体征。

（3）观察患者肢体活动的变化。

（4）遵医嘱使用脱水药物和预防癫痫发生的药物，警惕颅内压增高和癫痫的发生。

3. 术前常规准备

（1）术前行抗生素皮试，术晨遵医嘱带入术中用药。

（2）协助完善相关术前检查：心电图、B 超、出凝血试验等。

（3）术前 8 小时禁食禁饮。

（4）术晨更换清洁病员服。

（5）术前 2 天清洁手术区域并用皮肤消毒剂进行皮肤消毒。

（6）术晨与手术室人员进行患者、药物核对，填写术前交接单后，送入手术室。

（7）麻醉后置尿管。

【术后护理措施】

1. 神经外科术后护理常规（表 24-5）

表 24-5　常规护理内容

项目	内容
全麻术后护理常规	了解麻醉和手术方式、术中情况、切口和引流情况 持续低流量吸氧 持续心电监护 床挡保护防坠床 严密监测生命体征，警惕颅内高压的发生
病情观察	包括患儿面色、吸吮、反应、哭声、口唇的情况及指趾端是否发绀 若患儿有呕吐，立即将头偏向一侧，必要时使用负压吸痰器，防止呕吐物吸入，引起窒息和吸入性肺炎 密切注意头部和前囟的变化，如头颅异常增大，前囟隆起、张力高、脑搏动消失，则可能发生了颅高压或颅内发生感染，应及时与医生联系，及时予以适当的处理
伤口观察及护理	观察伤口有无渗血渗液，若有，应及时通知医生并更换敷料
各管道观察及护理	输液管保持通畅，留置针妥善固定，注意观察穿刺部位皮肤 尿管按照尿管护理常规进行，一般术后第 1 日可拔除尿管，拔管后注意关注患者自行排尿情况
疼痛护理	评估患者疼痛情况，警惕颅内高压的发生 遵医嘱给予脱水剂或镇痛药 提供安静舒适的环境
基础护理	做好口腔护理、尿管护理、定时翻身、雾化、患者清洁等工作

2. 体位与活动（表 24-6）

表 24-6　患者体位与活动

时间	体位与活动
全麻清醒前	去枕平卧位，头偏向一侧
全麻清醒后	抬高床头 15° ～ 30°
病情稳定后	早期进行康复锻炼

3. 健康宣教（表 24-7）

表 24-7　术后患者的出院宣教

项目	内容
饮食	合理喂养，增强营养
复查	术后定期复查

【并发症的处理及护理】

并发症的处理及护理见表 24-8。

表 24-8　并发症的处理及护理

常见并发症	临床表现	处理
局部积液	如果脑脊液吸收障碍，液体会积聚在修补部位，影响切口愈合 表现为手术部位隆起，压之软，有波动感	协助医生通过间歇性抽液、加压包扎来控制。必要时行皮下引流
脑积水	表现为患儿头围增大、前囟饱满 CT 检查可见脑室进行性扩大	此时可以放置脑室腹腔分流进行治疗 如果在脑脊液通路上发生感染，必须先给患儿放置脑室外引流，待伤口愈合、感染治愈后，再行脑积水分流手术
癫痫	肢体突然抽动或全身抽搐、意识丧失，可伴有患者的肢体运动功能、语言功能及精神障碍	术后麻醉清醒、血压稳定后，将床头抬高 15° ～ 30°，有利静脉回流，减轻脑水肿，降低颅内压

续表

常见并发症	临床表现	处理
癫痫	肢体突然抽动或全身抽搐、意识丧失，可伴有患者的肢体运动功能、语言功能及精神障碍	同时，可给予如下处理：①加大吸氧流量，及时吸出气道分泌物以保持呼吸道通畅；②采用缠有纱布的压舌板垫在上下牙齿间，防止舌咬伤；③静脉缓慢注射地西泮，及时控制癫痫发作；并预防性地给予抗癫痫药物如苯巴比妥，用药后注意观察患儿呼吸、血压的变化，必要时可遵医嘱使用丙戊酸钠稀释液持续泵入或长期口服丙戊酸钠控制癫痫；④保持患儿安静，护理操作尽量集中进行；⑤注意安全，设专人守护，拉起床栏，移开一切可导致患儿受伤的物品，避免用力按压患儿肢体以免引起骨折；⑥密切观察患者的意识、瞳孔变化，定时应用脱水剂

【特别关注】

术后并发症的早期观察及处理。

【前沿进展】

神经管缺陷的发生机制研究

神经管缺陷（neural tube defect，NTD）是神经管闭合不全引起的一类先天畸形，主要包括无脑、脑膨出、脑膜膨出和脊柱裂等。研究神经管发育机制及NTD致畸机制对预防畸形发生具有一定的意义。Wnt信号通路在神经管发育过程中发挥重要的作用，不但参与了胚胎背腹轴的形成，而且与细胞极性建立、细胞命运决定等多个发育事件有关，Wnt 信号通路某一环节发生异常或中断都可能导致畸形的发生。

【知识拓展】

脑膜脑膨出的预后

单纯的脑膜脑膨出，经过手术治疗后，一般效果较好，可降低死亡率，降低脑积水的发生率，减少或缓解神经系统的损害症状，而脑膜脑室膨出、脑膜脑膨出，一般均合并有神经功能障碍及智能低下和其他部位畸形，预后差。手术不能解决其他畸形及改善智力。

（吴　蔚　陈茂君　吴孟航）

第三节　狭　颅　症

【概述】

狭颅症于 1851 年由 Virchow 最早发现，1937 年 Sear 等称之为颅骨愈合症。由于颅缝过早闭合，以致颅腔狭小不能适应脑的正常发育。狭颅症多见于男孩，发病率男：女为 3 ∶ 1。

【病因】

病因不明，可能与胚胎期中胚叶发育障碍有关。

【病理】

据统计，出生 2 个月内脑重量增加 20%，至 6 个月增加 1 倍，1 年时增加 2 倍；颅骨则随脑的发育而相应增长。在此期间若出现一条或数条颅缝早期闭合，不但在颅缝闭合两侧的颅骨不能生长。只有向其他方向的颅骨生长，形成各种头颅狭小畸形；而且更重要的是狭小颅腔压迫和限制了正在迅速发育中的脑组织，引起颅内压增高和各种脑功能障碍。

【诊断要点】

1. 临床表现

（1）头颅畸形：有各种类型，因受累颅缝的不同而异。如所有颅缝均过早闭合，形成尖头畸形或塔状头；如为矢状缝过早闭合，形成舟状头或长头畸形；两侧冠状缝过早闭合，形成短头或扁头畸形；一侧冠状缝过早闭合，形成斜头畸形。

（2）颅内压增高：颅缝早期骨化闭合，颅腔的容积变小不能适应脑组织生长发育的需要，而产生颅压高，颅腔越小，颅压高就越明显。

（3）眼部症状：眼球突出、视力下降和视神经萎缩，常见于冠状缝早闭的患者，这主要是因为颅内高压和眼眶发育异常所致。另有合并面部畸形的患者可有眼距的改变及斜眼。

（4）精神障碍：脑组织发育受阻，受压和慢性颅内压增高均可产生精神障碍，特别是额叶发育受限者更易出现。

2. 辅助检查　①颅骨 X 线；② CT 摄片检查。

【治疗】

狭颅症主要靠外科手术治疗，手术方式包括颅缝再造术和颅盖再造术。

【主要护理问题】

1. 焦虑 / 恐惧　与患儿对环境感到陌生，害怕疼痛，家属担心手术预后有关。

2. 头痛 与患儿颅内压增高有关。

3. 自我形象紊乱 与头颅畸形有关。

4. 舒适的改变 与颅内压增高、手术切口引起疼痛有关。

5. 潜在并发症：感染、皮下积液、脑疝等。

6. 有受伤的危险 与视力下降、眼距改变有关。

【护理目标】

（1）患儿及家属焦虑/恐惧程度减轻，能积极配合治疗及护理。

（2）遵医嘱给予脱水剂等治疗，积极完善术前准备，以尽早解除患儿颅内高压情况。

（3）患者及家属对手术能改变自我形象而充满自信心。

（4）患者表现为不适感减轻或消失。

（5）术后未发生相关并发症，或并发症发生后能得到及时治疗与处理。

（6）无受伤等意外事件发生。

【术前护理措施】

1. 心理护理 向患儿家属解释手术的必要性、手术方式、注意事项，取得配合。

2. 病情观察及护理

（1）观察并记录患者意识、瞳孔和生命体征。

（2）观察颅内高压的征象，警惕脑疝的发生。

（3）遵医嘱定时使用脱水药物，注意观察出入量、电解质和脱水效果。

3. 安全宣教 预防患儿跌倒、坠床危险的发生，行跌倒、坠床危险因素评估，对高危患者加强健康宣教及预防措施，予以床挡保护。

4. 术前常规准备

（1）术前行抗生素皮试，术晨遵医嘱带入术中用药。

（2）协助完善相关术前检查：心电图、B 超、CT、出凝血试验等。

（3）术前 2 日洗头膏洗头后氯己定消毒手术部位，检查术区皮肤情况、剪指甲，在手术室用医用专用备皮器推除手术切口周围 3cm 毛发。

（4）术前 8 小时禁食禁饮。

（5）术晨更换清洁病员服。

（6）术晨与手术室人员进行患者、术中带药、手术部位及手术双核查表的核对，无误后送入手术室。

（7）麻醉后置尿管。

【术后护理措施】

1. 神经外科术后护理常规（表 24-9）

表 24-9　常规术后护理内容

项目	内容
全麻术后护理常规	了解麻醉和手术方式、术中情况、切口情况 持续低流量吸氧 持续心电监护 床挡保护防坠床 严密观察意识、瞳孔变化，监测生命体征
伤口观察及护理	观察伤口有无渗血渗液，若有，应及时通知医生，并更换敷料
各管道观察及护理	输液管保持通畅，如为 PICC 置管应严格掌握冲封管时间及技术 尿管按照尿管护理常规进行
疼痛护理	评估患者疼痛情况，警惕颅内高压的发生 遵医嘱给予脱水剂或镇痛药

续表

项目	内容
疼痛护理	术后疼痛不适，患儿可烦躁、不安，需予跌倒、坠床危险因素的评估，对高危患者加强防护，必要时在取得家属同意后予保护约束 提供安静舒适的环境
眼部护理	观察患儿的眼睑肿胀情况，予抬高床头 15° ～ 30°，涂抹眼药膏
皮肤护理	密切观察患儿的受压皮肤，每 2 小时翻身一次 患儿术后多以弹力绷带加压包扎，所以应谨防头部压疮形成，予头部软枕，并密切观察头部伤口情况，若有压疮先兆，需积极处理
基础护理	做好口腔护理、尿管护理、定时翻身、雾化、患者清洁等工作

2. 饮食护理 婴幼儿的代谢明显高于成人，能量消耗大且体内储备少，手术后为促进机体康复和防止婴幼儿营养不良，需及时指导合理喂养。患儿麻醉清醒后 6 小时即可先试进少量的温开水，观察 0.5 小时，如无恶心、呕吐，则可母乳喂养，但仍须注意观察有无恶心、呕吐、腹痛、腹胀等胃肠道反应；若母乳不足或没有母乳则可喂养牛奶、配方奶粉、面汤、果汁等。

3. 体位与活动（表 24-10）

表 24-10 患者体位与活动

时间	体位与活动
全麻清醒前	去枕平卧位，头偏向一侧
全麻清醒后	抬高床头 15° ～ 30°
病情稳定后	早期进行康复锻炼

4. 健康宣教（表 24-11）

表 24-11　狭颅症术后患者的出院宣教

项目	内容
活动	患儿病情平稳后，为了增强四肢的肌力，可在家长的搀扶下锻炼行走及进行上肢的功能训练
语言	语言锻炼可先教单音字、多音字的发音，以后逐渐将其连成句子，逐步达到能够正确进行语言交流的程度
智力	智力锻炼可根据不同的智商进行 各种功能锻炼一定要遵守循序渐进的原则，持之以恒

【并发症的处理及护理】

并发症的处理及护理见表 24-12。

表 24-12　并发症的处理及护理

常见并发症	临床表现	处理
肺部感染	发热、咳嗽、气急，有时有鼻翼扇动、口唇青紫等现象 严重时由于呼吸困难造成重度缺氧，出现心跳加快、面色苍白或青紫、烦躁不安、嗜睡等症状，甚至出现高热抽搐、吐咖啡色胃内容物、腹胀	密切监测 SpO_2，并保持 95% 以上，若 SpO_2 < 90%，应立即给予吸痰并调整氧流量 吸痰时为避免损伤黏膜，可选用小儿吸痰管，吸痰时动作轻柔、敏捷，时间不超过 15s 当患儿痰液黏稠不易吸出时，给予雾化吸入稀释痰液
硬膜外出血	为该手术后最危险的并发症，多发生在术后 24 ～ 48 小时 可引起患儿意识改变，麻醉苏醒后又逐渐出现嗜睡、反应迟钝甚至昏迷	保持病室安静，尽量少搬动患儿头部 术后持续床旁心电监护 1 ～ 2 天 密切观察患儿的意识、瞳孔，前囟张力，有无头痛及头痛的部位、持续时间及严重程度，有无呕吐 若患儿前囟膨隆、张力高，呕吐呈喷射状且频繁剧烈，四肢肌张力高，则是颅内压急剧升高的表现，应立即通知医生及早处理

续表

常见并发症	临床表现	处理
癫痫	肢体突然抽动或全身抽搐、意识丧失 可伴有患者的肢体运动功能、语言功能及精神障碍	加大吸氧流量，将患儿的头偏向一侧，及时吸出呼吸道内的分泌物以保持呼吸道通畅 采用缠有纱布的压舌板垫在上下牙齿间防止舌咬伤 静脉缓慢推注安定，及时控制癫痫发作 预防性地给予抗癫痫药物如苯巴比妥，用药后注意观察患儿呼吸、血压的变化 保持患儿安静，护理操作尽量集中进行 注意安全，设专人守护，拉起床栏，移开一切可导致患儿受伤的物品 发作时避免用力按压患儿肢体，以免引起骨折 密切观察意识、瞳孔变化，定时应用脱水剂
切口感染	术后 3 ～ 5 天出现高热或术后体温持续升高 同时伴有患儿哭吵、呕吐、意识障碍 脑脊液常规示白细胞计数增加	加强抗感染治疗，根据细菌培养及药物敏感试验选择相应抗生素联合应用 保持伤口敷料的干燥，注意观察伤口情况

【特别关注】

术后并发症的早期观察及处理。

【前沿进展】

狭颅症患者行全颅再造术

狭颅症一般行颅缝再造术或颅骨切开术，近年来，有医生对狭颅症患者行全颅再造术，方法是先将患者的额骨截断拆下，矫正后再固定在正常的位置，以达到矫正额骨、眶上缘及额鼻角的畸形的目的。大块颅骨骨瓣经游离后作重新排列，再塑造出一个符合正常解剖的头颅，不失为手术治疗狭颅症的一条新途径。

【知识拓展】

狭颅症的手术时机

手术治疗是治疗狭颅症唯一有效的方法。手术的主要目的是为了通过骨缝再造或颅骨切开重新建立新的骨沟，使颅腔有所增大，以保证大脑的正常发育。一般认为如果患儿身体允许，应在出生后尽早手术，尽快地解除变窄的颅腔，以利于脑组织的发育。若仅 1 ～ 2 个颅缝骨化，出生后 1 ～ 2 个月即可手术；若存在多个颅缝骨化且有颅内压增高，出生后 1 周即应手术，这样才有可能成功。如果等到出现了视神经萎缩和智能障碍时，即使手术，神经功能恢复也不满意。

（周良珍　李　欢　陈茂君）

参考文献

高国栋, 易声泉, 吴声伶. 1992. 浮动骨瓣颅骨切开术治疗狭颅症12例报告. 中华小儿外科杂志, 13(1): 10

侯智, 杨辉. 2013. 狭颅症手术治疗新进展. 实用医院临床杂志, 10(5): 22～25

李广威, 陈志安, 王宏伟, 等. 2012. 狭颅症的影像学表现. 医学影像学杂志, 22(6): 886, 887

吴承远, 刘玉光. 2001. 临床神经外科学. 北京: 人民卫生出版社

周良辅, 郎黎薇. 2010. 神经外科护士临床常见问题与解答. 上海: 复旦大学出版社

HwangHS, Hwang CH, Lee KH, et al. 2006. Maxillofacial 3-dimensional image analysis for the diagnosis of facial asymmetry. Am J Orthod Dentofacial Orthop. 130: 779～785

第六篇 颅内感染护理

第二十五章 脑 脓 肿

【概述】

脑脓肿是指化脓性细菌感染引起的化脓性脑炎，慢性肉芽肿及脑脓肿包膜形成，少部分也可是真菌及原虫侵入脑组织而致。脑脓肿在任何年龄均可发病，以青壮年最常见。发病率占神经外科住院患者的2%左右，男女比例约2.5 ∶ 1。脑脓肿的预后与疾病是否诊治及时有很大的关系，致病菌的毒力和预后也有一定关系，厌氧链球菌引起的脑脓肿发病率和死亡率均较高。此外，心源性、肺源性和多发脑脓肿的预后较差，婴幼儿患者的预后较成人差。

【病因】

根据细菌来源可将脑脓肿分为五大类：①耳源性；②鼻源性；③隐源性；④损伤性；⑤血源性。常见的化脓性细菌有葡萄球菌、链球菌、肺炎双球菌、厌氧菌、变形杆菌、大肠杆菌等，真菌以隐球菌及放线菌较常见；原虫以溶组织阿米巴常见。

【病理】

脑脓肿的形成是一个连续过程，可分为三期：

1. 急性脑膜炎、脑炎期 化脓菌侵入脑实质后，患者表现为明显全身感染反应和急性局限性脑膜炎、脑炎的病理变化。脑炎中心部逐渐软化、坏死，出现很多小液化区，周围脑组织水肿。病灶部位浅表时可有脑膜炎症反应。

2. 化脓期 脑炎软化灶坏死、液化，融合形成脓肿，并逐渐增大。如融合的小脓腔有间隔，则成为多房性脑脓肿，周围脑组织水肿。患者全身感染征象有所好转和稳定。

3. 包膜形成期 一般经 1 ～ 2 周，脓肿外围的肉芽组织由纤维组织及神经胶质细胞的增生而初步形成脓肿包膜，3 ～ 4 周或更久脓肿包膜完全形成。包膜形成的快慢与致病菌种类和毒性及机体抵抗力与对抗生素治疗的反应有关。

【诊断要点】

1. 临床表现

（1）患者有化脓性感染源，如肺部感染、慢性中耳炎、副鼻窦炎等。或有开放性颅脑损伤病史、先天性心脏病及身体其他部位的感染源史。

（2）存在全身感染症状。

（3）有脑膜炎病史，并逐渐出现颅内压增高迹象，出现脓肿相应部位的大脑或小脑损伤征象。

（4）腰椎穿刺：脓肿的占位效应多导致脑脊液的压力增高，如有视盘水肿者腰穿应列为禁忌。在急性脑炎阶段，脑脊液细胞数常增高，糖和氯化物降低。但脓肿形成后，细胞数多降为正常。脑脊液中蛋白定量可轻度增高。

2. 辅助检查 ① X 线检查；②超声波检查；③脑血

管造影；④ CT 检查（图 25-1）；⑤ MRI 检查。

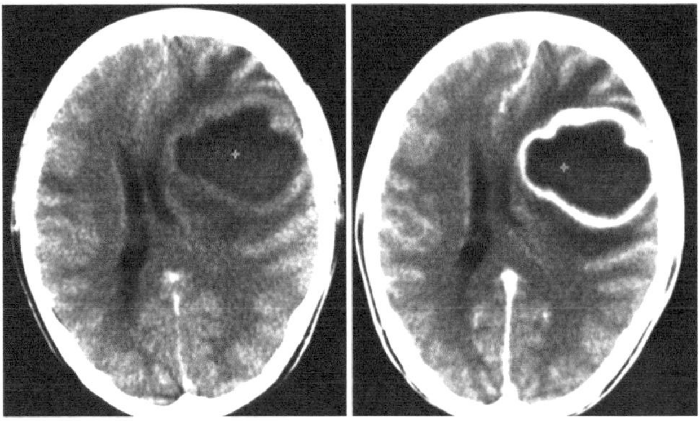

图 25-1 CT 示左额叶脑脓肿

Rehncrona 和 Bellotti 介绍一种用 ^{111}In 标记的白细胞脑闪烁图来鉴别脑脓肿与脑瘤，其正确率可达 88% ～ 96%。其理论依据是：标记的具有放射性的白细胞能迁移并聚集于炎症灶。放射性积聚程度与炎症程度和标记白细胞的功能有关。而脑脓肿比脑瘤有更明显的炎症反应。但是，当肿瘤有坏死而增加病灶周围炎症反应时，可导致假阳性；另外，抗生素和激素应用，可改变炎症的程度和细胞的功能，可导致假阴性。

3. 脑脓肿的鉴别诊断

（1）化脓性脑膜炎：高热、脉快，脑膜刺激征明显，但无局限神经定位征，脑脊液白细胞和蛋白质增高，脑超声检查、脑血管造影和 CT 扫描均正常。

（2）硬膜外或硬膜下积脓：常与脑脓肿合并存在，很少独立发生。脑血管造影脑表面为一无血管区，CT 发现脑表面有半月形低密度影。

（3）血栓性窦感染：细菌栓子脱落，沿静脉窦扩散所致，表现为周期性脓毒败血症，不规则寒战，弛张热、脉快，末梢血粒细胞增加，但脑脊液无改变，可借助脑超声、脑血管造影和 CT 扫描鉴别。

（4）化脓性迷路炎：由化脓性中耳炎所致，症状类似小脑脓肿，但头痛较轻，呕吐，眩晕严重，眼震多呈自发水平和旋转混合型，共济失调为双侧性或不明显，无脑膜刺激征，无视盘水肿，腰穿正常。

（5）脑肿瘤：发病缓慢，无感染病史，仅颅内压增高，脑脊液细胞正常，经颅 X 线检查、血管造影、CT 扫描不难鉴别。

【治疗】

1. 抗感染治疗

2. 降颅压治疗

3. 手术治疗　一旦脑脓肿形成，就不能单独用药治疗，还必须采用手术。包括穿刺抽脓术、导管持续引流术、切开引流术、脓肿切除术。

【主要护理问题】

1. 疼痛　与手术创伤有关。

2. 焦虑 / 恐惧 / 预感性悲哀　与疾病引起的不适及担心预后有关。

3. 体温过高　与疾病有关。

4. 自理缺陷　与疾病引起的头痛、呕吐、肢体运动障碍及视力下降有关。

5. 营养失调：低于机体需要量　与术中机体消耗及术后禁食有关。

6. 清理呼吸道无效　与咳嗽反射减弱或消失及呼吸道梗阻导致呼吸道分物积聚有关。

7. 体液不足 / 有体液不足的危险 与呕吐、高热、应用脱水机等有关。

8. 有感染的危险 与留置各种引流管有关。

9. 知识缺乏：缺乏与所患疾病有关的知识。

10. 潜在并发症：脑疝形成，脓肿破裂而引起急性脑膜脑炎、脑室管膜炎。

【护理目标】

（1）患者未诉疼痛或所受疼痛在忍受范围内。

（2）患者或家属心态平稳，恐惧或焦虑状况减轻，能够接受疾病的现实。

（3）患者体温下降。

（4）患者基本生活得到自理。

（5）患者营养失调得到改善。

（6）患者呼吸道通畅，未发生窒息。

（7）患者体液能维持平衡，尿量正常，生命体征平稳。

（8）各种引流管通畅，按期拔除，未发生感染。

（9）患者能够复述手术前后与疾病相关的注意事项，并遵从指导，配合治疗。

（10）患者病情变化能够被及时发现并处理。

【术前护理措施】

1. 心理护理

（1）解释手术的必要性、手术方式、注意事项。

（2）鼓励患者表达自身感受，对失语的患者鼓励其使用书写或画画的方式表达。

（3）教会患者自我放松的方法。

（4）针对个体情况进行针对性心理护理。

（5）鼓励患者家属和朋友给予患者关心和支持。

2. 饮食护理

（1）患者长期卧床、发热，能量大量消耗，应给予易消化、高纤维、高蛋白、高热量饮食。

（2）必要时给予静脉输入高营养液，以改善患者的全身营养状况，增强机体抗病能力。

3. 病情观察及护理

（1）注意观察患者神志、瞳孔、生命体征变化。

（2）观察颅内压增高的征象，如患者头痛加剧，呕吐频繁，反应迟钝，意识障碍，此时应警惕脑疝的发生。

（3）观察脓肿破溃征象，如果患者出现突发高热、昏迷、脑膜刺激症状或者癫痫发作，应考虑脓肿破溃进入脑室或蛛网膜下隙。

（4）遵医嘱按时按量给予抗生素。

4. 术前常规准备

（1）术前行抗生素皮试，术晨遵医嘱带入术中用药。

（2）协助完善相关术前检查：胸部 X 线、心电图、B 超、出凝血试验等。

（3）术前 8 小时禁食禁饮。

（4）术晨更换清洁病员服。

（5）术前 2 日用洗发剂洗头吹干后用氯己定揉搓头皮 5 分钟，手术当日入手术室后根据手术标记推剪去手术部位头发。

（6）术晨与手术室人员进行患者、药物、病历、影像学资料核对后，送入手术室。

（7）麻醉后置尿管。

【术后护理措施】

1. 神经外科术后护理常规（表 25-1）

表 25-1　常规护理内容

项目	内容
全麻术后护理常规	了解麻醉和手术方式、术中情况、切口和引流情况 持续低流量吸氧 持续心电监护 床挡保护防坠床 严密监测生命体征，特别注意血压变化，警惕颅内高压的发生
病情观察	严密观察神志、瞳孔变化，并注意术后肢体活动的观察，发现异常及时 通知医生，给予初步处置后急查 CT，确定病因及时治疗 定时测量体温，积极采取降温措施
伤口观察护理	观察伤口有无渗血，及时通知并协助处理
各管道观察及护理	输液管保持通畅，留置针妥善固定，注意观察穿刺部位皮肤 尿管按照尿管护理常规进行
疼痛护理	评估患者疼痛情况，警惕颅内高压的发生 遵医嘱给予脱水剂或镇痛药 提供安静舒适的环境
饮食护理	给予含有丰富蛋白质及维生素且易消化的流质饮食或半流质饮食 必要时给予静脉输入高营养液
基础护理	做好口腔护理、尿管护理、定时翻身、雾化、患者清洁等工作

2. 脓腔引流管护理（表 25-2）

表 25-2　脓腔引流管护理内容

项目	内容
保持通畅	勿折叠、扭曲、压迫管道
妥善固定	引流瓶（袋）应至少低于脓腔 30cm，患者应取利于引流的体位 注意避免牵拉、扭曲管道及防止引流管脱落

续表

项目	内容
脓腔冲洗	为避免颅内感染扩散，应待术后24小时、创口周围初步形成粘连后方可进 行囊内冲洗；先用生理盐水缓慢注入腔内，再轻轻抽出，注意不可过分加压，冲洗后注入抗生素，然后夹闭引流管2～4小时 若脓块较多引流不畅时，可用尿激酶注入脓腔内，有溶解脓块的作用，以利引流 更换或倾倒引流液时应严格注意无菌原则
观察并记录	观察并记录引流液的性状、颜色、量
拔管	引流管的位置应保留在脓腔的中心，故需根据X线检查结果加以调整，待脓腔闭合时拔管

3. 健康宣教（表25-3）

表25-3　脑脓肿术后患者的出院宣教

项目	内容
饮食与活动	加强营养，宜进高蛋白、高能量及粗纤维食物 术后1个月内适当室内活动 避免头部受伤
复查	1个月后复查

【并发症的处理及护理】

并发症的处理及护理见表25-4。

表25-4　并发症的处理及护理

常见并发症	临床表现	处理
颅内感染	体温持升高在38℃以上，同时出现头痛、恶心、呕吐、颈项强直等脑膜刺激征	观察引流管引流情况： （1）控制进液量 （2）出管有无堵塞 （3）伤口周围有无渗液

续表

常见并发症	临床表现	处理
颅内感染	体温持升高在38℃以上，同时出现头痛、恶心、呕吐、颈项强直等脑膜刺激征	（4）患者有无头痛加重或发热 （5）对双腔管引流出现的问题及时通知医生以便采取有效措施

【预防】

防止和减少耳、鼻部慢性炎症性疾病，尽早彻底治疗耳、鼻部化脓性炎症，以及胸腔和其他部位的感染病灶，对开放性颅脑损伤应及时彻底清创，去除异物，是减少颅内脓肿的有效措施。

【特别关注】

（1）手术前后的病情观察，警惕脑疝形成。

（2）术后脓腔引流管的护理。

【前沿进展】

脑脓肿的综合治疗

近年来，随着神经影像学和立体定向技术的进步及有效抗生素的应用，脑脓肿的致死、致残率明显下降。使用立体定向神经外科技术，不管脑脓肿的位置如何，几乎所有的直径大于等于1cm的脑脓肿均可以进行立体定向吸引术。同时，研究表明，一旦临床怀疑脑脓肿就应该立即进行抗生素治疗。英国抗生素治疗协会神经外科感染工作组推荐，对于细菌性脑脓肿患者，静脉抗生素治疗时间为1～2周，在此之外，应该根据临床反应，合理改变和调整抗生素治疗类型。有学者认为，第三代头孢菌素+去甲万古霉素的联合应用是治疗颅内感染的理想药物。

【知识拓展】

脑脓肿破溃

脑脓肿破溃是脑脓肿的急危重症，破入脑室者死亡率高达 80%。其中，多房脑脓肿较单房脑脓肿更易破入脑室，而进展迅速出现意识障碍的患者预后较差。脑脓肿破溃的临床表现为突发高热、昏迷、脑膜刺激征或者癫痫发作，血常规检查白细胞计数及中性粒细胞计数增加，脑脊液检查可呈脓性脑脊液。发生脑脓肿破溃可进行脓肿清除术，腰大池引流术，术中使用抗生素彻底清洗术区。

（成　洋　蒋　艳　段丽娟）

参考文献

简国庆, 王植海, 涂博. 2013. 不同手术方法治疗脑脓肿的临床分析. 中外医疗, 25: 83～86

孙秀波, 王秀娟, 姚立华. 2006. 7例老年大脑脓肿的护理体会. 中华临床医学研究杂志, 12(23): 3189

谢丽娜, 鲜继淑, 潘金玉. 2010. 50例脑脓肿患者的护理体会. 局解手术学杂志, 19(1): 63

于正斌, 徐国祥, 姚兴军, 等. 2012. 10例脑脓肿的诊断及治疗. 吉林医学, 33(14): 2988～2990

张惠芳, 高新疆, 何儒鸿, 等. 2010. 微创穿刺引流术治疗脑脓肿的观察及护理. 实用临床医学杂志, 14(22): 52

赵莹, 谷艳, 袁柏欣, 等. 2013. 浅谈脑脓肿的临床诊断和治疗. 世界最新医学信息文摘, 13(18): 83, 84

第二十六章　脑结核瘤

【概述】

脑结核瘤，是脑实质或脑膜的一种局灶性结核，多数为身体其他部位的结核病灶播散到颅内形成的肉芽肿性病变，少数为弥散性结核性脑膜炎残留感染所致。由于生活水平的提高和抗结核药物的应用，脑结核瘤的发病率呈下降趋势。目前，脑结核瘤的发病率为 1.4%，占颅内病变的 4% 左右，其多发于儿童及青少年。

【病因】

脑结核瘤多继发于身体其他部位的结核病灶，尤其常见于肺结核。

【病理】

病灶以单发者多见，可发生于颅内任何部位，呈黄白色或灰黄色，与周围脑组织分界清楚，中心为干酪样坏死组织或肉芽组织，机体防御能力强者可完全形成钙化，极少中心液化形成单纯性脓肿。周围的脑组织有水肿，血供少。

【诊断要点】

1. 临床表现　多慢性起病，病程多为数周，也可起病不明显，病程更长。小儿可因突然癫痫发作而查出。根据临床上有无活动性结核病灶，其临床表现可分为全身型和局限型。

（1）全身型：患者同时存在其他器官的活动结核性病灶，表现为全身情况差、发热、盗汗、乏力、消瘦等。

若为肺结核，可有咳嗽、咯血、胸痛等。其他如淋巴结肿大，甚至粟粒性结核伴结核性脑膜炎，此型少见，一般病情较重，预后较差。

（2）局限型：无其他器官明显活动性结核病灶，临床上以颅内病变为主，表现为颅内压增高和局灶性症状，颅内压增高表现为头痛、呕吐、视盘水肿（早期发生率为 10% ～ 27%），幕上半球病变以癫痫发作最为常见，发生率达 85%；尚可有偏瘫、失语、视力改变等。幕下病变可先出现颅内压增高，随后出现眼震、共济失调等局灶性症状。脑干病变可先出现脑神经功能障碍，以后出现交叉性瘫痪等。总之，可因结核球的单发、多发、大小及所在部位的不同而临床表现也不同。

除此之外，脑结核瘤常并发脑积水，它可以是并存的结核性脑膜炎或脑结核瘤梗阻脑室系统所引起，在治疗脑结核瘤的同时应针对脑积水行脑室腹腔分流术以缓解颅内压增高。

2. 辅助检查 ① CT 检查（图 26-1）；② MRI 扫描；③脑脊液检查；④结核菌素试验。

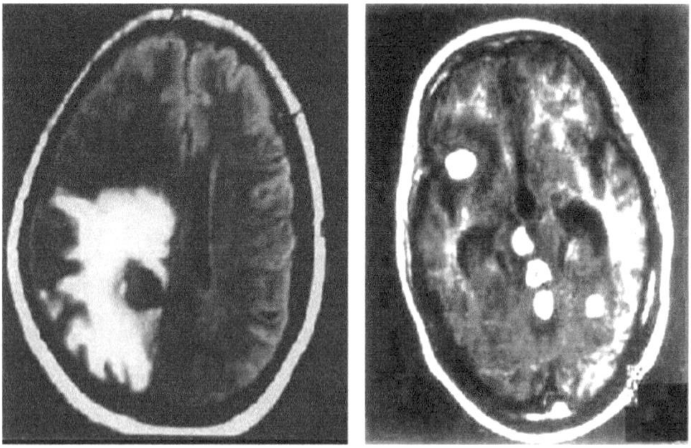

图 26-1　脑结核瘤 CT 图

3. 脑结核瘤的鉴别诊断　由于脑结核瘤的起病较为隐匿，而临床症状又缺乏特异性，故在诊断时容易误诊。在诊断脑结核瘤时可以参考以下几个方面：①发病年龄较为年轻，且病程较长；②出现头痛、癫痫、脑膜刺激征等难以解释的神经系统症状，颅内占位为多发性，尤其是有结核病病史和免疫功能受抑制者；③CT 检查出现典型的“靶征”；④脑脊液检查一般正常，脑脊液压力为 70 ～ 180mmH_2O，外观呈水样透明，若合并结核性脑膜炎，脑脊液压力增高，多为 200mmH_2O 左右，外观呈毛玻璃样或透明。

【治疗】

治疗原则：多主张先采用药物治疗 4 ～ 8 周，再进行 CT 或 MRI 复查，若症状不改善，结核球不缩小，再考虑手术切除。

（1）抗结核药物：药物选择原则与结核性脑膜炎相同。

（2）对症治疗。

（3）手术治疗：术前 1 ～ 2 周和术后用抗结核药治疗 3 ～ 6 个月。

【主要护理问题】

1. 体温过高　与疾病有关。

2. 营养失调：低于机体需要量　与术中机体消耗及术后禁食有关。

3. 体液不足 / 有体液不足的危险　与呕吐、高热、应用脱水剂等有关。

4. 有感染的危险　与留置各种引流管有关。

5. 焦虑 / 恐惧 / 预感性悲哀　与疾病引起的不适及担

心预后有关。

6. 知识缺乏 缺乏与所患疾病有关的知识。

【护理目标】

（1）患者体温下降。

（2）患者或家属心态平稳，恐惧或焦虑状况减轻，能够接受疾病的现实。

（3）患者营养失调得到改善。

（4）患者体液能维持平衡，尿量正常，生命体征平稳。

（5）各种引流管通畅，按期拔除，无感染发生。

（6）患者能够复述手术前后与疾病相关的注意事项，并遵从指导，配合治疗。

【术前护理措施】

1. 心理护理

（1）向患者及家属解释手术的必要性、手术方式、注意事项，取得配合。

（2）教会患者自我放松的方法。

（3）鼓励患者表达自身感受，对失语的患者鼓励其使用书写或画画的方式表达。

（4）对不同个体给予针对性的心理护理。

（5）鼓励患者家属及朋友给予患者心理支持。

2. 病情观察及护理

（1）观察并记录患者神志、瞳孔和生命体征。

（2）观察颅内高压的征象，警惕脑疝发生。

（3）遵医嘱定时使用脱水药物，注意观察出入量、电解质和脱水效果。

3. 术前常规准备

（1）术前行抗生素皮试，术晨遵医嘱带入术中用药。

（2）协助完善术前相关检查：心电图、B超、出凝血试验等。

（3）术前8小时禁食禁饮。

（4）术晨更换清洁病员服。

（5）术前2日用洗发剂洗头，吹干后用氯己定揉搓头皮5分钟，手术当日入手术室后根据手术标记推剪去手术部位头发。

（6）术晨与手术室人员进行患者、药物核对后，患者送入手术室。

（7）麻醉后置导尿管。

【术后护理措施】

1. 神经外科术后护理常规（表26-1）

表26-1　常规护理内容

项目	内容
全身麻醉术后护理常规	了解麻醉和手术方式、术中情况、切口和引流情况 持续低流量吸氧 持续心电监护 床挡保护防坠床 严密监测生命体征，特别注意血压变化，警惕发生颅内高压
病情观察	严密观察神志、瞳孔变化，并注意术后肢体活动的观察，发现异常及时通知医生，给予初步处置后急查CT，确定病因及时治疗 定时测量体温，积极采取降温措施
伤口观察护理	观察伤口有无渗血，及时通知医生并协助处理
各管道观察及护理	输液管保持通畅，留置针妥善固定，注意观察穿刺部位皮肤 导尿管按照导尿管护理常规进行

续表

项目	内容
疼痛护理	评估患者疼痛情况，警惕颅内高压发生 遵医嘱给予脱水剂或镇痛药物 提供安静舒适的环境
饮食护理	给予含有丰富蛋白质及维生素且易消化的流质饮食或半流质饮食 必要时静脉输入高营养液
基础护理	做好口腔护理、导尿管护理、定时翻身、雾化、患者清洁等工作

2. 健康教育（表 26-2）

表 26-2　健康教育内容

项目	内容
常见知识教育	结核的病因、主要临床症状、治疗和预后
心理护理	急性期必须及时正规治疗，以免延误病情或传染给他人 治愈后可同正常人一样学习、工作、生活，不要有自卑心理
消毒隔离指导	不要面对别人大声说笑、咳嗽 打喷嚏时用双层卫生纸捂住口鼻，然后将纸焚烧 不随意吐痰，痰液咳入有含氯消毒剂的加盖容器中浸泡 2 小时后倒掉 排泄物、剩菜、剩饭应先倒入容器中消毒再进行处理 室内定时通风换气，每次应不少于 30 分钟，每日紫外线照射 1 小时 衣被经常日光曝晒
用药指导	在服药过程中，应该做到及时、准确、规律、全程，不能随便停药或更改治疗方案 告知抗结核药物的不良反应及用药的注意事项
生活指导	进食高蛋白、高热量、高维生素饮食，提倡少食多餐，避免辛辣和干硬的食物，戒烟戒酒 保证充足的睡眠和休息，做到劳逸结合

续表

项目	内容
生活指导	病情稳定者，应指导其适当参与有益的户外活动，天气转变时及时增减衣服，避免受凉
活动	术后1个月内适当室内活动，避免头部受伤
复查	术后1个月复查头部CT情况，病情稳定的情况下每2～3个月复查1次腰穿，直到完全停药

【预防】

1. 定期检查 患有结核病并出现颅内高压及脑损害症状者，应及时到医院检查，避免病情延误，导致肿瘤发生。

2. 避免接触传染源 结核病主要通过呼吸道传播，日常生活中应避免接触可能造成呼吸道传染的传染源。

3. 养成良好生活习惯 避免不良生活习惯造成不必要的感染，不要给疾病留下可乘之机。

【特别关注】

（1）围手术期护理。

（2）用药原则及用药指导。

（3）并发症的处理。

【前沿进展】

脑结核瘤的MRI表现

脑实质结核结节分为未成熟型和成熟型两类。未成熟型是结核结节的初期表现，为增生性改变，系局限性结核性脑炎转化而成，以炎性渗出为主，病灶内有丰富的炎性细胞而胶原纤维含量较少，MRI表现为T_1WI等或低信号，T_2WI高信号，增强后显著强化。当增生性结核结节不能被控制而机体的变态反应较强时，结节中心出现类脂质样干酪物质，MRI 表现为 T_1WI 低或等信号，T_2WI 低信号，增强扫描不强化。当干酪性物质中央出现不同程度的液化坏死后，T_1WI 呈低信号，T_2WI 呈高信号，形成“环靶征”的靶心，增强扫描不强化。干酪样物质外周为炎性肉芽组织，T_1WI 为低信号，T_2WI 为高信号，增强扫描呈显著的环形强化，环壁厚薄较均匀，结核结节外围被膜主要以纤维组织为主，间有钙化，构成病灶最外层，T_1WI、T_2WI 均为低信号，增强扫描无强化，这样就形成了典型的“环靶征”表现，病灶由中心向外 T_2WI 信号依次为高信号、低信号、高信号、低信号。多发性脑结核瘤有以下特点：①儿童及青少年发病率高；②主要临床表现为脑膜刺激征、颅内压增高及癫痫等；③多有颅外结核表现，结核菌素试验阳性，脑脊液等检查符合结核表现；④抗结核治疗有效；⑤ MRI 显示多发结核结节，并具有“环靶征”及环形强化特征。

【知识拓展】

脑结核瘤的预后

由于结核杆菌基因突变、抗结核杆菌药物研究相对滞后及 AIDS 的影响，近年来结核病的发病率及病死率都有逐年增高趋势。脑结核瘤的预后也成为临床医生及患者关注的重点。有研究表明，肢体偏瘫患者、脑膜刺激征严重者、GCS 评分和杀结核菌量低者、联合用药不合理者、不加用激素及鞘内注射者预后均较差。

（成　洋　蒋　艳　段丽娟）

参考文献

黄贵. 2014. 低场MRI增强扫描在脑结核瘤中的诊断价值. 内蒙古中医药, (19): 90, 91

罗永坚, 李吕力, 蔺心敬, 等. 2009. 结核性脑膜炎患者预后及影响因素的分析. 中国神经精神疾病杂志, 35(3): 182

马秀杰. 2013. 多发性脑结核瘤患者22例的护理体会. 解放军护理杂志, 30(22): 38, 39

韦远田. 2012. 脑结核瘤16例临床分析. 内科杂志, 7(1): 41～43

郑勇, 成振林, 董军, 等. 2014. 脑结核瘤的诊断与外科治疗. 中外医学研究杂志, 12(6): 15～17

第七篇 脊髓疾病护理

第二十七章 椎管内肿瘤的护理

【概述】

椎管内肿瘤也称脊髓肿瘤，是指脊髓、神经根、脊膜和椎管壁组织的原发性和继发性肿瘤。肿瘤发生于胸段者最多，约占半数，颈段约占 1/4，其次为腰骶段及马尾。椎管内肿瘤根据发生部位可分为髓内肿瘤、髓外硬膜内肿瘤、髓外硬膜外肿瘤（图 27-1）。髓内肿瘤约占椎管内肿瘤的 15%，常见有星形细胞瘤、室管膜瘤。髓外硬膜内肿瘤占椎管内肿瘤的 60%，常见有神经纤维瘤、神经鞘瘤、脊膜瘤等。髓外硬膜外肿瘤占椎管内肿瘤的 25%，多数是转移瘤、淋巴瘤。

【病因】

椎管内肿瘤可发生于任何年龄，发病高峰年龄为 20 ～ 50 岁。除脊膜瘤外，椎管内肿瘤男性较女性发病率略高。

椎管内肿瘤来源：

（1）可由椎管周围组织直接侵入椎管，如淋巴肉瘤。

（2）可源于脊髓外胚叶的室管膜和胶质细胞如神经胶质瘤、神经纤维瘤。

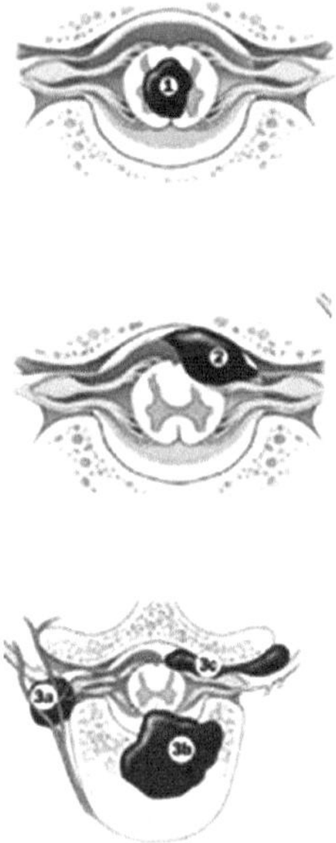

髓内肿瘤

髓外硬膜内肿瘤

髓外硬膜外肿瘤

图 27-1　椎管内肿瘤

（3）可原发于脊髓的中胚叶间质，如脊膜瘤。

（4）也可以来自身体其他部位恶性肿瘤的转移，如肺癌、鼻咽癌、乳腺癌、甲状腺癌等。

【病理】

根据病理可将椎管内肿瘤分为神经纤维瘤、脊膜瘤、神经鞘瘤、星形细胞瘤、室管膜瘤、节细胞性神经瘤、浆细胞瘤、单纯性囊肿、血管瘤、脂肪瘤、错构瘤、硬脊膜囊肿、间叶瘤、肠源性囊肿、恶性神经鞘瘤和恶性血管内皮细胞瘤等。

神经纤维瘤、脊膜瘤和胶质细胞瘤（包括星形细胞瘤和室管膜瘤）为最常见的病理类型。神经纤维瘤约占 40%，脊膜瘤占 9% ～ 12%，胶质细胞瘤占 8% ～ 12%。

【诊断要点】

1. 临床表现

（1）髓内肿瘤：多发生于 20 ～ 50 岁，以疼痛为最常见的首发症状，夜间痛和平卧痛是特殊症状，逐渐出现肿瘤节段以下的运动障碍和感觉异常，表现为肢体无力、肌肉萎缩和截瘫及肌张力和腱反射异常。

（2）髓外硬膜内肿瘤：多发生于 20 ～ 60 岁，病程较长，典型症状为神经根疼痛，以后出现肢体麻木、酸胀感或感觉减退。随着症状的进展，患者可出现瘫痪及膀胱、直肠功能障碍。

（3）髓外硬膜外肿瘤：如转移瘤，多见于老年人，病程进展较快，疼痛是最常见的首发症状，很快出现严重的脊髓压迫症状。淋巴瘤常累及胸腰椎，主要表现为脊髓和神经根受压症状，以局部疼痛最为多见，逐渐出现下肢运动、感觉障碍和括约肌功能紊乱。

脊髓各节段肿瘤的临床表现见表 27-1。

表 27-1　脊髓各节段肿瘤的临床表现

节段	临床表现
颈 1 ～颈 4	枕颈区放射性痛，四肢痉挛性瘫痪，躯干、四肢感觉障碍，膈神经受损者可有呼吸困难。肿瘤在颈 2 以上可有枕骨大孔区症状
颈 5 ～胸 1	肩部和上肢放射性痛，上肢弛缓性瘫痪，下肢痉挛性瘫痪，病灶以下感觉障碍，伴霍纳征，部分患者可出现括约肌功能障碍
胸 2 ～胸 12	胸腹部放射性痛和束带感，下肢痉挛性瘫痪伴感觉障碍，括约肌功能障碍多见
腰 1 ～骶 2	下肢放射痛，弛缓性瘫痪及感觉障碍，会阴部感觉障碍，括约肌功能障碍明显

续表

节段	临床表现
圆锥	神经根痛不明显，感觉障碍明显，可有感觉分离，自主神经功能障碍发生较早
马尾	神经根痛剧烈、明显肌肉萎缩，单侧下肢受累，各种感觉障碍，反射消失，自主神经功能障碍发生晚

2. 辅助检查　①脊柱 X 线平片；② CT；③ MRI。

【治疗】

1. 手术治疗　椎管内肿瘤尤其是髓外硬膜内肿瘤属良性，一旦定位诊断明确，应尽早手术切除，多能恢复健康。

2. 放射治疗　凡属恶性肿瘤，在术后均可进行放射治疗，多能提高治疗效果。

3. 化学治疗　胶质细胞瘤用脂溶性烷化剂如卡莫司汀（BCNU）治疗有一定的疗效。转移癌（腺癌、上皮癌）应用环磷酰胺、甲氨蝶呤等。

4. 预后　脊髓瘤的预后取决于以下因素：①肿瘤的性质和部位；②治疗时间迟早和方法的选择；③患者的全身状况；④术后护理及功能锻炼，术后并发症的防治对康复十分重要。

【主要护理问题】

1. 低效性呼吸型态　与脊髓损伤造成呼吸肌麻痹有关。

2. 清理呼吸道低效　与呼吸肌无力及气管切开有关。

3. 有废用综合征的危险　与肢体瘫痪神经功能障碍有关。

4. 躯体移动障碍　与肌无力、肢体瘫痪有关。

5. 有皮肤完整性受损的危险　与长期卧床、神经功能障碍有关。

6. 潜在并发症： 感染。

7. 有外伤的危险　与肢体瘫痪、神经功能障碍有关。

8. 体温过高　与手术创伤有关。

9. 疼痛　与手术创伤有关。

10. 语言沟通障碍　与气管切开有关。

11. 自理能力缺陷 / 部分缺陷　与肢体瘫痪有关。

12. 腹胀　与脊髓损伤有关。

13. 营养失调：低于机体需要量　与长期卧床、鼻饲有关。

14. 焦虑　与担心疾病预后有关。

15. 知识缺乏： 缺乏手术前后相关的知识。

【护理目标】

（1）患者不发生组织缺氧或二氧化碳潴留。

（2）及时清除呼吸道分泌物，保持呼吸道通畅。

（3）患者不发生关节僵直、肌肉萎缩。

（4）患者家属能认识翻身及活动关节的意义，不发生关节僵直及失用性肌萎缩。

（5）保持患者皮肤的完整性。

（6）患者住院期间不发生感染 / 感染得到控制。

（7）患者不发生意外伤害。

（8）患者不发生高热导致的并发症。

（9）患者疼痛时得到及时处理。

（10）与患者建立有效的沟通方式。

（11）患者卧床期间生活需要能够得到满足。

（12）患者腹胀时得到及时妥善处理。

（13）患者的营养状况良好。

（14）患者能对疾病有所了解，焦虑减至最低。

（15）患者能配合完成各项术前检查，对疾病和手术有所了解。

【术前护理措施】

1. 心理护理

（1）评估患者心理问题的来源及程度，鼓励患者正确面对疾病，以取得患者的理解和信任。

（2）以理解和宽容的态度与患者交谈，解释手术的必要性、手术方式、注意事项，增强战胜疾病的信心。

2. 术前宣教

（1）以通俗易懂的语言向患者及家属讲解疾病病因、特征，术前有关检查项目及注意事项，麻醉知识，术后并发症的预防等，如神经根痛、感觉障碍、运动障碍、自主神经功能障碍是此类疾病的主要特征。

（2）临床上有的患者疼痛难忍；有的感觉下肢麻木，有蚁走感；还有的感觉下肢冰冷，这些征象都是肿瘤压迫脊神经根所致。

（3）除做好患者生活护理外，还要注意预防意外伤害或并发症，如烫伤、冻伤、压疮等。

3. 安全管理　对于偏瘫、感觉障碍患者，及时行压疮、跌倒 / 坠床风险评估，常规予以床挡保护。

4. 有关项目训练　见表 27-2。

表 27-2　椎管内肿瘤术前训练

训练项目	训练方法
咳嗽训练	指导患者做深呼吸，吸气时间长于呼气时间，要自然、缓慢，闭声门，然后胸部自下而上，缓缓用力咳嗽，避免用力过猛使术后切口振动过大引起疼痛 有效咳嗽，增加肺通气量，预防术后坠积性肺炎发生

续表

训练项目	训练方法
排尿训练	让患者放松腹部及会阴部，用温热毛巾敷下腹部或听流水声，温开水清洗会阴等，反复多次练习，直至能躺在床上自然排尿，避免术后发生尿潴留及排便困难
翻身训练	教会患者轴线翻身的方法，让患者平卧，护士站于患者所需卧位一侧，俯身，一手放于患者颈下，另一手放于患者外侧肩部，让患者双手分别放于护士颈后和一侧腋后，另一位护士站在患者背后，双手分别托着患者臀部及大腿，两人一起缓慢沿脊柱轴线用力，将患者缓缓放于侧卧位，再帮患者按摩受压处

5. 术前准备

（1）按神经外科术前护理常规。

（2）皮肤准备：术前 2 日氯己定消毒术区皮肤；范围见表 27-3。

表 27-3　椎管内肿瘤术前皮肤准备范围

手术类型	备皮范围
高位颈段手术	枕骨粗隆至双肩水平的皮肤
胸腰段脊髓手术	以病变为中心上下 5 个椎体的皮肤
腰骶段手术	病变腰椎以上 5 个椎体至坐骨结节处

（3）术前 8 小时开始禁食禁水，哺乳期婴儿术前 4 小时禁食。

（4）术前留置导尿管者，应用聚维酮碘溶液消毒，更换无菌集尿袋。

（5）手术前晚 21 时入睡困难者，遵医嘱给予镇静药。

（6）术晨遵医嘱带入术中用药，测生命体征，更换清洁病员服，准备好病历、CT、MRI 等带入手术室，准确填写手术前评估单并与手术室人员进行患者、药物核对后进入手术室。

【术后护理措施】

1. 体位护理

（1）术后全身麻醉清醒者给予去枕平卧位，以利于压迫止血，搬动患者时要保持脊柱水平位，尤其是高颈段手术，应颈部制动、颈托固定，应注意颈部不能过伸过屈，以免加重脊髓损伤。硬脊膜打开修补者取俯卧位。

（2）应1～2小时翻身1次，翻身时注意保持头与身体呈水平位，护士以稳妥轻柔的动作按照术前训练方法，协助患者翻身，因疼痛不必过多移动患者，要注意头、颈、躯干及下肢应保持在同一轴线，不可强拖硬拉。

2. 生命体征监测

（1）密切观察患者生命体征。

（2）保持呼吸道通畅，观察呼吸频率、节律及血氧饱和度的变化，观察患者是否有呼吸困难、烦躁不安等呼吸道梗阻症状。

3. 脊髓神经功能的观察 见表27-4。

表27-4 脊髓神经功能的观察

手术类型	观察要点
颈椎手术	注意呼吸情况，应特别注意观察伤口周围有无肿胀及有无胸闷气紧、呼吸困难，以防发生血肿压迫颈部而影响呼吸功能
	麻醉清醒后严密观察四肢感觉、运动、肌力等，并与术前对比，以便及时发现并发症
	术后可能会出现颈交感神经节损伤症，患侧瞳孔缩小，眼睑下垂，眼球凹陷，一般不需处理

续表

手术类型	观察要点
胸椎手术	一般上肢不受影响。术后观察下肢活动情况，术后常会出现腹胀者可加用通便润肠药物或行肛管排气
腰骶部手术	观察下肢肌力活动度及肛周皮肤感觉，如发现感觉障碍平面上升或四肢活动度减退，应考虑脊髓出血或水肿，应立即通知医生采取紧急措施

4. 伤口及引流管护理

（1）注意观察伤口有无渗血渗液，有无感染征象，保持伤口敷料干燥固定，尤其是骶尾部，污染衣裤及时更换。

（2）伤口感染常在术后 3 ～ 7 天出现，表现为局部搏动性疼痛，皮肤潮红、肿胀，压痛明显，并伴有体温升高，及时通知医生，检查伤口情况，并及时处理。

（3）引流管护理按神经外科引流管护理常规。

（4）一般引流管在 2 ～ 3 天拔除。

5. 饮食护理　麻醉清醒前应禁食，清醒 6 小时后可进流质饮食，出现呕吐时暂不进食，头偏向一侧。术后第一天进食高蛋白、高营养、易消化的食物，以增强机体的抵抗力，多食蔬菜及水果，多饮水，保持大便通畅。

6. 截瘫患者皮肤护理　截瘫患者皮肤失去感觉，神经调节功能不良，血液循环差，容易发生压疮。间歇解除压迫、按摩和温热敷是解除压疮的关键，早期翻身叩背 1 次 /2 小时，并帮助患者按摩受压处和被动活动肢体关节，保持关节处于功能位。

7. 疼痛的护理　评估患者疼痛的程度及是否需要药物辅助镇痛。另外可适当变换体位，让患者舒适以便缓解疼痛。咳嗽、打喷嚏、便秘常常可使腹压增加，诱发或加重疼痛，因此，应注意预防感冒及便秘。寒冷常使腰部以下肌肉收缩，加重疼痛，因此，腰部及下肢注意保暖，给予患者足浴和温水擦浴，水温保持 41 ～ 43℃。

8. 预防肺部感染 指导患者进行咳嗽训练。随着切口愈合，疼痛逐渐减轻或消失，鼓励患者用力咳嗽，勤翻身叩背，以利于肺的膨胀和引流。必要时做雾化吸入。

9. 健康指导 见表 27-5。

表 27-5 椎管内肿瘤术后健康指导

项目	内容
心理支持	了解患者心理反应，给予鼓励，增强疾病恢复的信心，并说明功能的恢复会有各种可能，如痊愈、好转、部分好转，也有恶化的可能，使家属思想上有所准备
压疮护理	预防压疮，按时翻身，保持皮肤清洁干燥及床单清洁平整。动态行压疮风险评估，对已产生的压疮应积极治疗，对症处理
神经功能障碍肢体的护理	感觉麻木或感觉消失的肢体应当心烫伤 瘫痪肢体要保持功能位，预防关节畸形、足下垂等 教会患者使用轮椅，帮助其树立生活的信心，尽早参加社会活动
排便护理	保持大小便通畅，一般清醒患者术后第 1 日可拔除导尿管，拔管后应关注患者自行排尿情况。长期安置导尿管的患者定期更换尿袋，定期夹闭导尿管帮助患者建立膀胱功能，待小便功能恢复后方能拔除导尿管。便秘时可用开塞露纳肛或口服轻泻剂
功能锻炼	指导患者进行肢体功能锻炼，做到自动运动与被动运动相结合。用健侧的肢体带动瘫痪肢体做被动活动，或由家属帮助运动，完成关节活动，促进肢体功能恢复，并教会患者自我护理的方法。患者起床前根据手术部位不同先给予颈托、胸托、腰围保护，以免影响脊柱稳定性

续表

项目	内容
饮食指导	养成良好的生活习惯，加强营养，进食高蛋白（鸡、鱼、蛋、奶等）、高维生素、高热量、高纤维素（韭菜、芹菜等）、易消化的饮食，多食水果、蔬菜 忌浓茶、咖啡、辛辣食物等

【并发症的观察及护理】

并发症的护理见表 27-6。

表 27-6　椎管内肿瘤术后并发症的护理

并发症	护理
腹胀	是椎管内肿瘤术后常见的并发症 指导患者进食含蛋白质和维生素较多的食物，多食咸或偏酸性食物，少进或不进甜食，还可食一些助消化的山楂片、胃蛋白酶合剂和助胃肠排气的薄荷水 必要时肌内注射新斯的明，行胃肠减压、中药灌肠或肛管排气 如果是便秘引起的腹胀，可按摩腹部，必要时用缓泻剂及粪便软化剂
呼吸功能障碍	是颈段椎管内肿瘤术后严重的并发症，主要是颈髓受压引起的肋间肌、膈肌麻痹，导致呼吸幅度减弱，继发缺氧及呼吸道分泌物无力咳出；也可因患者伤口疼痛不敢咳嗽和深呼吸以致排痰不畅或无力咳嗽引起 护理中应加强观察呼吸的频率、幅度及血氧饱和度的变化 痰液不易排出者，可行雾化吸入 2 次 / 天，以促进痰液排出，对于严重呼吸困难者，可行气管切开术或给予呼吸机辅助呼吸
椎管内血肿	若患者出现四肢疼痛进行性加重，感觉平面上升，双下肢瘫痪加重，应考虑椎管内血肿形成压迫脊髓，应及时报告医生处理

续表

并发症	护理
泌尿系统感染	保持会阴部清洁，每日行导尿管护理 2 次 应鼓励患者多饮水，增加尿量，稀释尿液，借助排尿冲洗膀胱尿道，减少细菌滋生，预防泌尿系统感染 定时夹放导尿管，使膀胱保持节律性充盈和排空，防止膀胱痉挛和缩小，促进功能恢复。待病情好转，尽早拔除导尿管
呼吸系统感染	保持室内空气清新，定时开窗通风 对于高位截瘫者，要按时翻身、拍背。每次拍背时用空掌从患者背部肺底部由下向上、由外向内，拍击到肺尖部，帮助患者咳嗽排痰，增强后背部血液循环 指导患者做深呼吸及扩胸运动，有利于肺复张
压疮	卧床患者避免软组织长期受压，按时翻身、拍背，使用气垫床 每日用温水擦浴，保持皮肤清洁 保持床单平整、干燥 保证全身营养摄入
关节挛缩	注意卧位姿势，不得压迫患肢 下肢瘫痪者防止关节畸形 足下垂者，应穿“丁”字鞋，保持双足功能位
下肢静脉血栓	协助进行下肢肢体功能锻炼，保持肌肉柔韧性，防止血栓形成 必要时适当抬高患肢

【特别关注】

（1）高位颈髓术后呼吸的观察。

（2）术前、术后肢体活动及感觉的观察。

（3）括约肌功能的观察。

【前沿进展】

显微神经外科技术的应用

显微神经外科技术（microscopic neurosurgery technology）

是利用光学放大设备和显微外科器材，利用特制的显微镜下手术器械进行的精细的神经外科手术。

显微神经外科手术最大程度减少干扰脑组织，采用新的手术入路，缩小神经外科的手术切口，尽量减少对脑的牵拉和损伤，提高病变切除和治愈率，大大提高了手术疗效，明显降低并发症。随着新型专业内镜、接触性激光、电磁刀等新技术的引入，显微神经外科技术日趋完善。

显微外科技术现在已经成为神经外科的常规术式，目前已经广泛应用于颅脑、周围神经疾病和脊髓的外科治疗，该技术是现代神经外科发展史上一个重要的里程碑。

【知识拓展】

马尾神经综合征

马尾神经综合征，是指由于外界因素的影响，如外伤、肿瘤压迫、腰椎退行性病变等，使马尾神经发生麻痹、紊乱，从而不能调节其支配区域的神经功能，如运动、感觉、痛觉、知觉、温度等，若神经缺血时间过长，抑或并发继发水肿，则可能会导致截瘫。

在临床上，马尾神经损害大多是由于各种原因导致腰椎管狭窄，从而压迫马尾神经，产生一系列神经功能障碍。最早由 Verbiest 于 1949 年首次报道该组症状，并命名为“马尾神经综合征”。

马尾神经综合征的治疗是世界难题，常见病因有腰椎退行性病变、脊柱骨折，以及肿瘤，如马尾部位胆脂瘤、脊髓脊膜瘤、神经鞘瘤或转移瘤。目前治疗主要以手术为主，同时辅以脱水剂、肾上腺皮质激素、营养制剂或自由基清除剂等，但是疗效不是很理想，并且有一定的局限性。

（王　莎　陈茂君　崔文耀）

参 考 文 献

百度百科. 2010. 马尾神经综合征. http://baike.baidu.com/view/572638.htm[2015-4-25]

段杰, 王庆珍, 金颖. 2001. 神经外科护理. 北京: 科学技术文献出版社

医学教育网. 2009. 现代神经外科新技术应用. http://www.med66.com/html/ziliao/07/71/75ac87b5cb3f269665b151d6f263b2b3.htm[2015-4-25]

第二十八章　脊髓损伤的护理

【概述】

脊髓损伤（spinal cord injury）是一种严重致残性疾病，占全身创伤的0.2%～0.5%，在地震时发病率可高达10%，绝大多数由外伤引起，近年来其发病率有上升趋势。发达国家急性脊髓损伤的年发病率为每百万人15～40例。美国创伤性脊髓损伤年发病率为每百万人50例；据李建军等调查，2002年北京市的脊髓损伤发病率为每百万人60例，比1996年上升了近10倍。

脊髓损伤是青壮年常见的损伤，损伤时的平均年龄为29.7岁，男性占绝大多数，约为82%。

【病因】

脊髓损伤多数由外伤引起，常见的原因如下：①暴力直接或间接作用于脊柱导致骨折或脱位引起的脊髓闭合性损伤，造成脊髓、马尾受压，常见于重物击中脊柱或交通事故、高处坠落、建筑物倒塌等；②枪弹或弹片、尖锐锋利的器械造成的脊髓开放性损伤。

【病理】

（一）原发性脊髓损伤

1. 脊髓震荡　大体和镜下无明显病理改变。

2. 脊髓挫裂伤　肉眼可见片状出血、水肿、裂隙、坏死；镜下可见微血管、神经细胞等的病理改变。

3. 脊髓压迫伤　轻度受压多无明显改变，长时间受压可导致灰质出现空泡、空腔等改变。

（二）继发性脊髓损伤

脊髓缺血和神经膜损害可能互为因果关系。

【诊断要点】

（一）临床表现

1. 闭合性脊髓损伤 伤后立刻出现损伤水平以下感觉、运动和括约肌功能障碍。脊柱骨折的部位可有后突畸形，伴有胸腹脏器伤者，可有休克等表现。

（1）脊髓震荡：暂时性的脊髓功能障碍，持续数分钟或数小时后恢复正常。

（2）脊髓休克：脊髓失去高级中枢控制，损伤水平以下感觉完全消失、肢体弛缓性瘫痪、大便失禁、尿潴留、生理反射消失。一般 1 日后开始恢复，如出现反射，但完全度过休克期需 2 ～ 4 周。

（3）完全性损伤：①脊髓损伤水平，下运动神经元损伤表现。②脊髓损伤水平以上，上运动神经元损伤表现，如感觉完全消失，无自主运动，肌张力增高，腱反射亢进，出现病理反射。

（4）不完全性损伤：① Brown-Sequard 综合征，即脊髓半侧损害综合征，典型症状为对侧痛温觉障碍；同侧瘫痪，本体感觉、振动觉、两点分辨障碍，损伤水平皮肤感觉节段性消失。②脊髓前部综合征，双侧运动障碍，可伴有痛觉、温觉消失，本体感觉完好。③脊髓中央损害综合征，临床表现与外周部分传导束保留多少有关，轻者只有双上肢感觉障碍。

2. 开放性脊髓损伤

（1）伤口：脊髓火器伤口多位于胸段，其次为腰、颈及骶段，伤口污染较重，可有脑脊液流出。脊髓刀器伤几乎在身体背侧，约 1/3 位于中线处附近，4% ～ 6% 有伤口脑脊液漏。

（2）损伤特征：脊髓火器伤多呈完全或不完全性、进行性或非进行性运动、感觉和括约肌功能障碍，截瘫平面可高出数个节段。脊髓刀器伤不完全损伤者 70% 表现为 Brown-Sequard 综合征。损伤平面以下因交感神经麻痹、血管扩张导致体温升高。

（3）合并损伤：脊髓火器伤颈部损伤可伴有大血管、气管和食管损伤，胸腹部可合并气胸、血胸、腹腔内脏损伤等，休克发生率高。脊髓刀器伤亦多伴有其他脏器的损伤。

（二）辅助检查

脊髓损伤的辅助检查如下：① X 线检查；② CT；③ MRI；④肌力检查；⑤腰椎穿刺及脑脊液动力学试验；⑥压颈试验等。

【治疗】

（一）闭合性脊髓损伤

1. 非手术治疗

（1）颅骨牵引、手法整复、姿势复位及颈胸支架等。

（2）药物治疗。

（3）高压氧治疗和局部低温疗法

2. 手术治疗　切开复位和固定、椎板切除术、脊髓前方减压术。

（二）开放性脊髓损伤

先处理合并伤，积极抗休克治疗，及早清创，早期应用抗生素、破伤风抗毒素等预防感染，必要时行椎板切除术。

【主要护理问题】

1. 潜在并发症：脊髓休克　与脊髓损伤有关。

2. 有感染的危险 与脊髓开放性损伤或呼吸肌麻痹有关。

3. 低效性呼吸型态 与脊髓损伤致呼吸肌麻痹有关。

4. 有受伤的危险 与脊髓手术后脊柱稳定性差及患者的温度觉、痛觉减弱或消失有关。

5. 躯体移动障碍 与脊髓损伤有关。

6. 体温过高 与高颈髓受伤致体温中枢失调有关。

7. 尿潴留 与脊髓损伤有关。

8. 腹胀 与脊髓损伤致肠蠕动减弱有关。

9. 尿失禁 与脊髓损伤有关。

10. 大便失禁 与脊髓损伤有关。

11. 有皮肤完整性受损的危险 与脊髓损伤致躯体移动障碍有关。

12. 有废用综合征的危险 与脊髓损伤有关。

【护理目标】

（1）患者脊髓休克的表现能够及早发现并及时得到处理；患者不因脊髓休克而发生继发性损伤。

（2）患者未发生感染或感染得到及时控制。

（3）患者能够维持有效呼吸，血氧饱和度在90%以上。

（4）患者脊髓不发生继发性损伤。

（5）患者躯体活动能力有所恢复或得到相应的帮助。

（6）患者能够维持正常体温。

（7）患者排尿功能得到改善。

（8）患者腹胀缓解，自诉舒适感增加。

（9）患者会阴部皮肤完整，并保持清洁、干燥。

（10）排便功能得到改善。

（11）患者未发生皮肤破损。

（12）患者未发生废用综合征及自理能力得到提高。

【护理措施】

（一）一般护理措施

（1）脊髓损伤患者应睡硬板床。

（2）翻身时应用轴线翻身法，即保持脊柱呈直线，两人动作一致，防止再次脊髓损伤。

（3）严密观察四肢活动，监测感觉平面是否有上升，观察意识、血压等变化，及早发现脊髓休克等异常状况，避免患者发生继发性损伤。

（4）根据损伤部位不同而进行重点观察，见表28-1。

表28-1　脊髓损伤不同部位观察护理要点

损伤部位	观察护理要点
高颈髓损伤	体温中枢失调，中枢性高热，体温可达39～40℃。宜采用物理降温或冰毯降温 呼吸肌麻痹，呼吸道分泌物难以排出，咳嗽、咳痰反射消失，呼吸困难者应加强吸痰，保持呼吸道通畅，预防肺部感染
胸部损伤	注意观察有无血、气胸
腰骶部损伤	观察有无大小便失禁、尿潴留、便秘等，若有，应给予下列护理： 有大小便失禁者要及时清理，保持肛周皮肤清洁、干燥、无破损 出现尿潴留应及时处理，刺激排尿效果不佳时，应予以导尿 便秘者应保持大便通畅，必要时遵医嘱给予缓泻剂

（5）防止腹胀

1）进行腹部按摩或使用热水袋热敷腹部，注意热水袋的温度，防止烫伤。

2）遵医嘱给予肛管排气、胃肠减压或缓泻剂。

3）饮食宜少食多餐，多食纤维素多的食物，多饮热果汁；少食或不食甜食、豆类等产气食物。

4）病情允许者，可鼓励患者多在床上或床下活动。

5）向患者讲解腹胀的发生原因，教会患者和家属缓解腹胀的方法。

（6）防止烫伤：因患者神经麻痹或瘫痪，温度觉、痛觉减退或消失。

（7）有脑脊液漏者，及时更换敷料，防止感染。

（8）适时给予心理干预，减轻患者的焦虑、抑郁情绪。

（9）若需手术，按下列护理措施进行护理。

（二）术前护理措施

脊髓损伤常为急诊手术。

（1）评估患者意识、生命体征、肢体活动及有无其他伴随疾病，建立观察记录。

（2）遵医嘱正确输入激素、止血药等。

（3）立即更衣、配血、皮试、导尿。

（4）准备术中用药及 CT、MRI 片。

（5）保持呼吸道通畅，吸氧，必要时吸痰。

（6）如呼吸有暂停，应立即配合医生行气管插管，遵医嘱静脉推注呼吸兴奋剂，用简易呼吸器辅助呼吸的同时送往手术室。

（三）术后护理措施

脊髓手术术后护理常规见表 28-2。

表 28-2 脊髓手术术后护理常规

项目	内容
全身麻醉术后护理常规	了解麻醉和手术方式、术中情况、切口和引流情况
	持续吸氧 2 ～ 3L/min
	持续心电监护
	床挡保护防坠床，必要时行四肢约束
	病情观察：严密监测生命体征、血氧饱和度、四肢活动、感觉及皮肤情况等
	进行跌倒 / 坠床危险因素及压疮危险因素评估，对高危患者加强保护措施
伤口观察及护理	若有渗血渗液，应更换敷料
	保持伤口敷料清洁干燥，固定妥善
呼吸道管理	保持呼吸道通畅
	有气管插管或口咽通气道的患者注意观察呼吸频率和幅度、氧饱和度，若呼吸困难，及时使用呼吸机支持呼吸
各管道观察及护理	输液管保持通畅，留置针妥善固定，注意观察穿刺部位皮肤，若有异常，及时更换
	导尿管按照导尿管护理常规进行
	若有脊柱引流管，其护理见表 4-7
营养和补液	清醒患者术后 6 小时给予流食，逐渐过渡到普食
	昏迷患者：鼻饲
体位及功能康复	睡硬板床
	头颈和脊柱的轴线始终保持一致
	卧位时保持肢体功能位，预防关节畸形
	嘱患者活动时避免牵拉躯体
	取 3 个椎板以上者应戴颈托或腰围，至少 3 个月，以增加脊柱稳定性
	肌力减退者给予肢体被动锻炼，防止肌肉萎缩
	根据病情，制订肢体功能锻炼计划
基础护理	做好口腔护理、导尿管护理、定时翻身、雾化、患者清洁等工作

【并发症的处理及护理】

并发症的处理及护理见表 28-3。

表 28-3　脊髓损伤常见并发症处理及护理

常见并发症	处理及护理
中枢性高热	常由上颈髓损害引起 高热常见，多于术后 48 小时出现 一般物理降温效果不佳时可考虑持续物理降温或亚低温治疗
呼吸衰竭	急性颈髓损伤患者发生呼吸衰竭，特点是呼吸频率 > 30 次 / 分，呼吸表浅，呈叹气或双吸气样呼吸；注意观察患者有无发绀缺氧表现，血气分析氧分压（PaO_2）若降低至 60 mm Hg 左右，且痰液多不能自行排出，应配合医生尽早气管切开，必要时使用呼吸机支持呼吸
深静脉血栓	在急性脊髓损伤中发生率较高。预防最为关键 鼓励床上活动，加强下肢被动或主动活动 若已发生深静脉血栓，患者下肢红肿，应卧床休息 2 周，抬高患肢，制动，以防栓子脱落 如无相关禁忌证，口服抗凝药物治疗。效果不佳者，可考虑手术治疗
肺部感染	保持呼吸道通畅，定时翻身、叩背，及时排出痰液 遵医嘱给予抗生素 在病情允许下，鼓励患者多活动
压疮	定时翻身，避免皮肤长时间受压 大小便失禁者，及时处理，保持皮肤清洁干燥 行压疮危险因素评估，对高危者加强皮肤护理，采取保护措施
废用综合征	尽早进行康复训练：包括肢体被动锻炼及根据病情制订合适的肢体功能锻炼计划等

【特别关注】

（1）呼吸障碍的观察。

（2）肢体功能及感觉障碍的观察。

（3）预防脊髓再损伤发生。

（4）排泄异常的护理。

【前沿进展】

细胞移植促进脊髓再生

在过去的几十年中，脊髓再生的研究已取得极大突破，但是仍旧存在诸多不利因素与治疗技术难关。目前脊髓再生领域研究最多的临床治疗手段之一是细胞移植。

目前细胞移植类型如下：①神经干细胞（neural stem cell，NSC）移植；②成纤维细胞（fibroblast，FB）移植；③嗅鞘细胞（olfactory ensheathing cell，OEC）；④施万细胞（schwann's cell，SC）移植；⑤活化的巨噬细胞（macrophagocyte）移植；⑥胚胎衍生 NIH3T3 细胞移植；⑦骨髓间充质干细胞（bone mesenchymal stem cell，BMSC）移植；⑧神经胶质前体细胞（GPC）移植；⑨脂肪衍生干细胞（ADSC）移植等。细胞移植后可避免再生轴突接触周围的抑制环境，某些细胞如 OEC、NIH3T3 等还可产生神经营养物质，促进神经元轴突再生。目前，大量有关细胞移植的研究已开始进入临床试验阶段，目前样本量虽然还不大，尚需进一步研究和证明，但是为今后临床治疗的开展进行了有益的探索，提供了可贵的经验。

【知识拓展】

躯体感觉诱发电位鉴定脊髓损伤

躯体感觉诱发电位在临床法医学鉴定中如何客观地评判颅脑损伤及脊髓损伤的被鉴定人的功能障碍程度一直是鉴定工作中的一个难点。

自 1917 年 Dawson 首创诱发电位测定以来，目前此技术在临床医学中已逐步普及，并已在法医学鉴定中使用。

（1）通过躯体感觉诱发电位检查可以对受测者的感觉神经传导功能进行评判，躯体感觉诱发电位完全消失，其脊髓完全性损伤的可能性极大；潜伏期延长及波幅下降可以反映其感觉神经传导功能存在不同程度的障碍。

（2）对受损部位进行定位，通过异常表现出现的时间，可以对损伤的部位进行定位，上肢躯体感觉诱发电位检查，N13 存在提示刺激引起的诱发电位已传至脊髓水平；N20 缺失提示脊髓水平以上的脑干及大脑皮质、皮质下的轴索功能受损。

（3）对颅脑损伤及脊髓损伤的预后进行客观的评价。

（周良珍　李鹏程　陈茂君）

参考文献

李建军, 周红俊, 洪毅, 等. 2004. 2002年北京市脊髓损伤发病率调查. 中国康复理论与实践, 10(7): 412, 413

施海燕, 郝又国, 陆伟伟. 2012. 脊髓损伤的康复治疗进展. 中国康复, 27(1): 44～46

王忠诚. 1998. 神经外科学. 武汉: 湖北科学技术出版社, 769～778

胥少汀, 郭世绂. 2002. 脊髓损伤基础与临床. 北京: 人民卫生出版社, 298, 299

尹文, 黎军, 赵威, 等. 2013. 新编创伤外科急救学. 2版. 北京:军事医学科学出版社, 217～224

张青莲. 2003. 脊髓损伤后康复护理进展. 中华护理杂志, 38(9): 721～723

第二十九章　脊柱脊髓先天性疾病的护理

第一节　隐性脊柱裂与脊髓栓系综合征

一、隐性脊柱裂

【概述】

隐性脊柱裂（spina bifida occulta）指有一个或多个椎骨的椎板未完全闭合，但是无椎管内容物膨出的一种畸形，在先天性神经管闭合不全中最为常见。隐性脊柱裂绝大多数终生不产生症状，也没有任何外部表现，仅在摄X线片时偶然发现。婴幼儿病例可有症状但不易被发现，随着肢体和大小便功能的逐渐完善而表现出来。

【病因】

放射线毒物、激素类药物、缺氧酸中毒等不良刺激都与神经管闭合不全发病有关。女性妊娠早期体内叶酸缺乏是神经管畸形发生的主要原因。

【病理】

隐性脊柱裂多见于腰骶部（图29-1）。一般隐性脊柱裂无临床症状，但是发生脊柱裂的部位可能出现硬膜内外的病理改变，如粘连、瘢痕、增厚等，使脊髓和神经根受压或牵拉而出现神经症状。

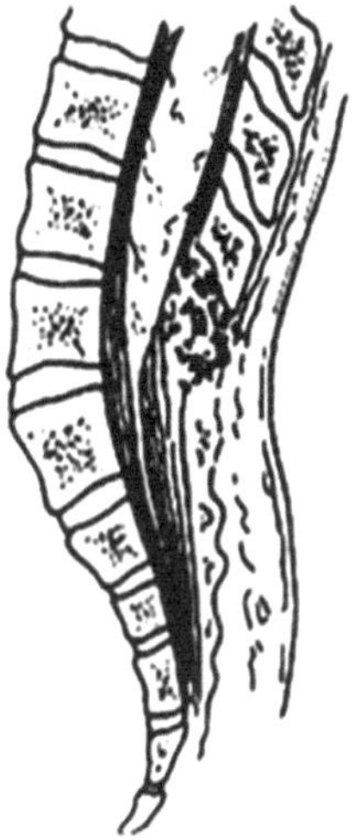

图 29-1 隐性脊柱裂

【诊断要点】

1. 临床表现 隐性脊柱裂的临床症状与是否受压和神经损害的程度有关，周围皮肤可有毛发增多，皮肤向内凹陷，色素沉着，不规则毛细血管瘤，按临床症状，则有轻、中、重症之分，有相当多患者终生不发生症状。

轻症：下肢力量弱，轻度的肌肉萎缩，麻木，遗尿，有时表现为腰痛或腿痛，深感觉减退。

中症：运动和感觉障碍较为明显，常见马蹄内翻足畸形，出现腰痛、坐骨神经痛伴尿失禁。

重度：肌力明显减退甚至瘫痪，感觉减退或消失，大小便失禁，并发神经性营养改变，合并腿及足的畸形。

2. 影像学检查

（1）X 线检查和 CT：是诊断脊柱裂最常用的手段。X 线检查主要了解脊柱发育、形态及骨质变化，CT 可清晰显示脊柱裂缺损形状及范围。

（2）MRI：是诊断隐性脊柱裂最有效的方法，主要用于显示脊髓圆锥、终丝及周围软组织的粘连、增厚等情况，以确认有无脊髓病变。

【治疗】

无症状的隐性脊柱裂不需手术治疗，注意日常生活，注意避免负重和外伤。症状较重者行椎管内减压，松解粘连，以减轻临床症状。

二、脊髓栓系综合征

【概述】

脊髓栓系综合征（tethered spinal cord syndrome，TSCS）常并发于隐性脊柱裂，是神经管闭合不全的一种表现。脊髓栓系综合征是各种原因引起的脊髓下端受制于椎管的末端受到牵拉不能正常上升，从而引起的相应脊髓和神经功能障碍，此病多见于新生儿及儿童，成人少见，女性多于男性。

【病因】

环境因素和遗传因素都可导致脊髓栓系综合征。除此之外，腰骶部脊膜膨出术后粘连亦可导致脊髓栓系综合征。

【病理】

在胚胎发育第9周后，脊柱发育快于脊髓，导致脊髓节段相对于脊柱上移。如果在此发育过程中发生异常，则脊髓栓系形成，即脊髓末端受牵拉，阻止脊髓上升使其位置低于正常，使脊髓末端发生血液循环障碍，从而导致了一系列功能障碍。

【诊断要点】

1. 临床表现 脊髓栓系综合征临床表现较复杂，个体差异较大。

（1）在儿童，主要临床表现为遗尿、尿失禁、足畸形、下肢肌力弱等。大部分患儿出现皮肤异常，如皮下肿块、窦道、血管瘤、多毛症等。部分患儿出现定位不清晰的疼痛。部分患儿由于畸形发展慢可不出现临床症状，到青春期或成年后才发病。

（2）在成年人，临床表现多以疼痛、下肢感觉运动障碍为主，而膀胱直肠功能障碍多以便秘、尿频尿急为主。疼痛分布广泛，性质多为扩散痛、放射痛、触电痛，少有隐痛，多因久坐、身体前屈而加重，很少与打喷嚏、咳嗽等因素相关，这也是与椎间盘突出症进行鉴别诊断的要点之一。下肢运动感觉障碍多以双侧为主，但不对称，同时具备上下运动神经元损伤表现，可出现下肢长短不一、粗细不等，严重者可瘫痪。

2. 影像学检查

（1）X 线检查和 CT：主要了解脊柱发育、形态等情况。

（2）MRI：主要用于显示脊髓圆锥、终丝及周围软组织的粘连、增厚等情况。因此，对于脊髓栓系综合征，MRI 检查更为关键。

（3）B 超：对于小于 1 岁儿童，因椎管后部结构尚未完全成熟和骨化，可使用 B 超显示脊髓圆锥。

【治疗】

目前治疗脊髓栓系综合征的唯一手段是手术。手术的目的在于防止病情继续进展，减轻神经根刺激症状。但是由于神经功能损害的不可逆性，原有的症状和体征不能得到缓解，如手术不可使大小便功能障碍、下肢形态等得到改善，但对缓解疼痛、改善肌力有一定作用。对于本病，应本着早诊断、早手术的原则，一经确诊，应立即进行手术。一般来说，出现症状2年内手术预后较好。

第二节　脊　柱　裂

【概述】

脊柱裂（spina bifida）是发生于脊柱纵轴上的先天畸形，由胚胎发育时神经管闭合不全造成，可分为囊性脊柱裂（或显性脊柱裂）和隐性脊柱裂。囊性脊柱裂可发生于脊柱任何节段，骶尾部好发，也可发生于脊柱背侧或腹侧，以背侧正中线多见（图29-2）。根据膨出内容物与神经、脊髓组织的关系其可分为脊膜膨出（spinal meningocele）、脊髓脊膜膨出（meningomyelcele）和脊髓裂（myeloschisis）。

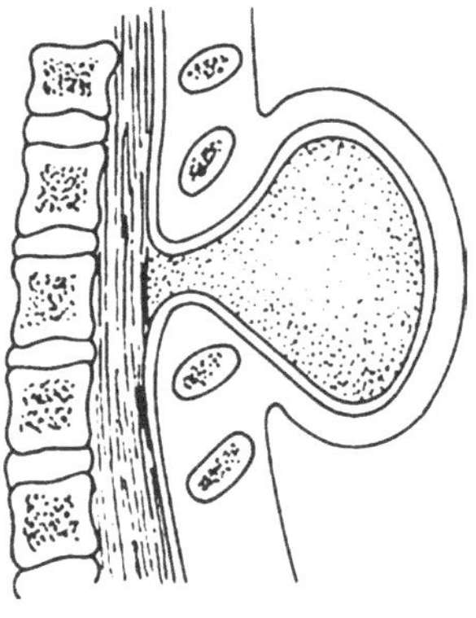

图29-2　脊膜膨出侧面观

【病因】

影响胚胎期发育的因素都可造成本病。目前较明确的病因有妊娠早期母体叶酸缺乏、营养不良、感染、外伤等，受有毒有害物质侵袭如射线、电磁波、毒物，以及内环境紊乱、缺氧等。

【病理】

在胚胎发育期脊索诱导作用受到干扰或失去作用，引起神经沟和神经板不闭合，椎弓闭合不全，使脊柱内容物暴露在外。常见的病理改变根据膨出物不同而不同。

（一）脊膜膨出

囊腔内壁由硬脊膜及蛛网膜构成，有瘢痕样改变。特征为囊内无神经组织，充满脑脊液。脊髓和神经根形态位置均正常。可伴或不伴脑积水、脂肪瘤和低位脊髓等病变。其是畸形较轻的一种类型。

（二）脊髓脊膜膨出

脊髓脊膜膨出多见于腰段或腰骶段，脊柱缺损较为严重，多有两个及以上椎板缺损，可伴有脊髓畸形，脊髓和神经根向外膨出，并与周围组织发生粘连。特征为囊内不仅含有脑脊液，同时包含部分神经根及脊髓。

（三）脊髓裂

脊髓裂是最为严重且最为少见的一种神经管闭合不全畸形，多发生于胸腰段。椎板缺损大，表面皮肤残缺，椎管、脊膜、脊髓均裂开，形成双重脊髓。严重的脊髓裂常常伴有其他严重神经系统畸形，多数胎儿不能存活，而自然流产。出生后婴儿发生脑脊液外渗，导致脑膜炎，存活不易。

【诊断要点】

1. 临床表现

（1）背部囊肿：患者背部存在囊性突出物，圆形或椭圆形，触之有波动感。囊肿基底部可触及骨缺损区。囊肿张力随颅内压增大而增大，表明囊肿与椎管内相通，也可随年龄增大而增大，囊肿表面皮肤可正常或变薄，可出现色素斑和毛发；严重者囊壁表面由一层极薄的纤维组织覆盖，或呈肉芽状，常伴有脑脊液不断外渗。

（2）神经系统体征：神经系统体征按照病理分型差异较大。脊膜膨出患者一般无明显的神经损害表现。脊髓脊膜膨出由于脊髓和神经根与周围组织粘连，神经系统症状较多，主要表现为下肢感觉运动障碍、弛缓性瘫痪、大小便失禁、足畸形等。随着年龄的增大，膨出物有所增大，患儿症状也更明显。

（3）脊髓裂患儿出生不久即死于感染等并发症。

2. 影像学资料　当怀疑或确定患者存在脊柱裂时，应行 X 线平片或 CT 及 MRI 检查，以明确诊断。

（1）X 线检查和 CT：能显示脊柱骨性改变如相应区域椎板和部分椎体缺失情况，明确脊柱畸形类型和骨缺损范围。

（2）MRI 检查：主要用于显示囊内容物、脊髓及周围软组织情况，以判断有无粘连，以及是否合并其他先天性畸形。

【治疗】

诊断明确后尽早手术。单纯脊膜膨出者出生后 2 ～ 3 周行脊膜膨出修补术。脊髓脊膜膨出和脊髓裂应在新生儿出生后 12 ～ 24 小时进行手术，手术目的在于修补软组织，防止内容物膨出，松解粘连，防止神经根受压，保护神经功能。

第三节 脊髓空洞症

【概述】

脊髓空洞症（syringomyelia）是脊髓的一种慢性、进展性的退行性病变，在脊髓的中央部有空洞形成，从而引起相应部位的障碍，与某些原因引起的颅内与脊髓蛛网膜下隙脑脊液循环障碍有关，通常继发于小脑扁桃体下疝畸形。其病变特点是脊髓内管状空腔形成及胶质细胞增生。本病多在 20 ～ 30 岁发生，男性多于女性，比例为 3 ∶ 1。起病较隐匿，病程多缓慢，呈逐渐加重趋势。也有一部分患者进展较快。

【病因】

脊髓空洞症是一种病因尚不明确的脊髓病变，现在普遍认为，颅颈交界区畸形、小脑扁桃体下疝畸形等引起颅颈交界区蛛网膜下隙梗阻是本病形成的主要原因。

【病理】

脊髓空洞症空洞多限于颈髓，其次为胸髓，腰段以下少见，累及延髓，称为延髓空洞症，空洞可连续，也可呈节段性，由厚薄不一的胶质纤维或正常脊髓组织隔开。最初空洞限于髓前连合，缓慢扩大累及后角，最终可影响单侧脊髓或整个脊髓。空洞内可有无色透明或淡黄色的液体，其成分似脑脊液，蛋白含量增高。

【诊断要点】

（一）临床表现

临床表现取决于空洞影响的范围和部位，主要体现在感觉障碍、运动障碍和自主神经损害三方面。

1. 感觉障碍　为最早、最常见症状。本病特征性表现为痛温觉丧失，轻触觉、震颤觉和位置觉相对保留，称分离性感觉障碍，累及脊髓丘脑束时表现为损害平面以下对侧躯干和肢体痛温觉障碍。

2. 运动障碍　病变影响前角细胞引起运动神经元破坏，出现下运动神经元瘫痪，肌肉萎缩，肌张力降低，肌纤维震颤和反射消失等症状。以前臂尺侧肌肉、骨间肌、鱼际肌萎缩最为明显。手部肌肉萎缩严重可出现爪形手，随病情发展，逐渐影响肩胛及胸部。病变晚期累及皮质脊髓束，可出现痉挛性瘫痪。

3. 自主神经损害　为本病特征性变化之一。受累部位皮肤光泽消失，有增厚、变薄、角化过度、溃疡、多汗或者无汗等症状。也可由于关节软骨和骨的营养障碍而出现夏科（Charcot）关节病，其好发于肩肘关节，以关节肿大、关节腔积液、骨擦音但无疼痛为特征。

（二）影像学资料

1. 颈椎 X 线检查　不能发现脊髓空洞，但能了解颅颈交界区及颈椎骨性结构，对于设计手术有帮助。

2. 脊髓 CT　单纯 CT 对本病帮助不大，但可协助诊断本病。

3. MRI　是诊断和定位本病的首选检查方法，能安全、无痛、无放射性地三维成像，直接显示脊髓内空腔的大小、范围，并能显示与脊髓空洞症并存的病理学改变，如小脑扁桃体下疝畸形等（图 29-3）。

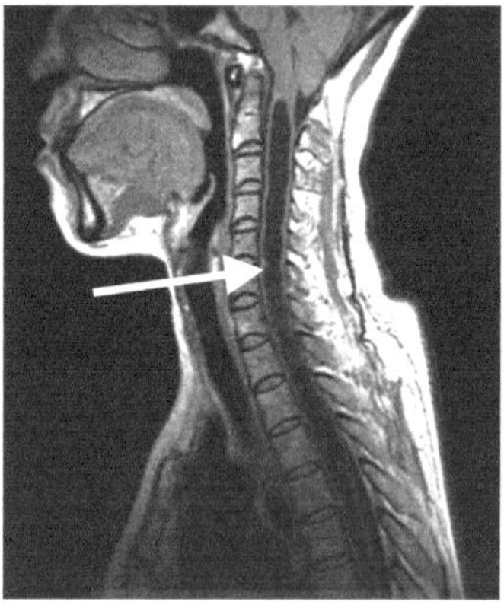

图 29-3　脊髓空洞症 MRI 影像

【治疗】

手术是治疗脊髓空洞症的首选方法。针对改善颅颈交界区蛛网膜下隙梗阻的手术方式取得了较良好的效果，如颅后窝减压术、颅后窝减压及颅颈交界区蛛网膜下隙疏通术等。

第四节　先天性脊柱疾病的护理

【主要护理问题】

1. 低效性呼吸型态　与高位颈髓受损有关。

2. 有受伤的危险　与双下肢肌力减退，患者的温度觉、痛觉减退及脊髓手术后脊柱稳定性差有关。

3. 潜在并发症：脑疝、出血、感染。

4. 舒适的改变　与头痛、呕吐、腹胀、感觉障碍有关。

5. 功能障碍性悲哀　与丧失肢体功能有关。

6. 排尿形态改变：遗尿、尿失禁　与先天性脊柱疾病有关。

7. 排便异常：便秘、大便失禁　与先天性脊柱疾病有关。

8. 躯体移动障碍　与瘫痪、足畸形有关。

9. 自我形象紊乱　与遗尿、腿和足畸形、骶尾部囊肿有关。

10. 有皮肤完整性受损的危险　与肢体活动障碍有关。

【护理目标】

（1）患者能维持有效呼吸状态，保证血氧浓度。

（2）患者安全得到保障，未发生跌伤、烫伤。

（3）患者未发生脑疝、误吸、出血、感染或发生后得到及时救治。

（4）患者头痛、呕吐、腹胀、感觉障碍未加重或减轻。

（5）患者功能障碍性悲哀情绪得到及时干预，情绪不恶化。

（6）患者会阴部皮肤完整、清洁，保持干燥。

（7）患者排尿功能得到改善。

（8）患者便秘得到控制或者缓解。

（9）患者得到相应的生活照顾。

（10）患者了解疾病相关知识。

（11）患者皮肤完好未发生压疮。

【护理措施】

1. 一般护理措施

（1）肢体无力或偏瘫者加强生活照顾，给予保证安全的措施，防止跌碰伤或烫伤。

（2）注意保护骶尾部囊肿，避免包囊创伤和感染。

（3）给予大小便护理：有大小便失禁者要及时清理，保持肛周皮肤清洁、干燥、无破损；出现尿潴留时应及时处理，若给予刺激排尿效果不佳，应给予导尿或留置导尿管；便秘者应保持大便通畅，必要时遵医嘱给予缓泻剂。

（4）呼吸困难，呼吸道分泌物难以排出，咳嗽、咳痰反射消失者应加强吸痰，保持呼吸道通畅，预防肺部感染。必要时给予呼吸机辅助呼吸。

（5）病情允许者，可鼓励患者多在床上或床下活动。

（6）有脑脊液漏者，及时更换敷料。

（7）若需手术，按下列护理措施进行护理。

2. 术前护理措施

（1）对症治疗，提高手术耐受力。

（2）术前一般常规准备：先天性脊柱疾病术前护理常规见表 29-1。

表 29-1 先天性脊柱疾病术前护理常规

时间	内容	
术前	心理护理	解释手术的必要性、手术方式、注意事项
		鼓励患者表达自身感受
		教会患者自我放松的方法
		针对个体情况进行针对性心理护理
		鼓励患者家属和朋友给予患者关心和支持
	饮食护理	根据情况给予高蛋白、高热量、高维生素、低脂、易消化、少渣食物
		不能进食者遵医嘱静脉补充热量及其他营养
	术前检查	协助完善相关术前检查：血常规、尿常规、肝肾功能检查、心肺功能、CT、MRI 等
	排便护理	术前指导患者练习床上使用大小便器
		有尿失禁或尿潴留排尿效果不佳者给予导尿

续表

时间		内容
术前	呼吸道准备	吸烟患者戒烟，减少对呼吸道刺激
		加强生活护理，防止意外发生
术前1日		合血或自体采血，以备术中用血
		行抗生素皮试，以备术中、术后用药
		常规剪指甲、洗澡、更衣，手术部位皮肤清洁、消毒
		术前8小时禁食禁饮，以免麻醉中误吸
		术前睡眠差及心理紧张者，遵医嘱给予镇静剂
术晨		术晨遵医嘱带入术中用药
		测生命体征，如有异常或患者发生其他情况（如女性患者月经来潮），及时与医生联系
		遵医嘱给予术前用药
		更换清洁病员服
		准备好病历、CT、MRI片等以便带入手术室
		与手术室人员进行患者、药物核对后，送入手术室
		昏迷患者或行气管切开者应吸净呼吸道分泌物

3. 术后护理措施　脊髓手术术后护理常规见表29-2。

表29-2　脊髓手术术后护理常规

类型	具体内容
全身麻醉术后护理常规	了解麻醉和手术方式、术中情况、切口和引流情况
	持续吸氧2～3L/min
	持续心电监护
	床挡保护防坠床，必要时行四肢约束
	病情观察：严密监测生命体征、四肢活动及感觉情况等
伤口观察及护理	若有渗血渗液，应及时通知医生并更换敷料，必要时进行缝合
呼吸道管理	保持呼吸道通畅
	有气管插管或口咽通气道的患者注意观察呼吸频率和幅度、氧饱和度，若呼吸困难，及时使用呼吸机支持呼吸

续表

类型	具体内容
各管道观察及护理	输液管保持通畅，留置针妥善固定，注意观察穿刺部位皮肤，正常可保留 3 ～ 5 日，小儿可酌情延长保留天数 导尿管按照导尿管护理常规进行护理，一般应于患者小便功能恢复后方能拔除导尿管，肢体活动障碍等患者应酌情延后 早期脑室引流管应维持高于脑室平面 10 ～ 15cm 高度。注意观察脑脊液引流的量，以免发生低颅压头痛
营养和补液	如患者清醒，可尽早给予流质饮食，未见呕吐及不适，逐渐过渡到普食 昏迷患者：鼻饲
体位及功能康复	头颈和脊柱的轴线始终保持一致 若有吞咽功能障碍，需取侧卧位，以免误吸 卧位时保持肢体功能位，预防关节畸形 嘱患者活动时避免牵拉躯体 肌力减退者给予肢体被动锻炼，防止肌肉萎缩 根据病情，与康复科一起制订肢体功能锻炼计划
基础护理	做好口腔护理、导尿管护理、定时翻身、雾化、患者清洁等工作

【并发症的处理及护理】

并发症的处理及护理见表 29-3。

表 29-3　脊髓损伤常见并发症处理及护理

常见并发症	处理及护理
感染	切口感染多发生于术后 3 ～ 5 日，保持伤口敷料干燥、固定 遵医嘱给予抗生素 保持呼吸道通畅，及时排出痰液 在病情允许下，鼓励患者多活动
出血	术后出血多发生于 24 ～ 48 小时 常表现为呼吸抑制、意识障碍、生命体征紊乱等 避免颅内压增高因素可减少出血危险 一旦发生出血，应立即手术止血

续表

常见并发症	处理
肌肉萎缩	给予肢体被动锻炼，防止肌肉萎缩
废用综合征	根据病情，制订肢体功能锻炼计划

【特别关注】

（1）脊柱稳定性的保持。

（2）肢体功能锻炼。

（3）排泄异常的护理。

（4）健康教育：康复锻炼，以最大可能恢复日常生活能力。

【前沿进展】

显微治疗脊髓空洞症的优点

近年来，显微技术在脊髓空洞症治疗中的应用日趋广泛。显微镜下视野清晰，可以清楚地看到小脑后下动脉及其分支、后组脑神经、蛛网膜与延髓及颈髓的粘连；在切开硬膜、蛛网膜及脊髓，分离蛛网膜粘连，疏通第四脑室，放置空洞分流管等操作时能够观察得更为仔细，手术精确度提高，手术操作的安全性较高，减少了对枕骨及脊柱周围肌肉、韧带组织的损伤，使术后脊柱的稳定性得到较好的保护。然而，目前还没有显微镜下与直视下手术疗效差异的相关文献。

【知识拓展】

脊髓空洞症患者的钝痛

钝痛是脊髓空洞症患者经常问及的问题。许多患者叙述为诸如灼痛、麻木、得皮肤过度紧张或压迫感，约40% 的脊髓空洞症患者有此感觉，有些为一过性或间歇痛，多数为持续性轻重不一的表现，对患者的生活质量影响较为严重。钝痛趋向于起自皮肤，大多情况伴感觉过敏。虽然钝痛的病理生理还不明了，但似乎与感受伤害的传入神经或脊髓内丘系通路有关。

常规药物治疗包括镇痛药物、抗癫痫药物、止痉和抗炎药物，但作用有限。这类患者经外科手术治疗后，60% ～ 75% 的患者诉疼痛自发减轻，钝痛逐渐改善，但仍有部分患者遗留持续不适的症状。

（赵静瑾　陈茂君　崔文耀）

参 考 文 献

高兴玉, 邵立军, 陈文君, 等. 2014. 隐形脊椎裂的影像学表现与临床症状的相关性. 中国医学创新, 11(23): 21, 22

第三十章　脊髓血管病变的护理

【概述】

脊髓血管病变是一类发生于脊髓内具有异常血管形态的血管病变，其相对于大脑的血管病变临床较为少见。脊髓血管病变主要有 3 种类型，即肿瘤型、动脉瘤型和动静脉型。其中，肿瘤型分为血管网状细胞瘤和海绵状血管瘤，不伴随动静脉畸形的动脉瘤是椎管内罕见的类型；动静脉型分为动静脉瘘和动静脉畸形。发病的平均年龄为 20 岁左右，约 50% 的患者在 16 岁以前发病。脊髓血管病变在脊髓任何节段都可以发生，以颈段和圆锥最为常见。最多见的表现是蛛网膜下隙出血或脊髓出血及其他神经系统症，如腰痛、根性疼痛、感觉运动障碍等，还常伴有括约肌功能障碍等。脑脊髓血管病变均具有随时破裂出血的特点，一旦发生出血，在一年内再出血的概率较高，甚至直接死于出血者的比例也较高。

【病因】

病变为先天胚胎发育异常所致。

【病理】

脊髓血管病变病理改变多为髓内出血、大的血管畸形或血管瘤压迫脊髓。

【诊断要点】

1. 临床表现　见表 30-1。

表 30-1 脊髓血管病变的临床表现

病变类型	临床表现
肿瘤型	海绵状血管瘤表现为感觉或运动障碍、进行性脊髓功能障碍
动脉瘤型	未破裂动脉瘤大多数没有明显的临床表现，少数患者可能因合并其他的疾病，如高血压、头痛、脑肿瘤或脑外伤等，到医院行 MRI 或 CT 检查发现可疑的动脉瘤征象，而进一步行 DSA 检查确诊。破裂动脉瘤最常见的临床表现为不同程度的蛛网膜下隙出血，出血量少表现为轻度头痛，无意识障碍，1～2 周后可自行缓解；出血量大，患者表现为剧烈头痛、频繁呕吐、颈强直、克氏征阳性，当出血量在蛛网膜下隙超过 1cm 的厚度时，患者可能出现意识障碍甚至昏迷
动静脉型	动静脉瘘（AVF）可表现为神经功能缺损、痴呆或脑出血，包括蛛网膜下隙出血、硬膜下出血或颅内出血 动静脉畸形（AVM）患者可无症状而终生隐匿，其余大多数在出血或癫痫之后被发现，除此之外，颅内出血、头痛、局灶性神经功能障碍也是最常见的临床表现

2. 辅助检查 ① CT；② MRI；③脊髓血管造影；④ X 线平片；⑤脊髓造影。

【治疗】

1. 根治性手术 切除病变血管。

2. 姑息性手术 包括栓塞治疗、手术夹闭、X 刀治疗。

【主要护理问题】

1. 焦虑 / 恐惧 与患者对手术的恐惧、担心预后有关。

2. 有受伤的危险 与神经功能障碍及脊髓手术后、椎板切除术后脊柱稳定性差有关。

3. 舒适的改变 与疼痛等有关。

4. 脊髓压迫症　与脊髓手术创伤、血管病变、水肿、血肿等有关。

5. 自理能力缺陷　与感觉和运动障碍有关。

6. 躯体移动障碍　与偏瘫、脊髓病变等有关。

7. 排便 / 排尿异常　与疾病感觉缺失有关。

8. 潜在并发症：出血、感染、肢体功能障碍加重等。

【护理目标】

（1）患者焦虑 / 恐惧程度减轻，情绪稳定，能配合治疗及护理。

（2）患者在住院期间脊髓不发生继发损伤及其他损伤。

（3）患者主诉疼痛减轻或逐渐消失。

（4）严密监测患者各项指标，及时发现异常，积极有效配合医生抢救。

（5）能独立或在他人帮助下满足生活需要，生活自理能力提高。

（6）不发生躯体移动障碍及长期卧床所致的各种并发症，患者及家属能掌握各种康复、运动锻炼的方法，肌力增强。

（7）患者排便 / 排尿感觉功能有所恢复。

（8）未发生相关并发症，或并发症发生后能得到及时治疗与处理。

【术前护理措施】

1. 心理护理

（1）解释手术的必要性、注意事项、手术方式。

（2）了解患者心理状况，积极主动关心患者，认真倾听患者的诉说，了解其苦闷及烦恼，并加以分析和解释，取得患者的信任。告知患者保持情绪稳定的重要性，多与患者交流，消除其焦虑、恐惧的不良情绪，保持情绪稳定。

（3）教会患者床上大小便及自我放松的方法。

（4）针对个体情况进行针对性心理护理，告诉患者本病经积极治疗大多数可以恢复，给患者介绍同种疾病恢复良好的患者，以增强患者与疾病斗争的信心。

（5）鼓励患者家属和朋友给予患者关心和支持。

2. 营养

（1）根据情况给予高蛋白、高热量、高维生素、低脂、易消化、少渣食物。

（2）昏迷不能进食者遵医嘱静脉补充热量、水分及其他营养，病情稳定后给予鼻饲以保证营养平衡。

3. 病情观察及护理

（1）观察并记录患者病变局部及肢体活动情况。

（2）瘫痪患者注意观察皮肤状况并加强基础护理。

（3）对于有轻度肢体功能障碍的患者，做好患者和家属的健康宣教，防止患者跌伤、烫伤等。

（4）蛛网膜下隙出血患者注意观察肢体的功能状况、疼痛的性质及强度。遵医嘱使用镇痛及改善微循环的药物。

（5）症状体征的观察：要严密观察意识、瞳孔、生命体征，对于肌无力的患者，要观察肌无力危象，保持呼吸道通畅。

4. 遵医嘱给予对症治疗，提高手术耐受力

（1）糖尿病患者术前血糖控制稳定后才行手术。

（2）有感染的患者在病情允许的情况下，将感染控制住才行手术。

（3）肝肾功能不全患者在病情允许情况下，待肝肾功能恢复后才行手术，注意使用对肝肾无损害的药物。

5. 术前常规准备

（1）术前医护一体共同核查术前准备是否完善并书面记录，如有遗漏，及时通知医生整改。

（2）术前行抗生素皮试，术晨遵医嘱带入术中用药。

（3）协助完善相关术前检查：CT、MRI、心电图、B 超、出凝血试验、大小便常规等。

（4）术前常规 8 小时禁食禁饮。

（5）术晨更换清洁病员服，佩戴腕带，取下身上佩戴的首饰及活动义齿。

（6）术前 2 日用洗发剂洗头，吹干后用氯己定揉搓头皮 5 分钟，手术当日入手术室后根据手术标记推剪掉手术部位毛发。

（7）术晨携带影像学资料及病历与手术室人员进行患者、药物核对后，送入手术室。

（8）昏迷或行气管切开患者应吸尽呼吸道分泌物，术前有各种管道者，应先夹闭引流管，待进入手术室后将各种引流袋悬挂在合适的高度后再打开。

（9）麻醉后置导尿管。

【术后护理措施】

1. 外科术后护理常规 见表 30-2。

表 30-2 常规护理内容

项目	内容
全身麻醉术后护理常规	了解麻醉和手术方式、术中情况、切口和引流情况
	持续低流量吸氧
	持续心电监护
	床挡保护防坠床，必要时行四肢约束
	严密监测生命体征

续表

项目	内容
伤口观察及护理	观察伤口有无渗血渗液，若有，应及时更换敷料 观察四肢体征，有无肢体运动、感觉障碍加重及伤口疼痛等
各管道观察及护理	输液管保持通畅，留置针妥善固定，注意观察穿刺部位皮肤 导尿管按照导尿管护理常规进行护理，一般清醒患者排便功能恢复后方可拔除导尿管，拔管后注意关注患者自行排尿情况 颅脑引流管参照引流管护理相关要求（表 30-3） 胃管护理按照胃管护理常规进行护理
疼痛护理	评估患者疼痛情况 有镇痛泵（PCA）患者，注意检查管道是否通畅，评价镇痛效果是否满意 遵医嘱给予镇痛药物 提供安静舒适的环境 指导患者用想象分散注意力及放松或适当按摩疼痛部位等减轻疼痛 有疼痛加重、烦躁不安、肢体运动障碍加重、感觉障碍加重及脉搏、血压改变甚至呼吸停止者，应立即做术前准备，并遵医嘱给予脱水剂
体位及功能康复	（1）抬高床头 15° ～ 30°，卧床及翻身时头颈和脊柱的轴线始终保持一致 （2）若有吞咽功能障碍，需取侧卧位，以免误吸 （3）卧位时保持肢体功能位，预防关节畸形 （4）嘱患者活动时避免牵拉躯体 （5）肌力减退者给予肢体被动锻炼，防止肌肉萎缩 （6）根据病情，制订肢体功能锻炼计划
基础护理	做好口腔护理、导尿管护理、定时翻身、雾化、患者清洁等工作
用药护理	遵医嘱给予扩血管、改善微循环、抗凝、脱水药物治疗。用药过程中注意观察药物的疗效、作用及副作用等，使用甘露醇脱水、尼莫地平改善微循环时，应注意观察静脉穿刺点有无红肿、外渗，切勿让药物漏入组织中，以防组织坏死

续表

项目	内容
感知障碍的护理	反复训练感觉及知觉，如用棉签刺激触觉，用冷水、温水刺激温度觉，用针尖刺激痛觉
压疮的预防及护理	（1）保持病室空气新鲜、阳光充足，保持床单清洁、平整、无渣屑，被污染的衣服、被褥及时更换 （2）避免局部皮肤长期受压，患者 2 小时翻身 1 次，必要时 1 小时翻身 1 次，翻身时动作轻柔，避免拖、拉、推等动作，对于极度消瘦的压疮高危患者，在骨隆突等受压部位贴压疮贴保护，还可应用电动气垫床预防压疮 （3）加强营养。给予患者足够的营养支持，增加蛋白质、维生素的摄入，以满足机体代谢的需要 （4）加强交接班，严格做到班班交接皮肤 （5）压疮的治疗：以前普遍认为保持干爽清洁有利于创面愈合，现研究表明在无菌湿润条件下有利于创面上皮细胞形成，促进肉芽组织生长和创面愈合，提出伤口湿润环境愈合理论

2. 引流管护理　见表 30-3。

表 30-3　脊髓血管病变术后引流管护理

项目	内容
通畅	定时挤捏管道，使之保持通畅 勿折叠、扭曲、压迫管道 每日倾倒引流液 注意引流瓶不能高于患者插管口的平面，引流管的位置与患者平床头 若引流不畅，要及时分析发现原因
固定	胶布注意正确粘贴，确保牢固 引流管的长度应适宜，使患者的头部有适当的活动空间 进行翻身等护理操作时必须先将引流管安置妥当，避免意外发生 告知患者及陪护人员引流管重要性，预防计划外拔管 患者烦躁不配合，可以适当约束四肢

续表

项目	内容
固定	若引流管不慎脱出，切勿自行安置，应立即通知主管医生。并观察引流管长度，判断管道是否完整，有无遗留在体内
预防感染	搬动患者时，应先夹闭引流管 根据病情严格控制高度和引流速度，引流液超过瓶体一半时，即应倾倒，以防因液面过高而逆流污染 每日定时按无菌操作原则更换引流装置，保持引流管与伤口或黏膜接触部位的洁净，以防感染 遵医嘱使用抗生素
观察并记录	观察引流液性状、颜色、量。正常情况下手术当天引流液为暗红色，以后引流液逐渐变浅、变清。若术后 24 小时后仍有新鲜血液流出，应通知医生，给予止血等药物，必要时再次手术止血 观察安置引流管处伤口敷料情况 观察患者生命体征，有无颅内压增高或降低征象
拔管	2 ～ 3 天后即可拔管。拔管后注意观察意识、瞳孔、生命体征，以及置管处有无脑脊液漏

3. 饮食护理　表 30-4。

表 30-4　脊髓血管病变术后饮食护理

时间	进食内容	进食量
术后 6 小时内	禁食禁饮	—
术后 6 小时后	流质饮食	少量
术后 1 ～ 2 天	软食饮食	患者平时饮食量

4. 健康宣教　表 30-5。

表 30-5　脊髓血管病变术后健康宣教

项目	颅脑手术后患者的出院宣教
饮食	四要：要饮食规律、要少食多餐、要营养丰富、要容易消化 四忌：忌刺激性食物、忌坚硬食物、忌易胀气食物、忌烟酒

续表

项目	颅脑手术后患者的出院宣教
活动	根据体力，适当活动，注意劳逸结合
情绪	告诉患者保持情绪稳定，避免激动
相关知识	指导患者及家属掌握发病原因、常见症状、治疗及预防知识，告诉患者如有不适，立即就诊。向患者及家属讲解遵医嘱服药的重要性，不要随意停药或减量
复查	术后定期门诊随访，MRI 检查、神经功能检查等 术后每 3 个月复查 1 次，半年后每半年复查 1 次，至少复查 5 年

【并发症的处理及护理】

并发症的处理及护理见表 30-6。

表 30-6　脊髓血管病变术后并发症的处理及护理

常见并发症	临床表现	处理
出血、再出血、血肿	术后肢体运动、感觉障碍进行性加重 伤口疼痛加重，意识、瞳孔改变 脑科引流管持续有新鲜血液流出	保守治疗：用止血药 保守治疗无效者应及时再次手术
血管痉挛	肢体突然不能活动，感觉消失	遵医嘱给予扩血管药物、神经细胞功能恢复药物
动脉内膜下通道血栓形成或栓塞	恢复中的肢体突然不能活动，感觉消失	遵医嘱给予扩血管药物、溶栓药物、神经细胞功能恢复药物等
感染	伤口感染、肺部感染、泌尿系统感染、颅内感染等	严密监测体温，遵医嘱合理使用抗生素
废用综合征	如关节挛缩、肌肉萎缩、智力减退、深静脉血栓、便秘等	勤翻身、使肢体处于功能位，做肢体被动活动或主动活动，进食粗纤维食物

续表

常见并发症	临床表现	处理
脑脊髓功能障碍	如肢体功能障碍、语言障碍、吞咽障碍、感觉障碍等	肌力减退、偏瘫、截瘫患者应保持肢体功能位，积极给予康复训练，防止肌肉萎缩，监测四肢肌力、感觉等并记录。患者出现尿潴留时，先刺激排尿，若效果不佳，给予导尿
上消化道出血	柏油样大便，呕吐咖啡色或鲜红色胃内容物	急性期应禁食，必要时行胃肠减压，引流出胃内容物，遵医嘱使用止血及抑酸药物
窒息或坠积性肺炎	患者咳嗽反射减弱或消失，排痰能力下降	定时帮助患者翻身叩背，必要时行雾化吸入，帮助患者排痰

【特别关注】

（1）出血 / 再出血的观察和护理。

（2）血压管理。

（3）并发症的预防和护理。

【前沿进展】

血管内治疗展望

近三十年来，微创神经外科学、神经影像学、计算机科学、微导管技术及医用材料学发展使颅内动脉瘤的血管内治疗有了飞跃式进步。但是介入治疗所用器材 90% 以上为进口产品，使得介入治疗成本变高，加大了患者的经济负担，在相当程度上限制了血管内治疗的发展。目前，一项基于生物工程、分子生物学和细胞生物学的新技术——经腔内血管组织工程又被引入到血管治疗策略中。它是以弹簧圈、支架为机械载体，以腺病毒、反转录病毒或生物可降解高分子材料为生物载体，将体外制备的蛋白、基因、血管平滑肌细胞、血管内皮细胞、细胞外基质或细胞因子，借助常规导管技术引入动脉瘤腔，使动脉瘤解剖愈合。尽管技术上还有障碍，但这个设想已得到了多方面实验证据的支持。关于血管内治疗器械的未来，从输送系统的改良，到血管内镜与微导管、微导丝的结合，到血管内导航，再到输送系统的人工智能化，这一切可能是未来的发展趋势。血管内治疗技术日益成熟，而血管内治疗技术则可以在急性期实施，不会因动脉瘤壁压改变导致再次破裂出血，可达到立即止血及闭塞的目的，且可同时处理颅内多发无法一次开颅处理的动脉瘤，其优点是创伤小、更安全，且只在血管内操作，不扰乱周围组织结构，更容易为患者及医务工作者所接受，随着栓塞材料和技术的进步，血管内治疗有望成为颅内动脉瘤治疗的理想手段。

【知识拓展】

关 爱 血 管

（1）吃点血管“清道夫”。山楂、燕麦、黑木耳、金橘、茄子、红薯、大蒜、洋葱这八种食物能疏通血管，并保持血管壁的弹性。每周两块黑巧克力，黑巧克力含有天然抗氧化剂、黄酮素，能防止血管硬化，防止胆固醇在血管内积累。每晚喝大半杯（100 ～ 150ml）红酒，它具有抗氧化作用，能很好地软化血管。

（2）给血管做套操。每晚睡前用冷热水交替淋浴，热水温度为 40 ～ 44℃，冷水温度为 12 ～ 16℃，做“操”时，先冷后热，交替 5 ～ 10 次，每次持续 2 ～ 3 分钟，最后以热水浴结束。这种血管“操”可以促进血液循环，及时“冲走”血管的垃圾。另外，大步快走也是一节不错的心脑血管“操”，可以增加肌耐力并增强血管弹性。

（3）血管“天敌”。①餐餐大鱼大肉，血管容易堵。长期高油、高盐、高脂饮食，导致血管内的脂肪越来越多，容易将血管堵塞。②昼夜颠倒，打乱血管生物钟。熬夜时，心脑血管的生物钟也会被打乱，导致体内过多地分泌肾上腺素和去甲肾上腺素，让血管收缩，血液流动缓慢，黏稠度增加。③天天抽烟，血管易中毒。④运动少，血管垃圾多。⑤坏心情伤血管。精神压力可引起血管内膜收缩，加速血管老化。

（唐光容　蒋　艳　段丽娟）

参 考 文 献

王忠诚. 2005. 神经外科学. 武汉: 湖北科学技术出版社
游潮. 2012. 脑脊髓血管外科学. 北京: 人民卫生出版社

第八篇 功能性疾病护理

第三十一章 三叉神经痛的护理

【概述】

三叉神经痛（trigeminal neuralgia，TN）又称 Fotergin 病，是脑神经疾病或神经源性疾病中较为常见的一种神经痛，以面部三叉神经分布区域内反复发作性触电样短暂而剧烈的疼痛为特征（图 31–1）。由于该病的特殊表现及发作时出现的难以忍受的疼痛，患者生活质量严重受影响。

三叉神经痛从青年人至老年人均可发病，年发病率为 2.5 ～ 5.7/10 万人，但以 40 岁以上中老年人居多，女性略高于男性，多为单侧发病，右侧多于左侧，以三叉神经第二支、第三支分布区域多见，累及第一支较少。

临床上将三叉神经痛分为：

（1）原发性（特发性）三叉神经痛：指患者无明显神经系统阳性体征，辅助检查未发现明显的与发病有关的器质性或功能性病变。

（2）继发性（症状性）三叉神经痛：指由机体其他病变侵犯三叉神经所致，如肿瘤压迫、炎症侵犯或多发性硬化等引起。

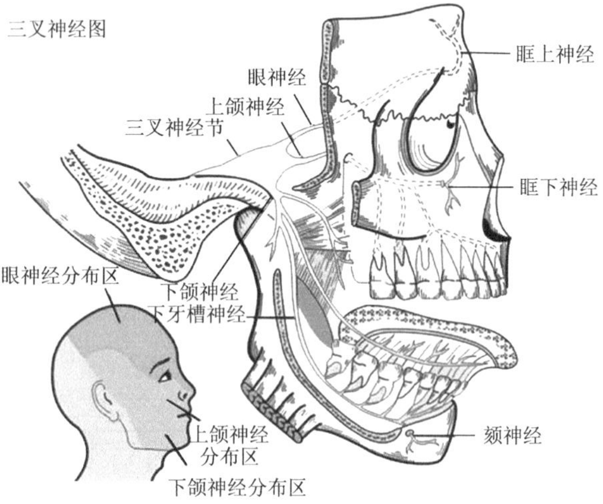

图 31-1　三叉神经分布情况

图片来源：搜狗百科.2014.http://baike.sogou.com/h258125.htm?sp=Snext&sp=l65650734

【病因】

（一）原发性三叉神经痛的病因

1. 外周病变学说

（1）三叉神经微血管压迫学说：强有力证据证明，约95%的患者是血管压迫三叉神经所引起的三叉神经痛。研究发现该类患者椎基底动脉、小脑上动脉、小脑前下动脉或小脑后下动脉的扭曲及不规则的走行导致三叉神经受压，尤其压迫脑干附近的三叉神经的进出部。

（2）三叉神经脱髓鞘学说：各种原因引起三叉神经局部脱髓鞘产生异位冲动，相邻轴索纤维伪突触形成或产生短路，轻微痛觉刺激通过短路传入中枢，中枢传出冲动亦通过短路传入，如此叠加造成三叉神经痛发作。

2. 中枢病变学说（癫痫样神经痛学说）　三叉神经痛与某些类型的癫痫有相似之处，当疼痛发作时可以在中脑处记录到痫样放电。三叉神经痛实际上是感觉性癫痫的一种发作形式，疼痛骤然开始，戛然而止，临床上服用抗癫痫药物有镇痛效果。

3. 免疫因素　三叉神经痛脱髓鞘病变均是一种细胞免疫介导的疾病。巨噬细胞、肥大细胞、T 细胞和血管内皮细胞对三叉神经脱髓鞘改变有作用。

4. 神经肽的研究　三叉神经痛患者脑脊液和血液中 P 物质（SP）含量明显升高。当三叉神经痛发作时，痛支神经可能快速过度释放 SP 导致阵发性剧烈疼痛，随着 SP 的耗竭，疼痛消失；而在外周的 SP 则引起血管扩张、腺体分泌，刺激各种炎性介质释放，导致致痛、致炎物质积聚，进一步刺激传导伤害性信息的传入纤维，待神经元内 SP 合成到一定程度时再次爆发新一轮的疼痛。

（二）继发性三叉神经痛的病因

（1）三叉神经周围支病变：眶内的肿瘤、蝶骨小翼区的肿瘤、海绵窦的病变及眶上裂的病变均可累及或侵犯三叉神经根，引起继发性三叉神经痛。鼻窦的病变及牙源性病变也可引起三叉神经痛。

（2）侵犯三叉神经根的颅内某些器质性病变，如位于桥小脑角和颅中窝的某些肿瘤、血管畸形、动脉瘤、蛛网膜炎等，其中桥小脑角表皮样囊肿最多见。

（3）三叉神经所通过的骨腔狭窄。

（4）三叉神经炎症、多发性硬化、脑干或丘脑内某些器质性病变。

【病理】

三叉神经痛的基本病理学改变：①三叉神经微血管

压迫；②三叉神经脱髓鞘改变；③三叉神经癫痫样异常放电。

【诊断要点】

（一）临床表现

1. 三叉神经痛（原发性） **主要临床特点和危险信号**见表 31-1。

表 31-1 三叉神经痛主要临床特点和危险信号

临床特点	主要表现
疼痛位置	发生于单侧三叉神经分布区域，双侧疼痛仅发生于 3% 的患者，两侧很少同时发生疼痛，两侧发作可以毫无关联
疼痛特点	电击样、烧灼样、针刺或刀割样疼痛
疼痛程度	剧烈疼痛
疼痛周期性	骤然闪电样发作，通常持续数秒至 2 分钟，一天可反复发生很多次，发作以白天居多，夜间减少，每次疼痛都有一个不应期。间歇性发作，可自行缓解，自然间歇期可达数月至数年。随着病程加长，发作频率增加，疼痛程度加重，自然间歇期缩短，甚至终日发作
疼痛影响因素	半数以上患者可有疼痛触发点，称为“触发点”或“扳机点”（扳机点：触摸、讲话、进食、饮水、咀嚼、刷牙、梳头、淋浴、接吻）
相关因素	一些三叉神经痛患者在经历过主要发作的疼痛后，还可能会经受持续的背景痛。一些患者存在自限性症状，如 结膜充血、流泪、鼻塞或流涕、眼睑水肿、上睑下垂、面部出汗
危险信号	感觉异常，失聪或其他耳疾，疼痛控制困难，对卡马西平反应差，视神经炎，多发性硬化症家族史

2. 继发性三叉神经痛 患者发病初期，表现为原发性三叉神经痛的临床症状。随着疾病的发展，逐渐出现

脑神经、小脑或脑干功能障碍，严重者颅内压增高危及生命。

（二）辅助检查

（1）MRI：三叉神经成像序列的选择非常重要，由于三叉神经在颅内的行程较为复杂，桥小脑区结构有神经、血管、脑脊液。普通成像不能显示三叉神经，只能用于显示局部病变，MRI 对神经、血管成像序列均敏感。MRI 是诊断多发性硬化最敏感的筛检和诊断工具，且阳性预测值最高。

（2）CT。

（3）神经系统检查。

【治疗】

（一）药物治疗

目前国际指南、Cochrane 系统评价、临床证据指出的三叉神经痛关键治疗药物见表 31-2。

表 31-2　三叉神经痛治疗常用药物

药物	注解
卡马西平	三叉神经痛应用最广泛、治疗最有效的药物，在英国唯一获得药品许可的药物
奥卡西平	是国内用于治疗三叉神经痛的第二选择药物，其疗效仅次于卡马西平，大剂量使用时发生低钠血症的风险高；卡马西平和奥卡西平等效剂量换算比约为 1 ∶ 1.5
巴氯芬	与卡马西平合用时，常用于治疗多发性硬化症
拉莫三嗪	初始剂量为 25mg/d，缓慢加量；可与卡马西平或奥卡西平合用
加巴喷丁	仅有一项小规模随机对照试验研究其有效性
普瑞巴林	长期的队列研究显示其有效

（二）手术治疗

三叉神经痛手术治疗一般分为两类：一类是微血管减压术；另一类是姑息性破坏手术。

1. 三叉神经微血管减压术 微血管减压术旨在为血管减压，处理95%并不是由损害/病变导致的三叉神经痛。影像学检查确认为血管压迫所致者采用，将压迫神经根的血管游离后填入Tefleon片，使血管与神经永远分离，此手术最大的优点是可保留三叉神经的功能，此方式能使患者80%无痛并且远期不必再进行三叉神经痛的治疗，且超过10～20年三叉神经痛的复发率约为10%，可作为目前三叉神经痛手术治疗的首选方法。

2. 姑息性破坏手术

（1）三叉神经及半月神经节封闭术：通过注射的药物直接作用于三叉神经，使之变性，造成传导阻滞而得以镇痛，常用的封闭药物有无水乙醇和甘油，后者阻滞还能保留触觉。

1）三叉神经周围支封闭：依据疼痛的部位寻找受累的三叉神经分支或周围支进行封闭。

2）三叉神经节封闭：三叉神经节位于颅中窝岩骨尖表面硬膜夹层腔内，三叉神经的眼支、上颌支和下颌支感觉根均在此汇合并扩大为新月形的神经节。三叉神经节封闭术用于三叉神经第二支、第三支痛或三支痛。

（2）三叉神经节球囊加压术：透视下送入，持续压迫60秒，此方法引起角膜感觉缺失的概率较低，尤其适用于三叉神经眼支分布区的疼痛，对单支三镇神经痛的选择性不如射频治疗，对第三支镇痛效果较差。

（3）三叉神经节后根经皮射频热凝治疗。

（4）三叉神经感觉根切断术

1）经颞下三叉神经根切除术：术后复发率约为15%，

选择性切断第二支、第三支感觉纤维，保留运动根，部分患者可有术后面部感觉异常及麻木性疼痛，故此手术目前已较少用。

2）经颅后窝入路后根切断术：术后复发率低于 5%，将三叉神经后下 2/3 ～ 3/4 切断，可部分保留面部触觉，不易损伤运动根，对于怀疑颅后窝有病变者，在实施血管减压术时未发现减压神经根者及术后复发者均可采用此手术。

（5）三叉神经脊束切断术：自枕骨大孔进入，切断三叉神经脊束或破坏尾状核，此手术止痛范围广，可保留面部触觉及角膜反射，不影响运动支，但复发率高，目前已较少用。

（三）其他治疗

1. 立体定向放射外科治疗　常用的方法是伽马刀，利用特定的放射源在 CT 或 MRI 引导下，通过准确的定位和治疗计划系统，精确对三叉神经节或其根部进行立体定向照射，使痛觉传入受阻达到镇痛效果，而周围正常神经组织不受损伤。创伤性小、并发症少，有效率超过 80%。其适用于原发性三叉神经痛，药物治疗无效或不能耐受副作用者，经手术治疗复发或无效者，不能耐受手术者及继发三叉神经痛的原发病灶已去除后仍发作者。

2. 阿霉素神经干注射结合病变骨腔刮治术治疗　阿霉素对三叉神经细胞的作用存在剂量 - 效应关系，受大剂量阿霉素作用的三叉神经节细胞可导致细胞的变性和坏死。研究结果表明，此方法治疗原发性三叉神经痛疗效确切，可明显控制疼痛，较传统的口服卡马西平为优，具有操作简单、疗效好、安全、并发症少等特点，为原发性三叉神经痛患者的治疗提供了一种新方法，有着较好的应用前景。

【主要护理问题】

1. 疼痛 与三叉神经病变有关。

2. 焦虑与恐惧 与担心手术、疼痛、疾病的预后有关。

3. 自我形象改变 与发作时出现面部抽动有关。

【护理目标】

（1）患者疼痛得到缓解或控制，自述疼痛减轻，舒适度增强。

（2）患者的焦虑与恐惧程度缓解或减轻，情绪稳定。

（3）患者能接受自身疾病，建立自信心。

【术前护理措施】

1. 心理护理 三叉神经痛的患者入院时大多经过多方治疗效果欠佳或反复发作，一般病程较长，疼痛剧烈，发作频繁，说话、漱口、进食、洗脸甚至眨眼都可诱发疼痛，使患者饱受折磨，严重影响其工作、生活及正常的社会交往，有的患者甚至出现自杀行为。

（1）患者入院后，可尽量安排在同病种病区，让其可与术后患者进行治疗效果感受交流。医务人员应详细了解病史，耐心倾听患者诉说并尽量解答其提出的问题，及时为患者提供有效的护理服务。

（2）为患者介绍本病的相关知识，让患者了解治疗的必要性，仔细讲解手术的方式，消除患者的精神紧张、恐慌、心情忧郁。

（3）对睡眠欠佳者，可酌情使用镇静剂，保证充足而规律的睡眠时间，让患者以最佳身心状态迎接手术。

2. 术前常规准备

（1）协助完成相关术前检查

1）脑神经 MRI 增强扫描。

2）颅脑 MRI 或 CT 检查排除肿瘤引起的继发性三叉神经痛。

3）血常规、尿常规、血型、凝血功能。

4）肝肾功能、血电解质、血糖。

5）心电图、胸部 X 线片。

6）感染性疾病筛查（乙肝、丙肝、艾滋病、梅毒）。

7）根据患者病情可选择：心、肺功能检查。

（2）术前 8 小时禁食禁饮。

（3）患者术前 2 日用洗发剂洗头，吹干后用氯己定揉搓头皮 5 分钟，手术当日入手术室后根据手术标记剪去手术部头发。

（4）医生在术前 1 日用记号笔做手术部位标记，嘱勿擦拭标记部位，保持标记清晰可见。

（5）开颅微血管减压术患者手术前 1 日行抗生素皮试，术晨遵医嘱带入术中用药，术前 30 分钟预防性使用抗菌药物。

（6）术晨更换清洁病员服。

（7）术晨与手术室人员进行患者、药物核对后，送入手术室。

（8）术前医护共同核查术前准备是否完善并书面记录，如有遗漏，及时通知医生整改，保证手术顺利进行。

3. 高血压、糖尿病、老年患者等　应监测血压、脉搏及血糖等，调整患者的心功能、血压及血糖等，并将其稳定在正常范围后再进行手术。

4. 营养　给予全流或半流质饮食，鼓励患者争取在发作后的时间内多进食，以保证营养和增强体质。

【术后护理措施】

1. 术后护理常规　见表 31-3。

表 31-3 三叉神经痛术后护理常规

项目	内容
全身麻碎术后护理常规	（1）了解麻醉和手术方式、术中情况、切口和引流情况 （2）持续低流量吸氧 （3）持续心电监护 （4）床挡保护防坠床 （5）严密观察生命体征及意识、瞳孔、肢体活动、反射、有无面瘫（射频术者）等变化，特别注意呼吸、血压的变化，警惕颅内高压的发生
伤口观察及护理	（1）观察伤口有无渗血渗液，若有，应及时通知医生并更换敷料 （2）射频术后患者穿刺点冰敷 6 小时
各管道观察及护理	（1）输液管保持通畅，留置针妥善固定，注意观察穿刺部位皮肤 （2）导尿管按照导尿管护理常规进行护理，一般术后第 1 日可拔除导尿管，拔管后注意关注患者自行排尿情况 （3）引流管参照第四章“神经外科围手术期护理”
有创颅内压监护的护理	（1）有效连接颅内压监护仪 （2）动态观察颅内压值，如有异常，及时通知医生 （3）避免牵拉、折叠颅内压探头
疼痛护理	（1）评估患者疼痛情况，警惕颅内高压发生 （2）遵医嘱给予镇痛药物、脱水剂或激素 （3）提供安静舒适的环境
基础护理	做好口腔护理、导尿管护理、定时翻身、患者清洁等工作
抗生素使用	按照《抗菌药物临床应用指导原则》（卫医发〔2004〕285 号）选择用药

2. 体位与活动

（1）术后体位与活动：见表 31-4。

表 31-4　开颅术后体位与活动

时间	体位与活动
全身麻醉清醒前	去枕平卧 4 ～ 6 小时，头偏向一侧
全身麻醉清醒后手术当日	睡枕，可适当抬高床头 10° 侧卧位
术后第 1 ～ 2 日	抬高床头 15° ～ 30° 侧卧位，以利静脉回流减轻脑水肿
术后第 2 ～ 6 日	指导患者适当下床活动（无皮下或创腔引流管者）

注：应当根据患者个体化情况，使用自理能力评估表评估患者术后自理能力，指导患者循序渐进活动，对于年老或体弱的患者，应当相应推后活动进度。

（2）射频术后：全身麻醉清醒前去枕平卧 4 ～ 6 小时，全身麻醉清醒以后则体位无特殊要求，以患者自觉舒适为主。

3. 饮食护理

（1）开颅术后患者饮食护理：见表 31-5。

表 31-5　患者饮食护理

时间	进食内容
术后 4 ～ 6 小时	禁食
术后 6 小时后	清醒患者进流质饮食，如无不适，可逐渐过渡到普食。昏迷患者遵医嘱给予鼻饲饮食或静脉营养

（2）射频热凝术后患者饮食：麻醉清醒后可正常进食，但注意以清淡为宜，忌食辛辣食物，禁烟酒。

4. 健康宣教　见表 31-6。

表 31-6　三叉神经痛术后患者的出院宣教

项目	内容
饮食	三要：要饮食规律、要营养丰富、要容易消化 二忌：忌刺激性食物、忌烟酒 一宜：宜清淡
活动	根据体力，适当活动

续表

项目	内容
服药	遵医嘱服用卡马西平等药物
良好生活习惯	讲究卫生、防止感染 避免过度劳累和情绪抑郁，保持心情舒畅，避免情绪激动 避免猛烈咀嚼和大声说话
复查	术后定期门诊随访 术后每3个月复查1次，半年后每半年复查1次，至少复查2年

【并发症的处理及护理】

1. 开颅微血管减压术后并发症的处理及护理 见表31-7。

表31-7 并发症的处理及护理

常见并发症	临床表现	处理及护理
颅内出血	创腔/皮下引流管持续有新鲜血液流出 伤口敷料持续有新鲜血液渗出	急诊手术治疗 使用止血药物、加压包扎伤口
脑疝	患者出现剧烈头痛、恶心、呕吐，瞳孔不等大、对光反射减弱或消失、血压升高、呼吸减慢或暂停、皮下引流量多、呈血性等	立即快速脱水 吸氧 急诊手术
低颅压	患者出现不同程度头痛、头晕、恶心、呕吐等低颅内压症状	给予平卧位，补液对症治疗
感染	术后3天，体温连续超过38.5℃ 头痛、颈项强直 伤口红肿、热痛 血常规显示感染征象：WBC ↑	血培养 使用抗生素 监测体温变化

续表

常见并发症	临床表现	处理及护理
脑脊液漏	切口部位脑脊液漏和脑脊液鼻漏、耳漏	切口漏时可及时加缝切口 鼻漏、耳漏者嘱患者卧床，抬高床头 15° ～ 20°，避免咳嗽、屏气和打喷嚏等
疼痛	头胀痛、恶心、呕吐、视盘水肿 术后伤口疼痛剧烈 术后疼痛控制不佳，出现爆发样疼痛	颅内高压引起疼痛，应抬高床头，遵医嘱使用脱水剂 伤口疼痛，遵医嘱使用镇痛药物 颅内感染引起疼痛，尽早行腰椎穿刺进行脑脊液检查
面部麻木	术侧面部麻木	病情稳定后可行针灸、理疗
角膜问题	术侧眼睑闭合不全、眼球暴露、角膜溃疡	氯霉素眼药水滴眼 红霉素眼膏保护眼部 嘱患者佩戴眼镜 睡觉时用眼罩保护
口唇疱疹	概率较大，多发生在术侧上、下唇及口角。大多为手术时激活三叉神经节潜伏的单纯疱疹病毒（HSV）所致	保持口周皮肤清洁干燥 金霉素软膏局部涂患处 口服维生素 B_1
耳鸣	听力下降	加强心理护理 提高说话音量 健侧与患者交流

2. 射频热凝术治疗三叉神经痛术后并发症　主要有穿刺局部肿痛、咀嚼肌力减退、面部感觉障碍、角膜炎、带状疱疹、动静脉瘘，偶有脑脊液漏发生。

【特别关注】

（1）三叉神经痛疼痛发作时的应对措施。
（2）围手术期护理。
（3）并发症的观察和护理。
（4）健康宣教。

【前沿进展】

三叉神经痛微血管减压术的研究进展

三叉神经痛是临床上引起面部疼痛最常见的疾病。随着病程的延长，病情会逐渐加重，给患者造成极大痛苦，严重影响工作和生活。微血管减压术为目前最普及，也被认为是最有效的手术治疗方法，但其存在一定的复发率和并发症。桥小脑角区的任何组织结构都有可能对三叉神经施加压迫，产生临床症状，有针对性的具体解剖学分析可对三叉神经产生影响的血管、神经甚至蛛网膜增厚等情况有进一步认识和掌握。通过三叉神经微血管减压术中对岩静脉的不同处理方法对患者手术效果的影响，探讨正确处理岩静脉的方法，对进行微血管减压术的医生提高手术成功率、减少术后复发，尽可能保存神经功能的完整性带来极大帮助。

【知识拓展】

三叉神经痛对生活质量影响

三叉神经痛是一种严重影响生活质量的疾病，然而，只有很少的研究是关于三叉神经痛对生活质量的影响的。两项长时间的队列研究（3 年和 13 年）显示，很多患者表现为抑郁，三叉神经痛的研究人员支持这种观点并指出，三叉神经痛对生活质量的影响如下：①患者有孤独、抑郁、畏痛的情绪；②三叉神经痛能改变患者的行为；③是很难表达的疼痛，当压抑到极点，患者会停止吃饭、睡觉或不想做任何积极的事；④利用疼痛缓解来宣泄自己的情绪。通常患者不愿意说他们的情绪。因此，护理人员应认同患者情绪，加强心理护理，心理干预在治疗中起到重要作用。

（唐　敏　刘　俐　蒋　艳）

参考文献

康鹏, 王双义, 肖文林, 等. 2013. 三叉神经痛的诊断和治疗进展. 中华临床医师杂志, 7(24): 11816～11820

雷荣昌, 梁非照, 王俊林. 2011. 阿霉素神经干注射结合病变骨腔外科处理治疗原发性三叉神经痛的临床观察. 口腔颌面外科杂志, 21(1): 30～33

搜狗百科. 2014. http://baike.sogou.com/h258125.htm?sp=Snext&sp=l65650734[2015-4-12]

王忠诚. 2002. 神经外科学. 武汉: 湖北科学技术出版社

第三十二章　面肌痉挛的护理

【概述】

面肌痉挛是指一侧或双侧面部肌肉（眼轮匝肌、表情肌、口轮匝肌）反复发作的阵发性、不自主的抽搐，在劳累、情绪激动或紧张时加重，严重时可出现睁眼困难、口角歪斜及耳内抽动性杂音。面肌痉挛虽然大多位于一侧，但双侧也并非罕见。儿童发病极为罕见，其好发于中老年人，女性略多于男性，发病年龄有年轻化趋势。

【病因】

面肌痉挛的病因较为复杂，根据其发病原因可分为以下几类。

（1）原发性：有 99% 以上的面肌痉挛为原发性，即血管性因素，以血管压迫学说为代表。其主要是因为桥小脑区面神经根部受责任血管压迫发生脱髓鞘病变，传入与传出神经纤维之间冲动发生短路导致面肌痉挛。

（2）继发性：即非血管性因素。其主要是因为桥小脑角区的占位性病变，如肿瘤、囊肿、动脉瘤、炎性占位、蛛网膜粘连等，使面神经受到机械性压迫所致。

（3）其他因素：面神经的出脑干区存在压迫因素是面肌痉挛产生的主要原因，且大多数学者在进行脑桥小脑手术时观察到面神经出脑干区以外区域存在血管压迫并不产生面肌痉挛。

（4）遗传因素：面肌痉挛也可见于一些全身性疾病如多发性硬化，家族性面肌痉挛等也可引起面肌痉挛，发病机制尚待研究。

【病理】

绝大多数学者认为面肌痉挛的病理变化有面神经脱髓鞘改变，从而导致面神经核内产生异常电兴奋灶。对于发病机制目前有两种假说。

（1）面神经根出脑干区长期受血管压迫而受损，暴露的轴突相互接触，神经纤维之间发生跨突触传递的异位冲动。

（2）动脉压迫面神经产生逆行冲动，提高了面神经运动核的兴奋性。

【诊断要点】

（一）临床表现

初发病者多为单侧发病，表现为一侧眼轮匝肌不自主、阵发性抽搐，一般开始发病时抽搐仅持续数秒，以后达数分钟或更长时间，间歇期变短、抽搐加重。随着病情进展，抽搐波及同侧面部其他肌肉，其中口角抽搐最为显著，严重者可累及同侧颈阔肌。部分患者伴有面部疼痛或诉头晕、耳鸣，有的患者由于长期面肌痉挛出现同侧面肌肌力减弱，晚期患者可伴同侧面瘫，抽搐的程度轻重不等。该病患者常因紧张、过度劳累、面部过度运动使抽搐加剧，但不能自己控制抽搐发作，睡眠后症状消失 。

按 Cohen 等制订的痉挛强度，面肌痉挛可分为 0 ～ 4 级。分级如下。

0 级：无痉挛。

1 级：外部刺激引起瞬目增多或面肌轻度颤动。

2 级：眼睑、面肌自发轻微颤动，无功能障碍。

3 级：痉挛明显，有轻微功能障碍。

4级：严重痉挛和功能障碍，如患者因不能持续睁眼而无法看书，独自行走困难。神经系统检查除面部肌肉阵发性的抽搐外，无其他阳性体征。少数患者于病程晚期可伴有患侧面肌轻度瘫痪。

（二）面肌痉挛的鉴别诊断

（1）双侧眼睑痉挛：表现为双侧眼睑反复发作的不自主闭眼，往往双侧眼睑同时起病，患者常表现为睁眼困难和眼泪减少，随着病程延长，病症始终局限于双侧眼睑。

（2）梅杰综合征：患者常常以双侧眼睑反复发作的不自主闭眼起病，但随着病程延长，会逐渐出现眼裂以下面肌不自主抽动，表现为双侧面部不自主的异常动作，而且随着病情加重，肌肉痉挛的范围会逐渐向下扩大，甚至累及颈部、四肢和躯干肌肉。

（3）咬肌痉挛：为单侧或双侧咀嚼肌痉挛，患者可出现不同程度的上下颌咬合障碍、磨牙和张口困难，三叉神经运动支病变是可能的原因之一。

（4）面瘫后遗症：表现为同侧面部表情肌的活动受限，同侧口角不自主抽动及口角与眼睑的连带运动，依据确切的面瘫病史可以鉴别。

（三）辅助检查

（1）头颅CT、MRI检查：用以明确可能导致面肌痉挛的颅内病变。

（2）卡马西平试验：面肌痉挛患者在疾病开始阶段一般对卡马西平治疗有效（少部分患者出现无效），因此，卡马西平试验有助于诊断。

（3）电生理检查包括肌电图和异常肌反应。在面肌痉挛患者中，肌电图可以记录到一种高频率的自发电位

（最多每秒可达 150 次），异常肌反应是面肌痉挛特有的异常肌电反应，异常肌反应阳性支持面肌痉挛诊断。

【治疗】

对病因明确者应治疗其原发疾病。对原发性面肌痉挛可采用以下方法治疗。

1. 药物治疗　抗癫痫药物如苯妥英钠、卡马西平，镇静剂氯硝西泮、地西泮等对本病的发展有一定的控制作用。这些药物只对早期的症状有一定效果，但不能根治，停药后大部分病例短期内会复发，而且这些药物有很多副作用，如嗜睡、粒细胞下降、药物性肝病等。因此，药物治疗不足以推广。

2. 手术治疗

（1）微血管减压术：是治疗面肌痉挛的首选方法，并广泛运用于当前面肌痉挛的临床治疗。其手术方式是经耳后乙状窦旁枕下开颅，显微镜下显露面神经，于面神经经面神经根出脑干区找到责任血管，将责任血管推离面神经，其间以棉垫隔开，达到减压目的。该手术是目前治疗原发性面肌痉挛效果可靠、疗效持久的方法。

（2）面神经梳理术：将面神经总干解剖游离出来，神经钩将面神经干拉起，用细针穿透面神经，在脑干根部与内听道口之间顺神经纤维行走方向轻轻移动梳理，直至面肌痉挛消失为止。这种治疗方法复发率高，不能根治。因此目前该法不作为治疗面肌痉挛的首选方法。

3. 肉毒毒素疗法　近几年随着生物制剂在临床上的广泛使用，肉毒毒素 A 也被广泛运用于面肌痉挛的局部封闭，取得了一定的疗效。肉毒毒素 A 是肉毒毒素中应用最广的，是神经肌肉接头的阻滞剂，它可以阻滞钙介导乙酰胆碱的释放，达到其兴奋性降低的目的，因而可以治疗面肌痉挛。90% 以上的患者有不同程度的好转，药效能维持半年左右。肉毒毒素疗法对于面肌痉挛来说仍属对症治疗，需反复注射，可产生耐药。

4. 其他治疗方法 无水乙醇和地西泮注射液对面神经干或分支进行封闭，但疗效不确定，易引起面瘫等，现今已废弃。

【主要护理问题】

1. 自我形象紊乱 与面肌痉挛有关。

2. 焦虑与恐惧 与担心手术、疾病的预后有关。

【护理目标】

（1）患者能够主动应对自我形象的变化，改善或恢复自我形象。

（2）患者的焦虑程度缓解或减轻，情绪稳定。

【术前护理措施】

1. 心理护理 面肌痉挛患者由于长期不自主的面容痉挛，常影响人际交往，给患者带来巨大的痛苦和心理压力。加上病程迁延，反复接受针灸、药物治疗，对手术治疗及术后效果缺少必要的了解。因此，我们应耐心、热情解答患者提出的问题，详细解释手术目的、方法、效果及术后注意事项，解除患者的心理疑虑，增强对手术治疗的信心，正确认识和接受手术。

2. 术前常规准备

（1）协助完成相关术前检查

1）颅脑 MRI 或 CT 检查。

2）血常规、尿常规、血型、凝血功能。

3）肝肾功能、电解质、血糖。

4）心电图、胸部X线片。

5）感染性疾病筛查（乙肝、丙肝、艾滋病、梅毒）。

6）必要时行脑血管造影，了解局部血管状况。

7）必要时对病变侧面肌行肌电图检查以了解面肌的电兴奋性。

（2）术前8小时禁食禁饮。

（3）术前2日用洗发剂洗头，吹干后用氯己定揉搓头皮5分钟，手术当日入手术室后根据手术标记推剪去手术部头发。

（4）手术前1日行抗生素皮试，术晨遵医嘱带入术中用药，术前30分钟预防性使用抗菌药物。

（5）术晨更换清洁病员服。

（6）术晨与手术室人员进行患者、药物核对后，送入手术室。

（7）麻醉后置导尿管。

【术后护理措施】

1. 术后护理常规　见表32-1。

表32-1　术后常规护理内容

项目	内容
全身麻醉术后护理常规	了解麻醉和手术方式、术中情况、切口和引流情况 持续低流量吸氧 持续心电监护 床挡保护防坠床 严密观察生命体征及意识、瞳孔、肢体活动、反射，特别注意呼吸、血压的变化，警惕颅内高压的发生
伤口观察及护理	观察伤口有无渗血渗液，若有，应及时通知医生并更换敷料 术后第7日伤口拆线换药
各管道观察及护理	输液管保持通畅，留置针妥善固定，注意观察穿刺部位皮肤 导尿管按照导尿管护理常规进行护理，一般术后第1日可拔除导尿管，拔管后注意关注患者自行排尿情况

续表

项目	内容
各管道观察及护理	面肌痉挛微血管减压手术后一般均不需安置创腔引流管
疼痛护理	评估患者疼痛情况，警惕颅内高压的发生 遵医嘱给予脱水剂或激素 提供安静舒适的环境
基础护理	做好口腔护理、尿管护理、定时翻身、患者清洁等工作
抗生素使用	按照《抗菌药物临床应用指导原则》(卫医发〔2004〕285号)选择用药

2. 体位与活动 见表32-2。

表32-2 开颅术后体位与活动

时间	体位与活动
全麻清醒前	去枕平卧位6小时，头偏向一侧
全麻清醒后手术当日	睡枕，可适当抬高床头10°侧卧位
术后第1～2日	抬高床头15°～30°侧卧位，以利静脉回流减轻脑水肿
术后第2～6日	指导患者适当下床活动(无创腔/皮下引流管)

注：活动能力应当根据患者个体化情况，循序渐进，对于年老或体弱的患者，应当相应推后活动进度。

3. 饮食护理 见表32-3。

表32-3 患者饮食护理

时间	进食内容
术后4～6小时	禁食
术后6～10小时	流质饮食
术后第2天	半流质或软食
术后第3天	普食，进食高蛋白、高维生素易消化食物，忌辛辣、刺激性食物

4. 健康宣教　见表 32-4。

表 32-4　面肌痉挛术后患者的出院宣教

项目	内容
饮食	营养丰富、容易消化 多吃新鲜蔬菜水果，预防便秘 忌刺激性食物、忌烟酒、浓茶、咖啡、无鳞鱼
活动	不要过于劳累
服药	遵医嘱定时服用卡马西平等药物
心理护理	保持良好的心态
改变生活习惯	勿抽烟、喝酒、剔牙 改变咀嚼习惯，避免单侧咀嚼导致颞下颌关节功能紊乱
复查	术后定期门诊随访 术后每 3 个月复查一次，半年后每半年复查一次，至少复查 2 年

注：由于手术仅仅解除了血管对面神经根部的压迫，而面神经功能需要一定时间才能修复正常，面肌痉挛一般在 6 个月内才能完全停止，故术后应定时服药、定期复查。

【并发症的处理及护理】

1. 开颅术后并发症的处理及护理　见表 32-5。

表 32-5　开颅术后并发症的处理及护理

常见并发症	临床表现	处理
颅内出血	患者出现剧烈头痛、恶心、呕吐，瞳孔不等大、对光反射减弱或消失 血压升高、呼吸减慢	立即快速脱水 吸氧 急诊手术
感染	术后 3 天，体温连续超过 38.5℃ 头痛、颈项强直、伤口红肿、热痛 血常规示感染征象：WBC 升高	血培养 使用抗生素药物 监测体温变化

续表

常见并发症	临床表现	处理
低颅压综合征	头痛、头晕，血压偏低等低颅压症状	平卧位 补液对症治疗
脑脊液漏	手术侧脑脊液鼻漏或伤口敷料有脑脊液漏出	切口漏可及时缝合切口 鼻漏者嘱患者卧床抬高床头 15° ～ 20°，避免咳嗽和打喷嚏
听神经损伤	患者手术侧听力下降或耳鸣	使用改善微循环的药物 避免噪声刺激 病情稳定后可行针灸、理疗
周围性面瘫	术侧面部麻木、眼睑不能闭合、鼻唇沟变浅、嘴角向健侧歪斜	氯霉素眼药水滴眼 红霉素眼膏保护眼部 病情稳定后可行针灸、理疗

2. 肉毒素注射治疗　并发症较少见，主要有上睑下垂、面瘫、复视。

【特别关注】

（1）面肌痉挛的预防。

（2）心理护理。

【前沿进展】

电生理监测在微血管减压术中的应用

近年来，研究表明，在微血管减压术中实施电生理监测有助于提高手术的有效率。同时在原发性面神经微血管减压术中运用术中电生理监测，术后当日听力受损、眩晕、面瘫等的发生率较未使用电生理监测时降低。

在微血管减压术中，在电生理监测下准确寻找责任血管，并将面神经根脑干区与责任血管充分垫开是手术成功的关键。微血管减压术中，脑干听觉诱发电位在其他因素不变的情况下代表听觉通路的情况。如果在术中监测时，发现脑干听觉诱发电位出现Ⅰ、Ⅲ、Ⅴ波低平达 50% 或延迟 0.5ms，应立即通知手术者，减少或停止可能损伤听觉通路的操作，甚至暂停手术。同时观察脑干听觉诱发电位变化，等到波形恢复后再行手术。通过电生理的监测来减少手术对听觉通路的影响，从而减少并发症的出现。由此可以看出术中电生理监测可以减少术者术中对面听神经不必要的牵拉，对减少术后并发症的发生，提高手术效率具有重要的意义。

【知识拓展】

头皮发际微针疗法治疗面肌痉挛

头皮发际微针疗法治疗面肌痉挛，是近年来中医学者提出的一种新方法，其治疗机制是通过改善血液循环来达到治疗的目的。面肌痉挛属中医“痉证”范畴，由气血亏虚、脾虚风动、风痰阻络、肝风内动、筋肉失养所致。肝主藏血，在体合筋，在窍为目，肝的经脉分支从目系下行颊里环绕唇内循行，若化生之源不足，或外感热病后期阴液耗损，或内伤久病耗伤阴血，至水不涵木、血不养筋，则虚风内动、风阳循经上扰引发面部肌肉痉挛。头皮发际微针疗法可明显改善血液循环状态，从而发挥治疗效应。研究观察表明，头皮发际微针疗法治疗面肌痉挛的效果较传统循经取穴法显著。但是，对于此种疗法的疗效，文献报道并不多，还需要更进一步的研究证实。

（赵小燕　刘　俐　段丽娟）

参 考 文 献

高竹风, 赵春生. 2013. 电生理监测在原发性面肌痉挛微血管减压术中的应用. 江苏医药, 39(16): 1905

韦名然, 徐锦泉. 2013. 面肌痉挛治疗进展. 中国伤残医学, 21(5): 413, 414

徐利飞, 李慧. 2012. 头皮发际微针疗法治疗面肌痉挛临床观察. 实用中医药杂志, 28(12): 1039

第三十三章　癫痫的护理

【概述】

癫痫（epilepsy，EP）是以大脑神经元突发性异常放电，导致短暂的中枢神经系统功能失常为特征的一种慢性脑部疾病，表现为运动、感觉、意识、自主神经、精神等不同障碍或可兼而有之。临床上以突然意识丧失、突然跌倒、四肢抽搐、口吐白沫或口中怪叫、醒后如常人为主要表现，具有突然、反复发作的特点。癫痫系多发病之一，WHO 新近调查显示，我国的癫痫年发病率（35 ～ 45）/10 万，患病率约 7‰，其中活动性癫痫约为 4.6‰，而本病多在儿童期和青春期发病，儿童癫痫（不含热性惊厥）的年发病率约为 151/10 万，患病率为 3.45‰。

癫痫发作（epileptic seizure）是指脑神经元异常和过度超同步化放电所造成的临床现象，其特征是突然和一过性症状。癫痫发作相当普遍，在 80 岁之前发生一种或多种癫痫发作的风险大于 9%。癫痫发生的高峰期是婴儿期、儿童早期和老年期，现在的每一时刻至少有 1% 的人在接受着癫痫的治疗。

【病因】

癫痫病因极其复杂，现代医学认为按发生癫痫的原因可以分为三类：原发性癫痫、症状性癫痫和隐源性癫痫。

（1）原发性癫痫：其真正的原因不明，很可能与基因或者遗传相关，这类患者癫痫发作常在某特殊年龄段，有特征性临床及脑电图表现，诊断较明确。

（2）症状性癫痫：指能找到病因的癫痫。中枢神经系统病变影响结构或功能等，如染色体异常、局灶性或弥漫性脑部疾病，以及某些系统性疾病所致。脑炎、脑膜炎、脑寄生虫病、脑瘤、脑外伤、脑缺氧、铅、汞等引起脑中毒等，均可导致本病的发生。

（3）隐源性癫痫：较多见，临床表现提示症状性癫痫，但未找到明确病因，可在特殊年龄段起病，无特定临床和脑电图表现。

【病理】

癫痫脑组织的基本病理学改变：①选择性神经元丧失；②神经元改变；③星形胶质细胞增生和胶质化。

【诊断要点】

1. 临床表现

（1）部分性发作

1）单纯部分性发作：不伴意识障碍，发作时间短，不超过 1 分钟，包括有感觉性发作、运动性发作及自主神经性发作。表现为一侧口角、手指、足趾、足部肌肉等部分出现发作性抽搐，邻近部位或伴有感觉性发作，表现为口角、舌部、手指或足趾出现麻木感或针刺感。

2）复杂部分性发作：伴有意识障碍。发作常伴有精神、意识、运动、感觉等症状，病灶多位于颞叶。发作时会出现一些吸吮、抚摸衣扣、机械重复发作前的动作等无意识的动作，患者与外界完全失去接触。

3）部分性发作发展至全身性发作：如果发作的电活动向大脑深部区域广泛扩散，单纯和复杂部分发作可进一步演变成全身性强直 - 阵挛发作。

（2）全身性发作

1）失神发作：以儿童多见，包括典型失神发作和非典型失神发作。发作时突然停止原有活动，两眼凝视，茫然若失，阵挛性眼肌抽动，点头动作或上肢颤动，手中所握持物品坠落。每次发作 5 ～ 10 秒。失神发作后期表现为不同程度的意识障碍、自动行为、轻度强直、阵挛或失张力等。

2）强直 - 阵挛性发作（GTCS）：又称为大发作，典型大发作分为先兆期、强直期、阵挛期、恢复期。患者以意识丧失及全身抽搐发作为特征，常伴有尖叫，四肢抽搐，双目凝视，口吐白沫，面色青紫，瞳孔扩大且伴有呼吸暂停等症状，随后出现全身肌肉节律性强力收缩，往往持续数分钟，大小便失禁，且事后无记忆。强直 - 阵挛性发作在短期内频繁发作，间歇期意识持续昏迷者为癫痫持续状态。

（3）特殊类型发作：包括有新生儿癫痫、腹型癫痫、小儿良性癫痫、婴儿痉挛症等。

2. 辅助检查

（1）电生理检查：脑电图检查是一个既经济又有效的明确癫痫诊断的方法。可行常规脑电图、24 小时经头皮（无创）视频脑电图监测和置入电极（有创）脑电监测。置入电极（有创）脑电监测常用于无创性监测完成后确认癫痫的起源区，如图 33-1。

（2）神经影像检查：头颅 CT、MRI、PET（正电子发射断层扫描）、SPECT（单光子发射计算机断层扫描）。

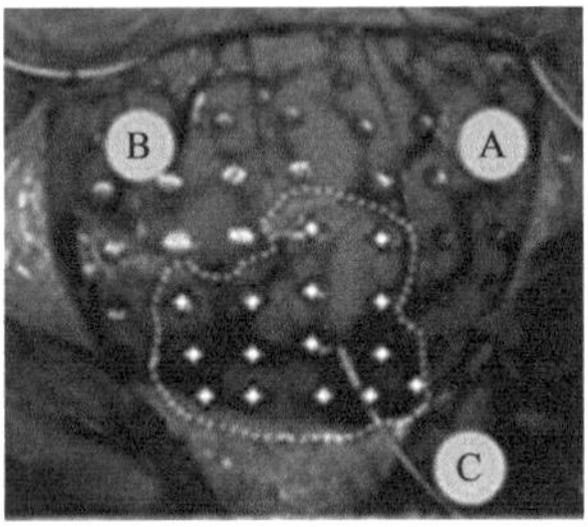

图 33-1　皮层脑电监测电极放置

图片来源：《临床神经外科杂志》2014年第11卷第6期407页

【治疗】

1. 药物治疗　据最新研究报道有 70% ～ 80% 的癫痫患者通过抗癫痫药物的治疗能够获得满意的效果，其中苯巴比妥、苯妥英钠、卡马西平、丙戊酸钠、德巴金缓释片是目前广泛应用的一线抗癫痫药。

2. 手术治疗　20% ～ 30% 的癫痫患者是药物难治性癫痫，这部分难治性癫痫患者可选择手术治疗。目前手术方式有多种，包括有新皮质切除术、颞叶切除术、胼胝体切除术、多处软脑膜下横切术、立体定向术、迷走神经刺激术及慢性小脑刺激术等，具体手术治疗方案因人而异。

【主要护理问题】

1. 焦虑 / 恐惧　与疾病反复发作，担心手术效果有关。

2. 组织灌注量改变　与颅内压增高有关。

3. 有受伤的危险　与癫痫发作导致的跌倒、舌咬伤等有关。

4. 潜在并发症　颅内压增高、脑疝。

5. 知识缺乏　缺乏与所患疾病相关的用药知识及康

复知识。

6. 自理能力缺陷　与癫痫发作频次过多，手术后患者卧床、安置各种监护仪器及管道有关。

【护理目标】

（1）患者焦虑 / 恐惧程度减轻，配合治疗及护理。

（2）脑组织灌注量正常，避免引起颅内压骤升的因素。

（3）患者无意外受伤发生。

（4）患者病情变化能够被及时发现及处理。

（5）患者能够复述手术前后与疾病相关的注意事项，并遵从指导，按时用药，配合治疗。

（6）患者能恢复到最佳的生活自理水平。

【术前护理措施】

1. 心理护理

（1）评估患者的性格特点、受教育程度，由责任护士从生活中接近他们，在与其沟通过程中使用简单易懂的语言，帮助患者认识疾病的错误认知及相应的不恰当的态度、情感和行为反应。

（2）向患者及家属认真做好解释，给予患者详细的健康宣教。

（3）着重解决患者及家属的恐惧心理，提高对该病的认识，总结不愈的原因，增强康复的信心。

（4）对伴有性格暴躁和攻击行为的患者，护士在生活上给予多方照顾，避免外界一切不良刺激，从而消除他们的抵触情绪。

（5）积极请家属参与实施治疗计划，充分调动患者及家属治疗疾病的积极性，取得合作，使患者及家属有长期坚持治疗疾病的心理准备，为患者院外治疗打下基础。

2. 病情评估，加强观察

（1）患者入院后除给予常规生理、心理方面评估外，重点对患者服药的种类、剂量、癫痫的发作次数及频率、先兆症状及对患者生活的影响程度给予评估。

（2）根据评估结果对患者日常生活中相关护理内容进行指导。

（3）加强术前监护，观察并详细记录发作情况及频率。

（4）配合医生积极抗癫痫治疗。

3. 脑电监测护理

（1）做脑电监测前先了解患者发病情况，在服药期间经常发病的患者，做脑电图监测当日停服抗癫痫药，几周或几个月发病1次的患者术前1天或2天停药。

（2）做脑电图监测前先洗头，不用任何护发品，使电极与头皮接触良好。

（3）嘱患者在床上安心休息、减少活动，将患者的两手放在被子外，如大发作时将被子拿掉，不要正面按压患者，遮挡患者面部，便于发作时监测录像上记录发作的整体情况和状态（图33-2）。

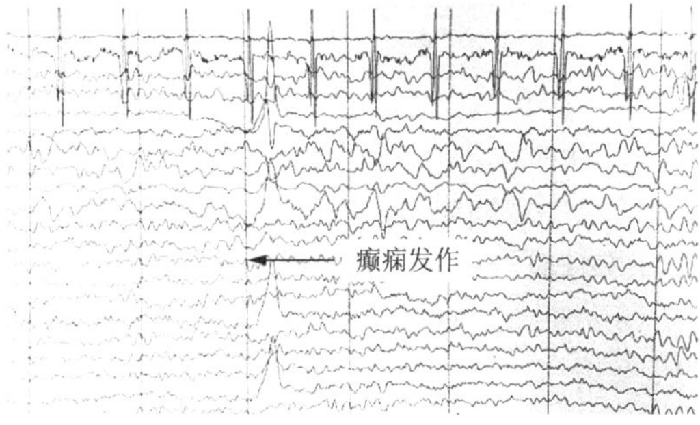

图33-2 癫痫发作时脑电图波形

4. 术前常规准备

（1）术前行抗生素皮试，术晨遵医嘱带入术中用药。

（2）协助完善相关术前检查：心电图、B超、出凝血试验等。

（3）术前8小时禁食禁饮。

（4）术晨更换清洁患者服。

（5）术前备皮：术前2日用洗发剂洗头，吹干后用氯己定揉搓头皮5分钟，术晨入手术室后根据手术标记推剪去手术部位头发。

（6）术晨与手术室人员进行患者、药物核对后，送入手术室。

（7）麻醉后置尿管。

【术后护理措施】

1. 神经外科术后护理常规（表33-1）

表33-1　常规护理内容

项目	内容
全麻术后护理常规	了解麻醉和手术方式、术中情况、切口和引流情况 持续低流量吸氧 持续心电监护 床挡保护防坠床 严密监测生命体征，特别注意血压变化，警惕颅内高压的发生
病情观察	严密观察神志、瞳孔变化，发现异常及时通知医生，给予初步处置后急查CT，确定病因及时治疗
伤口、引流观察及护理	引流袋妥善固定在床边，保持引流管通畅 患者翻身时夹闭引流管，防止血液倒流，预防逆行感染 记录引流量，当发现引流管无引流液引出时，要观察敷料渗血情况，及时通知医生并协助处理

续表

项目	内容
各管道观察及护理	输液管保持通畅，留置针妥善固定，注意观察穿刺部位皮肤 尿管按照尿管护理常规进行 头部引流管护理详见第四章
疼痛护理	评估患者疼痛情况，警惕颅内高压的发生 遵医嘱给予脱水剂或镇痛药物 提供安静舒适的环境
饮食护理	术后进半流质，鼓励患者进食高蛋白、高维生素易消化食物，避免辛辣、刺激性食物
基础护理	做好口腔护理、尿管护理、定时翻身、雾化、患者清洁等工作

2. 癫痫发作的护理（表 33-2）

表 33-2 癫痫护理内容

项目	内容
癫痫预防	术后患者用药一定要准时间、准剂量给予抗癫痫药物，如苯巴比妥、德巴金治疗，防止手术后的早期癫痫发作
病情观察	观察患者有无癫痫的先兆及表现，及时通知医生并处理。癫痫发作的前驱症状除明显的贫血、乏力，严重的恶心、呕吐，水、电解质、酸碱平衡紊乱外，常出现一系列神经精神症状，如头昏、头痛、记忆力减退，注意力难以集中、睡眠障碍等非特异性的全身症状，进一步可出现意识障碍、反应淡漠、言语减少。重症则呈现谵妄，并可伴幻觉、木僵、昏迷。最典型的体征是扑翼样震颤，即手腕部有弹性的扇动
癫痫抢救	癫痫大发作时的抢救以迅速有效地控制患者的抽搐、预防再次发作为原则。常规地西泮 10mg 静脉注射，如不能控制抽搐，再静脉注射 10mg，多数抽搐可以得到满意控制；抽搐停止后，再以地西泮 100 ～ 150mg/d 维持或静脉泵入丙戊酸钠注射液维持

续表

项目	内容
癫痫护理	抽搐发作时专人守护，将患者头偏向一侧，迅速解开衣扣，以软物垫塞上下齿之间，以防咬伤舌和颊部，床挡保护，防止坠床 保持呼吸道通畅，如有呕吐物需及时清除 加大吸氧流量，遵医嘱静脉缓慢推注地西泮，注意观察患者的呼吸情况 肢体抽搐时要保护大关节，以防脱臼和骨折，切不可强行按压肢体 减少对患者的刺激，一切动作要轻，保持安静，避免强光刺激 密切观察抽搐发作时情况，并详细记录全过程，特别注意意识、瞳孔的变化及抽搐部位和持续时间、间隔时间等 抽搐后让患者安静休息，避免声光刺激

3. 体位与活动（表 33-3）

表 33-3 患者体位与活动

时间	体位与活动
全麻清醒前	去枕平卧位，头偏向一侧
全麻清醒后	抬高床头 15° ～ 30°，以利于颅内静脉回流减轻脑水肿
病情稳定后	早期进行康复锻炼

4. 健康宣教（表 33-4）

表 33-4 癫痫术后患者的出院宣教

项目	内容
服药	术后 1 ～ 2 年还需遵照医生指导继续服用抗癫痫药，患者不能自行随意停药或减药 停用或减药需医生指导，在癫痫发作消除和脑电图好转的情况下实施 长期服药患者应定期测定血药浓度，以便及时调整抗癫痫药物剂量，预防药物中毒

续表

项目	内容
活动与安全	应避免重体力劳动或用脑过度，避免高空作业和驾驶车辆 外出活动时要避免刺激，保持情绪稳定，以免引起癫痫发作并造成受伤 癫痫发作较频繁的患者活动时最好有家人陪伴，家属有处理发作时的情况的能力，并随身携带抗癫痫药物，以保障安全
复查	由于抗癫痫药物会加重肝脏负担，易损伤肝细胞功能，须3～6个月复查肝功能，必要时辅以保肝药物

【并发症的处理及护理】

并发症的处理及护理见表33-5。

表33-5 并发症的处理及护理

并发症	处理	护理
颅内血肿形成	（1）术后预防首先要进行止血处理 （2）给予酚磺乙胺和氨甲苯酸等药物应用 （3）防止患者躁动 （4）血肿量大于30ml者应当积极进行手术治疗	（1）严密观察患者意识、瞳孔，对光反射，语言及肢体活动等 （2）监测生命体征 （3）观察伤口敷料情况及头部引流管颜色、量、性质 （4）躁动的患者给予四肢约束带保护 （5）做好手术前准备工作
颅内压升高	（1）维持正常脑灌注压，保护脑组织损害，避免发生脑疝 （2）头部CT扫描检查明确原因 （3）合理运用药物治疗，包括渗透性利尿药如甘露醇、甘油果糖等，必要时联合运用激素、呋塞米	（1）严密观察患者意识、瞳孔、生命体征的变化及肢体活动情况 （2）抬高床头30° （3）准确记录患者出入量，维持出入平衡，避免发生水、电解质紊乱

续表

并发症	处理	护理
语言、肢体、视力功能障碍	（1）及时复查CT （2）考虑有脑缺血因素时检查头颅MRI，明确原因进行治疗 （3）根据不同的病因制订个体化的治疗方案	（1）严密观察患者病情 （2）一旦出现语言、肢体活动或视力障碍等情况立即告知医生，同医生一起处理，并取得家属的配合 （3）根据患者不同的表现协助医生给予针对性的精心护理
颅内感染	（1）静脉抗感染治疗 （2）监测患者血象情况 （3）行腰椎穿刺脑脊液检测证实	（1）严密监测患者生命体征，尤其是体温情况 （2）遵医嘱正确使用抗感染药物 （3）积极采取各种降温措施
皮下积液	（1）加压包扎 （2）积液严重时可以穿刺抽吸后加压包扎	（1）严密观察患者伤口皮肤情况 （2）配合医生进行床旁加压包扎

【特别关注】

（1）癫痫发作的预防、抢救和护理。

（2）抗癫痫药物使用的观察和护理。

（3）癫痫患者的健康宣教。

【前沿进展】

影像学新技术在癫痫手术中的应用进展

癫痫手术的关键在尽可能切除病灶的同时保护正常的脑组织，尤其是在功能区。因此术前的评估要准确地定位癫痫灶及其周围的功能区。到目前为止，侵袭性电极监测仍是定位癫痫灶及功能区最可靠的方法，除了能精确定位致痫灶外，还可以通过皮质刺激（ES）确定功能区，如语言、运动区等，但其存在出血、感染等风险，该方法已经部分被许多先进的影像学新技术所取代。

其中高密度脑电图绘制的电源性图像（ESI）作为一种无创癫痫灶定位手段，得到越来越多的认可和广泛应用，ESI 是直接检测神经元的电活动，通过头皮多通道脑电图的记录数据所获得的头皮电势场图，可通过逆向解析运算来获得癫痫灶的位置。近年来随着磁共振技术的不断进步，不但可以从形态结构上发现病变，分子、代谢水平的应用也已广泛开展，尤其是高强度及一些特殊序列扫描在癫痫术前评估中的定位、定性有极大帮助，功能磁共振（fMRI）作为一种无创功能定位方法，具有很大的临床优势。fMRI 是具有较高空间精度定位皮质功能的工具，特别是感觉运动皮质。多模式的影像联合运用，是对病理性和功能性皮质划分最有利的方式，但当前仍有很多问题需要解决。

【知识拓展】

光学成像技术在新皮质癫痫中的应用

神经细胞兴奋性改变导致脑组织吸收或发散的可视改变称为内源性光学信号。早期 IOS 系统多用于实验室视皮质的研究，因其可以帮助绘制视觉功能单元图，近年来也被用于术中描述语言、运动和感觉皮质或标记癫痫播散情况。这项技术全名为术中内源性信号视频影像（intraoperative optical imaging of intrinsic signals，iOIS）。该技术需要在手术显微镜上附加一个高感光相机，通过检测特定的波长而获得一系列影像资料，并采用数码影像技术进行分析。这一相对直接的技术能够检测由动作电位活动导致的动态内源性光学信号的改变。IOS 的改变被认为是由于兴奋性活动导致的血流量和血氧的改变。目前 iOIS 仍需要改进，一是提高定位癫痫病灶和功能区的准确性与可靠性；二是提高对数据的处理和分析技术，要能够除去心跳、呼吸等这些影响因素的干扰而保留兴奋激发的信号，从而提供一种有意义、可视化的图像数据。由于 iOIS 使用非离子光并不需要使用有潜在损害的光学染色剂，因此其描记皮质功能的同时不会造成脑组织损害，能在微米水平标记脑皮质的活动情况，同时便宜、便捷，在定位功能区和致痫灶方面仍有着广阔的应用前景。

（付　苏　蒋　艳　段丽娟）

参 考 文 献

程立东, 舒凯, 张华楸, 等. 2014. 癫痫外科手术评估的新技术. 实用医学杂志, 30(21): 3400～3402

刁永书, 陈凤, 温怡. 2011. 尿毒症患者并发癫痫的护理进展. 西部医学, 23(12): 2484, 2485

窦彩绘， 刘绍明. 2014. 75例颞叶癫痫术后并发症分析. 中国临床神经外科杂志, (11): 679, 680

格林柏格. 神经外科手册. 6版. 赵继宗主译. 2009. 济南: 山东科学技术出版社

郭强, 朱丹, 冯毅刚, 等. 2014. 脑磁图联合颅内电极脑电图在癫痫外科治疗中的应用. 11(6): 405～408

裴保方, 张棍. 2010. 浅谈儿童癫痫疾病的药物治疗. 河南职工医学院学报, 22(1): 44～46

尹思, 夏阳. 2012. 脑内源性光学成像中的图像增强处理. 生物医学工程学杂志, 29(1): 137～142

张苓, 陈礼刚. 2010. 儿童癫痫的外科治疗策略. 中华神经外科疾病研究杂志, 9(4): 382～384

中华医学会. 2007. 临床诊疗指南(癫痫病分册). 北京: 人民卫生出版社

Hauser WA. 1997. Incidence and Prevalence InEngel J Jr, Pedley TA

Eds Epilepsy: A comprehensive textbook. Philadelphia: Iippincott-Raven: 47～67

Heck CN, King-Stephens D, Masssey AD, et al. 2014. Twovyear seizure reduction in adults with medically intractable partial onset epilepsy treated with responsive neurostimulation: final results of the RNS System Pivotal trial . Epilepsia, 55(3): 432～441

Zhao M, Suh M, Ma H, et al. 2007. Focal increases in perfusion and decreases in hemoglobin oxygenation precede seizure noset in spontaneous human epilepsy. Epilepsy, 48(11): 2059～2067

第三十四章　锥体外系疾病的护理

锥体外系疾病（extrapyramidal diseases）又称运动障碍疾病（movement disorders），主要表现为随意运动调节功能障碍，感觉、肌力及小脑功能不受影响。锥体外系疾病源于基底节（basal ganglia）功能紊乱，常分为肌张力增高 - 运动减少及肌张力降低 - 运动过多两大类，前者以运动贫乏为主要特征，后者表现为异常不自主运动。

锥体外系疾病首先应进行正规药物治疗，对于正规药物治疗后疗效不好者，可考虑手术治疗。

第一节　帕金森综合征

【概述】

帕金森（综合征）是发生于黑质 - 纹状体通路的一种变性疾病，可分为原发性帕金森综合征、继发性帕金森综合征和症状性帕金森综合征。原发性帕金森综合征常见于原发性帕金森病中晚期；继发性帕金森综合征常发生于一些其他神经系统疾病（脑炎、脑血管病变等）或药物、毒物之后，帕金森综合征可发生于任何年龄段；症状性帕金森综合征是其他神经系统疾病病变过程中的一种表现症状，如进行性核上性麻痹、多系统脑萎缩、橄榄 - 脑桥 - 小脑萎缩症、痴呆及伴有帕金森综合征的大脑萎缩等疾病。

【病因】

帕金森综合征往往具有明确病因，原发性帕金森病是最常见的病因，因黑质纹状体变性、脑内多巴胺含量明显减少所致，约为帕金森综合征的80%，对左旋多巴治疗有效。继发性帕金森综合征多因药物、中毒、感染、创伤、脑卒中等所致。

【发病机制】

脑内黑质纹状体变性所致多巴胺（DA）含量减少，乙酰胆碱（ACH）的含量增加，因DA与ACH失衡影响运动功能调节导致的生理改变。

【诊断要点】

1. 临床表现 帕金森综合征临床表现除了具有帕金森病相同症状（运动迟缓，肌张力增高，震颤，姿势步态异常，表情呆滞，口、咽、腭肌运动障碍等）外，还多伴有原发病遗留下的表现，如偏瘫、癫痫、头痛、眼球运动障碍、言语不清、共济失调、痴呆等症状。

2. 辅助检查 头部CT；MRI；采用高效液相色谱（HPLC）检测到尿和脑脊液中HVA（高香草酸）含量降低。

【治疗】

1. 病因治疗 积极治疗原发疾病。

2. 药物对症治疗 抗胆碱能药物、多巴胺替代治疗、复方左旋多巴（苄丝肼左旋多巴、卡比多巴左旋多巴）等。

3. 手术治疗 帕金森综合征的外科治疗包括脑深部电刺激术（deep brain stimulation，DBS）和神经核团毁损术，目前治疗帕金森综合征疗效最佳的是DBS。

4. 康复治疗 包括语音语调训练，手部、四肢及躯干锻炼，面肌锻炼，松弛呼吸肌锻炼，姿势恢复锻炼，步态及平衡锻炼等。

【主要护理问题】

1. 舒适的改变　与疼痛等有关。

2. 焦虑/恐惧　与患者对手术的恐惧、担心预后有关。

3. 自理能力下降/自理缺陷　与黑质病变、锥体外系功能障碍所致震颤、肌强直、体位不稳、活动障碍等有关。

4. 营养失调（低于机体需要量）与吞咽困难、饮食减少和震颤、肌强直所致的机体消耗增加有关。

5. 知识缺乏　缺乏疾病相关知识，不了解术后注意事项。

【护理目标】

（1）患者主诉不适感减轻或消失。

（2）患者焦虑/恐惧程度减轻，配合治疗及护理。

（3）生活部分或完全能够自理。

（4）患者营养摄入满足机体消耗。

（5）患者了解疾病相关知识，掌握术后注意事项。

【护理措施】

术前护理见表34-1。

表34-1　术前常规护理

项目	内容
基础护理	加强基础护理，防止并发症的发生；认真细致地做好晨晚间护理，特别是对行动不便、生活不能自理、吞咽困难、痴呆、流涎等患者，防止呼吸道、口腔及尿路等感染
生活护理	（1）由于患者存在不同程度的活动异常，且大多数都是老年患者，因此在生活中应给予适当的帮助和指导，对于汗多、皮脂腺分泌亢进的患者，给予柔软、宽松的棉质衣服

续表

项目	内容
生活护理	（2）注意身体的清洁，卧床患者定时翻身、拍背，预防压疮的发生，必要时使用气垫床 （3）严格交接班，加强巡视病房，了解患者需要，提供生活方便；室内设有必要的辅助设施，如床挡、走廊扶手等；生活用品固定放于患者伸手可及的地方，床位呼叫铃放于床旁，便于取用 （4）保持病房环境的安全，移开病房障碍物，保持路面及厕所干燥，防止滑倒 （5）外出活动及沐浴时应有专人陪护，防止摔伤
饮食护理	（1）饮食是治疗帕金森综合征的辅助方法之一，目的在于维持患者身体状况和营养，通过调整饮食使药物达到更佳的疗效 （2）给予高热量、高维生素、适量的优质蛋白及低盐低脂易消化饮食 （3）进食时应提供隐蔽环境，忌过冷、过热食物，进食或饮水时尽量保持坐位，对于吞咽困难、饮食呛咳的晚期患者，应给予鼻饲并少量多餐
药物护理	（1）告知患者本病需长期或终身服药，指导正确服药，按时按量服药，不能擅自增减或停药，防止药物治疗出现的“开关”和剂末现象 （2）严密观察药物疗效及副作用，作为调节剂量或更换药物的依据
心理护理	（1）详细讲解手术目的、手术方式，以及可能的不适等，以消除或减少患者及家属的紧张、恐惧心理 （2）教会患者自我放松的方式、方法 （3）鼓励患者表达自身感受 （4）鼓励患者家属及朋友给予患者支持及关心 （5）根据患者自身情况进行具有针对性的个性化心理护理
症状护理	（1）肌僵直：①了解患者进食情况，咀嚼困难者应减慢进食速度，尽量使用流质或半流质饮食；②此类患者的身体消瘦，加上皮肤缺乏脂肪保护，肌肉僵直，需注意皮肤的保护，积极采取措施预防压疮的发生

续表

项目	内容
症状护理	（2）静止性震颤：①保护肢体，防止其与硬物发生碰撞，床旁勿放置热水瓶，以防烫伤；②避免患者独自使用锐器，如水果刀等，以防发生意外；③保持情绪稳定，鼓励患者做力所能及的事情
术前准备	（1）术前协助完善相关辅助检查：B超、心电图、胸片等 （2）遵医嘱术前行抗生素皮试，术晨带入手术室备用 （3）术前禁食禁饮8小时 （4）术晨更换清洁病员服 （5）术前2日用洗发剂洗头，吹干后用氯己定揉搓头皮5分钟，手术当日入手术室后根据手术标记推剪去手术部位头发 （6）术晨与手术室人员进行患者、药物核对后，送入手术室 （7）麻醉完后安置尿管

【术后护理措施】

1. 神经核团毁损术术后护理 见表34-2。

表34-2 神经核团毁损术术后护理

项目	内容
全麻术后护理常规	了解术中情况、麻醉和手术方式、切口情况 去枕平卧6小时，头偏向一侧 持续心电监护 严密监测生命体征 持续低流量吸氧2～3L/min 防坠床、压疮、烫伤等
病情观察	严密观察瞳孔、意识和生命体征变化，注意有无呕吐、语言障碍及发热等症状发生，告知患者及家属上述是术后常见反应，应加强观察并采取相应的措施
伤口护理	观察伤口敷料渗液的颜色与量，必要时通知医生给予更换

续表

项目	内容
饮食护理	术后6小时进流质或半流质，鼓励进食高维生素、高蛋白易消化等食物
基础护理	做好晨晚间护理、管道护理、口腔护理等，定时协助翻身，清洁患者等，防止并发症的发生
心理护理	（1）针对不同的心理素质、不同症状、不同年龄制订个性化方案，指导患者对术后的正确认识，增强战胜疾病的信心 （2）告知患者术后可能出现一侧肢体肌力下降，是因毁损灶周围水肿波及内囊引起的，只是暂时情况，水肿消退后可恢复 （3）鼓励积极和家人、朋友交往，使其感觉到社会和家庭的温暖 （4）培养患者的各种兴趣，树立自信，提高生活质量
肢体功能锻炼	（1）术后指导患者进行肢体功能锻炼，要坚持不懈，循序渐进，否则肢体仍将萎缩 （2）每日制订锻炼计划，术后第2天可从床上开始，而后从小关节到大关节逐渐活动，每天3～5次，每次15～30分钟 （3）利用环境和设施对生活能够自理的患者进行个体化指导，如散步等，增强其平衡性和灵活性 （4）生活不能自理的患者在陪护协助下运动，鼓励其做力所能及的事，如洗漱、进食、处理大小便等，从有依靠到无依靠，逐渐到自行行动 （5）告知患者及家属活动要注意强度适宜，避免过度劳累，注意患者的安全，防止伤害事件的发生

2. DBS术后护理　见“第三十九章 DBS手术及护理”。

3. 体位与活动　见表34-3。

表 34-3　患者体位与活动

时间	体位与活动
手术当天	全麻清醒前，头偏向一侧，去枕平卧，防止误吸 全麻清醒后，抬高床头 15° ～ 30°，以减轻脑水肿和降低颅内压
术后第 1 天	开始进行肢体被动训练，上肢从指、腕、肘、肩关节依次进行，下肢从足、踝、膝、髋关节依次进行；肌肉舒缩运动及按摩每次 15 ～ 20 分钟，每天 3 ～ 5 次
术后第 1 个月	启动神经刺激器后，进行包括屈肘、屈腕、抓物、屈膝、转踝、肌肉舒缩等主动运动，频次与时间和被动活动相同
1 个月后	进行无依靠行走训练，强度逐渐增强，出现肌肉痉挛应立即停止训练，训练时要有家属扶行，以防跌倒

4. 健康宣教　强调早期进行医疗体育锻炼，对病情较轻的患者，应鼓励下床做活动，如气功、按摩、写字、读报、握健身球等动作。因步态不稳，应注意安全，小心摔倒，夜间大、小便避免下床，以防止意外。对长期卧床患者，应适当做深呼吸，并协助更换体位，每 4 ～ 6 小时叩背一次，防止肺部感染。叮嘱患者遵医嘱服用左旋多巴类药物，坚决不能自行停药。注意调节饮食，防止便秘，给予低脂、低盐饮食，保证足够的优质蛋白、维生素摄入，增加富含纤维素食物（如蔬菜、水果等）。

【并发症的处理及护理】

并发症的处理及护理见表 34-4。

表 34-4　并发症的处理及护理

并发症	处理及护理
颅内出血	观察患者神志、瞳孔、生命体征变化，有无颅内压增高症状，如头胀痛、恶心呕吐、“两慢一高”等，抬高床头 15° ～ 30° 有利于颅内静脉回流，降低颅内压，必要时遵医嘱使用脱水利尿药物，行急诊 CT 检查

续表

并发症	处理及护理
感染	术后密切观察伤口情况及生命体征变化，观察伤口渗液量与颜色
癫痫	术后密切观察患者有无癫痫症状，一旦发现抽搐，立即通知医生，遵医嘱使用抗癫痫药物
语言功能障碍	术后观察言语情况并与术前仔细比较，如有异常应及时将情况告知手术医生，通过调试刺激器电压等改善症状 语言训练从数字、单词、短语开始，鼓励患者进行复述、唱歌、大声朗读等
行走不稳	术后 24 小时可下床活动 遵循循序渐进的原则，先在床旁预活动，无不适后在家属的陪同下下床活动 注意防止过度疲劳，谨防跌倒
与 DBS 装置相关的并发症	如电极移位、电极断裂、电极植入位置不当、漏电、皮肤腐蚀、排斥反应、功能间断、刺激器和电池故障等。应及早发现，协助医生进行参数调节、手术重置等处理
与刺激部位相关的并发症	如感觉异常、异动症、精神症状、复视、构音障碍、眼球运动障碍等，应密切观察，早期发现，协助医生进行参数调节等处理

【特别关注】

（1）肢体功能训练。

（2）术后健康宣教。

【前沿进展】

神经干细胞移植治疗帕金森病的研究进展

利用药物方法治疗帕金森病（PD）在一定程度上可以缓解患者的症状，但是只能缓解而不能阻止疾病的进程；手术治疗 PD 能取得很好的效果，但是复发率较高，创伤也大。干细胞移植治疗 PD 前景是光明的，不过胚胎干细胞移植的供体来源受到伦理道德方面的限制；神经干细胞移植治疗 PD 也存在很多难题，从移植治疗时的 NSCs 数量到移植的时机、移植的途径；从 NSCs 移植入神经系统后的增殖、分化、迁移至移植后微环境中的神经营养因子调控；从免疫排斥反应、成瘤性至多巴胺能神经元的存活率都是当今需要解决的问题。到现在为止，人类神经干细胞移植只有很少的报道，但其治疗神经退行性疾病仍是最好的选择之一。

【知识拓展】

神经营养因子治疗帕金森病患者

神经营养因子具有促进神经元发育、生长和分化，具有保护、修复神经和神经再生作用，其作用于多巴胺能神经源有助于 PD 治疗。目前发现的神经营养因子有脑源性神经营养因子（BDNF），酸、碱性纤维细胞生长因子（a.bFGF），胶质神经源营养因子（GNDF）。GNDF 是从胶质细胞中分离出的一种糖基化蛋白，可保护中脑多巴胺能神经元，避免一氧化氮毒性损伤。研究表明，GNDF 不只对多巴胺能神经元具有保护、营养和支持作用，还能促进神经前体细胞向多巴胺能神经元方向分化。6- 羟基多巴胺（6-OHDA）在致黑质内多巴胺能神经元变性、死亡过程中，选择适当时期的黑质内给予 GNDF，可促进黑质内神经元前体细胞进一步向多巴胺能神经元分化。由于神经营养因子在胃肠道内易降解，不易通过血脑屏障。因此，GNDF 治疗 PD 的给药途径主要有：①直接脑内注射；②工程细胞植入脑内或转染 GNDF 载体使 BDNF 广泛存在于中枢神经系统和外周肌肉组织当中，对中枢神经系统的发育、功能损伤恢复有重要的作用；③神经节苷脂（GMI）：GMI是内源性神经营养因子前体增强剂，其外源性GMI通过血脑屏障后进入细胞膜，保护神经细胞膜ATP酶活性，纠正酸碱离子失衡，并通过内源性神经因子促进神经恢复、再生。研究表明，外源性GMI注入脑内发挥保护神经元、营养神经细胞的作用可能与以下机制有关：促进损伤修复，减少自由基对细胞损伤；加速轴泵的运输，促进神经细胞再生及功能修复；改变细胞膜上神经因子受体的活性。因此，GMI可减少黑质神经元的凋亡，对PD患者神经具有保护作用。

（张启发　韩　慧　段丽娟）

第二节　扭 转 痉 挛

【概述】

扭转痉挛（torsion spasm）是全身性扭转性肌张力障碍（torsion dystonia），临床以肌张力障碍和四肢，躯干或全身剧烈不随意扭转动作和姿势异常为特征（图34-1）。可以分为原发性和继发性扭转性肌张力障碍。

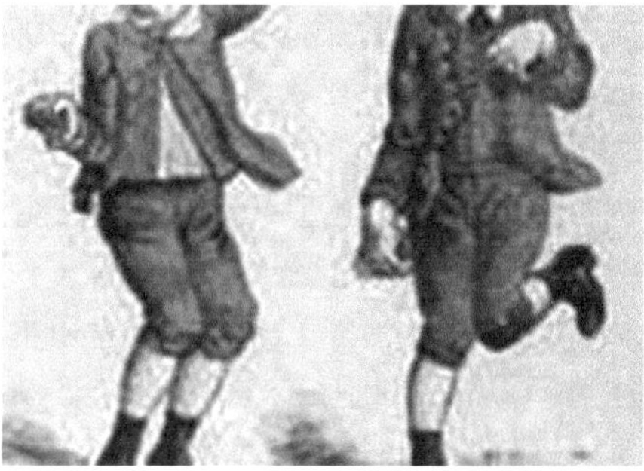

图34-1　扭转痉挛示意图

【病因】

（1）原发性扭转痉挛：又名变形性肌张力障碍，病因不明，多为散发，少数有家族遗传史。

（2）继发性扭转痉挛：又名症状性扭转痉挛，见于累及基底核的各种疾病，如感染（脑炎后）、变性（肝豆状核变性、Hallervorden-Spatz 病）、中毒（特别是 CO 及左旋多巴、吩噻嗪或丁酰苯类过量）、代谢障碍（基底核钙化、大脑类脂质沉积）、创伤和肿瘤等。

【病理】

原发性肌张力障碍的病理改变一直没有肯定的结论。遗传型患者脑组织光镜检查未发现纹状体及苍白球有明显异常，显性遗传型患者血浆内多巴胺-β-羟化酶及去甲肾上腺素含量增多，意义不明。

症状性扭转痉挛的基底核病变视病因不同而病理各异。在有特异性病理形态变化的继发性（症状性）扭转痉挛，大多伴有上脑干附近与运动有关的中枢神经损害。从继发性（症状性）扭转痉挛的肯定病理改变来看，肌张力障碍的病变主要在新纹状体、苍白球、丘脑和（或）它们的联络纤维。已发现非特异性的病理改变包括壳核、丘脑及尾核的小神经元变性消失，基底核的脂质及脂色素增多。

【诊断要点】

1. 临床表现

（1）各年龄均可发病，常染色体隐性遗传常在儿童期起病（儿童期肌张力障碍），多有家族史。散发病例及常染色体显性遗传起病年龄较迟，外显率多不完全。成年期起病（成年期肌张力障碍）多为散发，常可找到继发病因，约 20% 的患者最终发展为全身性肌张力障碍。

（2）典型症状：为颈部、四肢、躯干甚至是全身的剧烈、不自主扭转。常从一侧或两侧下肢开始，足呈内翻跖屈，行走时足跟不能着地，随后躯干及四肢发生不自主扭转运动和姿势异常，以躯干为轴扭转或螺旋样运动最具特征性，动作多变无规律，自主运动或精神紧张时扭转痉挛加重，睡眠时消失。颈肌受累出现痉挛性斜颈，面肌受累出现不自主挤眉弄眼、眼睑痉挛、张口闭口、牵嘴歪舌、舌伸扭动等怪异表情（口下颌肌张力障碍）。常引起屈腕、指伸直、手臂过度前旋，腿伸直、足内翻，脊柱前凸、侧凸及骨盆倾斜。扭转运动时肌张力增高，扭转停止后转为正常或减低，故有扭转性肌张力障碍之称，所谓“变形性肌张力障碍”也由此得名。严重的患者可因不自主运动而不能从事正常的活动。肌力、反射及深、浅感觉和智力一般皆无改变，但亦可能有智能减退者。病程进度多甚缓慢。晚期病例可因骨骼畸形、肌肉挛缩而发生严重残废。

（3）常染色体显性遗传家族成员中，可有多人患病或多种顿挫型局限性症状，如眼睑痉挛、斜颈、书写痉挛和脊柱侧弯等，多自上肢开始，长期局限于起病部位，即使进展为全身型，症状亦较轻微。极少见情况下，某些不明原因的扭转痉挛可迅速进展，临床症状急骤恶化，最终导致死亡。

2. 辅助检查 ①实验室检查：血电解质、药物、微量元素及生化检查；② CT、MRI 检查；③正电子发射断层扫描（PET）或单光子发射断层扫描（SPECT）；④基因分析。

【治疗】

（1）病因治疗。

（2）药物对症治疗：如地西泮、二甲基氨基乙醇，或参照帕金森病试用抗胆碱能药物。

（3）药物治疗无效者可行脑深部电极刺激术。

（4）症状性扭转痉挛除上述治疗外，尚需进行病因治疗。

【主要护理问题】

1. 焦虑/恐惧　与患者对手术的恐惧、担心预后有关。

2. 有受伤的危险　与全身肌张力障碍所致的不自主运动有关。

3. 有窒息的危险　与吞咽障碍有关。

4. 自我形象紊乱　与全身肌张力障碍所致的不自主运动有关。

5. 知识缺乏　缺乏疾病相关知识，不了解术后注意事项。

【护理目标】

（1）患者焦虑/恐惧程度减轻，配合治疗及护理。

（2）患者无意外受伤事件。

（3）患者未发生窒息。

（4）患者能正向看待和处理自我形象的问题。

（5）患者了解疾病相关知识，掌握术后注意事项。

【术前护理措施】

1. 心理护理

（1）热情接待，介绍环境、医护人员，了解心理反应。

（2）向患者及家属介绍手术的目的、麻醉和手术方式及可能的不适等，以消除或减少患者和家属的紧张和恐惧心理。

（3）鼓励患者表达自身感受，教会患者自我放松的方法。

（4）介绍相同病例治愈的信息，激发患者的自信心。

（5）及时巡视，耐心倾听主诉，主动关心，预见性处理患者的日常生活，针对个体情况进行针对性心理护理。

（6）鼓励患者家属和朋友给予患者关心和支持。

2. 安全护理

（1）术前针对患者经常发生的颈部、躯干、四肢扭曲痉挛，出现肌肉持续收缩，呈现一种怪异的僵硬姿态、体位，尽量不要人为地用力去牵拉，不可使用约束带强制捆绑，这样容易发生脱臼，而应先把肌肉放松或遵医嘱服用镇静剂使肌肉放松。

（2）协助患者生活护理。如厕、外出时应有人陪护，避开障碍物，防止跌倒，必要时加床挡，防止坠床。

3. 术前常规准备

（1）术前行抗生素皮试，术晨遵医嘱带入术中用药。

（2）协助完善相关术前检查：心电图、B 超、出凝血试验、合血等。

（3）术前 8 小时禁食禁饮，术晨更换清洁病员服。

（4）术前医护共同核查术前准备是否完善并书面记录，如有遗漏及时通知医生整改。

（5）术前 2 日用洗发剂洗头吹干后用氯己定揉搓头皮 5 分钟，手术当日入手术室后根据手术标记推剪掉手术部位头发。

（6）填写并打印手术患者术前护理评估及交接记录单，与手术室人员进行患者、药物核对后，送入手术室。

【术后护理措施】

1. 神经外科术后护理（表 34-5）

表 34-5　神经外科术后护理措施

项目	内容
全麻术后护理常规	了解麻醉和手术方式、术中情况、切口情况 保持呼吸道通畅，持续低流量吸氧 持续心电监护 床挡保护防坠床 严密监测生命体征
病情观察	术后密切观察患者神志、瞳孔、血压、血氧饱和度、肌力、肢体活动情况，有否抽搐
伤口观察及护理	注意观察伤口敷料有无渗血、渗液，是否固定妥当
各管道观察及护理	输液管保持通畅，留置针妥善固定，注意观察穿刺部位皮肤 尿管及氧气管按照护理常规进行
基础护理	做好口腔护理、尿管护理，加强晨晚间护理、定时翻身、保持床单元的干净整洁
饮食护理	给予高纤维素、优质蛋白和高热量的饮食 吞咽困难时不可强行喂食，必要时给予鼻饲 规律饮食，应少食多餐
安全的护理	评估患者术后肌张力情况，根据肌张力情况循序渐进进行肢体功能锻炼及下床活动，防止受伤等意外事件发生
功能锻炼	病情稳定后早期进行康复护理干预，包括肢体功能锻炼、语言康复锻炼等，尽可能提高患者的日常生活活动能力，提高生活质量
心理护理	提供个体化心理护理，帮助患者树立战胜疾病的信心

2. 体位与活动（表 34-6）

表 34-6　患者体位与活动

时间	体位与活动
全麻清醒前	去枕平卧位，头偏向一侧
全麻清醒后	抬高床头 15° ～ 30°
术后 3 天内	绝对卧床休息
病情稳定后	早期进行康复锻炼

3. 行脑深部电极刺激术后护理 参见“第三十九章 DBS 手术及护理”。

【并发症的处理及护理】

并发症的处理及护理见表 34-7。

表 34-7 并发症的处理及护理

常见并发症	处理及护理
继发颅内血肿	避免各种诱发再出血的诱因，如咳嗽、便秘等 术后密切观察生命体征及意识状态、瞳孔、肢体活动的情况，如果发生异常情况及时处理
体温升高	术后密切监测体温，同时向患者及家属解释体温升高的原因，消除其顾虑，取得配合，监测和控制好体温 预防感染，保持室内空气流通 做好口腔护理，刺激食欲，予清淡、易消化饮食 行物理降温者做好皮肤护理
伤口愈合困难	术后严密观察伤口有无渗血、渗液、排异反应等

【特别关注】

（1）患者的安全。

（2）肌力的评估和观察。

（3）肢体功能锻炼和康复。

（4）日常生活能力的训练和护理。

（5）自我形象紊乱的护理。

【前沿进展】

扭转痉挛的最新疗法

机器人立体定向手术具有创伤小、安全等特点，能迅速、精准地定位颅内病变的部位、大小、体积，能寻找最佳手术路径，迅速地对颅内病灶进行精确毁损、调控和修复。

【知识拓展】

运动针法治疗扭转痉挛

运动针法，是针刺与躯干肢体运动相结合以治疗瘫痪、疼痛等病症的方法，亦称为“动刺法”。取穴可根据“运痛点”“对应点”和经脉循行路线上相应腧穴三方面取用，或先运动而后针刺，或运动针刺同时进行，或先针刺而后运动。运动针法中令患部运动可以激发一部分经气，同时针刺所激发的经气也在经络中向病所运行，两种经气融汇为一，起协同作用，促使经气迅速抵达病所，而起速效。现代研究证明，患者自身的主动运动可使大脑皮质运动中枢活动增强，神经细胞兴奋性增加，对肌肉的营养、肌力和支配更有效；对有效改善肌痉挛、肌萎缩及控制炎症，阻断疼痛的恶性循环起到止痉止痛的作用。

（贺 娟 蒋 艳 段丽娟）

第三节 痉挛性斜颈

【概述】

痉挛性斜颈（spasmodic torticollis，ST）是指原发性颈部肌肉不自主收缩引起的头颈扭转和转动为表现的症候群（图 34-2）。以成人肌张力障碍局限性发作最为常见，称之为特发性颈肌张力障碍更确切。这种颈部肌肉不自主的异常运动尤其会在患者处于公众场合或紧张繁忙时加重，使患者的工作无法正常进行。痉挛性斜颈的患病率大约是 9/10 万。其发病率与性别和年龄相关，女性的发病率通常是男性的 1.5 ～ 1.9 倍。发病的高峰年龄为

50～60岁，70%～90%的患者在40～70岁发病。

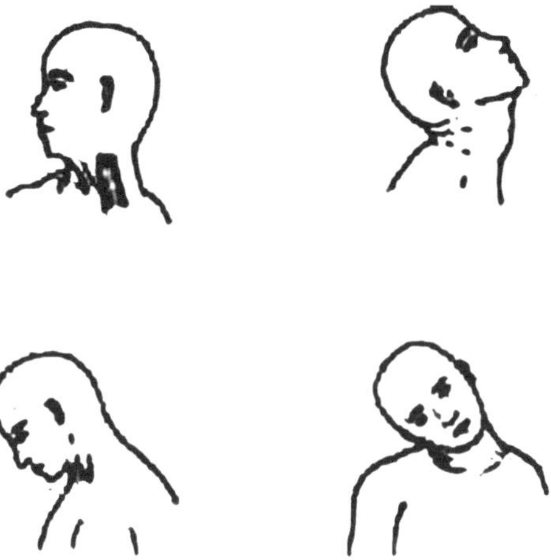

图34-2　痉挛性斜颈

【病因】

至今病因不明，患者可能有家族史，少数继发于脑炎、多发性硬化、一氧化碳中毒后，但大多无明显病因。

【病理】

痉挛性斜颈的确切病理机制尚未明确，可能与遗传因素、创伤、前庭功能异常等有关。

【诊断要点】

1. 临床表现　与患者颈部受累肌肉范围相关，早晨轻、中午重，活动和情绪波动时加剧。根据颈部肌肉受累的范围和受累的程度主次不同，临床表现可分为四种。

（1）旋转型：头绕身体纵轴向一侧做痉挛性或阵挛

性旋转。根据头与纵轴有无倾斜，可以分为三种亚型：水平旋转、后仰旋转和前屈旋转。旋转型是本病最常见的一种型别，其中以后仰旋转略为多见，水平旋转次之，前屈旋转较少。此外，根据肌肉收缩的情况，又可分为痉挛和阵挛两种。前者患者头部持久强直地旋向一侧；后者则呈频频来回旋动。

（2）后仰型：患者头部痉挛性或阵挛性后仰，面部朝天。

（3）前屈型：患者头部向胸前做痉挛性或阵挛性前屈。

（4）侧挛型：患者头部偏离纵轴向左或右侧转，重症患者的耳、颞部可与肩膀逼近或贴紧，并常伴同侧肩膀上抬现象。

2. 辅助检查　①肌电图检查；② CT、MRI 检查。

【治疗】

1. 药物治疗　包括多巴胺类药、多巴胺受体促效剂、多巴胺受体阻滞剂、短时多巴胺排除剂、抗胆碱能制剂、GABA 能药等。

2. 手术治疗　颈神经前根、副神经根切断术，立体定向手术，选择型颈肌及神经切断术，选择型周围神经切断术，副神经根显微血管减压术等。

3. 其他　如肉毒素局部注射等。

【主要护理问题】

1. 焦虑 / 恐惧 / 预感性悲哀　与疾病病程长，担心手术后效果有关。

2. 自理能力缺陷　与疾病有关。

3. 潜在并发症　颅内出血、感染等。

4. 自我形象紊乱 与颈围缩小有关。

5. 知识缺乏 缺乏与所患疾病相关的知识。

【护理目标】

（1）患者焦虑或恐惧程度减轻，能够接受疾病的现实，配合治疗及护理。

（2）患者的日常生活需求能够被满足。

（3）患者未发生并发症或病情变化能够被及时发现及处理。

（4）患者能正确看待和处理自我形象的相关问题。

（5）患者能够复述与疾病相关的注意事项，并遵从指导，配合治疗。

【术前护理措施】

1. 心理护理

（1）由于疾病严重限制患者的活动能力和影响患者的生活质量，患者心理压力较大，此类患者由于特殊的外形特征，常表现为自卑、忧虑、甚至对生活失去热情，在护理时应更加耐心、细致、热情，使其产生安全感、信赖感。

（2）术前应向患者详细讲解手术的方法，术后可能出现的不良反应。

（3）叙述同种患者痊愈的病例使其消除对手术的恐惧感与不信任感，给患者以治疗信心。

（4）争取家属的积极配合，让患者感受到爱的温暖，从而振作精神，配合治疗护理。

2. 基础护理

（1）患者均有不同程度的生活自理能力障碍，在护理上做到热情、积极、主动，尽量满足患者的生活要求。

（2）饮食以流质、半流质为主，防止便秘。

（3）给予床挡保护，防止坠床。

（4）病室内避免一切噪声和精神刺激，以免加重病情。

3. 术前常规准备

（1）术前行抗生素皮试，术晨遵医嘱带入术中用药。

（2）协助完善相关术前检查：心电图、B 超、出凝血试验等。

（3）术前 8 小时禁食禁饮，术晨更换清洁病员服。

（4）术前医护共同核查术前准备是否完善并书面记录，如有遗漏及时通知医生整改。

（5）术前 2 日用洗发剂洗头吹干后用氯己定揉搓头皮 5 分钟，手术当日入手术室后根据手术标记推剪去手术部头发。

（6）填写并打印手术患者术前护理评估及交接记录单，与手术室人员进行患者、药物核对后，送入手术室。

（7）麻醉后置尿管。

【术后护理措施】

1. 神经外科术后护理常规（表 34-8）

表 34-8　常规护理内容

项目	内容
全麻术后护理常规	了解麻醉和手术方式、术中情况、切口和引流情况 持续低流量吸氧 持续心电监护 床挡保护防坠床 严密监测生命体征，特别注意血压变化，警惕颅内高压的发生

续表

项目	内容
病情观察	严密观察神志、瞳孔变化，并注意术后肢体活动的观察，发现异常及时通知医生，给予初步处置后急查CT，确定病因及时治疗 与术前对比观察并记录四肢活动能力，包括患者抬臂及抬腿能力、手部动作、活动姿势、面部表情及语言表达能力等
伤口、引流观察及护理	观察伤口敷料有无渗血，术后安置引流管的患者将引流管妥善固定于床头，避免引流管扭曲、折叠，保证引流通畅，严防引流管脱出或引流液逆流。观察引流液的量、颜色及性状，并详细记录。每日在无菌操作下更换引流袋 拔管指征：引流液为红色或暗红色液体，如引流液颜色逐渐变淡，引流量逐渐减少，一般术后3天即可拔除引流管，伤口加压包扎
各管道观察及护理	输液管保持通畅，留置针妥善固定，注意观察穿刺部位皮肤 尿管及氧气管按照护理常规进行
疼痛护理	评估患者疼痛情况，警惕颅内高压的发生 遵医嘱给予脱水剂或镇痛药物 提供安静舒适的环境
饮食护理	给予高纤维素、优质蛋白和高热量的饮食 评估患者吞咽功能，采取相应进食方式，吞咽困难时不可强行喂食，必要时给予鼻饲，严防窒息发生 规律饮食，应少食多餐
基础护理	加强晨晚间护理，做好口腔护理、尿管护理、患者清洁等工作，定时翻身、叩背，保持床单元的干净整洁
心理护理	提供个体化心理护理，帮助患者树立战胜疾病的信心，正确对待疾病，给患者营造良好的康复环境和家庭、社会支持系统

2. 体位与活动（表 34-9）

表 34-9　患者体位与活动

时间	体位与活动
全麻清醒前	去枕平卧位
全麻清醒后	抬高床头 15° ～ 30°，保持头颈部置于正中位，在头两侧垫沙袋或软枕，以固定头位，必要时可用颈托固定
病情稳定后	早期进行头颈姿势的锻炼

3. 健康宣教（表 34-10）

表 34-10　术后患者的出院宣教

项目	内容
活动	加强功能锻炼，康复训练应在病情稳定后早期开始，锻炼分主动和被动两种方式 （1）主动功能锻炼：指导患者立于镜前，依靠自己头颈部肌肉的力量尽量将头置于正中位及左右旋转，前后屈伸活动，持续时间越长越好，每日 3 ～ 5 次 （2）被动功能锻炼：此方式是专门针对不能自行纠正头姿的患者，需要一人协助进行。先选择一张带靠背的椅子，嘱患者背部挺直靠在椅背上，双腿略外展，双手放于大腿上，端坐稳妥，然后协助者站于患者的身后，双手轻轻置于患者双侧颞部，将其头尽可能地向健侧移动或置于中立位，保持这种姿势直至患者不能耐受为止，每日 3 ～ 5 次
情绪	痉挛性斜颈的诱发因素与情绪紧张有关，鼓励患者在日常生活、工作中保持良好心态，积极、乐观面对人生
复查	告知患者术后 3 个月至半年到医院复查颈部肌肉功能情况，并做功能评定

【并发症的处理及护理】

并发症的处理及护理见表 34-11。

表 34-11 并发症的处理及护理

常见并发症	处理及护理
再出血	避免各种诱发再出血的因素，如咳嗽、便秘等 严密观察生命体征、意识状态、瞳孔、肢体活动等情况，如果发生异常情况及时处理 严密观察引流液颜色、性质及量
术后颅内低压综合征	指导患者取平卧位或头低位 当引流液颜色清亮或引流液过多时应当抬高引流管高度 监测颅内压，颅内压低于正常时及时通知医生。注意与颅内压增高相鉴别
感染	观察切口有无脑脊液漏，患者主诉切口疼痛时应检查局部有无红、肿、热、痛等炎症反应，及时处理
缄默综合征	观察意识的改变，加强基础护理 拒食者给予鼻饲 术后出现偏瘫、一过性失语，应加强心理护理及肢体功能锻炼
视力减退、复视	遵医嘱积极药物治疗，注意减少障碍物，预防跌倒、碰伤等
面部麻木、面瘫	如果患者出现眼睑闭合不全，可采用凡士林纱布覆盖暴露眼睑，应用抗生素滴眼液滴眼以保护角膜 遵医嘱行营养神经药物治疗，尽早使神经功能恢复正常 如出现咀嚼无力，应给予软食，评估有无呛咳，保持口腔清洁，及时清除口腔内食物残渣

【特别关注】

（1）康复锻炼和护理。

（2）日常生活自护能力的恢复和训练。

（3）自我形象紊乱的护理。

【前沿进展】

痉挛性斜颈的治疗进展

对于痉挛性斜颈的治疗，近年来研究者探索出一些辅助治疗的措施。生物反馈疗法，对于药物疗效欠佳而又不宜手术的患者，可应用生物反馈疗法辅助治疗。具体做法为帮助患者按音乐节奏用手触压鼻、颊或下颌，可使胸锁乳突肌和斜方肌松弛，达到缓解痉挛性斜颈的目的。心理疗法是给患者进行心理开导和安慰，必要时可同时肌内注射适量的镇静催眠剂，效果尤佳。物理疗法则可采用针灸、按摩等物理治疗手段，个别重症患者可借助机械支架（颈托）矫正斜颈。

【知识拓展】

针刺治疗痉挛性斜颈

中医称痉挛性斜颈为“点头风”“摇头风”“瘛”等，属于“痉证”范畴。宋·成无己《伤寒明理论》提出：“瘈者筋脉急也。疭者筋脉缓也，急者则引而缩，缓者则纵而伸，或缩或伸，动而不止者，名日瘈疭。俗谓之搐者是也。”临床按表实无汗和表虚有汗分为刚痉和柔痉。人中穴居人体阴阳之中心，劳宫、涌泉人穴分别居于手足之心，五穴共用故名五心穴。针刺人中、印堂、上星、百会穴能通调督脉，督脉“上至风府人络脑”，脑又为元神之府；针刺劳宫、涌泉、郄门、内关穴可以调理少阴，清心安神，平抑缓急，使水火相济，神气宣畅；针刺颈部穴位可通经散结；针刺风池、丰隆穴可祛风化痰。诸穴合用达到开窍醒神、通经散结、平抑缓急、祛风化痰之功效。

（贺　娟　蒋　艳　段丽娟）

参考文献

陈玲，侯芳. 2003. 早期功能锻炼对帕金森病患者术后肢体功能障碍康复的影响. 解放军护理杂志, 20(10): 7, 8

邓飞. 2012. 帕金森病的药物治疗进展. 现代医药卫生, 28(17): 2649～2651
黄叶莉, 刘岩, 钱阳明, 等. 2015. 神经系统疾病护理指南. 北京: 人民军医出版社, 24, 25
李艳, 田贵贞, 方慧. 2004. 侧屈型痉挛性斜颈患者围术期的护理. 护理学杂志, 19(10): 38, 39
李智浩, 杜元灏. 2012. 针刺治疗痉挛性斜颈案. 湖北中医杂志, 34(3): 60
凌至培. 2011. DBS手术、帕金森病治疗的新技术. 中国医药导报, 8(6): 1, 2
欧阳新, 张学云. 2013. 立体定向治疗帕金森病的术后护理. 临床医学, 3: 236
彭苹, 叶衍娟. 2004. 深部脑刺激电极埋置术治疗帕金森病的护理. 解放军护理杂志, 21(10): 63～64
申文英. 2005. 帕金森病和帕金森综合征的护理. 内蒙古医学杂志, 37(10): 962
汪辉, 徐荣. 2013. 临床护理指南. 北京: 科学出版社
王家翠. 2012. 60例帕金森综合征的护理. 中医药临床杂志, 24(11): 1109, 1110
王伟, 卜碧涛, 朱遂强. 2013. 神经内科疾病诊疗指南3版. 北京: 科学出版社
张磊, 陈墅, 檀琳. 2004. 神经干细胞移植治疗帕金森病的研究进展. 临床神经病学杂志, 32(1): 1761～1763
张宇清, 李勇杰. 2006. 肌张力障碍的外科治疗. 中国微侵袭神经外科杂志, 11(11): 519～522
赵彬芳, 吴玉燕, 陈玲, 等. 2010. 脑深部电刺激术治疗扭转痉挛患者的围手术期护理. 中华现代护理杂志, 16(14): 1713, 1714
郑成瑶, 韩虎, 尚雪梅, 等. 2012. 韩景献教授运动针法治疗扭转痉挛验案1则. 长春中医药大学学报, 28(2): 241

第三十五章 脑脊液循环障碍的护理

【概述】

脑脊液主要由脉络丛产生，少部分由室管膜上皮和毛细血管产生。侧脑室脉络丛产生的脑脊液经室间孔流至第三脑室，与第三脑室脉络丛产生的脑脊液汇合，然后经中脑导水管流入第四脑室，再汇合第四脑室脉络丛产生的脑脊液一起经第四脑室正中孔和两个外侧孔流入枕大池，并在这里与蛛网膜下隙来源的脑脊液汇合，一起进入大脑背面蛛网膜下隙，通过蛛网膜颗粒进入上矢状窦，回流入血液。

当脑脊液循环通道发生先天性或继发性病变造成脑脊液循环障碍，使脑脊液异常聚集在颅内蛛网膜下隙或脑室内，使其一部分或全部异常扩大，形成脑积水。本病婴儿发病率为135/10万。

【病因】

脑积水不是一种单一的疾病改变，而是由于脑脊液循环通路阻塞、感染、出血、肿瘤、Chiari畸形、代谢疾病、围生期及新生儿窒息等诸多病理原因引起的脑脊液循环障碍。临床中最常见的是脑脊液循环通路阻塞，如脑室系统不同部位（室间孔、中脑导水管、正中孔）的阻塞、脑室系统相邻部位的占位病变压迫和中枢神经系统先天畸形。

【发病机制及病理】

脑积水产生的机制目前仍不清楚。脑脊液产生过程和形成量，儿童和成人平均都是每小时20ml。按流体动力学分为交通性（脑脊液在脑表面的吸收受阻）和梗阻性（脑室系统内的脑脊液循环阻塞）脑积水；按时限进展分为先天性和后天性脑积水，急性和慢性脑积水，进行性和静止性脑积水；按影像学分为单纯性、继发性和代偿性脑积水；按病理生理分为高压力性、正常压力性、脑萎缩性脑积水；按年龄分为儿童和成人脑积水。脑积水的主要病理改变：脑室系统逐渐扩大，压迫邻近结构或正常脑组织受压，引起相应的临床表现。

【诊断要点】

1. 临床表现

（1）婴幼儿脑积水：婴儿出生后数周或数月内头颅快速、进行性增大，同时颅骨呈圆形，额顶凸出，前囟扩大、隆起，颅缝哆开，颅骨变形，叩诊“破壶声”（Macewen征），头发稀少，头皮光亮紧张，颞额部静脉扩张；双眼呈“落日征”，即双侧眼球下视，不伴随上眼睑下垂，巩膜下翻露白。严重者可伴有大脑功能障碍，表现为癫痫、呕吐、抽搐、斜视，眼球震颤，语言障碍，肢体瘫痪，共济失调，行走困难，以及智力发育不全等（图35-1）。

（2）年长儿童及成人脑积水：由于年长儿童及成人的骨缝闭合，因此，年长儿童及成人脑积水临床表现与婴幼儿脑积水有所不同。

1）急性脑积水特征：临床一般表现为头痛、恶心、呕吐、共济失调、视力障碍等。

2）慢性脑积水特征：临床以慢性颅内压增高为其主

要特征，可出现双侧额部或全颅疼痛，恶心、呕吐，视盘水肿或视神经萎缩，智能障碍，步行障碍，尿失禁等。

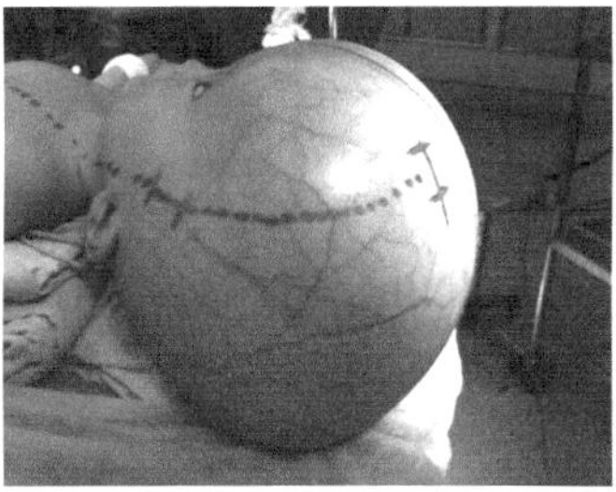

图 35-1 脑积水患儿

2. 辅助检查

（1）腰椎穿刺：临床上以患者侧卧位腰椎穿刺测蛛网膜下隙压力代表脑室内压力。腰椎穿刺测压：高于正常值（小儿 40 ～ 110 mmH_2O，成人 80 ～ 180 mmH_2O）。成人正常压力脑积水的脑室内压力在正常值范围内。脑脊液释放试验（tap test）：腰椎穿刺引流 30ml 脑脊液，比较患者腰椎穿刺前后神经功能有无改善。

（2）头颅影像学检查：B 超能精确测量侧脑室的大小，特别是胎儿的宫内超声检查仍是一种有效的早期检查。慢性病例头颅 X 线片可见颅骨内板上“指压痕”。CT 或 MRI 见脑室系统进行性扩大，特征表现为侧脑室额角增大、第三脑室变圆和颞角增大（图 35-2），少部分患者可表现为脑室系统不对称增大；一部分患者增大的脑室周围，可有 CT 扫描上低密度或 MRI 的 T_2 加权成像上高信号的影像，为“带帽征”。脑室造影：通过脑室气体或水溶性碘剂造影，能显示脑室系统形态和大小。可通过动态 CT 观察造影剂在脑室、蛛网膜下隙的弥散程度，推测梗阻可能出现的部位。

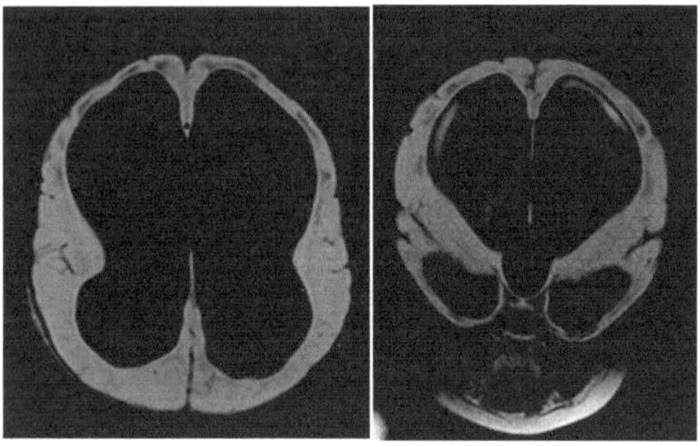

图 35-2 术前头颅轴位、冠状位 MRI 显示侧脑室、第三脑室、第四脑室明显扩大，重度脑积水

【治疗】

治疗原则是解除病因和脑室扩大，考虑患者个体因素，采取个体化治疗。目的是预防或治疗因颅内压增高或大脑结构的改变引起的神经功能损伤。

1. 非手术治疗适用于早期或病情较轻，发展缓慢者，应用利尿剂或脱水剂，如乙酰唑胺、氢氯噻嗪、呋塞米、甘露醇等。但临床疗效往往不满意。因此，绝大部分脑积水仍需要手术。

2. 手术

（1）临时手术：经前囟或腰椎反复穿刺放液、脑室外引流、腰池外引流和皮下 Ommaya 囊植入术，引流脑脊液，临时缓解颅内压力、引流血性或感染性脑脊液。

（2）永久手术：目的是建立脑脊液循环通路，解除脑脊液的积蓄，兼用于交通性或非交通性脑积水。

1）脑脊液体腔分流术：侧脑室 - 腹腔分流术最常用（图 35-3），有腹腔感染者可选择侧脑室 - 心房分流术，交通性脑积水可选择腰池 - 腹腔分流术。

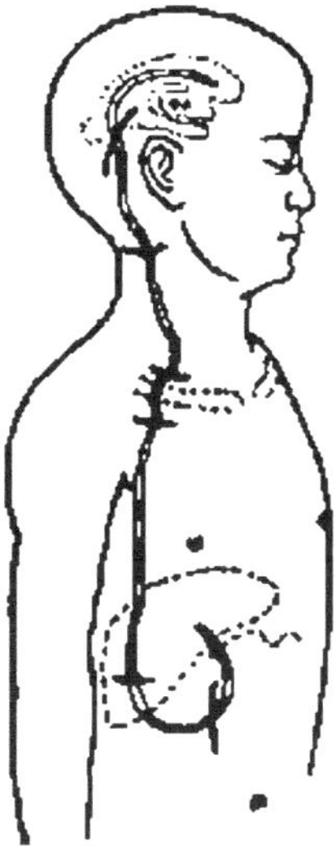

图 35-3　侧脑室 - 腹腔分流术示意图

2）脑脊液颅内转流术：内镜下第三脑室造瘘术最常用，还有中脑导水管成形术、终板造瘘术、脑室 - 枕大池分流、透明隔造瘘术和脑室系统内新生隔膜造瘘术等。

【主要护理问题】

1. 舒适的改变　与头痛、恶心、呕吐有关。

2. 脑组织灌注量改变　与脑积水引起颅内压增高有关。

3. 营养失调: 低于机体需要量　与呕吐和进食不足有关。

4. 有受伤的危险　与视力障碍、智能障碍、走路不稳、癫痫发作有关。

5. 潜在并发症　分流装置的阻塞、术后感染、脑脊液过度引流或引流不足、颅内出血等。

6. 知识缺乏　缺乏疾病相关知识、康复锻炼相关知识。

7. 自卑　与尿失禁有关。

8. 视力障碍 与颅内高压引起的视盘水肿有关。

【护理目标】

（1）患者头痛及伴随症状能缓解或去除。

（2）脑水肿减轻。

（3）获得足够的热量，维持酸碱平衡，患者营养状态能够维持良好。

（4）患者未发生受伤。

（5）术后无并发症发生，或发生并发症时能及时发现并处理。

（6）患者对疾病有一定的了解并配合治疗，能正确进行康复锻炼。

（7）患者能正向认识自我存在的价值。

（8）基本生活得到保障，未发生创伤。

【术前护理措施】

1. 心理护理

（1）护理人员要主动与患者谈心，耐心向患者及家属交代术前应做的准备。

（2）简要介绍手术过程和护理措施；解释手术的必要性、手术方式、注意事项。

（3）列举同类患者手术成功的典型范例等，切实消除患者对手术的焦虑、恐惧心理，树立战胜疾病的信心，并积极配合手术与治疗。

2. 术前常规准备

（1）术前行抗生素皮试，术晨遵医嘱带入术中用药。

（2）协助完善相关术前检查：血常规、尿常规、肝肾功能检查、心肺功能、心电图、B 超、腹部平片、出凝血试验等。腰池 - 腹腔分流术前应有腰椎正侧位片。

（3）术前医护共同查对术前准备是否完善并记录，如有遗漏及时通知医生整改。

（4）术前备皮范围包括头部、颈部、胸部及腹部的皮肤。头部备皮：术前 2 日用洗发剂洗头吹干后用氯已定揉搓头皮 5 分钟，手术当日入手术室后根据手术标记推剪掉手术部位头发。

（5）成人术前 8 小时禁食禁饮，小儿术前 6 小时禁配方奶，4 小时禁母乳，2 小时禁饮。

（6）术晨更换清洁病员服。

（7）术晨与手术室人员进行患者、药物核对后，送入手术室。

（8）麻醉后留置尿管。

【术后护理措施】

1. 神经外科术后护理常规（表 35-1）

表 35-1　常规护理内容

项目	内容
全麻术后护理常规	了解麻醉和手术方式、术中情况、切口和引流情况 持续低流量吸氧及心电监护 床挡保护防坠床，必要时行四肢约束
病情观察	密切观察患者的生命体征、意识、瞳孔及肢体的活动情况，如患者出现头痛、头晕、恶心、呕吐、视力障碍及烦躁不安、癫痫发作等症状，伴有血压增高、脉搏呼吸变慢，应立即通知医生，警惕颅内血肿和脑疝的发生
切口护理	保持切口敷料清洁干燥，如有渗血渗液应及时更换切口敷料，更换时注意检查局部有无感染的征兆 密切观察体温的变化 加强营养，促进伤口愈合
引流管护理	（1）行脑室 - 腹腔分流术、腰池 - 腹腔分流术后：抬高患者床头约 30°，适当加速脑脊液早期引流 （2）行脑室穿刺术后

续表

项目	内容
引流管护理	1）引流管最高点位置应高于侧脑室 10 ～ 15 cm 2）引流速度不能过快。引流量小于 500ml/d 3）观察引流管是否通畅，观察引流液的颜色、量、性状，防止扭转、脱出、阻塞，防止感染 （3）腰大池持续外引流术后：引流袋悬吊于床旁。通过调整高度控制引流速度：每分钟滴速不超过 5 滴。每日引流 200 ～ 300ml。预防感染，及时送检脑脊液
分流管护理	适当按压分流管储液囊，保持引流管通畅 术后颅内高压未缓解或再次出现颅内高压症状，应注意引流管是否阻塞 评估神经系统症状和体征，警惕因分流不足导致的颅内高压和分流过度引起的颅内低压
各管道观察及护理	输液管保持通畅，留置针妥善固定，注意观察穿刺部位皮肤 尿管按照尿管护理常规进行
疼痛护理	评估患者疼痛情况，警惕颅内高压、颅内低压的发生 遵医嘱给予脱水剂或镇痛药物 提供安静舒适的环境
饮食护理	术后进半流质，鼓励患者进食高蛋白、高维生素易消化食物，避免辛辣、刺激性食物
基础护理	做好口腔护理、尿管护理、定时翻身、叩背、雾化、患者清洁等工作

2. 健康宣教（表 35-2）

表 35-2　脑室腹腔分流术后患者的出院宣教

项目	内容
分流管护理	由于患者终生带管，出院后应指导患者适当按压储液囊，保持分流管通畅 注意保护伤口及引流管行区，身体活动时不可用力过猛，以免扭曲拉断分流管。有精神症状的患者注意约束肢体，防止抓伤和引起皮肤感染
活动	6 个月内不能做重体力劳动和运动。如有不适，随时就诊

【并发症的处理及护理】

并发症的处理及护理见表35-3。

表35-3　并发症的处理及护理

常见并发症	临床表现	处理
分流装置的阻塞	分流管堵塞后婴儿的临床表现主要为前囟扩大，张力增高，头围渐大，皮肤切口脑脊液漏，易激惹，四肢肌张力升高，“落日征” 儿童及成人主要表现为颅内压增高的一般症状，常有头痛、头晕、恶心、呕吐、复视、视盘水肿等。同时皮下隧道积液常是分流管堵塞的早期表现。按压分流泵储液囊后无法弹起，常提示脑室端堵塞；按压分流泵储液囊阻力较大，回弹尚可，常提示腹腔端堵塞	术后早期定时按压分流泵储液囊，了解其弹性，以促进脑脊液引流通畅，同时能够了解分流装置功能是否完好 在术后应嘱患者避免头部剧烈活动，防止由于头部向两侧扭转运动时对分流管产生的牵拉作用使腹腔端自连接处脱离或断裂，出现皮下积液，导致手术失败 术后嘱患者经常变更体位，使分流管随肠蠕动自由伸直，防止扭曲、打折等现象 密切观察患者是否有颅内压增高的临床表现，定时按压分流泵储液囊，注意观察储液囊弹性、切口处和分流管经过的隧道有无积液的发生 发现分流管堵塞表现时，应立即通知医生，确定分流管阻塞后可在无菌下行腰椎穿刺检查和穿刺分流泵储液囊脑脊液性状，从而排除有无脑室端或腹腔端阻塞 轻度堵塞可通过反复按压或穿刺后用生理盐水冲洗解决

续表

常见并发症	临床表现	处理
颅内感染	可引起脑室炎、脑膜炎等颅内感染外，表现为术后3～6天患者有不明原因的头痛、发热和血象增高。脑脊液常规检查示白细胞增多	预防感染的关键是术中严格执行无菌操作原则，手术前后遵医嘱应用有效抗生素 保持伤口敷料清洁、干燥，防止脱落
脑脊液过度引流	可表现为裂隙脑室综合征、硬膜下积液或硬膜下血肿	动态观察患者的意识、瞳孔、生命体征、神经系统体征等，若在原有基础上有异常改变，应高度重视，随时CT复查，排除是否有硬膜下积液或硬膜下血肿
引流不足	患者临床表现无明显改善，脑室无缩小	首先检测分流系统是否通畅，如果发现有阻塞，应更换分流管。如果分流管通畅，应调低设定压力。长期卧床可致引流不足，应鼓励患者半坐位或站立活动
腹部并发症	早期会出现腹胀、腹痛、恶心、呕吐或食欲下降等症状，一般1周左右可消失 腹腔端管周围可能出现炎性水肿，被大网膜包裹，腹膜炎、腹水等现象。也有腹腔端分流管造成腹腔脏器损伤，如肠穿孔、横膈穿孔、阴道穿孔的报道。临床上表现为腹膜刺激征、压痛、反跳痛、腹肌紧张等	密切观察患者腹部情况，发现异常及时告知医生 观察有无腹痛、腹胀、反跳痛、腹肌紧张等腹膜刺激征，发现异常及时报告医生

【特别关注】

（1）术后护理。

（2）引流、分流管的护理。

（3）病情观察。

（4）感染及其他并发症的早期观察、预防和处理。

（5）分流术后健康宣教。

【前沿进展】

脑脊液循环障碍的神经内镜治疗

脑脊液循环障碍是神经外科最早应用神经内镜治疗的疾病，原因是脑室为脑内的固有体腔，适合神经内镜手术。神经内镜可打通闭锁的室间孔，穿破中脑导水管的粘连，扩大中脑导水管或取出脑室内寄生虫，从而治疗梗阻性脑积水。可用神经内镜检查分流系统脑室端是否有粘连并解除，去除脑室端上血凝块、脑组织碎片或脉络丛。神经内镜下对侧脑室脉络丛进行烧灼，减少过多的脑脊液分泌也是治疗脑积水的一种方式。神经内镜下第三脑室造瘘术是通过穿通第三脑室底部，使产生脑脊液的脑室系统和吸收脑脊液的蛛网膜下隙充分交通，从而治疗脑积水。行脑室腹腔分流术时也可以利用神经内镜直视下放置分流管脑室端，甚至放入第三脑室，避免侧脑室脉络丛阻塞脑室端。神经内镜可以穿通脑室内的分隔，将多腔性脑积水简单化，变成单腔性脑积水，便于放置分流管。神经内镜与传统手术相比，其优点有：微创，对脑组织损伤小，避免开颅损伤；直视下操作，避免不必要的损伤，能直接观察到病变，病变定位准确；大大缩短手术时间，术后患者恢复快，住院时间少。

【知识拓展】

脑积水的研究历史

脑积水是由古希腊的希波克拉底第一次命名，尽管概念和现在有所不同，但是描述了头痛、呕吐、视力下降和复视等症状。古罗马的盖伦通过动物活体解剖，第一次准确描述脑脊液是一种无色透明的“水”。文艺复兴时期，意大利的达·芬奇第一次描绘出人的脑室系统。16 世纪，近代解剖学之父维萨里第一次描述了脑积水是水汇集在双侧脑室内。18 世纪，Pacchioni 第一次描述了蛛网膜颗粒；Fantoni 发现蛛网膜颗粒吸收脑脊液，并汇入静脉窦；Albrecht von Haller 发现了第四脑室外侧孔，提出了脑脊液循环理论。1891 年，Quinck 第一次精确测量了脑脊液压力。1914 年，Dandy 发现脑脊液是在蛛网膜下隙的毛细血管弥散吸收的。随着科学的进步，研究不断深入，提出了脑室内脑脊液波动压增高，可引起交通性脑积水假说。现代研究强调颅内顺应性是维持正常脑脊液循环的关键，如不正常，则出现脑积水。

（杨巧钰　蒋　艳　段丽娟）

参 考 文 献

梁玉敏, 曹铖, 马继强, 等. 2013. 创伤后脑积水的研究进展、争议和展望. 中华创伤杂志, 29(11): 1029～1033

王忠诚. 2005. 王忠诚神经外科学, 武汉: 湖北科学技术出版社

张亚卓. 2011. 脑室外科学. 北京: 人民卫生出版社

中国医师协会神经外科医师分会. 2013. 中国脑积水规范化治疗专家共识(2013版). 中华神经外科杂志, 29(6): 634～637

中华神经外科分会神经创伤专业组、中华创伤学会分会神经创伤专业组. 2014. 颅脑创伤后脑积水诊治中国专家共识. 中华神经外科杂志, 30(8): 840～843

第九篇 其他治疗及护理

第三十六章 脑血管造影及血管内介入治疗的护理

【概述】

脑血管造影术是检查脑血管病的最有效的方法之一，它是将造影剂直接入到颈内动脉或椎动脉，使脑血管显影，可以具体了解血管的形态学变化，如走行、分布、移位、粗细及循环时间的变化等，最终确定病灶是血管本身，还是颅内其他部位病变引起的血管变化，为临床诊断治疗提供依据，主要针对颅内血管病变、颅内占位病变、手术后观察脑血管循环状态，经过的血管途径穿刺点与介入治疗相同。

血管内介入治疗是一种新型方法，以脑血管造影术为基础，是在X线电视的监控下，以影像诊断为基础，在影像学诊断设备（DSA、CT、MRI等）的引导下，通过血管途径，借助导引器械（针、导管、导丝）递送特殊材料到神经系统病变区，从而达到治疗目的，治疗主要针对颅内、椎管内血管性病变，如颅内动脉瘤、脑动静脉畸形、颅内外动静脉瘘、椎管动脉狭窄及部分的脑肿瘤，经过的血管途径穿刺点一般在右侧腹股沟。血管内介入治疗技术分为三类：血管栓塞术、血管内药物灌注术和血管成形术。

【禁忌证】

（1）对碘过敏者。
（2）有严重出血倾向及出血性疾病者。
（3）有严重的心、肝、肾功能不全者。
（4）脑干功能衰竭者。
（5）老年性动脉硬化者需谨慎。

【主要护理问题】

1. 焦虑/恐惧 与患者对疾病的恐惧、担心预后有关。
2. 有出血/再出血的危险 与疾病本身有关。
3. 知识缺乏 缺乏疾病相关知识及治疗的相关知识。
4. 潜在并发症 穿刺处出血或血肿、动脉血栓或栓塞、脑血管痉挛、血栓性静脉炎、脑梗死、脑出血。

【护理目标】

（1）患者焦虑恐惧感减轻或消失，能配合治疗。
（2）未诉头痛不适，生命体征平稳，辅助检查未见出血。
（3）对疾病及治疗有一定认识。
（4）未发生并发症或发生并发症后得到及时治疗及处理。

【术前护理措施】

1. 心理护理
（1）解释实施治疗的必要性及重要性。
（2）解释治疗的目的、方法及注意事项。
（3）鼓励患者表达自我感受。
（4）鼓励患者家属及朋友给予心理支持。
（5）教会患者自我放松的方法。

2. 病情观察及护理

（1）加强巡视病房，监测患者各项生命体征。

（2）监测患者意识、瞳孔及神经系统体征。

（3）及时发现病情变化，及时处理病情。

3. 手术配合教育

（1）介绍术中配合的方法，如如何屏气，治疗中不可咳嗽等。

（2）指导患者进行床上大小便训练。

（3）教会患者及家属使用大小便器。

（4）教会患者如何有效咳嗽。

4. 术前准备

（1）询问过敏史，进行碘过敏试验。如有过敏，进行三天的激素治疗。如使用非离子碘水溶液，则无需进行碘过敏试验。

（2）血管内介入治疗患者术前 8 小时禁饮禁食。

（3）术前一天备皮。备皮范围：双侧腹股沟、会阴部、大腿上 1/3 处。

（4）做好术前检查，如心电图、CT、MRI 等。

（5）询问既往史及慢性病史。

（6）术晨于左侧肢体建立静脉通道。

（7）术晨更换病员服，准备好造影剂、术中带药，核对后进入手术室。

【术后护理措施】

1. 术后护理（表 36-1）

表 36-1　术后护理

项目	内容
术后护理常规	了解术中麻醉方式、手术方式、切口情况
	全麻术后 6 小时后禁食、禁饮，观察有无恶心呕吐，对症处理

续表

项目	内容
术后护理常规	局部麻醉后即可进食 持续低氧流量吸氧 持续心电监护 床挡保护防坠床 严密监测生命体征
穿刺点观察及护理	观察穿刺处有无渗血渗液 观察伤口敷料是否固定，是否干燥 观察伤口及周围皮肤的颜色、温度等 扪足背动脉，判断肢端循环状况
疼痛护理	评估患者的疼痛部位、性质及伴随症状 视个人情况遵医嘱给予镇静止痛及支持治疗 运用扩血管药物，预防血管痉挛 保持病室安静整洁，防声光刺激
基础护理	做好晨晚间护理、口腔护理、尿管护理、勤翻身、雾化等

2. 穿刺点压迫护理（表 36-2）

表 36-2　穿刺点压迫止血护理

项目	内容
沙袋压迫止血	术后 2 小时内手指强压 术后 2 小时后用 2kg 的盐袋 / 沙袋压迫 6 小时 压迫期间前 2 小时内，每 15 分钟扪足背动脉一次，压迫期间每 2 小时 测血压，记录生命体征 严密观察穿刺处有无渗血渗液，观察皮肤颜色、温度；按压局部皮肤，有无包块、硬结、波动感
压迫器压迫止血（图 36-1）	术后即压迫穿刺处 2 小时后逆时针旋转 360° 放松压迫器 继续压迫 6 小时后去除压迫器 压迫期间内的观察同上

续表

项目	内容
血管内缝合（图 36-2）	弹力绷带和纱布压迫穿刺点 穿刺侧肢体制动 6 ～ 8 小时 术后第 2 天去除弹力绷带和纱布 压迫期间内的观察同上

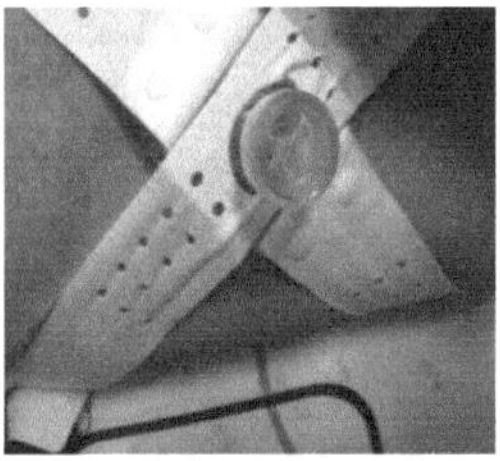

图 36-1　动脉压迫止血器压迫股动脉穿刺点

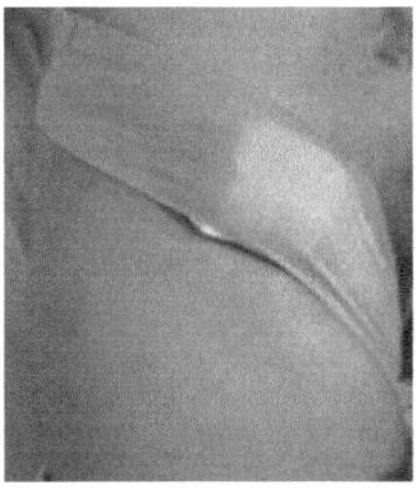

图 36-2　弹力绷带及纱布压迫股动脉穿刺点

3. 体位与活动（表 36-3）

表 36-3　体位与活动

项目	内容
体位	术后 2 小时内宜平卧位 2 小时后，可根据患者需要，协助摆放舒适体位，但应注意手术侧下肢禁止蜷曲

续表

项目	内容
活动	严格卧床24小时 压迫器压迫止血时手术侧下肢严格制动24小时；血管内缝合手术侧下肢制动6～8小时 除脑出血患者之外，24小时后，进行下床预适应，预适应后，可下床活动 忌剧烈运动

4. 饮食护理（表36-4）

表36-4 术后饮食护理

项目	内容
肠内营养	术后患者神志清楚，无呛咳不适可进食流质半流质饮食 进食高蛋白、高能量易消化食物 如无禁忌证，鼓励多饮水，促进造影剂的排出
肠外营养	视患者情况遵医嘱补液治疗 可静脉滴注高营养物质

5. 健康教育（表36-5）

表36-5 出院宣教

项目	内容
饮食	三高：高蛋白、高能量、高维生素 三低：低脂、低糖、低盐 四忌：忌刺激性食物、忌坚硬食物、忌易胀气食物、忌烟酒
活动	适度运动，避免剧烈运动，防止过度疲劳，忌情绪激动，注意保暖
治疗	在医生指导下服用抗凝剂 监测血压，防止血压升高 定期复查

6. 并发症的处理及护理（表 36-6）

表 36-6　并发症的处理及护理

并发症	症状	处理
穿刺处出血或血肿	穿刺处敷料持续有鲜红色血液渗出，穿刺处或周围皮肤颜色发紫，肿胀	观察伤口渗血情况；检查压迫器或盐 / 沙袋位置是否得当 局部严格制动，防止加重出血 若出血量大，及时通知医生，及时处理
脑出血	头痛、头晕 呕吐 意识障碍 瞳孔变化	遵医嘱运用脱水剂降低颅内压 严密观察意识、瞳孔、生命体征的变化 严格卧床休息，避免情绪激动，保持大便通畅
脑血管痉挛	头痛 突发血压升高 烦躁不安 肢体瘫痪	术后运用扩血管药物，调整控制血压 遵医嘱使用抗凝剂，进行血液稀释疗法及扩容疗法 遵医嘱使用镇静止痛药物
动脉血栓	局部发生肿胀 皮肤颜色发紫 皮肤温度降低	手术侧下肢制动 平卧，忌用力过猛翻身 不可抬高手术侧肢体 遵医嘱运用溶栓等对症支持治疗
动脉栓塞	扪及足背动脉搏动消失 皮肤温度降低 皮肤颜色苍白 感觉麻木	全身制动 及时通知医生 遵医嘱进行溶栓或手术取栓的准备
脑损害	癫痫 短暂失明 感觉障碍 精神症状	严密观察，及时发现问题及时处理 加强巡视病房，床挡保护防止受伤 协助患者生活护理 根据个人情况进行心理护理

【特别关注】

（1）对患者意识状态及瞳孔的观察。

（2）穿刺点的观察及护理。

【前沿进展】

血管内缝合的方法

血管内缝合是近年来用于神经外科介入治疗的一种新型方式。血管缝合器组件包含血管缝合器、打结器和推结器（图 36-3）。其缝合方法见图 36-4。首先，影像评估股动脉血管情况后，通过导管鞘置换 0.035 英寸导丝进入股动脉，沿导丝送入血管缝合器，再退出导丝，一直推送缝合器直到标记管中出现明显脉冲式血流，按照

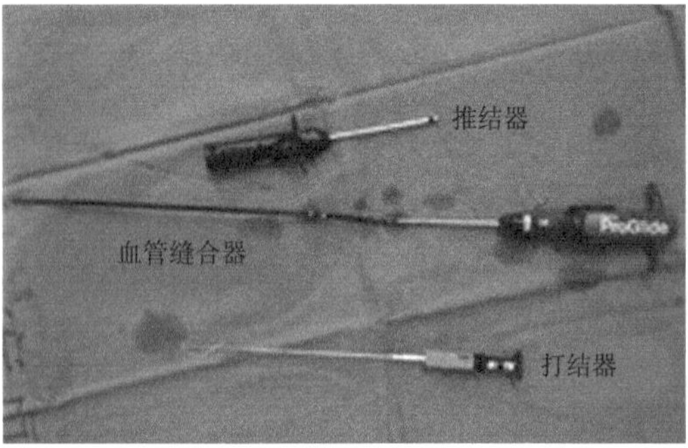

图 36-3　血管缝合器组件

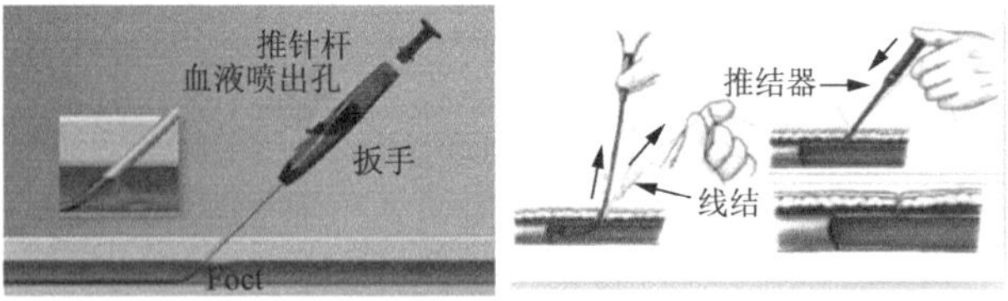

图 36-4　血管缝合器缝合股动脉示意图

45° 角定位器械，升高手柄展开针脚，回拉有阻力时压下活塞组件完成血管内打结。退出血管缝合器械后，使用缝线修整器推进线结于股动脉壁，最后收紧线结，并剪断多余缝线部分。观察有无渗血现象，并以无菌纱布覆盖穿刺点。如果有少量渗血，可局部压迫 3 分钟。

【知识拓展】

血管内缝合技术发展史

最早进行血管重建的是 Lambert，在 1762 年，他将一个肱动脉的小破口进行了缝合关闭。这是一个历史性的进步，在此之前，为了防止出血，都是对破裂的血管进行结扎。最早进行血管吻合的是 Nicolai Eck’s，在 1877 年，他将一只狗的下腔静脉与门静脉进行了侧 - 侧吻合，随后他又将门静脉与下腔静脉做了一个端 - 侧吻合。1899 年，Kummell 做了第一例人体动脉的端 - 端吻合。在这些研究的基础上，20 世纪初不少学者进行了血管内缝合的研究，包括应用可吸收缝线及不可吸收缝线、连续缝合及间断缝合、单纯缝合及褥式缝合等都进行了尝试，直到 1912 年，Carrel 发明血管三点缝合技术。近些年来缝合技术日趋完善，缝合材料不断更新及完善，新的技术如无缝线吻合、光化学吻合也开始发展，血管内缝合技术得到了极大的发展。

（崔　翱　蒋　艳　段丽娟）

参 考 文 献

李穗燕. 2009. 脑动脉瘤介入治疗的护理体会研究. 临床医药实践, 10(18): 719, 720

赵继宗. 2007. 神经外科学. 颅内动脉瘤的介入治疗. 北京: 人民卫生出版社

第三十七章　伽马刀治疗的护理

【概述】

伽马刀（γ刀）并非真正意义上的手术刀，全称为伽马射线立体定向治疗系统。伽马刀治疗是指利用伽马射线立体定向聚焦原理，将多个钴源安装在一个球形头盔内，使之聚焦颅内的某一点，形成一窄束边缘锐利的伽马射线，在治疗时窄束射线会聚于病灶形成局限的高剂量区来摧毁病灶，主要用于颅内小肿瘤和功能性疾病的治疗。

【适应证】

伽马刀治疗主要用于治疗颅内肿瘤，包括垂体瘤、胶质瘤、脑膜瘤、海绵状动脉瘤、听神经瘤、脑动脉畸形、三叉神经痛、癫痫、恶性肿瘤脑转移、精神性疾病等。

【主要护理问题】

1. 焦虑恐惧　与患者对疾病的恐惧、担心预后有关。

2. 舒适度改变　与头痛有关。

3. 潜在并发症　脑水肿、脑出血、脑缺血、感染。

4. 知识缺乏　缺乏疾病相关知识。

【护理目标】

（1）患者焦虑恐惧感减轻或消失，能配合治疗。

（2）患者未诉不适感或不适感减轻。

（3）未发生潜在并发症，或是发生并发症后能得到及时治疗及处理。

（4）患者对疾病相关知识有一定了解，对疾病的疑问能得到解释。

【治疗前护理措施】

1. 心理护理

（1）解释行伽马刀治疗的必要性、重要性、手术方式、注意事项。

（2）鼓励患者表达自我感受。

（3）针对个人情况行心理护理。

（4）鼓励患者家属及朋友多给予其心理支持。

（5）教会患者自我放松的方法。

2. 病情观察及护理

（1）观察并记录患者生命体征。

（2）观察患者意识、瞳孔及各项神经系统体征。

（3）倾听患者主诉，及时做出处理。

3. 治疗前常规护理

（1）保持病室整洁、安静，保证患者充分休息。

（2）加强巡视病房，保证患者安全，防止意外发生。

（3）进食营养丰富的物质，提高患者的手术耐受力。

（4）做好术前各项检查，如心电图、血液检查、CT 等。

（5）了解患者过敏史、既往史。

（6）术晨更换病员服，准备好术中带药，核对后接入手术室。

【治疗后护理措施】

1. 术后护理常规（表 37-1）

表 37-1　常规护理内容

项目	内容
术后护理常规	了解麻醉和手术方式、术中情况、切口情况 床挡保护防坠床 严密监测生命体征

续表

项目	内容
伤口观察及护理	妥善固定伤口敷料 观察伤口有无渗血渗液，若有，及时更换敷料
疼痛的护理	评估患者的疼痛性质、部位，有无伴随症状 遵医嘱据患者情况给予镇痛镇静对症支持治疗 保持病室的安静整洁，防声光刺激

2. 饮食护理（表 37-2）

表 37-2　术后饮食护理

项目	内容
肠内营养	患者无呛咳不适可进食流质半流质饮食 进食高蛋白、高能量易消化食物
肠外营养	视患者情况遵医嘱补液治疗 可静脉滴注高营养物质

3. 健康宣教（表 37-3）

表 37-3　伽马刀治疗患者的出院宣教

项目	内容
饮食	三高：高蛋白、高能量、高维生素 四忌：忌刺激性食物、忌坚硬食物、忌易胀气食物、忌烟酒
活动	适度运动，避免剧烈运动，防止过度疲劳，忌情绪激动，注意保暖
复查	复查血常规及免疫功能检测，半年内每月一次，半年后每3个月一次 一年后定期复查 CT 及 MRI 医生指导下用药

4. 并发症的预防及护理（表 37-4）

表 37-4　并发症的预防及护理

并发症	症状	处理措施
颅内压增高	头痛、恶心、呕吐	头偏向一侧，清理呼吸道，防止呼吸道阻塞 遵医嘱利用甘露醇等脱水剂，适时使用激素 遵医嘱予甲氧氯普胺（胃复安）、奥美拉唑等保护胃黏膜药 运用抗生素，防止感染 避免引起颅内压增高的因素，控制好血压 避免情绪激动，保持大便通畅
颅内出血	头痛、意识障碍、脑膜刺激征	密切观察患者生命体征、神志、瞳孔 严格卧床休息 遵医嘱给予镇静镇痛剂、脱水剂，控制血压，防止颅内压增高
脑缺血	意识改变 头晕	密切观察生命体征及神经系统体征 多与患者交流，了解患者感受 发生缺血症状，及时通知医生
脑损害	轻度运动失调 局部麻木	耐心解释，消除焦虑恐惧 通知医生，及时做出处理 遵医嘱使用对症药物

【特别关注】

（1）观察意识状态及瞳孔的变化，有无头痛、恶心、呕吐等症状。

（2）伤口敷料是否清洁、干燥。

【前沿进展】

伽马刀对强迫症的治疗

目前，能够治愈强迫症的一系列传统方法中，首选当然是药物治疗，但对药物不能控制的难治性强迫症，采用开颅手术、立体定向术才能够取得可喜成绩。然而，这些手术也存在一些问题，如出血、感染、偏瘫等。因为考虑到这些情况，一些专家不得不尝试采用其他手段。于是，伽马刀手术开始受到关注。这种手术能够成功治愈难治性强迫症，其最早的成功案例出现在 1970 年。

精神科专家认为，内囊前肢等毁损对治疗强迫性神经症有效。在此基础上，选用内囊前肢及杏仁核对精神病患者进行治疗，疗效较为满意。伽马刀手术就是能够成功针对这一区域进行治疗的方式之一。手术治疗前，患者要先洗头，并进行头皮常规消毒。之后，在局麻下安装立体定位框架，尽量使基底环平行于 AC-PC 线的水平。其后，采用 MRI 定位，平扫，层厚 2mm，在 γ-TPS 系统下进行规划设计，靶点坐标参照患者测量值进行计算，并与 MRI 影像所示的解剖部位对照，反复调整直至吻合为止。最后采用准直器选择具体靶点进行手术操作。

临床显示，伽马刀手术的治疗效果在术后 3 个月开始显现，1 年后疗效达到高峰，治疗总体效率高达 91.7%。而且，利用伽马刀手术治疗难治性强迫症不仅可以达到立体定向术的目的，还能够保证治疗的安全性和效果的可靠性，手术精确度高、无创伤、并发症少，是强迫症患者治疗的最佳选择之一。

【知识拓展】

伽马刀与神经外科

1947 年，Splegel 和 Wycis 首先将脑立体定向技术（伽马刀）应用于临床并成功用于精神病治疗。由于该技术定位准确，损伤范围小，操作亦较简便，为药物及其治疗方法无效的精神病患者提供了一种容易接受的治疗途径。自1948年以后的历届国际精神病学术会议关于精神外科的讨论中，肯定了精神外科的发展成就和效果，认为精神外科对于情感性精神病、精神分裂症、神经症和癫痫伴发精神症状的患者具有良好治疗效果。70年代中期，美国成立“人的生物医学与行为研究保护国家委员会”，对美国1971～1973年间每年所进行的400例手术患者进行调和研究，结果半数患者疗效肯定，重新肯定了现代精神外科在精神病治疗中的地位。20世纪90年代初，世界著名功能神经外科专家Kandel在世界第四届神经外科学会会议开幕词中明确指出，精神外科是医学界的重要发展方向。

脑立体定向技术（伽马刀）的发展更新了精神外科的概念。脑立体定向术（伽马刀）已成为现代精神外科中最主要的手术方法。随着脑立体定向仪的不断更新和电子技术的发展，目前不仅能够做到脑内靶点的精确定位，而且能够采用射频技术制作毁损灶的不同形态和大小，使手术更加安全，并发症明显降低。扣带回、杏仁核、内囊前肢、尾状核下束、下丘脑后部、丘脑背内侧核是常用毁损靶区。近年来，伽马刀治疗精神病虽然处于探索阶段，但治疗方法将更为安全。慢性小脑刺激术从理论上讲较毁损技术前进了一步，但国内尚缺少经验。

（崔 翱 蒋 艳 段丽娟）

参 考 文 献

曹伟新, 李乐之. 2006. 外科护理学. 北京: 人民卫生出版社

第三十八章　颅内肿瘤放射治疗的护理

【概述】

放射治疗是治疗恶性肿瘤的方法之一。放射治疗也可治疗一些良性颅内肿瘤。

放射治疗中枢神经系统肿瘤是当前中枢神经系统肿瘤治疗的一个重要组成部分。随着放射物理学的进展，出现了如伽马刀、X刀、诺力刀、赛伯刀等新设备的运用。在放射生物研究进展的引导下，当前临床上也开展了超分割、加速超分割等技术的改进，临床效果逐渐提高。

【适应证】

（1）低分级星形细胞瘤。
（2）高分级星形细胞瘤。
（3）多形性胶质母细胞瘤。
（4）原始神经外胚层肿瘤。
（5）颅咽管瘤。
（6）垂体腺瘤。
（7）神经鞘瘤。
（8）中枢神经系统恶性淋巴瘤。
（9）脑脊膜瘤。
（10）中枢神经系统生殖细胞瘤。
（11）血管外皮细胞瘤。
（12）血管网状细胞瘤。
（13）肉瘤。
（14）脑转移瘤及脊髓转移瘤。

（15）神经胶质增生。

【禁忌证】

（1）肝肾功能不全者，重要器官功能衰竭者。

（2）不能保持治疗体位者。

（3）预期生存期不超过 3 个月者。

【治疗方法】

1. 全脑放射治疗　适用于中枢神经系统恶性淋巴瘤、恶性胶质瘤、大脑胶质瘤。

2. 全脑全脊髓放射治疗　适用于经脑脊液传播的恶性肿瘤、中枢神经系统恶性淋巴瘤。

3. 反射治疗分割方法　适用于神经系统所有肿瘤的治疗。

4. 三维适形放射治疗（3-dimensional-conformal radiation therapy，3D-CRT）此方法在原发及转移瘤的治疗中应用日益增加。

5. 适形调强放射治疗（intensity modulated radiation therapy，IMRT）是 3D-CRT 治疗的先进形式。

以上为常用放射治疗方法，除此之外，还可运用后装近距离组织间插植治疗和放射性粒子置入治疗两项近年来发展起来的近距离治疗方法，硼中子俘获治疗还需大量的实验报告验证。

【护理问题】

护理问题见第三十七章。

【护理目标】

护理目标见第三十七章。

【护理措施】

护理措施见第三十七章。

【术后并发症及处理】

术后并发症及处理见第三十七章。

【特别关注】

1. 放疗皮肤反应有无红斑、烧灼和刺痒感，充血，水肿、水泡形成，有渗出液、糜烂等皮肤异常。

2. 放疗全身反应表现为虚弱、乏力、头晕、头痛、厌食，个别有恶心、呕吐等。

3. 口腔黏膜反应照射后可出现口腔水肿、充血、溃疡、疼痛、唾液分泌减少、口干等。

【前沿进展】

立体定向治疗的实现

基于电子计算机精度提高，双螺旋 CT 及高清晰度 MRI 出现，因此立体定向治疗应运而生，目前使用的γ刀，从某种意义上来说是一个立体定向放射手术过程（sterol radiation surgery，SRS），它通过聚焦，等中心照准，于单次短时间或多次较长时间给予肿瘤超常规致死量治疗，达到摧毁瘤区细胞的目的，γ刀利用 30 ～ 200 个钴源，在等中心条件下，从立体不同方向位置，在短距离内对细小肿瘤（或良性肿瘤、先天畸形等病灶，一般 Φ1 ～ 2cm）进行一次或多次照射，给予总剂量超过肿瘤及正常组织耐受量，用准确聚焦的办法使多个 ^{60}Co 源的剂量集中在靶区，分射束聚焦使周围正常组织受量仍在可能的耐受量中，由于采用电脑、CT，以及准确的立体设计定位，因而射野边界锐利可达 ±2mm 以下，确保了非瘤区正常组织安全。应用于脑部的良性小肿瘤和先天性畸形效果尤佳，应用于脑干等生命禁区也取得了效果。但目前许多单位滥用，不严格控制适应证，因此造成了许多后遗症和并发症，使γ刀的应用与初始设计原意偏离了轨道。

此外，采用X刀（加速器），其应用电脑进行定位、聚焦等技术与γ刀原理相近，它除应用在头部肿瘤（如γ刀）外，还应用在胸、腹盆等区域，应用范围比γ刀广，应用效率较γ刀要好。但立体照射（γ、X刀）技术应用中还存在许多问题，如放射生物学中的远期并发症，肿瘤的局部控制问题，远处转移仍未得到解决，因此想单靠这样一种设备是不能完全解决放射治疗的所有问题的。

【知识拓展】

综合治疗法在肿瘤治疗中的运用

肿瘤治疗中，主要手段是手术、放疗和化疗。放疗虽然有很多的优点，但缺点也不少。放疗不能减轻化疗的毒性作用，化疗也不能减少放疗的损伤作用，如化疗抑制全身的骨髓，放疗也产生局部的骨髓抑制，患者常常因骨髓抑制致血象低而无法继续治疗。在做胸部肿瘤放疗时，化疗后的患者放射性肺炎或肺纤维变、放射性心包炎的发生明显增多，有时不得不减少放疗剂量，增加了放疗的难度。化疗对肝、肾、胃肠道的毒性很大，放疗对这些部位的损伤也相当大，所以综合治疗时，放疗的剂量受到很大限制，对不敏感的肿瘤难以提高剂量，效果就差。化疗后对身体免疫力影响也较大，身体情况也受到很大损伤，使放疗时无法用较大的治疗野。所以，综合治疗时应尽量选择对所放疗脏器毒性小的化疗药物。

（崔　翱　蒋　艳　段丽娟）

参 考 文 献

曹伟新, 李乐之. 2006. 外科护理学. 北京: 人民卫生出版社
李穗燕. 2009. 脑动脉瘤介入治疗的护理体会研究. 临床医药实践, 10(18): 719, 720
赵继宗. 2007. 神经外科学. 颅内动脉瘤的介入治疗. 北京: 人民卫生出版社

第三十九章　DBS 手术及护理

【概述】

DBS（deep brain stimulation，脑深部电刺激）是通过立体定向进行精确定位，在颅内特定的靶点运用植入刺激电极进行高频电刺激，从而改变相应核团的兴奋性，以达到改善帕金森症状的目的。DBS 开始于 20 世纪 50 ～ 70 年代，先应用于丘脑 - 脑深部电刺激术治疗慢性疼痛，而后尝试用于小脑麻痹、癫痫、痉挛等疾病的治疗，但是因当时缺乏客观的疗效评价标准、定位手段落后、伦理道德方面存在的争论等因素使得 DBS 的进一步应用受到限制。

帕金森病（Parkinson's disease，PD）患者何时行 DBS，目前还没有统一标准，其外科介入治疗核心评价方案建议行 DBS 患者至少有 5 年的病史。现在多数学者认为，Hoehn-Yahr 分级（表 39-1）2.5 ～ 4 级的 PD 患者最适合行 DBS，5 级患者因无法行走，手术意义不大。

表 39-1　帕金森病 Hoehn-Yahr（修正）分级量表

分级	症状
1 级	单侧肢体疾病
1.5 级	单侧身体合并躯干（轴）症状
2 级	双侧肢体症状但无平衡障碍
2.5 级	轻度双侧肢体症状，能从后拉测试中恢复
3 级	轻至中度双侧症状，不能从后拉测试中恢复，姿势不稳，转弯变慢，许多功能受到限制，但能自理
4 级	重度病残，不需要帮助仍能站立和行走
5 级	坐轮椅或卧床，完全依赖别人帮助

【DBS 手术介绍】

（一）DBS 手术的原理

通过植入在锁骨的刺激器发出高频电刺激，经埋入皮下导丝传送至埋入大脑深部控制运动相关神经核团的电极，抑制引起帕金森病症状的异常脑神经信号，从而消除帕金森病症状（图 39-1）。

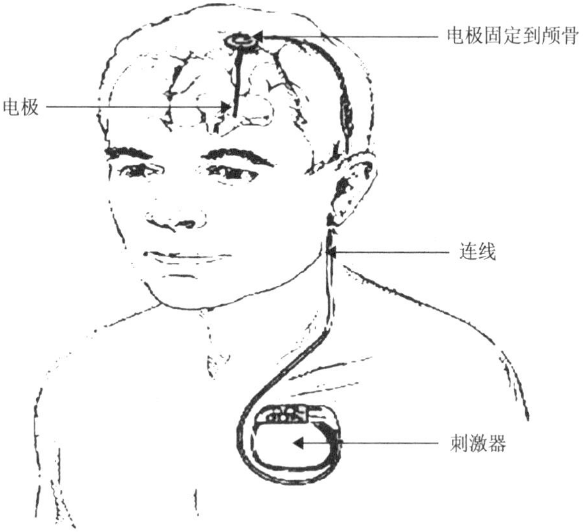

图 39-1　DBS 治疗 PD 示意图

DBS 手术分为靶点定位、电极植入、测试和刺激器植入四个步骤。

（1）首先局麻下安装立体定向头架。

（2）影像学检测，定位靶点（分为直接定位和间接定位）。

（3）钻孔进行立体定向靶点微电极记录并开始刺激。

（4）植入刺激电极并测试。

（5）通过影像学确定刺激电极位置，固定且缝合创口。

（6）植入刺激器，连接延伸导线，缝合创口。

（二）DBS 治疗的靶点

（1）丘脑底核（STN）：其在 1993 年开始用于临床，是 DBS 最理想的刺激靶点，目前大约有 95% 的患者都选择它作为刺激靶点。

（2）内侧苍白球（GPi）。

（3）丘脑腹中间核（Vim）：治疗 PD 患者震颤最好的靶点。

（三）DBS 的疗效

（1）不能根治 PD，只能缓解 PD 的主要症状。

（2）减少“关”、“开”期伴随的运动障碍时间。

（3）改善停药期间运动评分。

（4）减少药物引起的“异动症”，减少用药剂量（植入双侧 STN）。

（5）恢复患者生活能力，使患者重新独立生活，允许患者根据需要和疾病病程调整刺激参数。

（6）不是所有患者术后都能减药或者停药。

（四）DBS 的优越性

（1）对颅脑内核团的结构在理论上可达“无创”，手术可逆，可进行双侧手术，不毁损靶点的神经元。

（2）术后根据不良反应程度和病情变化，可通过皮下脉冲发生器实施可逆性调节，调整改变刺激参数来获得长期疗效，减少并发症。

（五）DBS 治疗的适应证及禁忌证

1. 适应证

（1）原发性帕金森病患者、遗传性帕金森病患者。

（2）对左旋多巴制剂治疗曾经有良好效果的 PD 患者。

（3）药物疗效出现症状波动或减退及开关现象的 PD 患者。

（4）因副作用而不能耐受药物治疗的 PD 患者。

（5）疾病已开始影响正常工作和生活的 PD 患者。

（6）符合以上标准，曾接受过其他立体定向手术治疗的 PD 患者。

2. 禁忌证

（1）病情严重的晚期 PD 患者。

（2）有严重的痴呆或难治性精神障碍的 PD 患者。

（3）有严重的心肺疾病和（或）严重高血压者。

（4）有严重出血倾向者。

（5）不能接受植入物者或术后不能配合程控的患者。

（6）年龄大于 80 岁，一般状态较差，不能耐受手术者。

（7）严重认知功能障碍，且影响日常生活能力的 PD 患者。

【主要的护理问题】

1. 焦虑、恐惧 与患者对手术的恐惧、担心预后有关。

2. 活动无耐力 与肢体活动障碍有关。

3. 舒适的改变 与疼痛、安置 DBS 管道等有关。

4. 生活不能自理 与疾病所致的震颤、肌强直、体位不稳、活动障碍等有关。

5. 知识缺乏 缺乏疾病相关知识，不了解术后注意事项。

6. 有受伤的危险　与疾病所致的病态步伐、肢体抖动等有关。

7. 有皮肤完整性受损的危险　与肢体活动度有关。

8. 潜在并发症　颅内出血、颅内感染、电极移位、电极断裂、电极植入位置不当、漏电、皮肤腐蚀、排斥反应、功能间断、刺激器和电池故障、感觉异常、异动症、精神症状、复视、构音障碍、眼球运动障碍等。

【护理目标】

（1）患者焦虑、恐惧程度减轻，配合治疗及护理。

（2）患者配合，活动耐力有所提高。

（3）患者主诉不适感减轻或消失。

（4）生活完全或部分能够自理。

（5）患者了解疾病相关知识，掌握术后注意事项。

（6）患者不发生创伤，日常生活能自理。

（7）患者不发生皮肤损伤。

（8）术后无并发症发生或并发症得到及时发现和处理。

【护理措施】

1. 术前护理　见表39-2。

表 39-2　术前护理内容

项目	内容
环境准备	（1）在床挡周围放软垫，防止抖动时发生肢体碰伤 （2）热水瓶、尖锐物品等危险物品妥善放置
安全管理	对于消瘦患者，需注意定时翻身；对于慌张步态的患者，行走时宜穿摩擦力大的鞋，如橡胶底鞋，防止跌倒
饮食及营养	（1）鼓励患者多食粗纤维、富含维生素B、产气的食物，促进肠蠕动 （2）多选润肠通便食物，利于大便变软

续表

项目	内容
饮食及营养	（3）鼓励患者适当运动、多饮水、加强练习肛提肌和腹壁肌收缩力，养成良好的排便习惯
心理护理	（1）针对患者性格特点、文化程度及存在的心理问题有区别地与患者交谈 （2）向患者讲解手术的必要性及手术原理、手术方法，消除其焦虑及紧张心理，积极配合治疗
术前常规准备	（1）术前 8 小时禁食禁饮 （2）术前 2 日用洗发剂洗头吹干后用氯己定揉搓头皮 5 分钟，手术当日入手术室后根据手术标记推剪掉手术部位头发 （3）做抗生素皮试 （4）更换棉质病员服，防止患者穿着带有静电的衣服，避免增加电信 号的噪声水平，影响术中医生对记录信号的观察和判断
术前用药指导	（1）对于震颤非常明显的患者，术日晨不停止服药，并注意观察患者服药依从性 （2）对僵直为主的患者，术日晨应停止服药，以利于术中做出相应评估 （3）术前 3 天停用多巴胺受体激动剂，术前 12 小时停用左旋多巴类药

2. 术后护理 见表 39-3。

表 39-3 术后护理内容

项目	内容
病情观察	（1）术后密切监测生命体征及意识，注意观察有无颅内高压症状，如头痛、频繁呕吐等 （2）老年患者在护理过程中应注意血压波动，防止血压波动过大引起颅内出血 （3）严密观察切口渗液及有无颅内压增高症状
伤口护理	（1）严密观察伤口部位敷料渗血、渗液情况 （2）胸腹部伤口需加压包扎，防止皮下积液、出血

续表

项目	内容
伤口护理	（3）保持病室清洁，温湿度适宜，手术后3日内每日更换病员服，保持局部皮肤清洁干燥 （4）避免局部皮肤因抓挠而造成破溃、感染 （5）患者活动术侧肢体时避免过度牵拉胸部
功能锻炼	（1）术后第1天开始肢体被动训练 （2）术后1个月启动神经刺激器后行主动训练，包括肌肉舒缩、转踝、屈腕、屈肘、抓物等，时间与频次与被动活动相同 （3）1个月后开始无依托行走训练，强度逐渐增强，一旦出现肌肉痉挛马上停止训练
药物护理	（1）患者清醒后尽早服用美多巴，以减轻戒断效应 （2）根据患者反应调整用药，从最小有效剂量来控制患者运动症状 （3）由于高蛋白的食物会影响左旋多巴的吸收并不利其透过血脑屏障，宜餐前半小时或餐后1小时服药，防止多巴胺与食物蛋白质中的中性氨基酸竞争而影响药效 （4）指导患者按量准时服药，不可骤然停药或换药 （5）同时服用降糖药、降压药的患者定时监测血糖、血压 （6）术后1个月内可减少药量及种类，3～6个月进行选择和调整药量
DBS开机指导	（1）术后脑水肿消退，一般情况稳定即可开机，术后2～4周较适宜 （2）DBS参数：电压一般不超过3V，大多数频率130Hz
特殊指导	（1）由于刺激器磁性的存在，嘱患者及家属术后避免强磁扫描，如电除颤、心脏起搏器，禁止做透热治疗 （2）刺激器电池寿命为5～7年，应按时到医院更换电池。应用中应密切观察患者各种症状发作时间及间歇时间，据此调节参数，只要一出现难以控制症状，立即复诊，切忌自行调节参数 （3）告知患者及家属避免剧烈运动，以减少皮下组织与刺激器摩擦，防止感染 （4）术后1个月内不要扭转身体或弯曲，确保电极的安全、可靠

【并发症的处理及护理】

DBS 治疗的并发症及处理见表 39-4。

表 39-4　并发症的处理及护理

分类	常见并发症	处理
与手术相关并发症	颅内出血、颅内感染等	术后严密观察切口渗液及有无颅内压增高，如切口疼痛、头痛、频繁呕吐等。渗液过多及时换药，保持敷料清洁干燥
与 DBS 装置相关的并发症	电极移位、电极断裂、电极植入位置不当、漏电、皮肤腐蚀、排斥反应、功能间断、刺激器和电池故障等	在观察患者病情的情况下，注意观察 DBS 装置，应及早发现异常，并协助医生进行手术重置等处理
与刺激部位相关的并发症	感觉异常、异动症、精神症状、复视、构音障碍、眼球运动障碍等	密切观察患者，尽早发现并协助医生进行参数调节等处理

【特别关注】

（1）颅内感染和颅内出血早期观察与处理。

（2）术前术后注意环境的安全，防止碰伤、跌倒、烫伤等。

（3）术后注意对 DBS 装置的保护，防止因运动过度导致其移位或滑脱。

（4）神经刺激器功能监测与参数调整必须在医生指导下进行，不能随意增减或停止服药。

【前沿进展】

DBS 治疗药物成瘾的研究发展

DBS 用于治疗精神障碍疾病方面已取得突破性的进

展，但其作用的内在机制尚不清楚。动物模型对阐明DBS的作用机制非常重要，但是至今动物模型的研究远远落后于DBS在临床的运用。特别是在治疗药物成瘾领域方面，由于相关法律和伦理学的限制，目前国外并未开展DBS治疗戒毒的临床研究，为难治性成瘾患者提供新契机的可能是DBS伏隔核，DBS治疗药物成瘾性依然处于一个等待发展的阶段，寻找最合适的刺激靶点也是关键。尤其是对DBS治疗药物成瘾的安全性的探索和神经生物学机制研究，更将有助于DBS临床治疗作用。

【知识拓展】

DBS的发展

法国神经科医师Alim-Louis Benabid教授和在Grenoble大学的团队于1987年在患者脑内植入一丘脑刺激系统以控制颤抖的现象，于是开始了一系列试验性的研究；欧洲多中心颤抖临床研究于1992年8月首度将100多位患者纳入试验。Medtronic丘脑刺激疗法于1995年2月在欧洲、加拿大、澳大利亚通过，用以治疗帕金森病震颤与原发性震颤；Medtronic临床研究中心于1995年秋首度将患者纳入试验，总共包括了美国、欧洲、加拿大和澳大利亚共160位患者；Medtronic脑深部刺激震颤控制疗法于1997年7月在美国通过FDA认证，用以治疗帕金森病震颤与原发性震颤；Medtronic脑深部刺激帕金森病治疗于1998年4月在欧洲通过CE认证，加拿大与澳大利亚相继通过，用以治疗重度的帕金森病运动障碍。Medtronic脑深部刺激帕金森病治疗于2002年1月在美国通过FDA，用以治疗重度帕金森病运动障碍；脑深部电刺激治疗于1999年进入我国，目前国内有多个医疗中心已经开展了该项治疗，积累了相当多的临床经验；

据不完全统计，全国目前已有超过 6000 例次的患者植入脑起搏器。

（张启发　韩　慧　段丽娟）

参 考 文 献

陈俊峰. 刘惠芬. 2012. 深部脑刺激治疗药物成瘾的研究进展. 中国药理学与毒理学杂志. 26(3): 374～377

陈玲. 侯芳. 2003. 早期功能锻炼对帕金森病患者术后肢体功能障碍康复的影响. 解放军护理杂志. 20(10): 7, 8

李菊花. 任兴珍. 2013.脑深部电刺激术治疗帕金森病患者的围手术期护理.护士进修杂志. 28(2): 150, 151

刘励璇. 2007. 双侧脑深部电刺激术治疗帕金森病患者的心理护理.家庭护士. 4(5): 20, 21

彭苹. 叶衍娟. 2004. 深部脑刺激电极埋置术治疗帕金森病的护理.解放军护理杂志. 21(10): 63, 64

张宇清. 李勇杰. 2006. 肌张力障碍的外科治疗. 中国微侵袭神经外科杂志. 11(11): 519～522

Grujic Z. 2007. Cognitive disturbances in Parkinson's disease. Dis Mon, 53(5): 302～308